LEHRBUCH FÜR KRANKENPFLEGESCHULEN BAND III

Lehrbuch für Krankenpflegeschulen

Band III

Erkrankungen des Nervensystems und Geisteskrankheiten — Erkrankungen des Auges
Erkrankungen des Ohres und des Nasen-Rachenraumes — Erkrankungen der weiblichen Unterleibsorgane und Geburtshilfe — Erkrankungen der Niere und der ableitenden Harnwege — Erkrankungen des Bewegungsapparates

Unter Mitarbeit von
H.-W. Boschann, Cl. Dietrich, H. Götz, H. Kaller, H. Malchin und H. Rettig

herausgegeben von
Dr. med. Claire Dietrich
Fachärztin für innere Medizin, Bonn, früher Oberärztin
an der Inneren Abteilung des Westend-Krankenhauses, Berlin

3. neubearbeitete und erweiterte Auflage
Mit 310, z. T. farbigen Abbildungen

WALTER DE GRUYTER & CO.
vormals G. J. Göschen'sche Verlagshandlung, J. Guttentag, Verlagsbuchhandlung
Georg Reimer, Karl J. Trübner, Veit & Comp.
Berlin 1967

Archiv-Nr. 51 77663 — Satz und Druck: Walter de Gruyter & Co., Berlin 30

Mitarbeiter

Erkrankungen des Nervensystems und Geisteskrankheiten

Dr. med. Helmut Malchin, Chefarzt der neurologischen Abteilung des Städt. Wenckebach-Krankenhauses, Berlin-Tempelhof

Erkrankungen des Auges

Dr. med. Claire Dietrich, Fachärztin für innere Medizin, Bonn . . . . . , früher Oberärztin an der Inneren Abteilung des Westend-Krankenhauses, Berlin-Charlottenburg

Erkrankungen des Ohres und des Nasen-Rachenraumes

Dr. med. Heinrich Kaller, Chefarzt der Abteilung für Hals-, Nasen- und Ohrenkrankheiten des Städt. Wenckebach-Krankenhauses, Berlin-Tempelhof

Erkrankungen der weiblichen Unterleibsorgane und Geburtshilfe

Prof. Dr. med. Hanns-Werner Boschann, Chefarzt der Frauenklinik des Städt. Rudolf-Virchow-Krankenhauses, Berlin N 65 (West)

Erkrankungen der Niere und der ableitenden Harnwege

Dr. med. Heinrich Götz, Fulda, früher Chefarzt der Urologischen Klinik und Poliklinik des Städt. Krankenhauses im Friedrichshain, Berlin

Erkrankungen des Bewegungsapparates

Professor Dr. med. Hans Rettig, Direktor der Orthopädischen Klinik der Justus-Liebig-Universität Gießen, Gießen

Vorwort zur 1. Auflage

Der vorliegende Band III des Lehrbuches für Krankenpflegeschulen soll die beiden vorhergehenden Bände, die *Physiologie*, *Pathologische Physiologie*, *Pharmakologie* (Band I), *Anatomie*, *Histologie* und *Chirurgie* (Band II) behandeln, durch Darstellungen aus den großen Spezialgebieten der Medizin ergänzen.

Erfahrungsgemäß können diese sehr wichtigen Gebiete während der Ausbildung in den Schwesternschulen nicht so eingehend behandelt werden, wie es notwendig wäre. Gerade darum hoffe ich, daß dieses Buch eine Lücke in den für die Krankenschwestern verständlichen Lehrbüchern ausfüllt und ihnen, wenn sie auf diesen Gebieten tätig werden, die medizinischen Grundlagen erläutern hilft.

Die drei Bände des „Lehrbuches für Krankenpflegeschulen", die der lernenden Schwester Helfer und der im Beruf schon erfahrenen Ratgeber sein sollen, bilden ein Ganzes. Alle Gebiete der Medizin, die für die allgemeine Krankenpflege von Bedeutung sein können, wurden in der vom ersten Band an durchgeführten einfachen Darstellung und übersichtlichen Gliederung behandelt. Weitere Spezialgebiete würden den Rahmen dieses Lehrbuches überschreiten.

Ich danke den Mitautoren dieses Bandes für ihre Arbeit, besonders für die Bereitschaft, in ihren Beiträgen die Art und Gliederung zu übernehmen, die wesentlich zum Erfolg der ersten beiden Bände beigetragen haben.

Für die Durchsicht des in diesem Bande von mir bearbeiteten Kapitels *Erkrankungen des Auges* danke ich Herrn Chefarzt Dr. med. *Fritz Klemens*, Berlin-Tempelhof.

Bonn, im Januar 1961 *Claire Dietrich geb. Kehren*

Vorwort zur 2. Auflage

Auch der Band III des „Lehrbuches für Krankenpflegeschulen" hat eine so freundliche Aufnahme gefunden, daß schon jetzt die überarbeitete, verbesserte und erweiterte 2. Auflage vorgelegt werden kann.

Das Interesse, mit dem der Band III aufgenommen wurde, zeigt, daß wir auf dem richtigen Wege waren, als wir versuchten, die Fachgebiete darzustellen, die in der allgemeinen Krankenpflege keine Lehr- und Prüfungsfächer sind.

Zu der von mehreren Seiten angeregten Aufnahme eines Kapitels über „Säuglings- und Wochenpflege" konnten wir uns nicht entschließen, da diese Gebiete zur Spezialausbildung einer Säuglings- und Kinderschwester gehören.

Ich danke meinen Mitautoren, daß sie Änderungsvorschlägen folgten und ihre Kapitel gründlich bearbeiteten, die neuesten wissenschaftlichen Ergebnisse dabei berücksichtigten und, wo notwendig, neue Abbildungen einfügten.

Bonn, im Januar 1963 *Claire Dietrich geb. Kehren*

Vorwort zur 3. Auflage

In der 3. Auflage wurden in den einzelnen Fachgebieten des Bandes III — dem neuesten Stande der medizinischen Wissenschaft und Praxis entsprechend — umfangreiche Bearbeitungen und Erweiterungen vorgenommen.

Die zahlreich aus der Leserschaft eingegangenen Anfragen und anregenden Bitten haben uns in der Annahme bestärkt, daß die junge, lerneifrige und wißbegierige Schwesterngeneration durch die Fülle des Stoffes und die zahlreichen Einzeldarstellungen nicht überfordert wird.

Es ist und soll weiterhin unser Ziel bleiben, mit diesem Band III auch der schon erfahrenen Schwester ein Nachschlagewerk für ihre praktische Arbeit auf der Station oder im Operationssaal in die Hand zu geben.

Bonn, im Herbst 1966 *Claire Dietrich geb. Kehren*
Berliner Freiheit 32

Inhaltsübersicht

Erkrankungen des Nervensystems und Geisteskrankheiten

Erkrankungen des Auges

Erkrankungen des Ohres und des Nasen-Rachenraumes

Erkrankungen der weiblichen Unterleibsorgane und Geburtshilfe

Erkrankungen der Niere und der ableitenden Harnwege

Erkrankungen des Bewegungsapparates

Erkrankungen des Nervensystems und Geisteskrankheiten

H. MALCHIN

I. Neurologie

A. Anatomie *C. Untersuchungsmethoden*
B. Physiologie *D. Neurologische Krankheiten*

Neurologie bedeutet Lehre von den Krankheiten des Nervensystems. Sie darf nicht mit *Psychiatrie* verwechselt werden, der Lehre von den seelisch-geistigen Störungen, denn beide sind nicht enger miteinander verbunden als z.B. Neurologie und Innere Medizin, die lange Zeit eine Einheit bildeten. Erst mit der Verfeinerung der neurologischen Kenntnisse und dem Ausbau von Untersuchungsmethoden und Behandlung wurde eine Trennung der Fachgebiete nötig.

Auch zu anderen Teilgebieten der Medizin bestehen enge Beziehungen: der Augennerv als Teil des Gehirns kann an Nervenerkrankungen ebenso teilnehmen wie der Hör- und der Gleichgewichtsnerv. Schließlich hat sich noch aus praktischen Gründen eine Sonderform der Chirurgie entwickelt, die sich als *Neurochirurgie* mit der operativen Behandlung neurologischer Krankheiten befaßt.

A. Anatomie

1. Allgemeines *3. Rückenmark* *5. Hüllen des Zentralnervensystems*
2. Gehirn *4. peripheres Nervensystem* *6. vegetatives Nervensystem*

1. Allgemeines

Wie die Gefäße verbindet das Nervensystem die einzelnen Teile des Organismus zu einer Einheit. Nerven durchsetzen den ganzen Körper und erreichen jede Zelle; oft verlaufen sie auch gemeinsam mit den Blutgefäßen.

Wir unterscheiden einen zentralen Abschnitt des Nervensystems von einem peripheren Anteil. Das *Zentralnervensystem* (ZNS) setzt sich aus *Hirn* und *Rückenmark* zusammen, das *periphere Nervensystem* besteht aus den eigentlichen *Nerven* und *Nervenknoten*, Ganglien genannt. Ein Teil der Ganglien schließt sich zum *vegetativen* oder *Eingeweidenervensystem* zusammen.

Zwei verschiedene Zellarten setzen das Nervensystem zusammen: die eigentlichen Nervenelemente, die *Neuronen*, und Stützzellen, *Gliazellen* genannt, denen sich noch die ernährenden Gefäße mit ihrem Bindegewebe hinzugesellen.

Die kleinste funktionelle Einheit ist das *Neuron*. Es besteht aus der *Nervenzelle* (Abb. 1) (= Ganglienzelle) und dem Nervenfortsatz, dem *Neuriten*. Die Neuriten haben beträchtliche Ausdehnung: sie werden bis zu einem Meter lang. Meistens tragen sie eine dicke Markschicht, die *Markscheide*, seltener liegen die leitenden Neurofibrillen bloß (Abb. 2) (markhaltige oder marklose Fasern).

Die Ganglienzelle hat ihren Sitz in Hirn oder Rückenmark, selten in der Körperperipherie. Größe und Gestalt sind recht unterschiedlich; manche Nervenzellen kann man schon mit bloßem Auge wahrnehmen. In der motorischen Hirnrinde haben sie Pyramidenform, an anderen Orten sind sie rund oder sternförmig. *Farbstoffe* können eingelagert sein und ganzen Zellkomplexen ihren Namen geben (Roter Kern, Schwarze Substanz). Zur Verbindung mit anderen Ganglienzellen trägt die Nervenzelle bäumchenartige Fortsätze, *Dendriten* genannt, und durch den Zelleib ziehen sich Nervenfasern (*Neurofibrillen*), die sich im Neuriten wie Drähte eines elektrischen Kabels zum *Achsenzylinder* zusammenfügen. Sie leiten die Nervenerregung. Über die *Endverzweigung* des Neuriten verbinden sie sich mit dem „Erfolgsorgan", also der Muskelzelle, der Drüse oder mit dem Zelleib einer zugeordneten Nervenzelle.

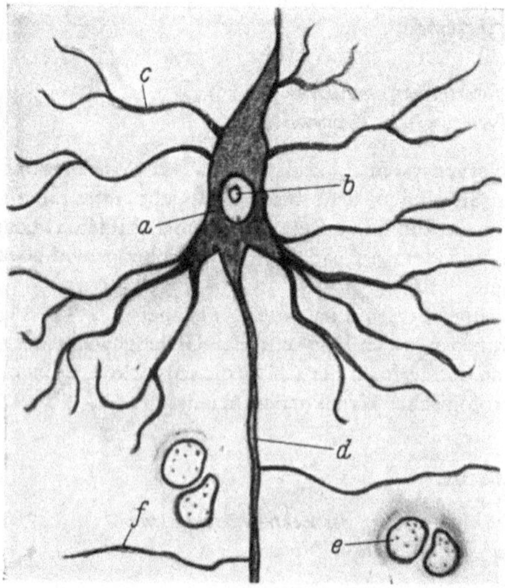

Abb. 1. Nervenzelle aus der motorischen Hirnrinde (Pyramidenzelle)

a) Zelleib c) Dendrit e) Gliazellen
b) Zellkern d) Neurit f) Seitenast

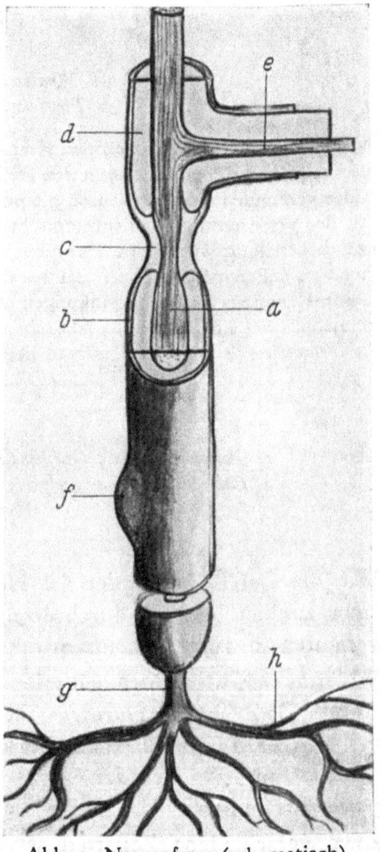

a) Achsenzylinder
b) Nervenhülle
c) Schnürring der Markscheide
e) Seitenast
f) *Schwann*scher Kern der Hülle
g) Markloser Teil
h) Endbäumchen

Abb. 2. Nervenfaser (schematisch)

Der Kern der Nervenfaser, der Achsenzylinder, ist grau, die umhüllende Markscheide glänzend weiß. Diese Hülle besteht aus Eiweiß und Fett, dem *Myelin*. Ansammlungen von Nervenzellen, z. B. in der *Hirnrinde* und in der zentralen Substanz des Rückenmarks, den *Stammganglien*, haben graue Farbe. Da die inneren Anteile des Gehirns und die äußeren Partien des Rückenmarks von markhaltigen Nervenfasern durchzogen werden, erscheinen sie weiß auf der Schnittfläche.

Die *Gliazellen* unterscheiden sich ebenfalls wesentlich in Größe und Form. Sie liegen zwischen den Neuronen. Über ihre Funktion gibt es eine Reihe von Hypothesen, doch keine gesicherten Erkenntnisse. (s. Abb. 1).

2. Gehirn

Das Gehirn füllt den Schädelraum nicht ganz aus, sondern läßt zwischen sich und der Schädelkapsel einen schmalen, flüssigkeitsgefüllten Raum bestehen, der dem Hirn eine gewisse Ausdehnung erlaubt (*Reserveraum*).

Am Gehirn kann man verschiedene Abschnitte unterscheiden:

Großhirn, Mittelhirn,
Zwischenhirn, Nachhirn.

Sein Durchschnittsgewicht beträgt bei Männern 1300 Gramm, bei Frauen etwas weniger. Im Laufe des Lebens ändert sich seine Schwere, am größten ist sie Ende des 3. Lebensjahrzehnts; um das 50. Lebensjahr vermindert sich das Hirngewicht wieder.

An der Hirnoberfläche bemerken wir *Windungen* von nur scheinbar wahlloser Anord-

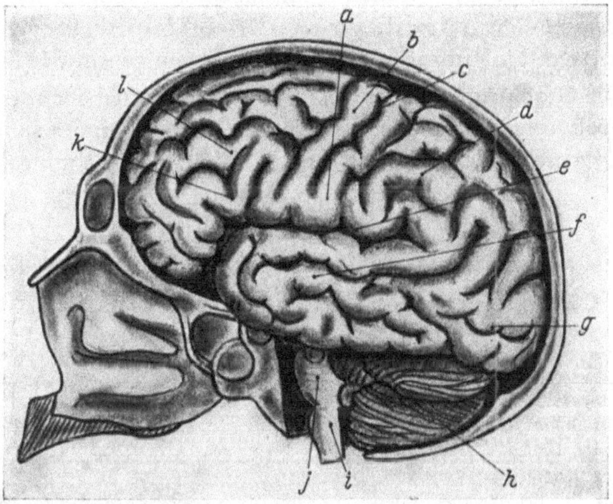

Abb. 3. Hirnoberfläche

a) Hintere Zentralwindung
b) Vordere Zentralwindung
c) Zentralfurche
d) Scheitelhirn
e) *Sylvi*sche Furche
f) Schläfenlappen
g) Hinterhauptslappen
h) Kleinhirn
i) Verlängertes Mark
j) Brücke
k) motorisches Sprachzentrum
l) Stirnhirn
m) sensorisches Sprachzentrum

nung (s. Abb. 3). Jede trägt, entsprechend ihrer Zugehörigkeit zu den vier Lappen einer jeden Hirnhalbkugel, einen besonderen Namen, z.B. die obere, mittlere, untere Stirnhirnwindung. Die Lappen heißen:

Stirnlappen, Schläfenlappen,
Scheitellappen, Hinterhauptslappen.

Zwei Windungen passen nicht in dieses Schema: die *vordere* und die *hintere Zentralwindung*. Diese liegen zwischen Stirn- und Scheitellappen und werden durch die *Zentralfurche* voneinander getrennt. Aus der vorderen Zentralwindung entspringt die *Pyramidenbahn*. Durch sie vermögen wir unsere Skelettmuskulatur willkürlich zu bewegen; fällt sie aus, so sind die betreffenden Glieder gelähmt. Die Nervenfasern der hinteren

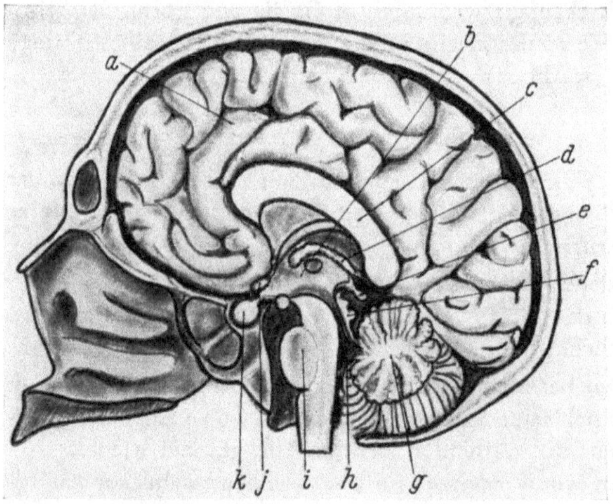

Abb. 4. Hirnlängsschnitt (schematisch) (nach *Clara*, 3. Auflage)

a) Innenfläche
b) Dritter Ventrikel
c) Balken
d) Venenplexus
e) Zirbeldrüse
f) Vierhügelplatte
g) Kleinhirn
h) Vierter Ventrikel
i) Brücke
j) Sehnerv
k) Hypophyse

Zentralwindung vermitteln uns bewußte Empfindungen. Die beiden Bahnen ziehen in ihrem Verlauf in die *gegenüberliegende* Körperhälfte und versorgen diese. Ein Ausfall der rechten Hirnhälfte bringt somit Störungen in der linken Körperseite!

Die Großhirnhälften sind spiegelbildlich zueinander angeordnet und durch einen tiefen Spalt voneinander getrennt. In der Tiefe verbindet sie der *Balken* (Corpus callosum). Durchschneidet man das Gehirn in der Pfeilrichtung, so ergibt sich folgendes Bild

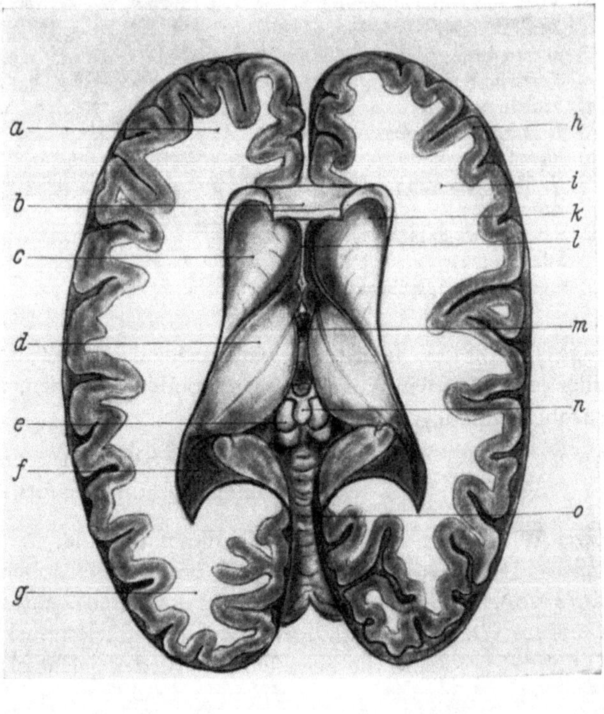

Abb. 5. Waagerechter Schnitt durch das Gehirn, Ansicht von oben, Einblick in die Seiten- und den dritten Ventrikel, Blick auf die Hirnstammganglien

a) Stirnhirn
b) Durchtrennter Balken
c) Schweifkern
d) Thalamus
e) Vierhügelplatte
f) Hinterhorn d. Seitenventrikels
g) Hinterhauptslappen
h) Graue Substanz (Rinde)
i) Weiße Substanz (Mark)
k) Vorderhorn d. Seitenventrikels
l) Scheidewand
m) Dritter Ventrikel
n) Zirbeldrüse
o) Kleinhirn

(s. Abb. 4). Oben liegen die Mittelflächen der Hirnhälften, begrenzt durch den Balken, der dem 3. Ventrikel aufsitzt. Nach unten folgt das Mittelhirn mit den Hirnschenkeln, durch die die Hirnbahnen in die tieferen Hirnabschnitte und in das Rückenmark ziehen. Darüber, bedeckt durch die Mittelhirnhaube, liegt der Mittelhirnkanal, durch den Liquor nach unten in den vierten Ventrikel und den Rückenmarksraum abfließt. In den Seitenventrikeln liegt der *Plexus chorioideus*, ein Gefäßknäuel, das Liquor absondert. — Im Übergang vom Hirn zum Rückenmark findet sich die Pons (= Brücke), der Ursprungsort der Hirnnervenkerne, zeltförmig überdacht von der vierten Hirnkammer und bedeckt vom Kleinhirn.

Das verlängerte Mark (= Medulla oblongata) ist von der Pons deutlich abgegrenzt. Es enthält wichtige Kerngebiete für Atmung und Kreislauf. An der Hirnbasis entspringen die Hirnnerven: vorn die paarigen Gebilde sind die *Riechkolben*, in die die Riechfasern der Nase einstrahlen, weiter hinten liegt die Sehnervenkreuzung (= Chiasma), unter der die Hypophyse hängt.

Zwischen Hirnschenkeln und Brücke tritt der *Oculomotorius-Nerv*, ein Augenmuskelnerv, hervor, weiter oben ein weiterer Augenmuskelnerv, der *Nervus trochlearis* (= Rollennerv). Aus den Seiten der Pons entspringt der *Trigeminusnerv* (= Drillingsnerv); zwischen Pons und Med. oblongata liegen die Ursprungskerne der übrigen Hirnnerven.

Beim Schnitt durch das Gehirn wird der Unterschied zwischen der weißen Substanz und der grauen Rinde deutlich. Legt man diesen tief genug, so stellen sich die *Stammganglien* dar: *Schwanzkern* (N. caudatus), *Linsenkern* (Nucleus lentiformis) und dem *Sehhügel* (Thalamus). Hinten schließt sich die Vierhügelplatte an, überragt von der *Zirbeldrüse* (Corpus pineale). Auf der nebenstehenden Zeichnung (Abb. 5) erkennt man den *Hemisphärenspalt*, darunter den *Balken*, daneben die beiden *Hirnkammern* und die *Stammganglien*.

Die Gesamtheit der motorischen Stammganglien, zu denen auch die Schwarze Substanz (= Subst. nigra) und der Rote Kern (Nucleus ruber) gehören, nennt man *extrapyramidales motorisches System*, weil es ein motorisches System außerhalb der Pyramidenbahn darstellt.

Die *Innere Kapsel* ist ein Bezirk weißer Substanz zwischen Schweif- und Linsenkern,

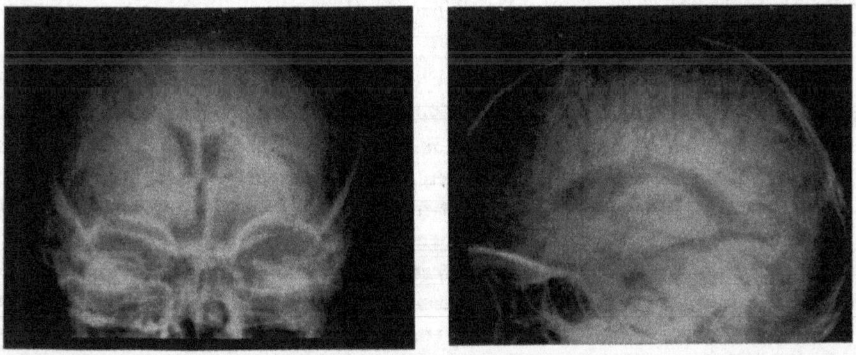

Abb. 6. Normales Luftenzephalogramm

durch welche die *Pyramidenbahn* verläuft. Schon bei kleinerer Blutung oder Erweichungen in diesem Gebiet treten Halbseitenlähmungen auf.

Die *Hirnkammern* sind kennzeichnend geformt und gelagert. Gewisse Hirnkrankheiten verändern sie so, daß man sie durch die Luftenzephalographie erkennen kann (s. Abb. 6). Man hat sie fortlaufend numeriert: dem Seitenventrikel 1 und 2 folgt der 3. Ventrikel im Zwischenhirngebiet, darauf der 4. Ventrikel zwischen Kleinhirn und Brücke. Da alle miteinander in Verbindung stehen, werden sie gleichmäßig von Nervenwasser durchströmt, das in den Seitenventrikeln entsteht. Diese Flüssigkeit umhüllt gleichmäßig Hirn und Rückenmark, vermindert das Gewicht und schützt die empfindlichen Organe gegen Schlag und Stoß.

3. Rückenmark

Das Rückenmark durchzieht den Rückenmarkskanal der Wirbelsäule und reicht etwa bis zum ersten Lendenwirbelkörper. Es ist etwa fingerdick und besitzt eine Hals- und eine Lendenanschwellung. Hier finden sich die Nervenzellen für die Gliedmaßen. Vorn entsendet es die motorischen Nervenwurzeln zur Muskulatur und nimmt hinten die sensiblen (= Empfindungs-) Nervenwurzeln auf (Abb. 7 u. 8). Vordere und hin-

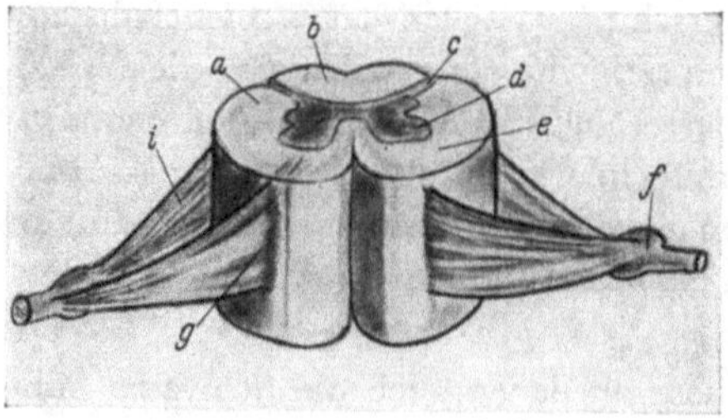

Abb. 7. Rückenmarkssegment, Anblick von vorn (nach *Rauber-Kopsch*)

a) Seitenstrang
b) Hinterstrang
c) Hinterhorn
d) Vorderhorn
e) Vorderstrang
f) Spinalganglion
g) Vordere Wurzel

tere Wurzel schließen sich zum Wurzelnerven zusammen, von dem das Halsmark 8 Paar, das Brustmark 12 Paar, das Lendenmark 5 Paar und das Kreuzmark ebenfalls 5 Paare entsendet, jeweils entsprechend der Anzahl der *Rückenmarkssegmente*. Dieses sind in sich gleichartig gebaute Rückenmarksabschnitte, die auf die stammesgeschichtliche Verwandtheit der Menschen mit den Würmern hinweisen (Strickleiternervensystem der Regenwürmer).

Um Rückenmarkskrankheiten erkennen zu können, muß man wissen, wie die Nervenbahnen und Kerne im Rückenmarksquerschnitt angeordnet sind.

Im Gegensatz zum Gehirn liegt die graue Substanz hier in der Mitte des Organs. Sie besitzt Schmetterlingsform. Die weißen Fasermassen nehmen die äußeren Partien ein. In der weißen Substanz unterscheidet man Vorder-, Seiten- und Hinterstrang, an der grauen Vorder- und Hinterhorn. In manchen Segmenten findet sich auch noch ein Seitenhorn. *Hinterstrang* und *Vorderseitenstrang* dienen zur Leitung verschiedener Empfindungsarten zum Gehirn; in den Seitensträngen verlaufen die beiden *Pyramidenbahnen* sowie *Kleinhirnbahnen*. Durch den Vorderstrang verlaufen auch *extrapyramidale Nervenbahnen*; sie übertragen ihre Erregung auf die motorischen Vorderhornnervenzellen, die somit pyramidal und extrapyramidal versorgt wird. — In der Nähe der hinteren

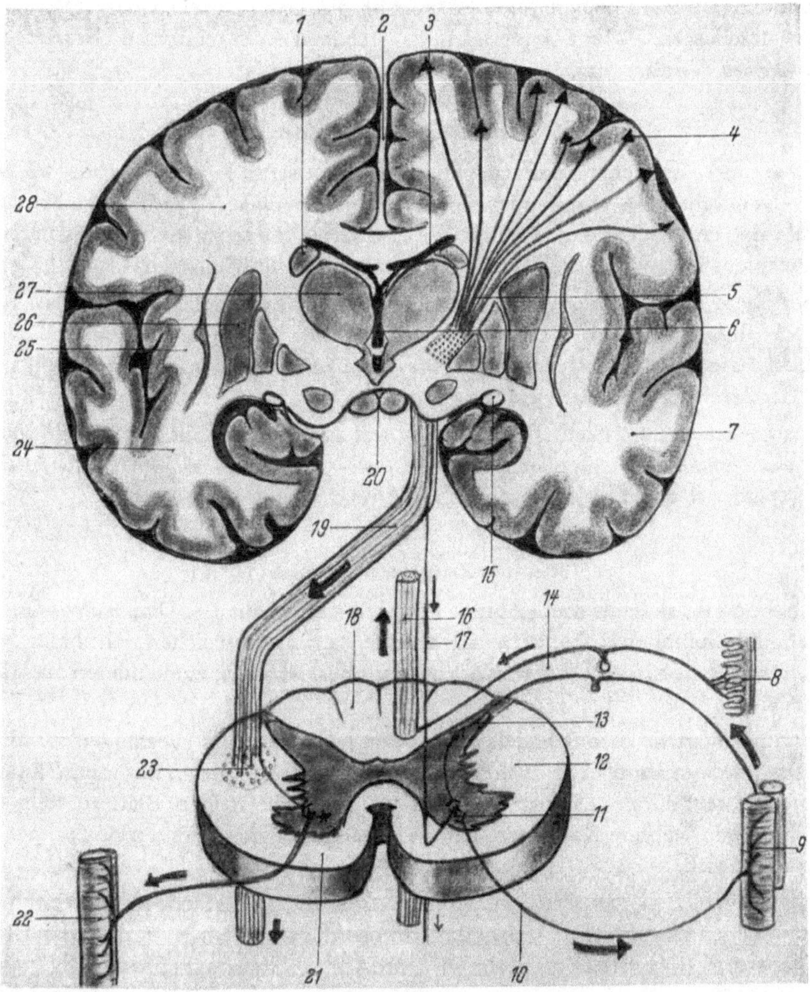

Abb. 8. Querschnitt durch das Gehirn, Rückenmarkssegment, Verlauf der Pyramidenbahn, Reflexbogen (schematisch)

1 Schweifkern
2 Hemisphärenspalt
3 Seitenventrikel
4 Vordere Zentralwindung
5 Innere Kapsel
6 Dritter Ventrikel
7 Schläfenlappen
8 Haut
9 Muskel
10 Vordere Rückenmarkswurzel
11 Vorderhorn mit Vorderhornzelle
12 Seitenstrang
13 Hinterhorn
14 Hintere Wurzel
15 Sehnerv
16 Hinterstrangbahn (sensible)
17 Pyramidenvorderstrangbahn
18 Hinterstrang
19 Pyramidenbahnkreuzung
20 Mammillarkörper
21 Vorderstrang
22 Muskelfasern mit mot. Endplatte
23 Pyramidenseitenstrangbahn
24 Schläfenlappen
25 Insel
26 Linsenkern (außen = Striatum, innen = Pallidum)
27 Thalamus = Sehhügel
28 Scheitellappen

Wurzeln liegt das Spinalganglion. Es enthält die Ganglienzellen der einstrahlenden Hinterwurzelfasern. — Im Seitenhorn des Rückenmarkes erkennt man Ursprungszellen des *autonomen Nervensystems.*

4. Peripheres Nervensystem

Außerhalb des Rückenmarkkanals vereinigen sich sensible und motorische Wurzel zum — gemischten — peripheren Nerven; die *motorischen Nervenfasern* ziehen zu den Muskeln und enden dort in den *motorischen Endplatten*, die sensiblen Fasern kommen aus den sensiblen Endorganen der Haut, der Sehnen und den Gelenken.

Der periphere Nerv sieht weiß aus, denn er besteht vorwiegend aus markhaltigen Fasern. Nur die vegetativen Nervenfasern sind marklos und grau. Im Nerven liegen die einzelnen Fasern gebündelt und sind, wie der Nerv selbst, von Bindegewebe eingehüllt. Größere Nerven haben eigene Blutversorgung.

In seinem Verlauf durchflicht sich der Nerv mit anderen und bildet so die *Plexus*, z.B. den *Plexus brachialis* (Armgeflecht), *Plexus lumbo-sacralis* (= Beingeflecht). Auch teilt er sich später wieder in rein motorische und rein sensible Anteile auf.

5. Hüllen des Zentralnervensystems (ZNS)

Das ZNS umgibt sich mit drei Häuten: der harten Hirnhaut (= *Dura mater* oder *Pachymeninx*), der Spinngewebshaut (= *Arachnoides*) und der weichen Hirnhaut (= *Pia mater*). Die Dura ist einmal innere Knochenhaut des Schädels, zum anderen auch äußere Hirnhülle.

Nicht immer liegt sie dem Schädelknochen fest an, Blutergüsse vermögen sie mitunter abzudrängen. Man kann sie in zwei Blätter teilen, zwischen denen mitunter Blutergüsse entstehen (s. subdurales Hämatom, Abb. 9). Mit sichelartigen Blättern teilt sie die Schädelhöhle in mehrere Kammern, fixiert das Gehirn elastisch und schützt es so gegen Schlag und Stoß.

Die nächste Hülle ist die gefäßlose Spinngewebshaut (= Arachnoides), die mit der darunter liegenden weichen Hirnhaut durch dünne Stränge verbunden ist. Der Zwischenraum (= Subarachnoidealraum) enthält den Liquor cerebrospinalis (s. u.).

An der Hirnbasis überspannt die Arachnoides größere Spalten und Einsenkungen des Gehirns und läßt so mit Liquor erfüllte Räume (Zisternen) entstehen. Die zwischen Rückenmark und Kleinhirn liegende Zisterne kann punktiert und so Liquor gewonnen werden (*Zisternenpunktion*).

Die weiche Hirnhaut überzieht unmittelbar die Hirnoberfläche. In ihr verlaufen zahlreiche Gefäße für die Ernährung des Gehirns, die vorwiegend der Arteria carotis, weniger der Wirbelarterie entstammen.

Nervenwasser (Liquor cerebrospinalis)

Es ist eine wasserklare Flüssigkeit, die von den Venengeflechten der Seiten- und des vierten Ventrikels abgesondert wird und durch Hirnkammern und Subarachnoidealraum strömt. Später nimmt die weiche Hirnhaut sie wieder auf. Der Zustand des Liquors

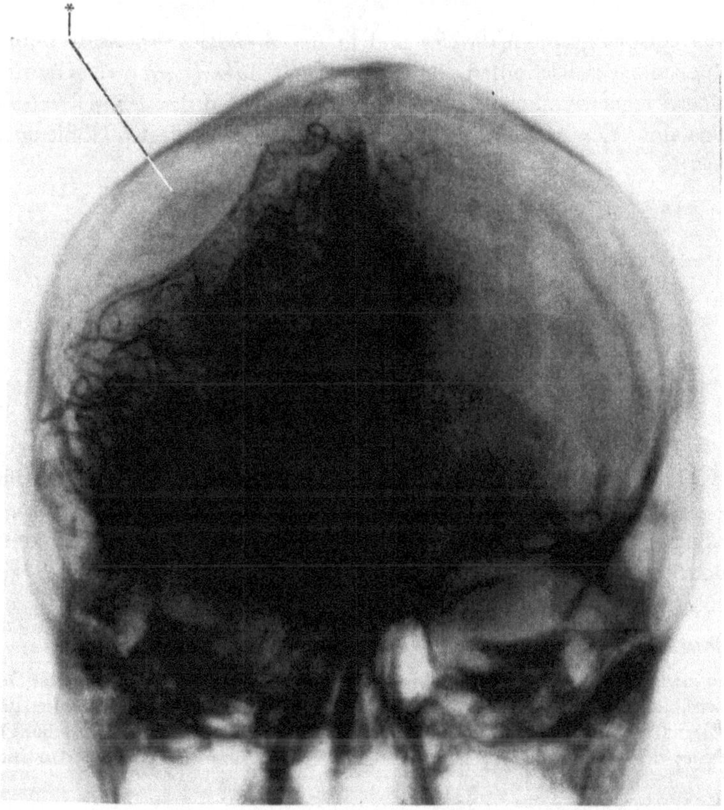

Abb. 9. Subdurales Hämatom (= Blutansammlung zwischen oder unter der harten Hirnhaut) (*) Gefäßfreier Raum zwischen Schädel und Gehirn

und seine chemische und morphologische Zusammensetzung vermögen über Krankheiten des Nervensystems Aufschluß zu geben. Normalerweise enthält er sehr wenige *weiße Blutkörperchen* (bis 9/3) und nur Spuren von *Eiweiß* (24 mg). Auch das Verhältnis der Eiweißfraktionen ist konstant. Der *Zuckergehalt* ist halb so hoch wie der Blutzucker, die *Wassermann*sche Reaktion stets negativ. Die *Mastixkurve* enthält keinen „tiefen Ausfall". Weitere Proben (*Nonne-Pandy*) sind negativ.

6. Vegetatives Nervensystem

Alle Organe des Menschen, vorwiegend Eingeweide und Blutgefäße, stehen unter dem Einfluß des vegetativen Nervensystems (vegeto = beleben). Dieses steuert den Stoffwechsel als Grundfunktion des Lebens und hält die Ordnung im Körper aufrecht.

Es besteht aus zwei gegensätzlich wirkenden Teilen: dem *Sympathikus* und dem *Parasympathikus*. Zwar entspringen sie an getrennten Orten des Nervensystems, versorgen jedoch die gleichen Organe.

Der Sympathikus hat seine Zentren im *Grenzstrang*, einer Ganglienkette vor der Wirbelsäule, der seine Fasern von den Rückenmarkssegmenten C 8 bis L 3 erhält; der Parasympathikus entspringt im *Mittelhirn* und in der *Medulla oblongata*, weiterhin in den unteren Rückenmarksabschnitten, im *Lenden-* und *Sakralmark* (= Kreuzbeinmark). Übergeordnete vegetative Schaltzellen liegen in der Wand des *dritten Ventrikels* unterhalb des Thalamus (Zwischenhirn), in dem sogenannten Zentralen Höhlengrau.

B. Physiologie (= Lehre von den Lebensvorgängen)

1. Reflexlehre 2. zentrales Nervensystem

1. Reflexlehre

Der Reflex (reflecto = zurückwerfen) ist die einfachste, gleichzeitig aber die grundlegende Tätigkeit des Nervensystems. So wie ein Spiegel das Sonnenlicht zurückwirft und zum Lichtfleck werden läßt, verwandelt das Nervensystem eine Empfindung in Bewegung. Ein großer Teil unserer Bewegungsabläufe ist auf diese Weise geregelt. Der Vorteil einer solchen reflektorischen Steuerung liegt in der Schnelligkeit ($^1/_{100}$ Sekunde) und Sicherheit des Ablaufs ohne Mitwirkung des Bewußtseins und darin, daß der Reflex praktisch unermüdbar ist.

Beispiel: *Patellarsehnenreflex*

Beklopft man die Patellarsehne, so wird der Muskel (Quadriceps) ruckartig gedehnt. Der Dehnungsreiz fließt über sensible Fasern zum Rückenmark, wird hier im Eigenapparat umgeschaltet und über die motorische Bahn (Femoralisnerv) als Kontraktionsreiz (Kontraktion = Zusammenziehung) demselben Muskel zugeleitet, der vorher gedehnt wurde. Dieser zieht sich zusammen und streckt den Unterschenkel.

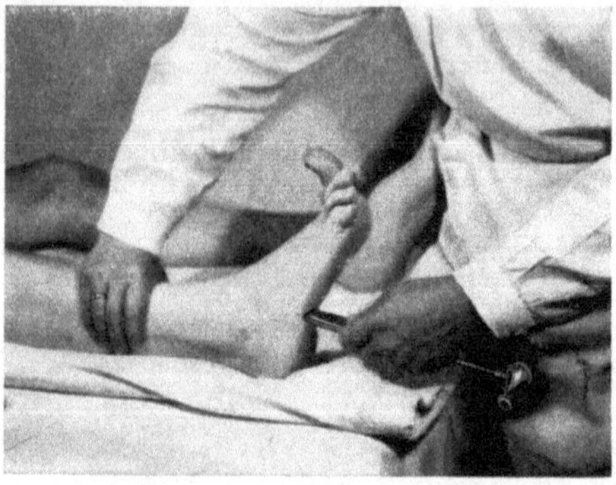

Abb. 10. Babinskisches Zehenphänomen. Bestreichen des äußeren Fußrandes bringt Streckung der Großzehe nach oben (Zeichen einer Pyramidenbahnstörung)

Dieser *Muskeleigenreflex* gehört zu jedem quergestreiften Muskel. Verstärkung oder Abschwächung lassen auf Störungen im Bereich des Reflexbogens schließen; der genaue Sitz der Störung ergibt sich durch weitere Untersuchungen. Sind die Ausschläge stärker als normal, dann liegt eine Störung im Verlauf der übergeordneten Pyramidenbahn vor, die einen dämpfenden Einfluß physiologischerweise ausübt; ist der Reflex abgeschwächt oder fehlt er, so ist der Reflexbogen selbst an irgendeiner Stelle unterbrochen.

Bei Störungen der Pyramidenbahn treten in Händen und Füßen pathologische Reflexe auf, von denen am Fuß das *Babinskische Zeichen* (Heben der Großzehe bei Bestreichen des äußeren Fußrandes) und an den Fingern das *Trömnersche Phänomen* (Nachzucken der Fingerendglieder bei Beklopfen der Fingerkuppen) wichtig sind (s. Abb. 10).

Diagnostisch wichtig sind an den Armen *Bizeps-* und *Trizepssehnenreflex*, an den Beinen *Achilles-* und *Patellarsehnenreflex*, die durch Beklopfen der Muskel-Sehne mit dem Reflexhammer ausgelöst werden.

Tritt eine reflektorische Muskelzuckung nicht am Reizort, sondern entfernt davon auf, so spricht man von *Fremdreflexen*. Auch Drüsen nehmen über einen Fremdreflex ihre Tätigkeit auf.

Beispiel:

Hornhautreflex: Reizt ein Fremdkörper die Hornhaut des Auges, dann schließt es sich und beginnt zu tränen. Die Reizung bewirkt also Kontraktion der Augenschließmuskel und Tätigkeit der Tränendrüsen.

Weitere Fremdreflexe sind der *Husten-*, der *Nieß-* und *Brechreflex*, auch *Bauchhautreflex* und *Kremasterreflex*.

Bestreicht man die Bauchhaut mit einer Nadel, so ziehen sich reflektorisch die darunterliegenden Muskeln zusammen. Bei Reizung der Schenkelhaut ziehen sich die Hoden hoch (Kremasterreflex). Da diese Reflexe über das Zentralnervensystem geschlossen werden (über Pyramidenbahn), sind sie bei Störungen dieser Nervenleitung abgeschwächt.

2. Zentrales Nervensystem

a) Rückenmark *b) Gehirn*

a) Rückenmark

Am Rückenmark erkennt man doch die stammesgeschichtliche Entwicklung des Menschen. Sein segmentaler (Segment = Abschnitt) Aufbau erinnert an die Struktur der Würmer, die, wie der Regenwurm, aus gleichartigen Abschnitten zusammengesetzt sind. Auch die *Rückenmarksegmente* gleichen sich weitgehend. Jedes versorgt mit den hinteren Wurzeln einen streifenförmigen Hautbezirk (= *Dermatom*) und mit den motorischen vorderen Wurzeln bestimmte Muskelgruppen. Ausfall der hinteren Wurzeln oder des Segmentes selbst bewirkt kennzeichnende Empfindungsstörungen, deren Anordnung auf den Ort der Störung im Rückenmark hinweisen. Periphere, d. h. vom peripheren Nerven bewirkte Empfindungsstörungen machen ein anderes Bild und sind dadurch von zentralen zu unterscheiden.

Dem Rückenmark sind zwei Grundfunktionen eigen: Leitung der Nervenerregung vom und zum Hirn und Erregungsumschaltung in der grauen Substanz. Hinzu kommt noch eine Rückenmarkseigenfunktion: Zusammenschalten von Bewegungsabläufen und Hemmen anderer, so daß eine zweckentsprechende Bewegung entsteht.

Die vom Gehirn kommenden motorischen Nervenfasern ziehen im Seiten- und Vorderstrang des Rückenmarkes als Pyramidenbahn abwärts zu den motorischen Vorderhornzellen und geben dort ihre Erregung weiter. Im Hinter- und Vorderseitenstrang verlaufen bewußte Empfindungen (Schmerz, Wärme, Kälte, Oberflächenberührung, Tiefenempfindung) ins Gehirn.

Der Eigenapparat des Rückenmarks funktioniert nur, wenn die graue Substanz unversehrt ist. Er fügt Eigen- und Fremdreflexe zu einer zweckmäßigen Aktion zusammen. Mit seiner Hilfe kann das Rükkenmark z. B. die Blasen-Mastdarmfunktion unter pathologischen Bedingungen (*Querschnittlähmung*) selbständig übernehmen; bei Rückenmarksstörungen verlaufen diese oft nicht mehr ungestört. Die vegetativen Zentren des Rückenmarks haben, angeregt durch Zwischenhirnzentren, steuernde Funktion. Sie wirken vorwiegend auf die glattmuskeligen Hohlorgane, Gefäße und Drüsen, so daß Magen, Darm, Harnblase, auch das Herz und Gefäßsystem in ihrer Arbeitsweise von ihnen abhängen, desgleichen auch die Durchblutung der Gewebe. Die beiden Anteile des Systems, das sympathische und das parasympathische Nervensystem, arbeiten gegensätzlich und ermöglichen so feine Steuerungen dieser Funktionen. Um einen groben Vergleich zu verwenden: Der sympathische Zügel fördert diejenigen Funktionen, die auf äußeres Wirken des Individuums zielen oder hierfür vorausgesetzt werden müssen (Stoffabbau), der parasympathische hingegen ist auf Erholung und Assimilation (Substanzanlagerung) ausgerichtet.

Die oberen Abschnitte des Rückenmarks (verlängertes Mark) schließen wichtige Nervenkerngebiete ein. Sie regulieren Atmung und Kreislauf; die Steuerung erfolgt reflektorisch vorwiegend chemisch über den Kohlensäuregehalt des Blutes, der anregende Wirkung besitzt. Daneben gehen diesen Zentren noch fördernde Impulse über die Hirnnerven zu. Bekanntlich führt die Kohlensäureanreicherung im Blut nach Abbinden der Nabelschnur zum ersten Atemzug des Neugeborenen.

b) Gehirn

Rautenhirn mit Hirnnerven. Mit Atem- und Kreislaufzentrum stehen Strukturen des Rautenhirns in enger Verbindung. Isoliert man dieses vom Mittelhirn (Schnitt), so sind Atmung und Kreislauf noch intakt, das Lebewesen verliert jedoch so lange an Körperwärme, bis es die Umgebungstemperatur erreicht hat (*wechselwarmes Verhalten*). In tiefer Bewußtlosigkeit oder in der Narkose arbeitet auch beim Menschen nur noch das Rautenhirn ungestört. Deshalb muß hohe Umgebungstemperatur die Körperwärme künstlich erhalten (Operationssäle).

Auch in der Brücke liegen zahlreiche Hirnnervenkerne. Hier findet sich ferner ein wichtiges Durchgangsgebiet für die langen Rückenmarksbahnen sowie ein Zentrum für die Aufrechterhaltung des Körpergleichgewichts. Seine übergeordneten Impulse empfängt das Gleichgewichtsorgan vom Kleinhirn. Hierin sind auch die Augenmuskelkerne mit eingeschlossen.

Weiter werden in der Brücke viele Fremdreflexe geschaltet; die meisten sind Schutzreflexe für die oberen Körperöffnungen (Auge-Mund, Nase-Rachen-Kehlkopf), nämlich Nieß-, Husten-, Schluck-, Blinzel-, Tränen-, Saug- und Brechreflex. Andere dieser Reflexe dienen der Nahrungsaufnahme und Verarbeitung. Sie schließen sich vorwiegend über den Vagusnerven.

Zu den Hirnnerven rechnet man

1. Fila olfactoria (= Riechnerven).
2. Fasciculus opticus (= Sehnerv).
3. Nervus oculomotorius (= großer Augenmuskelnerv).
4. Nervus abduzens (= Auswärtswender des Auges).
5. Nervus trochlearis (= Rollennerv des Auges).
6. Nervus trigeminus (= Drillingsnerv). Dieser versorgt mit seinen drei Ästen die vorderen Zweidrittel der Zunge, mit einem motorischen Ast die Kaumuskeln.
7. Nervus facialis (= Gesichtsnerv). Er bewegt die Gesichtsmuskulatur und vermittelt den Geschmack im hinteren Zungendrittel.
8. Nervus statoacusticus (= Hör-Gleichgewichtsnerv).
9. Nervus glossopharyngicus (= Zungen-Rachennerv). Dieser Nerv versorgt Haut und Muskeln des Rachens und leitet Empfindungen aus dem hinteren Anteil der Zunge.
10. Nervus vagus (= der Schweifende), der wichtigste parasympathische Eingeweidenerv. Er zieht vorwiegend zum Herzen, Magen und Darm.
11. Nervus accessorius (= der Hinzutretende). Er zieht zum Rachen, Kehlkopf, zum Herzen und Teilen der Hals- und Schultermuskeln.
12. Nervus hypoglossus (= Unterzungennerv). Er bewegt die Zungenmuskulatur.

Kleinhirn (= Cerebellum). Das Kleinhirn steht durch Fasern mit dem Hirnstamm, besonders der Pons in enger Beziehung. Es ist ein Koordinationszentrum höherer Ordnung, das auf Grund von Erregungen und Nachrichten aus dem ganzen Körper den Bewegungsablauf der Glieder und die Stellung des Körpers überwacht, verbessert und durch Bahnung und Hemmung regelt. Am deutlichsten wird diese Kleinhirnfunktion bei plötzlichem Ausfall:

Zwar treten Lähmungen und Empfindungsstörungen nicht auf, doch ist das Zusammenspiel der Bewegungen, die Koordination, gestört (= ataktisch); die Muskeln erschlaffen, die Bewegungen sind kraftlos und unsicher, der Gang schwankend; die Kranken wirken wie betrunken. Bezeichnend sind auch ruckartige Seit- oder Aufwärtsbewegungen der Augen (= Nystagmus); rasch aufeinander folgende Bewegungen, wie schnelles Drehen der Hände, können nicht mehr ausgeführt werden (=Adiadochokinese). Auch die Sprache ist abgehackt und in ihrer Melodie schwankend (= skandierend).

All diese Störungen treten auch auf bei Unterbrechung der Kleinhirnbahnen in der Brücke.

Stammganglien. Der Hirnstamm mit seinen Nervenknoten (= Ganglien) bildet ein Gehirn im Kleinen; beim Neugeborenen und bei manchen Tieren ist dieses noch voll funktionstüchtig und verfügt über alle Regulationen, die erforderlich sind, um das Leben zu erhalten und eine seelische Tätigkeit auf niedriger Stufe zu gewährleisten. So finden sich bei solchen „Stammhirnwesen" zielsichere Instinkte und all jene Stimmungen und Gemütsbewegungen — Zorn, Trauer, Freude —, die auch bei höheren Wesen anzutreffen sind.

Für die motorischen Funktionen steht mit dem *Corpus striatum* (= Streifenkörper) und den Strukturen des *Corpus pallidum* (= blasser Körper) ein notfalls autonomes *„extrapyramidales Nervensystem"* zur Verfügung; sensible Reize nimmt der *Thalamus* auf und verarbeitet sie.

Beim Menschen hat der Hirnstamm keine selbständige Funktion mehr, er steht ganz unter dem Einfluß des übergeordneten Großhirns, das seine Funktionen auf einer höheren Leistungsstufe zusammenfaßt. Den Stammganglien kommt beim Menschen unter anderem die Aufgabe zu, eingeübte Bewegungen zu unterhalten, wie Gehen, Schreiben, Klavierspielen, Radfahren usw., also Abläufe, die, wenn sie einmal in Gang gesetzt wurden, ohne weitere Willensanstrengungen weitergehen.

Bei einer Schädigung des Stammhirns sind grundsätzlich *sensible und motorische Ausfälle* zu erwarten. Bei Läsionen des Thalamus treten halbseitige schwere Schmerzen in der gegenüberliegenden Körperhälfte auf, die sehr hartnäckig sind und jeder Behandlung trotzen (*„Thalamusschmerzen"*). Sie sind von Stimmungen abhängig, auch von Sinneseindrücken. Störungen im extrapyramidalen motorischen System lassen schon theoretisch Beeinträchtigung der Muskelgrundspannung und des Bewegungsantriebs erwarten. In diesem System stehen sich zwei Anteile mit entgegengesetzten Funktionen gegenüber: das stammesgeschichtlich ältere *Pallidum*, das aus dem inneren Teil des *Linsenkerns*, dem *Roten Kern* und der *Schwarzen Substanz* besteht und das *Corpus Striatum* mit *Schweifkern* und den äußeren Anteilen des *Linsenkerns.*

Das Pallidum fördert den Bewegungsantrieb und mindert die Muskelspannung, das Striatum dämpft diese Funktionen, wie die Bremse das Rad, so daß bei seinem Überwiegen ein Bewegungsdefizit und Erhöhung der Muskelspannung entstehen.

Erkrankung des Striatums führt zum choreatischen Syndrom mit zappelnden, schleudernden, unwillkürlichen Bewegungen (= Hyperkinesen) bei schlaffer Muskulatur, Störung des Pallidums Bewegungsverarmung (= Akinese), Erhöhung der Muskelspannung (= Rigor) und unwillkürliches Zittern in der Ruhe (= Ruhetremor). Dieses Syndrom nennt man auch „Parkinson-Syndrom" (Syndrom = Kopplung von Symptomen).

Hypothalamus (= Gebiet unter dem Thalamus). In den Wänden der dritten Hirnkammer befinden sich zahlreiche Nervenkerne. Diese stellen Zentren vegetativer Regulationen dar (s. oben) und bilden ein umfassendes Steuerungssystem der vegetativen Funktionen (Zucker-Wasser-Eiweißstoffwechsel, Körpertemperatur, Schlaf-Wachrhythmus).

Enge Beziehungen zur Hypophyse bestehen über Bahnen, die zu deren hinterem Anteil führen. So gewinnt das Zwischenhirngebiet, zu dem der Hypothalamus gehört, Einfluß auch auf das innersekretorische System, so wie es auch die Atmungs- und Kreislaufzentren des Rhombenzephalons und der Medulla oblongata sowie die spinalen vegetativen Zentren steuert.

Großhirn. Wie schon erwähnt, haben die niederen Hirnzentren, wie Thalamus und extrapyramidales Nervensystem beim Menschen ihre Selbständigkeit weitgehend eingebüßt. Sie unterstehen dem Einfluß des Großhirns. Bei Tieren ist dieses nur bei höheren in geringerem Maße der Fall. So kann z.B. ein Hund noch verhältnismäßig gut ohne Großhirn leben, nämlich gehen, stehen und fressen, wenn auch in einer gleichsam blinden, nur vom unmittelbaren Sinneseindruck gelenkten Weise. Ein Mensch jedoch, dessen Großhirn durch Operation oder Krankheit plötzlich ausfällt, ist völlig hilflos. Erst nach und nach können tiefere Hirnzentren in bescheidenem Umfang unmittelbar lebenswichtige Funktionen übernehmen. Das Großhirn vereinigt die Leistungen unterer Zentren auf einer höheren Stufe und versieht sie mit dem besonderen Akzent der Bewußtheit.

Diese Funktionen sind an die Intaktheit gewisser Zellkomplexe in der Hirnrinde gebunden. Die in verschiedenen Schichten angeordneten Zellen weichen je nach ihrer Lage in Form und Größe stark voneinander ab. Ebenso unterschiedlich ist auch ihre Funktion.

Den einzelnen Abschnitten der Hirnrinde ist jeweils eine bestimmte Aufgabe zugeteilt. So liegt ein Zentrum für die *Willkürbewegung der quergestreiften Muskeln* in der *vorderen Zentralwindung.* Aus ihr entspringt die *Pyramidenbahn*, die ihren Namen nach den dort liegenden Pyramidenzellen erhalten hat. Diese motorische Bahn besitzt die längsten Nervenstränge. Sie zieht auf ihrem Wege von der Rinde durch die innere Kapsel in das verlängerte Mark, kreuzt hier auf die andere Rückenmarksseite und zieht dann ununterbrochen zu ihrer Umschaltstelle, der Vorderhornzelle des Rückenmarks. Mit wenigen Ausnahmen kreuzen alle Bahnen, die aus der Hirnrinde kommen oder dorthin ziehen, so daß die Hirnhälften jeweils die gegenüberliegende Körperhälfte versorgen.

Innerhalb der Zentralwindungen sind die Zellen nach Körperregionen gegliedert. So liegen in den unteren Abschnitten die Zentren für Zunge, Lippen und Gesichtsmuskeln, in der Mitte für Arm und Leib und oben für Bein und Fuß.

Schädigt eine Krankheit die Pyramidenbahn, so tritt Lähmung der gekreuzten Körperhälfte ein (Paralyse = völlige Lähmung, Parese = Teillähmung). Nach einiger Zeit kann das erhaltene Hirngewebe einen Teil der motorischen Funktion übernehmen und grobe Bewegungen der Glieder ermöglichen.

In der hinteren Zentralwindung liegt die „*Körperfühlsphäre*", die auf Teile des Schläfenlappens übergreift. Mit ihr werden Empfindungen aus der Körperperipherie bewußt wahrgenommen. Im Schläfenlappen liegt ein *Zentrum für Höreindrücke*, im Hinterhauptslappen ein solches für das bewußte *Sehen*. Störungen bringen „*Rindentaubheit*" und „*Rindenblindheit*", d. h. daß trotz intakter Hör- und Sehorgane der aufgenommene Sinneseindruck nicht bewußt werden kann. Somit bleibt er wirkungslos.

Die Spezialisierung der Hirnrindenfunktion geht bis zur Ausbildung gesonderter Zentren für das Rechen- und Schreibvermögen (im Scheitellappen). Auch besteht zwischen Schläfen- und Scheitellappen ein Zentrum für das *Sprachverständnis* (*sensorisches Sprachzentrum*) und für das Sprechen im weiteren Sinne im unteren Frontallappen (*motorisches Sprachzentrum*). Bei Rechtshändern befinden sich diese Zentren in der linken Hirnhälfte, so daß bei einer rechtsseitigen Lähmung auch die innere Sprache gestört ist (= *Aphasie*).

Die entwicklungsgeschichtlich jüngsten Abschnitte des Gehirns sind Stirnhirn und die vorderen Abschnitte des Schläfenhirns. Die spezifisch menschlichen, ethisch und moralisch fundierten Verhaltensweisen sind an die Intaktheit dieser Regionen gebunden. Ihre Zerstörung führt zu typischen „Enthemmtheiten" auf diesem Gebiet, während die intellektuellen Fähigkeiten erhalten sind.

Kenntnis von der Funktion der Großhirnrinde hat man experimentell durch elektrische Reizung gewonnen. Hierdurch lassen sich gleichbleibende Bewegungsformen auslösen, z. B. Bewegung des Armes, des Beines oder der Finger. Wählt man den Reiz stark genug, so wird der Kranke bewußtlos und verfällt in einen allgemeinen Krampfzustand. Auch Reiz durch Fremdkörper, Tumor, Narbe, Knochensplitter oder Entzündung kann solche „symptomatische Epilepsie" begründen.

C. Untersuchungsmethoden

Mehr noch als in den anderen Fächern der Medizin muß der Neurologe die Vorgeschichte des Kranken sorgfältig erforschen. Danach wird der Patient internistisch, neurologisch und psychiatrisch untersucht. Oft ist es nötig, Zusatzuntersuchungen anzuschließen. Hierzu gehören zunächst die internen Labor- und Röntgenuntersuchungen, dann spezielle Röntgenaufnahmen des Schädels (*Schädelübersichtsbilder*) (s. Abb. 11), der Wirbelsäule und der übrigen Knochen. Bei chronischem Hirndruck verdünnt sich oft der Knochen („*Wolkenschädel*") und der *Türkensattel* ist flach und ausgeweitet. Mitunter verlagert sich auch der Kalkschatten der *Zirbeldrüse* — bei raumfordernden Prozessen des Schädels — oder es stellen sich Zerstörungen oder Verdickungen des Knochens dar (s. Abb. 11). Die Nebenhöhlen der Nase oder des Ohres können vereitern und Ausgangsort entzündlicher Prozesse des Gehirns oder der Hirnhäute werden (*Hirnhautentzündung* oder *Hirnabszeß*) (s. Abb. 12).

Die Röntgenuntersuchung der Wirbelsäule läßt *Bandscheibenschäden*, *Abnutzungserscheinungen* oder *Krebs* als Ursache von Schmerzen sichtbar werden.

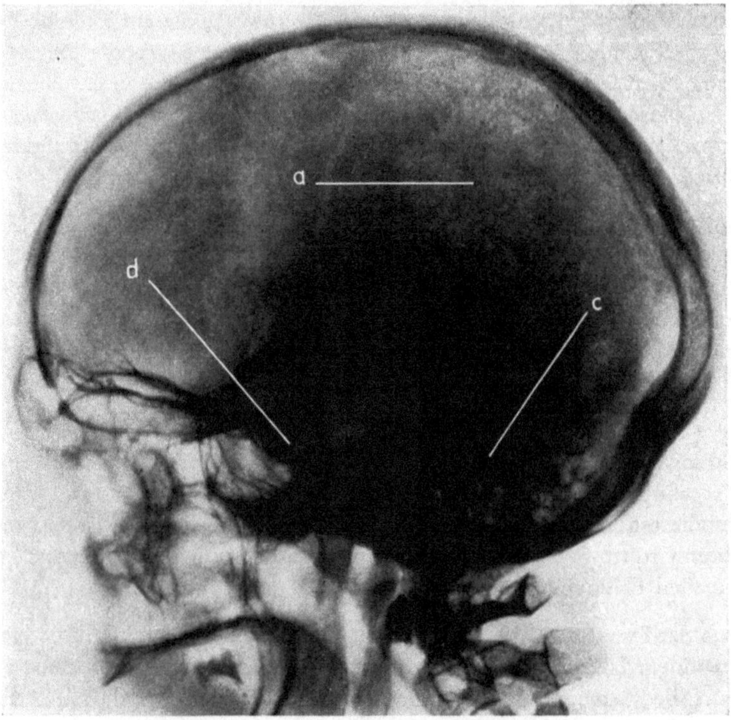

Abb. 11. Schädelübersichtsaufnahme

a) Blutgeschwulst im Knochen (= Hämangiom)

d) Normaler Türkensattel mit Sattellehne

c) Felsenbeinpyramide

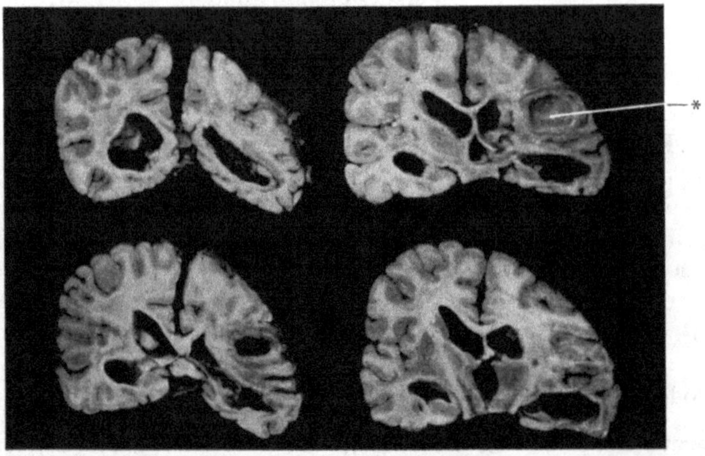

Abb. 12. Hirnabszeß im linken Scheitellappen (*)

Untersuchung des Nervenwassers: Lumbal- und Zisternenpunktion. In vielen Fällen vermag nur die Untersuchung des Liquors (= Nervenwasser) die Diagnose zu sichern oder über das Krankheitsstadium Auskunft zu geben. Man gewinnt ihn entweder durch *Lumbalpunktion* (kurz auch L. P. genannt) oder durch *Zisternenpunktion* (= C. P.).

Technik: Jodanstrich, Novocainquaddel, Einstich zwischen den Dornfortsätzen der unteren Lendenwirbelsäule, Punktion des Lumbalsacks der Dura, Abnahme von etwa 10 bis 15 ccm Liquor.

Untersuchung: Nonne, Pandy, Zellzahlen und Eiweißgehalt, Differenzieren der Eiweißanteile (Albumin/Globulin), Zucker-, evtl. auch Kochsalzgehalt bei gleichzeitiger Blutzuckerbestimmung, Mastix- und *Wassermann*sche Reaktion.

Bei erhöhtem Hirndruck (*Stauungspapille* am Augenhintergrund) darf die Punktion nicht vorgenommen werden, da der Patient hierdurch gefährdet wird.

Gelegentlich hat der Patient für ein oder zwei Tage nach der Punktion Kopfschmerzen; um dieses zu vermeiden, sollte er 24 Stunden ruhig liegen bleiben. Bei der C. P. sind solche Beschwerden nicht zu erwarten.

Bei *Zisternenpunktion* wird die Cisterna cerebello-medullaris im Nacken mit einer kurzen, stumpfwinklig angeschliffenen Nadel punktiert. Wegen des geringen Drucks muß mit einer Spritze angesogen werden (10 ccm).

Luftenzephalographie. Die Hirnkammern lassen sich im Röntgenbild gut darstellen, wenn sie mit Luft gefüllt sind. Aus Verformung, Lageabweichung und Veränderung ihrer Größe kann man auf gewisse Hirnkrankheiten schließen (s. Abb. 13a u. b, S. 18).

Man entnimmt 70 bis 80 ccm Liquor durch L. P. oder C. P. und ersetzt ihn durch gleiche Mengen Luft. Bei der Röntgenaufnahme heben sich die luftgefüllten Kammern gut gegen das Hirngewebe ab. Damit sich alle Teile darstellen, muß der Kranke zwischen den Aufnahmen mehrmals umgelagert werden.

Wie bei der einfachen L. P. darf auch die Enzephalographie bei Hirndruck nicht ausgeführt werden, da sonst eine tödliche Hirnschwellung eintritt.

Ventrikulographie. Kann der Arzt trotz erhöhten Hirndrucks nicht auf eine Luftfüllung der Hirnkammern verzichten, so punktiert er sie durch zwei Bohrlöcher in der Hinterhauptschuppe und füllt sie mit Luft. Dieser Eingriff vermeidet die gefährliche Einklemmung der Kleinhirntonsillen in das Hinterhauptsloch mit Druck auf Atem- und Kreislaufzentren. Trotzdem sollte er nur auf einer neurochirurgischen Abteilung ausgeführt werden, wo die Möglichkeit eines weiteren chirurgischen Eingriffs besteht.

Angiographie (= Hirngefäßdarstellung). Weitere diagnostische Möglichkeiten bietet die *Hirnangiographie*. Die Methode wurde kurz vor dem zweiten Weltkrieg entwickelt. Dabei nahm man zuerst radioaktives Thorotrast; heute verwendet man *Perabrodil* oder *Urographin 60%*. Dieses injiziert man durch eine Kanüle, die durch die Haut in die Halsschlagader eingeführt wurde und fertigt in Sekundenabständen Röntgenaufnahmen des Schädels an (= *Serienangiographie*). Auf den Bildern läßt sich genau die Lage der Gefäße erkennen, und man kann aus Verlagerung oder einer abnormen Gefäßzeichnung auf gewisse Krankheitsprozesse, besonders *Hirntumoren* und *Gefäßleiden*, schließen. Diese Methode ist schonend, Komplikationen sind selten.

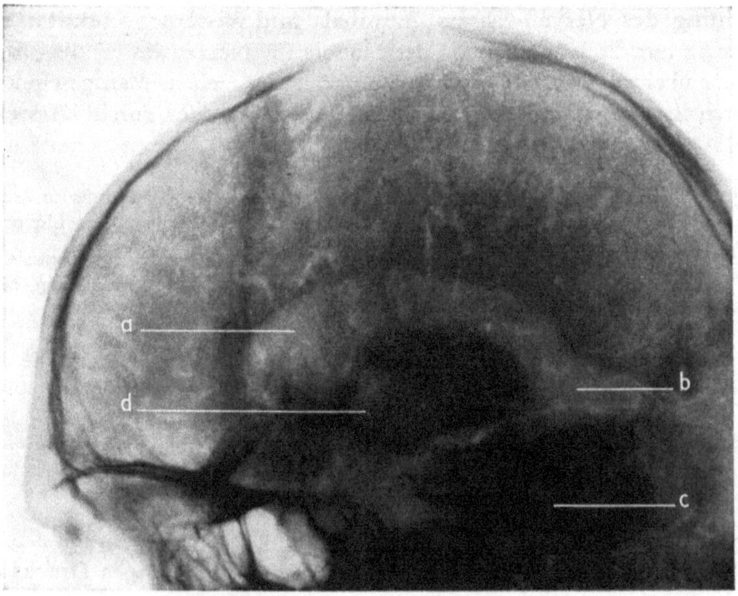

a: Ansicht von vorn a) Vorderhorn b) Hinterhorn c) Vierter Ventrikel d) Dritter Ventrikel

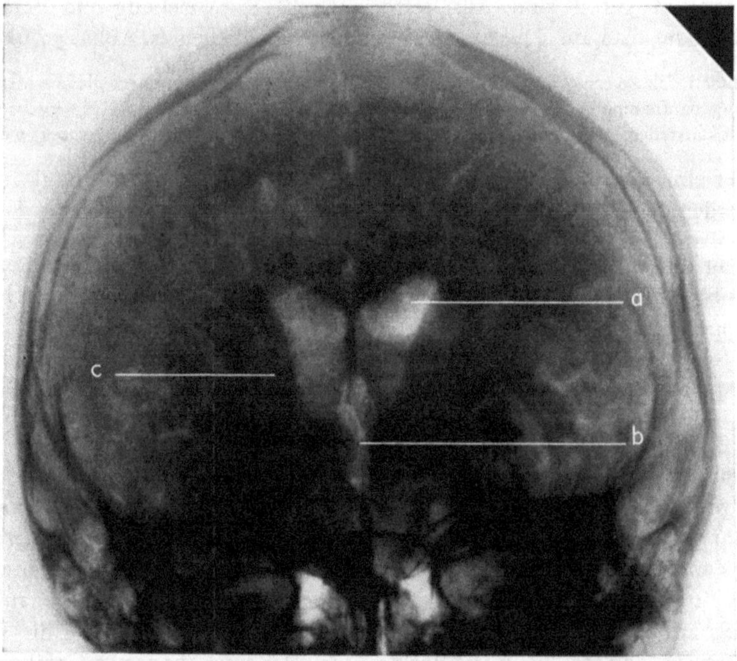

b: Ansicht von der Seite a) Seitenventrikel, Vorderhorn b) Dritter Ventrikel c) Cella Media

Abb. 13 a und b. Normales Luftenzephalogramm

Elektroenzephalogramm. Dieses stellt eine weitere Hilfsmethode dar. Durch Elektroden, die am Schädel und am Ohr befestigt werden, kann man die mit der Hirntätigkeit verknüpften elektrischen Vorgänge aufzeichnen. In kranken Bezirken besteht entweder elektrische Ruhe oder Abschwächung der Hirnstromtätigkeit, oft treten krankhafte Stromschwankungen auf. Auch erhöhte Krampfbereitschaft des Gehirns macht kennzeichnende Befunde.

Myelographie. Bei Geschwülsten des Rückenmarks dient die Kontrastdarstellung des Rückenmarkkanals dazu, die Höhe des Prozesses festzulegen.

Man injiziert nach Zisternenpunktion 1 ccm eines Kontrastmittels in den Liquorraum und verfolgt sein Absinken vor dem Röntgenschirm. Am oberen Rande der Geschwulst sammelt es sich an. Auf diese Weise kann eine Geschwulst noch sicherer lokalisiert werden als allein durch die neurologische Untersuchung.

All diese Hilfsuntersuchungen sind nicht geeignet, eine ausführliche Vorgeschichte oder gründliche klinische Untersuchung zu ersetzen. In der Hand des erfahrenen Arztes sind sie jedoch unentbehrlich, und sie haben den großen Fortschritt der Neurologie in den letzten Jahrzehnten mit begründet.

D. Neurologische Krankheiten

1. des Gehirns
2. der Hirnhäute
3. des Rückenmarks
4. Weitere Krankheitsbilder (Encephalomyelitis disseminata, Lues, Epilepsie, „vegetative Dystonie")
5. Erkrankungen der peripheren Nerven

1. Krankheiten des Gehirns

a) Raumfordernde Prozesse des Schädels
b) Kreislaufstörungen
c) Hirnverletzungen, Hirnerschütterung und Hirnquetschung
d) Hirnentzündung und Hirnabszeß
e) Vergiftungen des Gehirns
f) Extrapyramidale Erkrankungen

a) Raumfordernde Prozesse des Schädels

Allgemeines. Raumfordernde Krankheitsprozesse des Schädels schränken den *Reserveraum* zwischen Schädelkapsel und Hirn ein und führen zu den **Erscheinungen des gesteigerten Hirndrucks.** In erster Linie sind es Geschwülste des Gehirns, seiner Blutgefäße und seiner Häute, seltener solche des Schädelknochens selbst. Auch andere Hirnerkrankungen, wie Hirnabszeß, Hirnentzündung, Parasiten können den Schädelinnendruck erhöhen, nicht selten auch Vergiftungen.

Der Druck steigt vorwiegend dann, wenn das Gehirn in der Gesamtheit an Masse zunimmt, entweder infolge verstärkter Flüssigkeitsaufnahme (= *Hirnödem*) oder durch Vermehrung der Trockensubstanz in der Hirnzelle selbst (= *Hirnschwellung*); die Raumzunahme durch Tumorwachstum spielt im allgemeinen eine geringere Rolle. Hirnödem und Hirnschwellung sind eine Allgemeinreaktion der Nervensubstanz auf Schädigungen.

Bei der Sektion findet man abgeplattete Hirnwindungen und im Subarachnoidealraum kaum Liquor; Teile des Kleinhirns sind in das Hinterhauptsloch eingepreßt.

Klinisch äußert sich erhöhter Hirndruck in heftigen *Kopfschmerzen*, *Schwindel*, *Brechreiz*, oft findet man *Benommenheit*, leichte *Nackensteifigkeit* und am Augenhintergrund Venenstauung oder *Stauungspapille* (Vorwölbung des Sehnervenkopfes s. S. 78).

Der Kranke wird bewußtlos, wenn die Blutzufuhr zum Gehirn trotz reflektorischer Blutdruckerhöhung (*Cushing*scher Reflex) nicht mehr ausreicht, dem hohen Sauerstoffbedarf des Nervengewebes zu genügen.

Langanhaltender erhöhter Hirndruck baut die Schädelknochen um: vorspringende Knochen schwinden, z.B. die Lehne des Türkensattels und die Pyramidenspitze am Schläfenbein; platte Knochen verdünnen sich; es entsteht das Bild eines „Wolkenschädels", und bei Kindern weichen die noch nicht gefestigten Schädelnähte auseinander.

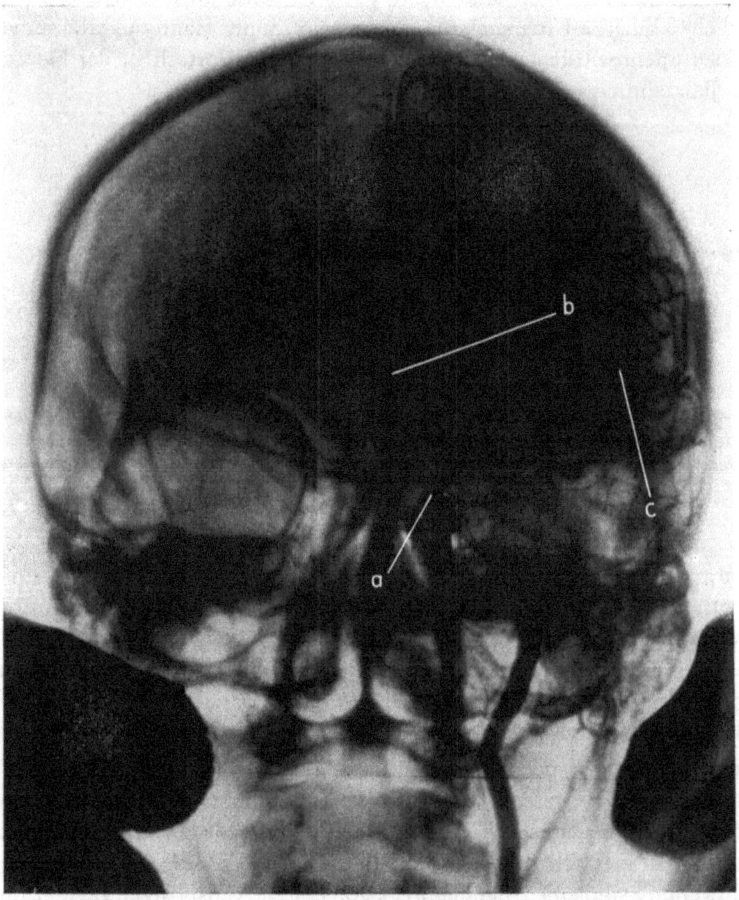

Abb. 14a. Normales Hirnangiogramm von vorn

a) Innere Karotisarterie b) Karotissyphon mit der vorderen Hirnarterie c) Mittlere Hirnarterie

Außer bei Hirnkrankheiten der genannten Art treten Hirndruckzeichen auch bei manchen *Stoffwechselstörungen* in Erscheinung; *Urämie* (= Harnvergiftung), *Eklampsie* (= Schwangerschaftskrämpfe) und *Katatonie* (= akute Geistesstörung). Auch der *Status epilepticus* (= Häufung epileptischer Anfälle) führt durch Hirnschwellung zum Tode.

Bei erhöhtem Hirndruck muß der Kranke strenge Bettruhe einhalten. Er wird mit hochprozentiger Traubenzuckerlösung und entwässernden Mitteln oder Tropfinfusionen behandelt. Weiter regt man Atem- und Kreislaufzentren an und gibt Sauerstoff, bis die Zeichen des Hirndrucks geschwunden sind und das Grundleiden behandelt werden kann.

Hirngeschwülste (s. Abb. 14, 15, 16, 17 au. b). Die häufigsten raumfordernden Prozesse des Schädels sind die Hirngeschwülste.

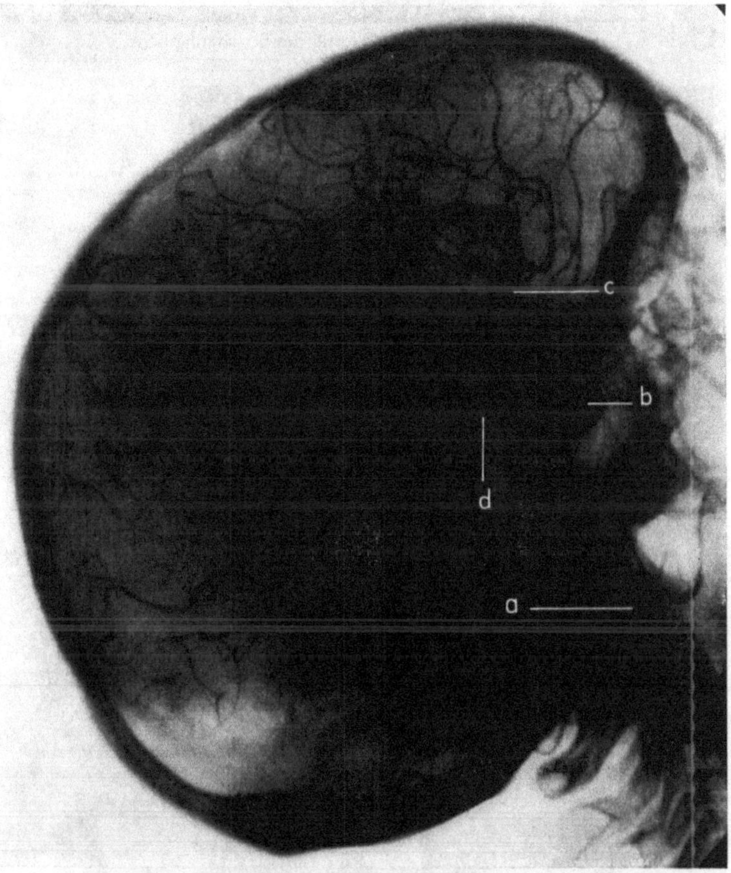

Abb. 14b. Normales Hirnangiogramm von der Seite

a) Halsschlagader
b) Carotissyphon
c) Vordere Hirnarterie
d) Mittlere Hirnarterie

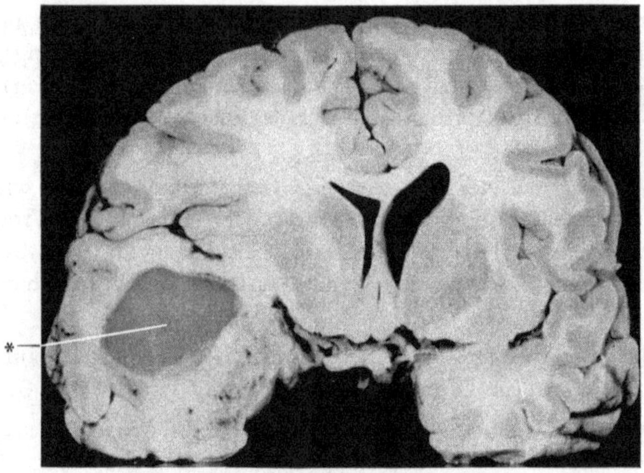

Abb. 15. Hirntumor (Gliom) des Schläfenlappens

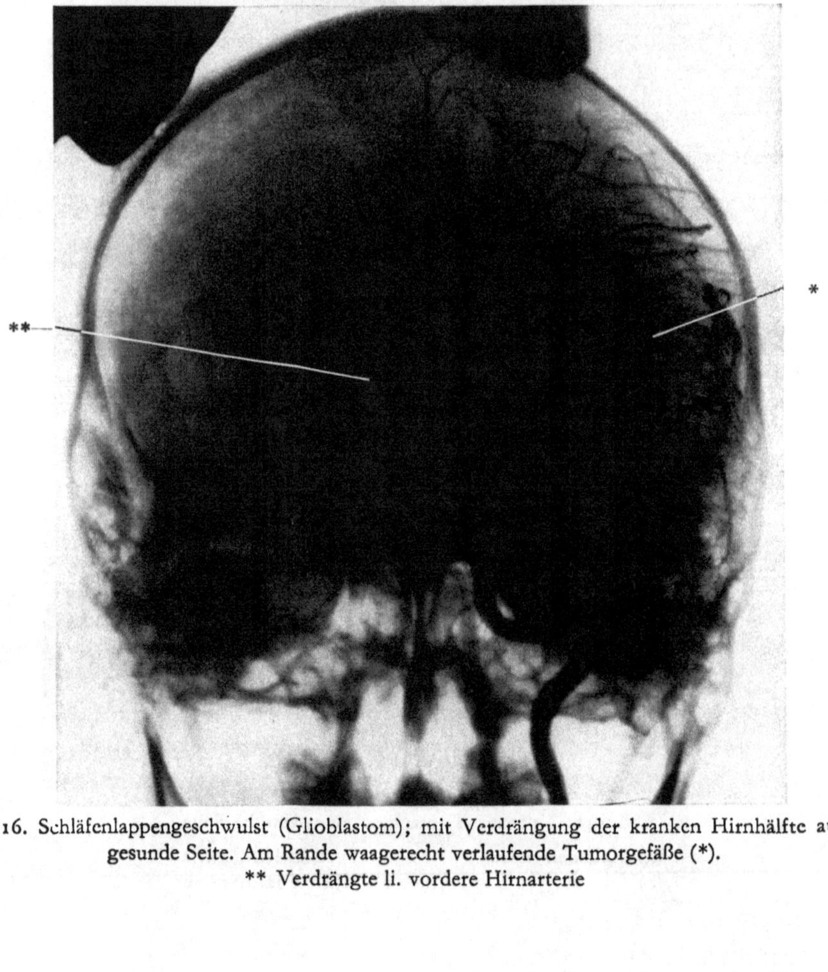

Abb. 16. Schläfenlappengeschwulst (Glioblastom); mit Verdrängung der kranken Hirnhälfte auf die gesunde Seite. Am Rande waagerecht verlaufende Tumorgefäße (*).
** Verdrängte li. vordere Hirnarterie

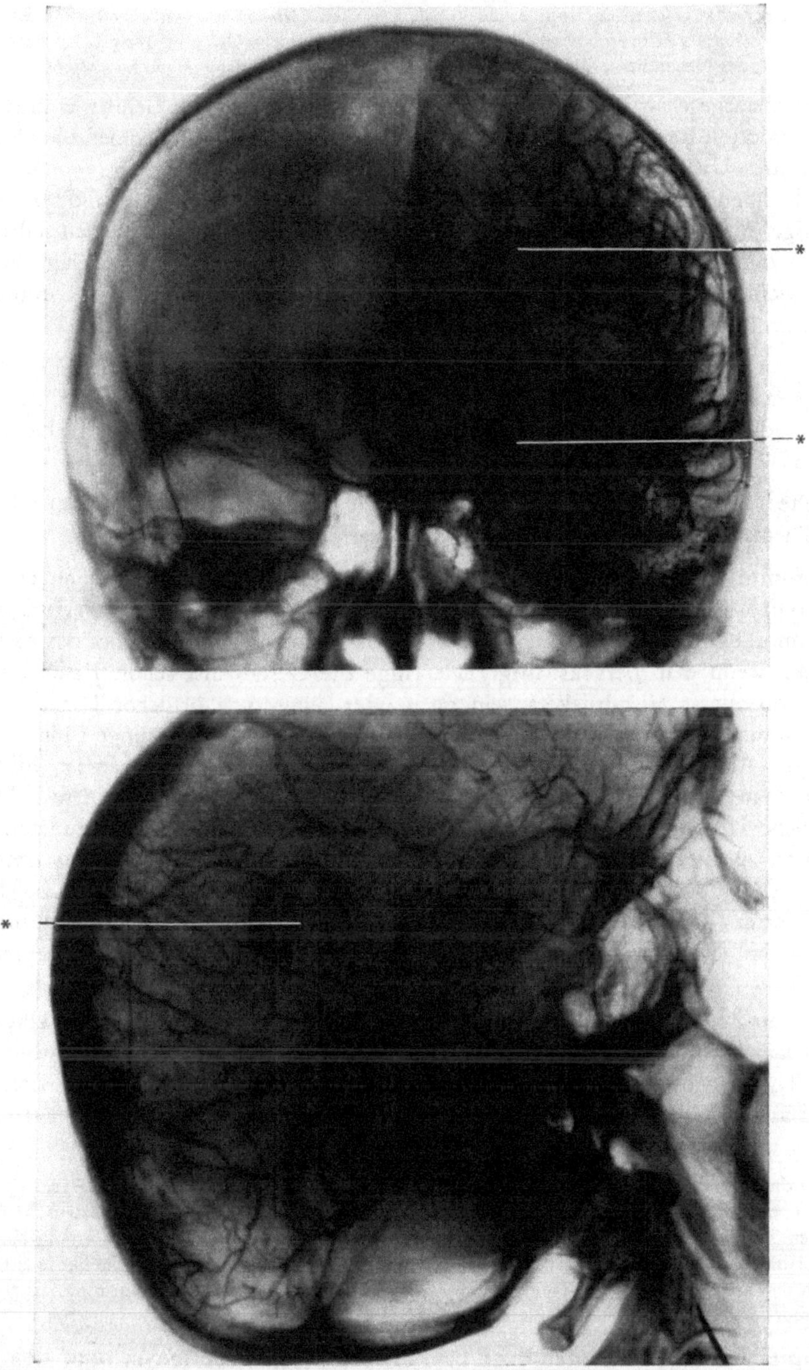

Abb. 17a und b. Hirnmetastasen (*)

Man unterscheidet solche, die vom Schädelinhalt ausgehen (*primäre Hirngeschwülste*), von den Hirnmetastasen (*sekundäre Hirngeschwülste*), den Absiedlungen von Geschwülsten im übrigen Körperbereich, z.B. Lunge oder Nebenniere, die mit dem Blutstrom in das Gehirn gelangen und hier wachsen.

Die Hirnhautgeschwülste (= *Meningeome*) wachsen langsam. Das Gehirn kann sich so den geänderten Raumverhältnissen anpassen. Von den Gliazellen nehmen die häufigen *Gliome* ihren Ursprung; sie wachsen rasch in das übrige Hirngewebe ein (= infiltrieren) und schädigen es. Oft blutet es in sie hinein, mitunter zerfallen sie auch und bilden eine gallertige, mißfarbene Masse (s. Abb. 14 u. 15). Auch aus den Nervenzellen selbst entwickeln sich mitunter Geschwülste, doch sollen diese hier nicht besprochen werden, ebensowenig die der Hypophyse, deren — besonders innersekretorische — Symtomatik bereits im internistischen Teil dieses Buches abgehandelt wurde.

Seit Anfang dieses Jahrhunderts hat die Hirnchirurgie große Fortschritte gemacht und die Operationssterblichkeit ist jetzt geringer als früher. Zum Teil liegt das an der Möglichkeit, die Geschwülste infolge verbesserter Untersuchungsmethoden früher zu erkennen.

Ursache: Für die Entstehung der Hirngeschwülste gilt dasselbe, was früher schon zu dem Thema „Geschwulstentstehung" gesagt wurde.

Symptome: In den Endzuständen machen alle Hirntumoren die Zeichen erhöhten Hirndrucks. Die Krankheitsbilder gleichen sich dann, unabhängig von Art und Sitz des Tumors. Doch kann man aus der Vorgeschichte noch Aufschluß über dessen Natur erhalten, wenn man berücksichtigt, wie lange die Geschwulst schon Erscheinungen macht, ob zuerst Hirndruckerscheinungen oder Symptome örtlicher Hirnstörungen mit Lähmung, Sprachstörung usw. bestanden oder Hirnnervenstörungen hinzutraten. Auch die Art der Blutversorgung, die im Arteriogramm zu erkennen ist, hilft hier weiter. Man weiß, daß Gliome und andere rasch wachsende Geschwülste bald umschriebene Hirnstörungen bewirken, während die gutartigen, langsam zunehmenden Tumoren zuerst durch die Zeichen erhöhten Hirndrucks in Erscheinung treten (s. Abb. 18 u. 19). Auch gilt die Regel, daß Geschwülste der hinteren Schädelgrube (Kleinhirn, vierter Ventrikel) oft schon vor dem 10. Lebensjahr auftreten, Gliome und Meningeome hingegen erst im mittleren Lebensalter. Somit läßt auch das Lebensalter der Kranken auf die Art der Geschwulst schließen.

Neben den Zeichen erhöhten Hirndrucks mit ständigen Kopfschmerzen, Übelkeit und Erbrechen treten bald seelische Veränderungen mit Erschwerung der geistigen Leistungsfähigkeit und allgemeiner Verlangsamung auf. Schließlich stellen sich auch Krampfanfälle und weitere alarmierende Erscheinungen ein, und schließlich stirbt der Kranke, wenn nicht ärztliche Hilfe rechtzeitig einsetzt.

Differentialdiagnose: Da viele andere Hirnkrankheiten das Bild eines Tumors imitieren, sind Verwechslungen möglich. Andererseits kann eine Hirngeschwulst einen Schlaganfall vortäuschen, wenn es in den Tumor blutet, dieser rasch an Volumen zunimmt und eine halbseitige Lähmung zur Folge hat. — Hirnorganische Krampfanfälle dürfen nicht ohne weitere Untersuchung als „genuine Epilepsie" angesehen werden, denn sie sind häufig die ersten Erscheinungen eines sonst noch nicht erkennbaren Hirntumors. Zusatzuntersuchungen klären das Bild.

Therapie: Bösartige Tumoren kann man oft nicht *operativ* entfernen ohne den Kranken zu einem hilflosen „Hirnkrüppel" zu machen. Deshalb behandelt man sie lieber

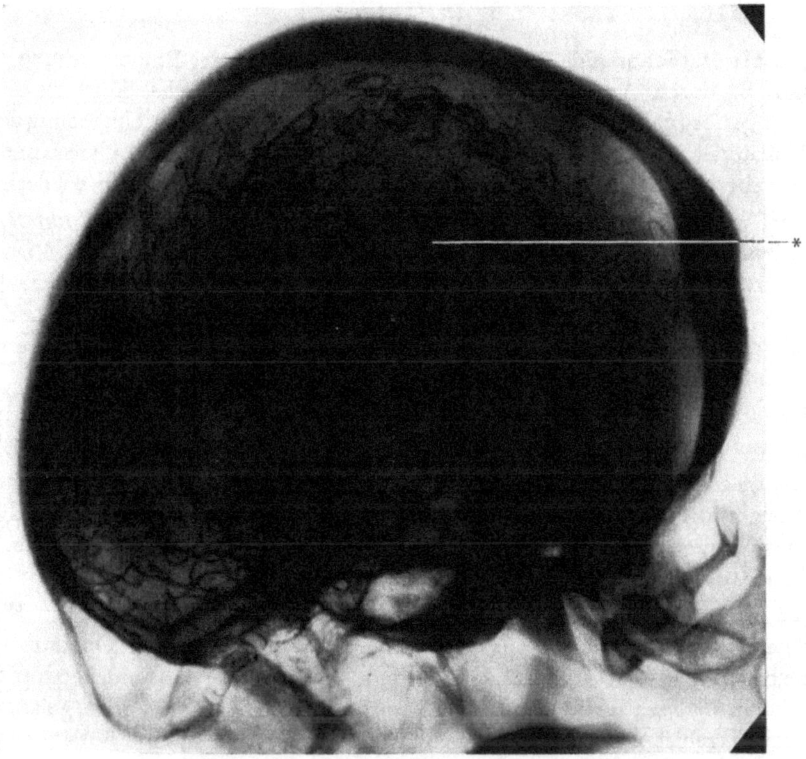

Abb. 18. Große Scheitellappengeschwulst (*)

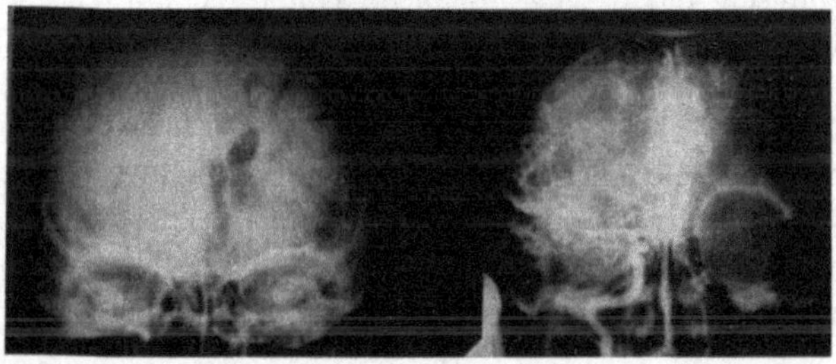

Abb. 19. Rechtsseitiger Scheitellappentumor (Luftenzephalogramm und Arteriogramm)

mit *Röntgenbestrahlung*, denn die schnellwachsenden Tumorzellen werden hierdurch geschädigt und gehen zugrunde.

Liegen gutartige Geschwülste günstig und sind sie nicht zu groß, dann operiert man sie. Hirnmetastasen sprechen im allgemeinen gut auf Röntgenbestrahlung an, wesentliche Nebenerscheinungen sind nicht zu erwarten. Zunehmend verwendet man radioaktive Isotope zur Bestrahlung von Hirntumoren. Hat der Tumor Metastasen weit im Körper verstreut, kommt Verwendung eines intravenösen Cytostaticums in Betracht, eines Mittels, das das Tumorwachstum hemmt.

b) Kreislaufstörungen

Allgemeines. Schon eine kurzdauernde Unterbrechung der Blutversorgung des Gehirns, z. B. durch Arterienkrampf oder Herzkreislaufschwäche, führt zu schweren Ernährungsstörungen im zugeordneten Versorgungsgebiet. Ein Umgehungskreislauf (= Kollateralkreislauf) kann nicht rechtzeitig die Versorgung übernehmen; das Hirngewebe geht zugrunde, wenn sich die Durchblutung nicht rasch wiederherstellt.

Neigung zu solchen Gefäßspasmen besteht besonders bei der *Zerebralsklerose*, weiter bei *Epilepsie*, *Eklampsie*, *Gehirnerschütterung* und *Hirnquetschung*, ferner bei *Migräne*. Oft kann man den Gefäßkrampf am Augenhintergrund unmittelbar beobachten. Mangelhaft wird die Hirndurchblutung, wenn bei Hirnsklerose oder entzündlicher Gefäßerkrankung der Blutdruck plötzlich absinkt, z. B. beim Herzinfarkt, Lungeninfarkt, Schock oder Kollaps.

Bei der *Hirnblutung*, der *Hirngefäßthrombose* und der *Hirnembolie* ist die Zirkulation endgültig unterbrochen.

Hirnblutung tritt ein, wenn ein arteriosklerosisch erkranktes Gefäß bei plötzlicher Blutdrucksteigerung bricht. Das ausströmende Blut zerstört das benachbarte Hirngewebe. Lagern sich in geschwürig oder ankündlich veränderten Gefäßen *Thromben* ab, so verstopfen sie, und das von ihnen nicht mehr ernährte Gebiet erweicht.

Bei der *Hirnembolie* fährt ein Blutgerinnsel aus dem Herzen, Fett aus dem Knochenmark nach Knochenbrüchen oder Luft, die bei gynäkologischen Operationen oder Schädelbrüchen in den Organismus eindringt, in ein Hirngefäß und verstopft dieses. Bei offenem *Foramen ovale* können auch venöse Thromben in das Hirn gelangen. Das Versorgungsgebiet wird weich, zerfließlich und schließlich in eine flüssigkeitsgefüllte Höhle umgewandelt.

Schlaganfall. Klinisch äußert sich plötzliche Unterbrechung des Hirnkreislaufs in Form eines Schlaganfalls (Apoplexie von apoplesso = niederschlagen).

Ursache: Über die Ursache siehe oben.

Symptome: Hauptkennzeichen ist die plötzlich einsetzende Halbseitenlähmung, die Gesicht, Arm und Bein umfaßt.

Der Schlaganfall durch *Hirnblutung* tritt für gewöhnlich am Tage unter der Einwirkung einer plötzlichen Blutdruckerhöhung infolge körperlicher Arbeit, Erregung usw. auf. Oft sind die Kranken schon in vorgerücktem Alter; solche mit Hirnembolien pflegen jünger zu sein.

Die *Hirngefäßthrombose* ereignet sich meistens nachts, wenn der ohnehin schon niedrige Blutdruck noch weiter abfällt. Morgens wachen dann die Kranken mit einer Halbseitenlähmung auf. Trifft der Schlaganfall den Kranken am Tage, so stürzt er bewußtlos zu Boden, atmet schnarchend, die Augen sind zur Seite gedreht, Gesichtsmuskulatur und die Glieder einer Körperhälfte hängen schlaff herunter. Das *Babinski*sche Zeichen ist auf der gelähmten Seite positiv, der Bauchhautreflex abgeschwächt. Bricht die Blutung durch das Hirngewebe in die Hirnkammern ein („*Ventrikeleinbruch*"), dann streckt sich der Kranke, beugt den Kopf zurück und reagiert nicht mehr auf Schmerzreize. Das *Babinski*sche Zeichen ist nun beiderseits positiv. Ein solches Ereignis führt ausnahmslos zum Tode.

Verlauf: auch ohne Ventrikeleinbruch hat auch nur die Hälfte der Kranken Aussicht, den Schlaganfall zu überleben, denn Komplikationen, wie Lungenentzündungen, sind bei den meist älteren Menschen nicht selten.

In den ersten Tagen sind die gelähmten Muskeln schwach, dann nimmt der Spannungszustand in den gelähmten Muskeln zu (= *Spastik*). Erst nach Wochen oder Monaten bilden sich die Krankheitszeichen soweit zurück, daß man das Ausmaß der bleibenden Schäden übersehen kann. Der Patient kann dann mit dem kranken Bein wie mit einer Stelze gehen und mit dem Arm schon wieder Massenbewegungen ausführen. Auch aphatische Sprechstörungen und Mängel im Schreibvermögen bilden sich zurück (s. auch Abb. 20, 21a u. b).

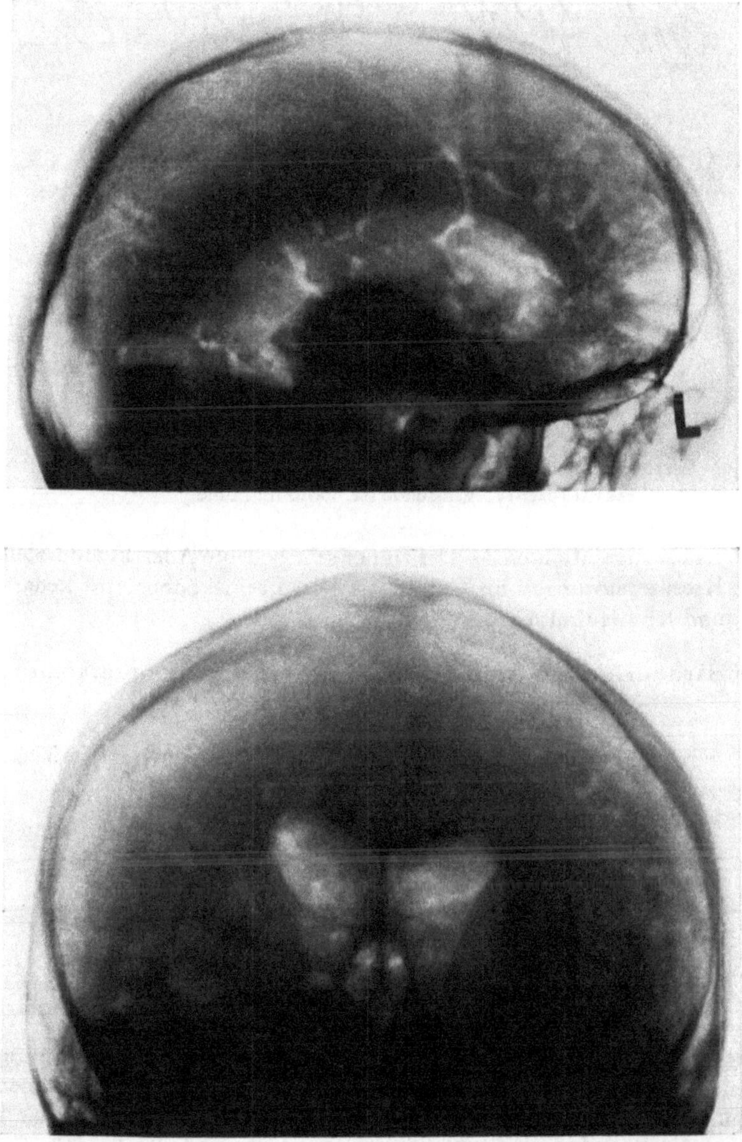

Abb. 20a und b. Hirnschwund mit Erweiterung der Seitenventrikel bei Arteriosklerose der Hirngefäße

Behandlung: In den ersten 4 Wochen ist Bettruhe einzuhalten, damit die Rückbildungsvorgänge ungestört verlaufen können. Der kranke Arm soll abgewinkelt gelagert werden, damit die Schulterkapsel nicht schrumpft. Alle Gelenke bewegt man ein-

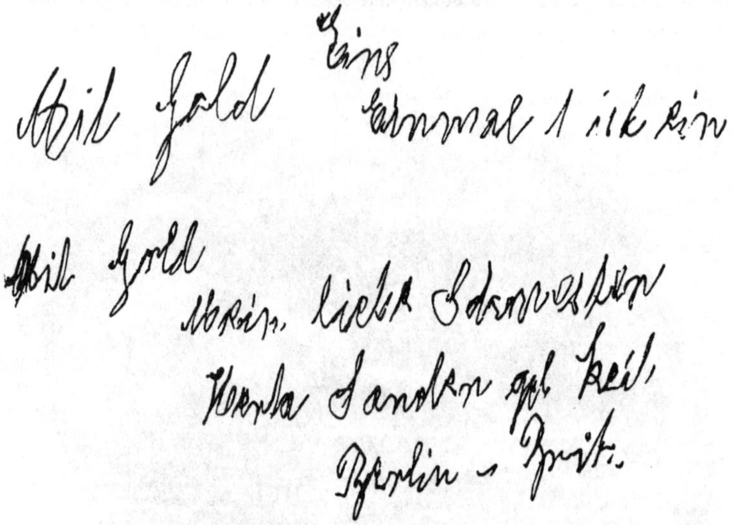

Abb. 21. Hirngefäßembolie. Schriftprobe bei gemischter Aphasie, 55 j. Frau (Text: Morgenstunde hat Gold im Munde)

mal am Tage für einige Minuten. — Der früher sehr beliebte Aderlaß unterbleibt besser, da weitere Kreislaufstörungen im Gehirn die Folge sein können. Im Bedarfsfall gibt man Herz- und Kreislaufmittel.

c) Hirnverletzungen, Hirnerschütterung, Hirnquetschung

— siehe Bd. II —

d) Hirnentzündung (Enzephalitis) und Hirnabszeß

— siehe Band II —

e) Vergiftungen des Gehirns

Akute Schlafmittelvergiftung

Schlafmittelvergiftungen stehen in der Reihe der Suicidversuche, besonders beim weiblichen Geschlecht, an erster Stelle.

Symptome: Das Hauptkennzeichen ist die *Bewußtseinstrübung*, die — abhängig von der eingenommenen Menge und der verstrichenen Zeit — zwischen Benommenheit und tiefer Bewußtlosigkeit schwankt. Im Koma (= schwerste Form) reagiert der Vergiftete nicht mehr auf Schmerzreize und Berührung des Auges. Ist die Bewußtseinstrübung geringer (Sopor oder Somnolenz), so läßt sich besonders eine *Störung der Koordination*

(= Zusammenspiel der Muskeln) nachweisen. Die Bewegung der Gliedmaßen ist zerebellar unsicher und die *Sprache verwaschen*. Zudem findet sich starkes *Augenzittern*. Häufig sind die Reflexe abgeschwächt.

Schwere Vergiftungen beeinträchtigen Atmung und Kreislauf; sie schädigen die Gefäße oft so sehr, daß Blutungen und Lungenödem auftritt; der Blutdruck ist niedrig.

Therapie: Sind nicht mehr als 5 Stunden seit Einnahme des Mittels vergangen, so spült man den Magen und verabfolgt Tierkohle und Natrium sulfuricum. Eine Portion des Spülwassers kommt ins Labor. Wichtig ist Behandlung des Kreislaufs mit Cardiazol und Tropfinfusionen, ferner gibt man Gegenmittel, beatmet mit Sauerstoff und verordnet vorsorglich Antibiotika, um einer Lungenentzündung vorzubeugen.

Verlauf: Die Prognose (= Vorhersage über den Krankheitsausgang) schwankt und richtet sich neben der Höhe der eingenommenen Dosis auch nach dem Zeitpunkt, zu dem die Behandlung einsetzte. Sind die ersten bedrohlichen Erscheinungen überwunden, so ist die Aussicht auf Rettung nicht ungünstig. Liegt dann noch Selbstmordgefahr vor, so wird man Verlegung in eine geschlossene psychiatrische Abteilung nicht umgehen können.

Die Leuchtgas-(CO-)Vergiftung

Ursache: Bei Vergiftung mit Leuchtgas oder Auspuffgasen entsteht das Bild der CO-Vergiftung. Dabei blockiert das Kohlenmonoxyd den Sauerstofftransport der roten Blutkörperchen, da es sich mit deren Hämoglobin verbindet. Der Tod tritt infolge von Sauerstoffmangel der Gewebe ein.

Symptome: Leitsymptom ist die tiefe Bewußtlosigkeit bei kirschroter Verfärbung von Haut und Schleimhäuten (Farbe des CO-Hämoglobins). Erwacht der Kranke aus der Bewußtlosigkeit, so empfindet er schwere Kopfschmerzen, Übelkeit, Herzklopfen, Schwindel und Benommenheit. Diese Erscheinungen gehen langsam, doch oft völlig zurück, auch die mitunter bemerkbaren Symptome einer Hirnstammschädigung (Akinese, Hypokinese, Rigor). In leichteren Fällen bessern sich auch die anfänglichen Gedächtnisstörungen mit Merk- und Konzentrationserschwerung; bei ernsteren Vergiftungen bleibt oft ein Korsakow-Syndrom (s. unten) bestehen.

Therapie: Man sorgt für reichliche Sauerstoffzufuhr, indem man den Kranken an die frische Luft bringt oder Sauerstoff mit CO_2-Zusatz atmen läßt. Wichtig sind auch Herz- und Kreislaufmittel. Häufig erweist sich eine Austauschtransfusion als lebensrettend, die funktionsfähige rote Blutkörperchen in den Kreislauf bringt.

f) Extrapyramidale Erkrankungen

Parkinsonsyndrom

Alle Erkrankungen des pallidären Anteils des extrapyramidalen Systems äußern sich in Bewegungsarmut (= *Akinese*) und Erhöhung der Muskelspannung (= *Rigor*).
Für die Klinik sind wichtig die Folgezustände nach epidemischer Enzephalitis (= *postenzephalitischer Parkinsonismus*), *Paralysis agitans* (= Schüttellähmung) und *Arteriosklerose der Stammganglienarterien*.

Ursache: Die *Encephalitis epidemica*, auch Kopfgrippe genannt, ist eine Virus-Infektionskrankheit (vgl. Bd. I). Unmittelbar anschließend oder bis zu 15 Jahre später entwickelt sich das *Parkinson-Syndrom*: die Ganglienzellen der *Schwarzen Substanz* (= Substantia nigra) gehen zugrunde. Bei der *Schüttellähmung* (= Paralysis agitans) handelt es sich im Gegensatz hierzu — trotz des äußerlich gleichen Krankheitsbildes — um eine familiär gehäuft auftretende Krankheit mit langsamem Schwund derselben Zellkomplexe (Degeneration), die mitunter ohne erkennbare Ursache schon zwischen dem 30. und 40. Lebensjahr einsetzt.

Bei der Hirngefäßverkalkung ist häufig der Stammganglienbereich mit Erweichungen und kleinen Blutungen besonders betroffen.

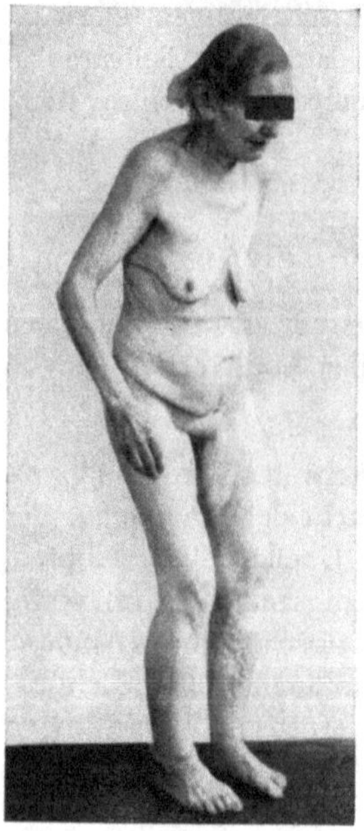

Abb. 22. Parkinsonsyndrom mit charakteristischer Haltung (gebeugte Knie, abgewinkelte Arme, Münzzählstellung der Finger, straffe ausdrucksarme Mimik)

Symptome: Man erkennt die Krankheit schon an dem *maskenhaften Gesichtsausdruck* mit seltenem Lidschlag, der nach vorn gebeugten *Haltung* und der allgemeinen *Bewegungsarmut* (s. Abb. 22). Die Finger stehen gestreckt und führen in der Ruhe eigenartige „Münzzählbewegungen" aus (= *Ruhetremor*), der *Gang ist trippelnd* und unsicher, und leicht fällt der Kranke, besonders bei Richtungswechsel. Oft glänzt das Gesicht des Kranken, und Speichel rinnt ihm aus dem Mund. Lähmungen bestehen nicht, doch lassen sich die Glieder passiv nur gegen einen gleichmäßigen Widerstand (Muskelstarre!) bewegen, und in schweren Fällen kann der Kranke sich nicht mehr bewegen. In psychischer Beziehung fällt innere *Unruhe*, *Gereiztheit*, *Unzufriedenheit* auf, doch sind die Kranken geistig nicht abgebaut.

Verlauf: Die Krankheit schreitet langsam voran, bis der Kranke bewegungsunfähig und hilflos ist. Unmittelbar zum Tode führt sie nicht.

Therapie: Früher behandelte man nur mit atropinhaltigen Mitteln, die zwar auf Rigor und Tremor gut einwirkten, aber Sehstörung und Trockenheit der Schleimhäute zur Folge hatten. Bei neueren Mitteln (Akineton, Artane, Dibutil) sind diese Nebenwirkungen geringer. Durch Gymnastik und Bewegungsübungen kann man die Muskelstarre weiter bessern, doch müssen die Medikamente trotzdem zeitlebens genommen werden, da eine Heilung nicht möglich ist. Neuerdings versucht man mit Hirnoperationen das gestörte extrapyramidale Gleichgewicht wiederherzustellen und hat hier auch manchen Erfolg erzielen können.

Chorea (Chorea minor — Chorea gravidarum — Chorea major (Huntington).

Die *Chorea* (= Veitstanz) ist das Gegenstück zum „Parkinson".

Ursache: Hier erkrankt der *Streifenkörper*, das Corpus striatum. Bei der *Chorea minor* ist es eine Entzündung, oft verbunden mit Angina, Endokarditis und Gelenkrheumatismus, meistens bei Kindern. Tritt sie bei Schwangeren auf, so nennt man sie *Chorea gravidarum* (gravide = schwanger).

Bei der *Chorea major* (minor = kleiner, major = größer) degenerieren die Ganglienzellen in diesem Bereich und gehen schließlich zugrunde (degenero = ausarten).

Dieses ist eine dominante Erbkrankheit (dominant = sich überdeckend vererbend); sie tritt zwischen dem 20. und 30. Lebensjahr auf, gelegentlich auch früher.

Symptome: Kennzeichnend sind unaufhörliche, unwillkürliche, schlenkernde und schleudernde Bewegungen der Glieder und des Kopfes, weiter grimassierende Bewegungen der Gesichtsmuskeln, die den Kranken wie einen hampelnden Kasper erscheinen lassen. Auch ist die Sprache stoßend und undeutlich. Die Muskelspannung ist vermindert. — Diese Kranken erscheinen auch seelisch verändert; sie sind unruhig und weinerlich.

Bei der *Chorea major* degenerieren nicht nur die Nervenzellen des Streifenkörpers, sondern auch die *Hirnrindenzellen*. Dadurch entstehen geistig-seelische Störungen beträchtlichen Ausmaßes, nicht selten auch echte *Psychosen* vom Typ einer Schizophrenie (s. unten).

Verlauf: Die Chorea minor und gravidarum sind gutartig und klingen in wenigen Wochen, spätestens nach Monaten wieder ab, wenn nicht das Grundleiden, die Endokarditis, zum Tode führt. Nur die Chorea major schreitet unaufhaltsam voran und macht später Asylierung des Kranken erforderlich.

Therapie: Sinneseindrücke vermehren die Unruhe; die Kranken sollen deshalb in einem abgedunkelten Einzelzimmer liegen. Günstig auf die körperlichen und seelischen Erscheinungen der Krankheit wirken Rauwolfia alkaloide, auch Phenothiazine u. a. Medikamente mit Einfluß auf die Stammganglien des Gehirns. Bei der Chorea gravidarum ist Schwangerschaftsunterbrechung zu erwägen; bei der Chorea minor ist stets Behandlung des Grundleidens nötig.

2. Krankheiten der Hirnhäute

a) Blutungen b) Entzündungen c) Geschwülste

a) Blutungen

Die spontane Subarachnoidealblutung

Es handelt sich um eine *Blutung in den Subarachnoidealraum*, also in den spaltförmigen Raum zwischen Spinnweb- und weicher Hirnhaut.

Ursache: Beim Bücken, Heben schwerer Lasten oder anderen Gelegenheiten, die zu einer akuten Erhöhung des Blutdrucks führen, platzt eine meistens angeborene sackförmige Ausweitung (= *Aneurysma*) einer Hirnarterie, und Blut erfüllt augenblicklich den Subarachnoidealraum von Hirn und Rückenmark.

Symptome: Die Krankheit beginnt plötzlich mit hammerschlagartig einsetzenden Kopfschmerzen in Nacken und Stirn. Der Kranke stürzt und verliert das Bewußtsein. Bei der Untersuchung findet man Nackensteifigkeit als Ausdruck einer Hirnhautreizung durch das austretende Blut (= „Fremdkörpermeningitis"). Bald läßt sich das Blut durch Lumbalpunktion im Liquor nachweisen und die Diagnose sichern. Platzt der Aneurismasack zum Gehirn hin, so kann der scharfe Blutstrahl das Gehirn tief zerstören und bis in die Hirnkammern eindringen. Meistens ist der Tod die Folge.

Therapie: Strenge, sechswöchige Bettruhe, starke Analgetika, Behandlung von Atmung und Kreislauf, gerinnungsfördernde Mittel sind erforderlich; Stuhlgang und Wasserlassen kontrollieren: starkes Pressen bedeutet Gefahr einer Nachblutung. Stellt sich bei der Hirnangiographie ein

Aneurysma dar, so wird dieses operativ entfernt. Wiederholte Lumbalpunktionen und Transporte vermeidet man, um eine weitere Blutung zu vermeiden.

Verlauf: In einfachen Fällen gehen die Krankheitserscheinungen nach einigen Wochen wieder zurück, jedoch können Kopfschmerzen und Gedächtnisstörungen noch längere Zeit bestehen bleiben. Die Schnelligkeit der Rückbildung der Erscheinungen hängt wesentlich davon ab, ob beim Platzen des Aneurysmas Hirnsubstanz geschädigt wurde. Nicht selten führt ein Rückfall nach Tagen, Wochen oder Monaten doch noch zum Tode.

Subdurales und epidurales Hämatom (s. Band II)

b) Entzündliche Erkrankungen der Hirnhäute (s. Band I)

c) Geschwülste (s. Band II)

3. Krankheiten des Rückenmarkes

a) Erkrankungen des Vorderhorns
b) Erkrankungen vorwiegend der grauen Substanz
c) Hinterstrangserkrankungen

a) Erkrankungen des Vorderhorns

Poliomyelitis s. Bd. I

Amyotrophe Lateralsklerose (a-myotroph = mit Muskelschwund einhergehend, lateral = hier: auf den Seitenstrang des RM bezüglich, Sklerose = Verhärtung). Amyotrophe Lateralsklerose (= a. L.) bedeutet: mit Muskelschwund einhergehende Seitenstrangverhärtung.

Ursache: Aus noch nicht geklärtem Grunde gehen die *Vorderhornzellen* des Rückenmarks und die Ursprungszellen der *Pyramidenbahn* zugrunde. Erbliche Einflüsse spielen eine Rolle.

Symptome: An beiden Händen tritt *Muskelschwund* in symmetrischer Verteilung auf, und dementsprechende Lähmungen behindern besonders feine Bewegungen der Finger. Die Erscheinungen sind vorwiegend im Daumen- und Kleinfingerballen zu finden; später sind Unterarme und Schultergürtel mitbeteiligt, in anderen Fällen die Unterschenkelmuskeln. Dabei bleibt die Kraft oft noch besser erhalten, als man es dem Grad des Muskelschwundes nach erwarten würde. Man sieht Zuckungen einzelner Muskelfasern (= *fibrilläres Zucken*), ausgelöst durch Reizzustände in den atrophierenden Vorderhornzellen. Da der Reflexbogen gestört ist, sind die Eigenreflexe der Muskeln abgeschwächt oder erloschen, in den übrigen Muskeln aber sehr lebhaft bis gesteigert (*Pyramidenbahnbefall!*) mit positiven Pyramidenzeichen. Nur in seltenen Ausnahmen treten auch sensible Störungen auf. Der Krankheitsprozeß ist im Halsmark am stärksten ausgeprägt — doch können sich auch die Medulla oblongata und die Pons mit ihren Hirnnervenkernen gleich zu Beginn am Krankheitsprozeß beteiligen. In diesem Fall leiden frühzeitig Kau-, Sprech- und die Schluckfunktionen (= *Bulbärparalyse*: Lähmung des Bulbus, also der Medulla oblongata). Die Kranken sprechen verwaschen und unverständlich und können nur mit Mühe breiförmige Speisen zu sich nehmen. Mittel- und Untergesicht erscheinen schlaff (s. Abb. 23, 24, 25).

Therapie: Da das Leiden unaufhaltsam voranschreitet, stehen pflegerische Maßnahmen im Vordergrund. Man gibt zunächst Breikost, solange der Kranke schlucken kann, später wird er durch die

Magensonde ernährt. Dann versucht man, die Kraft der noch vorhandenen Muskeln durch vorsichtiges Massieren und Elektrisieren zu kräftigen. Medikamentöse Therapie bringt dem Kranken oft das Gefühl einer Besserung. Längere Bettruhe ist nicht vorteilhaft, vielmehr sollen sich die Kranken, so lange es geht, bewegen.

Verlauf: Alle Behandlung kann den tödlichen Ausgang der Krankheit höchstens verzögern, nicht abwenden. Der Tod tritt schon nach einem halben, mitunter nach

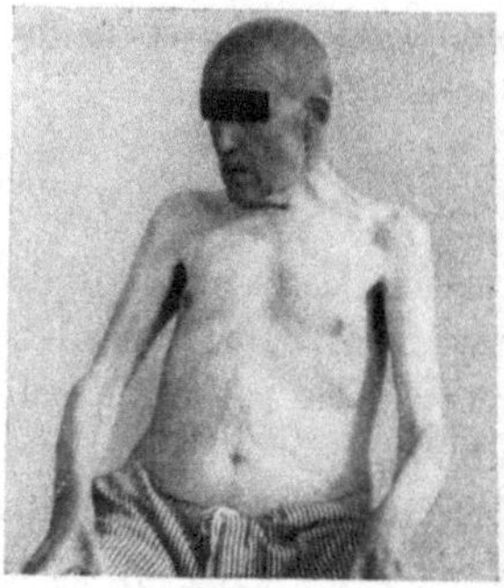

Abb. 23

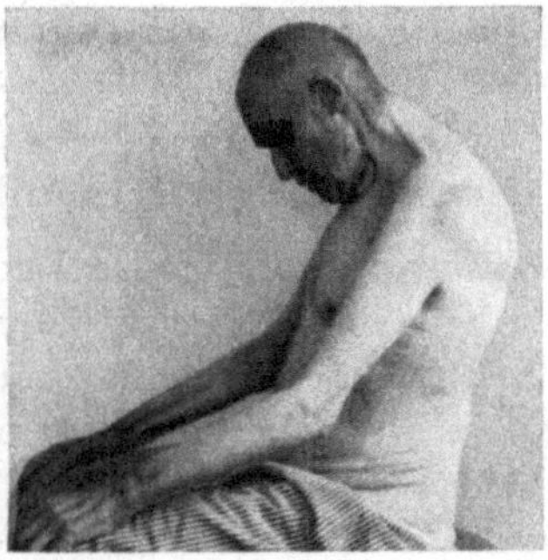

Abb. 24

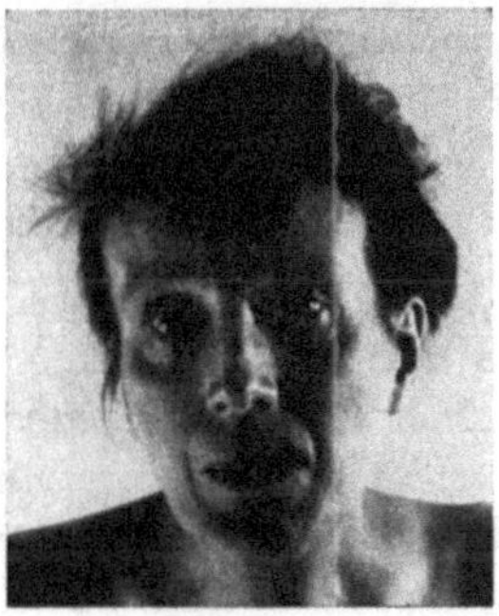

Abb. 25

Abb. 23 und 24. Amyotrophe Lateralsklerose. Starke Abmagerung der Hand- und Schultermuskeln, Schwäche, besonders auch der Kopfheber. Schlaffes Gesicht (Gesicht der Muskelkranken)

Abb. 25. Muskelkrankengesicht bei Myotonie (primäre Muskelkrankheit)

2 Jahren ein, nur ausnahmsweise dauert die Krankheit länger. Todesursache ist Atem- oder Kreislauflähmung, Schluckpneumonie und allgemeine Schwäche. Zum Schluß gleichen sich alle Verlaufsformen, da die Krankheit die Hirnnervenkerne vernichtet und zur Bulbärparalyse führt.

b) Erkrankungen vorwiegend der grauen Substanz

Syringomyelie und Gliastift (Syrinx = Röhre; Syringomyelie = Höhlenbildung im Rückenmark); Gliastift: Stiftförmiger Tumor aus Gliagewebe.

Ursache: Dieser Krankheit liegt eine Entwicklungshemmung des Rückenmarks zugrunde. Nicht selten sieht man bei den Kranken weitere sogenannte Degenerationsmerkmale. Im Rückenmark liegen in der Mitte der Grauen Substanz stiftartige Gliazellwucherungen, die in ihrer Mitte oft große Höhlen bergen. Man findet sie überwiegend im unteren Hals- oder im Lendenmark; sie können jedoch auch das Rückenmark in seiner ganzen Länge durchsetzen, bis hinauf in das Verlängerte Mark.

Symptome: Wenn man den Rückenmarksquerschnitt mit dem Verlauf der Nervenbahnen und Zentren kennt, wird das Verständnis der Krankheitssymptome leicht. Der Stift oder die Höhlen liegen in der Mitte des Marks und unterbrechen die hinüberkreuzenden *Schmerz- und Temperaturbahnen*. Dieses erklärt, daß die Kranken sich verletzen oder verbrennen, ohne es zu bemerken, während die Oberflächenempfindung für Berührung erhalten ist. Schlecht heilende *Wunden* und *Verstümmelungen* sind die Folge.

Manchmal reicht der Krankheitsprozeß bis an die Vorderhornzellen heran; atrophische Lähmungen der Hände und Arme, wie bei der amyotrophen Lateralsklerose, sind die Folge. Mit dieser kann man sie jedoch nicht verwechseln, da bei der a. L. Empfindungsstörungen dieser Art (= *dissoziierte Empfindungstörungen*) nicht auftreten.

Verlauf: Die ersten Erscheinungen werden um das 25. Lebensjahr deutlich, sie verstärken sich langsam, können aber auch plötzlich zum Stillstand kommen.

Therapie: Röntgenbestrahlung der Gliawucherungen bringen Besserung. Im allgemeinen ist die Therapie „symptomatisch"; man behandelt die Wunden und Verletzungsfolgen.

Intramedullärer Tumor (= Geschwulst im Rückenmark)

Wie der Gliastift wachsen Geschwülste in der grauen Rückenmarksubstanz vorwiegend in die Längsrichtung, erst später in die Breite. Sie bewirken deshalb ähnliche Krankheitssymptome, jedoch innerhalb eines wesentlich kürzeren Zeitraums und führen schließlich zu einer völligen Leitungsunterbrechung mit Lähmung beider Beine oder, wenn die Unterbrechung bereits im Halsmark liegt, aller Glieder. Unterhalb der Druckstelle im Rückenmark besteht Gefühllosigkeit (Anästhesie und Analgesie), ferner sind Wasserlassen und Stuhlgang gestört (*Querschnittsbild*). Da der Liquor nicht unbehindert zirkuliert, ist sein Eiweißgehalt unterhalb der Kompressionsstelle beträchtlich erhöht, oberhalb der Kompression jedoch normal, die Zellen sind nicht vermehrt, seine Farbe mitunter gelblich (Kompressionsliquor).

Therapie: Man bestimmt die Höhe des Tumors durch Myelographie (s. oben) und entfernt ihn durch Operation oder versucht ihn durch Röntgenstrahlen zu verkleinern.

c) Hinterstrangserkrankungen

Gemeinsam sind den Hinterstrangserkrankungen des Rückenmarks Störungen auf dem Gebiet der Oberflächen- und Tiefenempfindung. Hinzu treten noch weitere Krankheitszeichen am Rückenmark oder an anderen Organen, je nach der Art der Grundkrankheit. Von besonderer Bedeutung sind zwei Krankheiten:

Tabes und funikuläre Spinalerkrankung

Da die Tabes im nächsten Abschnitt besprochen wird, beschränken wir uns auf die

funikuläre Spinalerkrankung (funikulär = strangförmig).

Ursache: Die funikuläre Spinalerkrankung tritt als Begleiterscheinung der perniziösen Anämie auf; auch sieht man sie bei Krankheiten, die die Kräfte des Organismus übermäßig beanspruchen, besonders wenn sie Magen oder Darm betreffen. Mangel an Vitamin B 12 ist die wichtigste Krankheitsbedingung.

Symptome: Früh führen kleine *Entmarkungsherde im Hinterstrang* zu lästigen Empfindungsstörungen mit *Kribbeln* und *Taubheitsgefühl* in Händen und Füßen. Bald ist auch das Gefühl für die Lage der Glieder gestört; ataktische, ausfahrende, *unsichere Bewegungen* und *Gangstörungen* sind die Folge. Die Kranken gehen „wie auf Moos", müssen sich überall festhalten. Die Sehnenreflexe sind abgeschwächt oder fehlen, da der Reflexbogen unterbrochen ist. Schreitet die Krankheit voran, so degenerieren schließlich auch die *Pyramidenstränge*: Pyramidenzeichen, spastische Lähmungen und Blasen-Mastdarmstörungen sind die Folge. Kranke mit Perniziosa klagen über Zungenbrennen; im Magensaft fehlt freie Salzsäure (= Achylie) und man findet charakteristische Veränderungen des Blutbildes und des Knochenmarks (s. Bd. I).

Nicht selten entwickeln sich psychische Störungen, denn auch das Hirn ist Sitz von Krankheitsherden. Die Kranken werden reizbar, mürrisch und psychisch verlangsamt. Gelegentlich treten auch körperlich begründbare Geistesstörungen auf (= *symptomatische Psychosen*).

Therapie: Haben die Krankheitszeichen noch nicht lange bestanden, dann bessern sie sich auf hohe Dosen von Vitamin B 12 oder lassen sich hierdurch auch gänzlich beseitigen. Nur muß man das Mittel über viele Monate geben. In chronischen Fällen sind die Erfolge unsicher, doch läßt sich auch hier mit Vitamin B 12 und physikalischer Behandlung (Elektrisieren, Massage und Gehübungen) das Leiden bessern.

4. Weitere Krankheitsbilder

a) Encephalomyelitis disseminata (Multiple Sklerose)
b) Lues des Zentralnervensystems
c) Genuine Epilepsie
d) „Vegetative Labilität", „vegetative Dystonie", „vegetative Neurose"

a) Encephalomyelitis disseminata (= Multiple Sklerose)

(disseminiert = ausgesät, Encephalomyelitis dissemata = wahllos verteilte Entzündungen in Hirn und Rückenmark. Multiple Sklerose = zahlreiche Verhärtungen).

Bei dieser Krankheit zerfallen die *Markscheiden der Nervenfasern* in umschriebenen Herden verschiedener Größe; diese verteilen sich wahllos über *Hirn* und *Rückenmark*. Lange bleibt die Funktion des Neurons bestehen, da die erregungsleitenden Achsenzylinder zunächst nur vorübergehend ihre Funktion einbüßen. Erst wenn die Krankheit längere Zeit besteht und die Herde aus dem Entmarkungs- und Entzündungsstadium in die *Sklerose* (= Verhärtung) übergegangen sind, bemerkt der Kranke bleibende Ausfälle.

Ursache: Trotz intensiven Bemühens ist die Ursache der Krankheit unbekannt geblieben. Von mehreren Auffassungen stehen sich im Wesentlichen noch zwei gegenüber: 1. MS ist eine Infektionskrankheit, verursacht durch spezifische Erreger, 2. sie ist eine allergische Reaktion des Zentralnervensystems auf verschiedene, auch physikalische Schädlichkeiten auf konstitutioneller Grundlage. Sichere Beweise für die Richtigkeit einer dieser Auffassungen haben sich bisher nicht erbringen lassen.

Symptome: Frühzeitig schon treten *Sehstörungen* mit Doppelt- und Verschleiertsehen auf (s. Abb. 26).

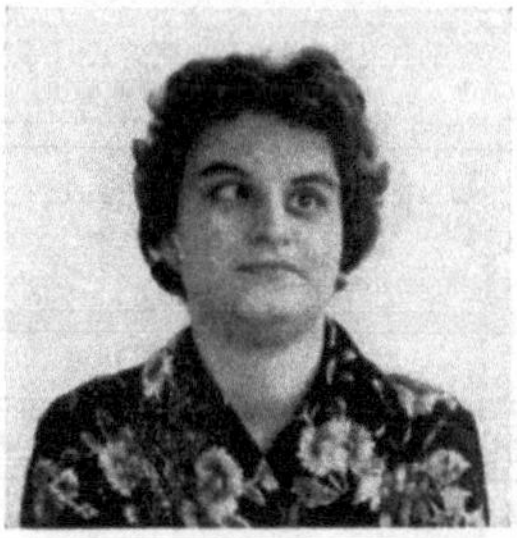

Abb. 26. Lähmung des linken Abduzensnerven. Patientin blickt nach links

Ursache sind Entzündungsherde im Sehnerven, der ja auch nur ein vorgeschobener Hirnteil ist, weiter solche in der Brücke (*retrobulbäre Neuritis* = Nervenentzündung hinter dem Auge). Zwar gehen die Erscheinungen nach wenigen Wochen wieder vorüber, doch bleibt am Sehnervenkopf eine sichtbare *temporale Abblassung* als Zeichen der Sehnervenatrophie bestehen.

Nach Monaten oder Jahren kommt es zu neuen Krankheitsschüben mit Herden in Rückenmark, Hirn und Kleinhirn; Folge sind *Koordinationsstörungen* mit *Unsicherheit des Ganges* (s. Abb. 27) und der Hantierungen, flüchtige *Lähmungen*, *Prickeln* und *Kribbeln* in Zehen und Fingerspitzen. Ausnahmsweise können auch Beugekontrakturen in den Beinen hinzutreten. Die koordinative Unsicherheit prägt sich auch in der Schrift aus (s. Abb. 28). Zum typischen Krankheitsbild gehören auch Blasen- und Mastdarmstörungen, entweder im Sinne der Verhaltung (= Retentio) oder der Schlußunfähigkeit (= Inkontinenz). Auch vermißt man *psychische Störungen* selten. Sie bestehen in Erschwerung der Auffassung, Störung des Erinnerungsvermögens und der Konzentrationsfähigkeit (s. „*organische Wesensänderung*"), Erscheinungen, die durch flache, unbegründete Heiterkeit eine kennzeichnende Note erhalten (= *Euphorie*). Diese steht oft in krassem Gegensatz zu dem schweren Krankheitsbild.

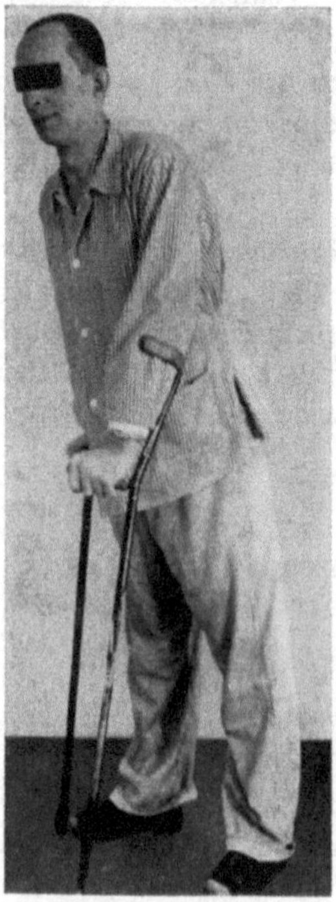

Abb. 27. Encephalomyelitis disseminata. Typische Gangstörung mit breiter Beinstellung

Verlauf: Die Krankheit tritt entweder in *Schüben* auf oder verstärkt sich in ihren Symptomen allmählich. Im ersten Fall bilden sich die Krankheitszeichen immer wieder bis auf einen immer größer werdenden Rest zurück. Schließlich führen Lähmungen, Empfindungs- und Koordinationsstörungen sowie psychische Veränderungen zu jenem *Siechtum*, das Einweisung in ein Hospital unumgänglich macht.

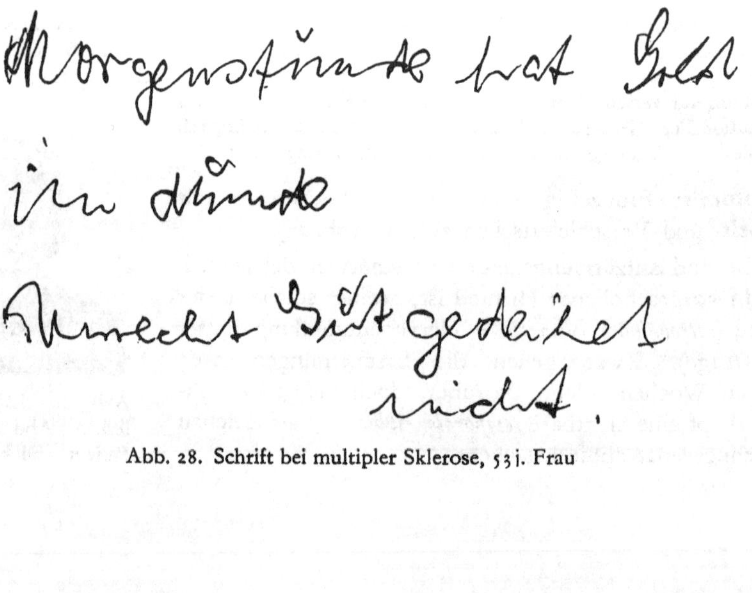

Abb. 28. Schrift bei multipler Sklerose, 53 j. Frau

An sich gefährdet die Krankheit das Leben nicht; wohl aber sind die häufigen Komplikationen lebensbedrohlich; an erster Stelle stehen aufsteigende Blasen-Nierenbeckeninfektionen und Dekubitalsepsis (Dekubitus = Druckgeschwüre).

Therapie: Mit dem Wechsel der Auffassungen vom Wesen der Krankheit hat sich auch die Behandlungsweise mehrmals gewandelt. In jedem Fall ist es zweckmäßig, den Kranken 4 Wochen Bettruhe zu verordnen und ihm Vitamine zu geben. Die zeitweilig verabfolgten Tuberkulostika sind ohne überzeugenden Erfolg geblieben. In frischen Fällen helfen ACTH und Nebennierenrindenhormon.

In veralteten Fällen ist ein Behandlungsversuch mit Homoseran oder Eigenblut angezeigt.

Die Krankheit neigt auch ohne Behandlung dazu, sich zurückzubilden; deshalb ist es schwer, die Wirksamkeit einer Therapie zu beurteilen. Nach Möglichkeit soll der Kranke körperliche und seelische Belastung, wie Operationen, Sonnenbestrahlung und Durchkühlung vermeiden. Auch ist übermäßiges Üben der gelähmten Glieder unzweckmäßig.

b) Lues des Zentralnervensystems (s. auch Bd. I)

Frühluische Meningitis, Lues cerebrospinalis, Tabes, Progressive Paralyse (= P. P.).

Allgemeines

Das Zentralnervensystem kann sich mit Ausnahme des 1. Stadiums an allen Formen der Lues beteiligen, entweder mit seinem Bindegewebe wie bei der Lues III oder durch Entzündung des Nervengewebes selber.

Ursache: Über den Erreger siehe Bd. I. Im Laufe der Jahrhunderte hat sich das Erscheinungsbild der Krankheit verändert; jetzt stehen *Erkrankungen des Nervensystems* weit mehr im Vordergrund, während früher mehr *geschwürige Hauterscheinungen* beobachtet wurden.

Die frühluische Meningitis

Symptome: Schon einige Wochen nach der Infektion können *nächtliche Kopfschmerzen*, allgemeine *Überempfindlichkeit* und nervöse Reizbarkeit den Verdacht auf eine *Meningitis* lenken. Systematische Liquoruntersuchungen haben gezeigt, daß den Beschwerden tatsächlich eine *luische Hirnhautentzündung* zugrunde liegt. Etwa die Hälfte der Infizierten erkrankt daran. Die Liquorveränderungen sind oft erheblich und können denen bei einer *Progressiven Paralyse* (s. unten) gleichen.

Verlauf: Offenbar kann die frühluische Meningitis auch ohne weitere Behandlung abklingen. Im allgemeinen hat man früher mit Neo-Salvarsan und Wismut, gelegentlich auch mit einer Fieberkur behandelt. Heute gibt man 10 bis 20 Mill. Einheiten Penicillin und wiederholt diese Kur ein- oder zweimal im Laufe des ersten Jahres (Sicherheitskur).

Lues cerebrospinalis (= Hirn-Rückenmarkslues)

Krankheitszeichen am Nervensystem können sich auch einige Jahre nach der Infektion an *Gefäßen* und *Häuten* des ZNS einstellen. Man faßt sie unter der Bezeichnung „*Lues cerebrospinalis*" zusammen. Sie gehören zum dritten (= tertiären) Stadium des Syphilis (= Lues). Man unterteilt sie in *drei Formen*: die *meningitische* Form, die *gummöse* Form (Gumma = Geschwulst von gummiartiger Beschaffenheit) und die Gefäß- oder *vaskuläre* Form.

Die meningitische Form

Hier breitet sich an der Hirnunterfläche eine chronische Hirnhautentzündung aus. Oft greift sie auf die Hirnnerven über oder klemmt diese durch schrumpfende Narben ein. Im Entzündungsgewebe treten auch kleine Gummaknötchen auf.

Symptome: Die eigentlichen Symptome einer Meningitis sind bei dieser chronischen Form nicht sehr ausgeprägt: am häufigsten besteht mittelgradiger Kopfschmerz, etwas Übelkeit und Erbrechen. Eher fallen schon Augenmuskelstörungen auf. Oft ist der *Nervus oculomotorius* betroffen (s. Abb. 29).

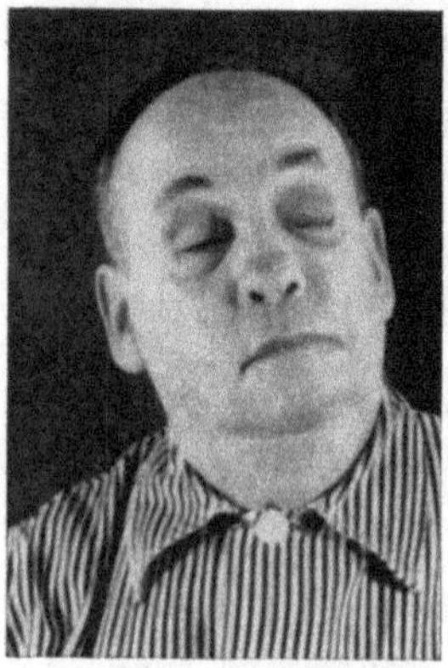

Abb. 29. Beidseitige Okulomotoriuslähmung. Oberlider können nicht gehoben werden, Pupillen weichen nach außen ab. Die reaktionslosen Pupillen sind hier nicht zu sehen. Ursache: chronische Entzündung an der Hirnbasis

Im Liquor sind die weißen Zellen mittelgradig bis stark, die Eiweißwerte mäßig vermehrt. Hingegen ist die *Wassermann*sche Reaktion in Blut und Liquor stark positiv.

Gummöse Form

Die Lueserreger können, wie die Tuberkulosebakterien, Knoten bilden; sie werden wegen ihrer Elastizität *Gummen* genannt. Bei der luischen Meningitis erreichen sie nur die Größe eines Hirsekorns, bei der gummösen Lues die eines Apfels. Sie können dann Erscheinungen eines *Hirntumors* machen. Mitunter sitzen sie in der harten Hirnhaut, durchwachsen sie oder umklammern auch beim Sitz im Spinalkanal das Rückenmark. Liegen sie im Nervensystem wahllos verteilt, so können sie die Symptome einer *multiplen Sklerose* nachahmen. Auf diese Weise imitiert die Lues viele Krankheiten, und man muß sie bei allen unklaren Nervenkrankheiten durch Untersuchung von Blut und Liquor ausschließen.

Gefäß- (vaskuläre) Form

Befallen die Spirochäten die Hirngefäße, dann verdickt sich die entzündete Gefäßwand, bis der Blutstrom unterbrochen wird. Je nach Sitz und Größe des befallenen Gefäßes unterscheiden sich die Ausfallszeichen von seiten des nun nicht mehr ernährten Hirnbezirks.

Krankheitsformen wie beim *Schlaganfall*, das Bild einer *akuten Bulbärparalyse* oder eine *Rückenmarksquerschnittslähmung*, mitunter auch eine symptomatische *Epilepsie* (s. unten) können daraus entstehen. Deshalb sind auch „Schlaganfälle“ in jugendlichem Alter stets auf Lues verdächtig. Bewiesen wird sie dann durch den positiven Ausfall der *Wassermann*schen Reaktion.

Alle drei Formen der Lues cerebrospinalis durchmischen sich: die Gefäßform hat auch Knötchen und meningitische Reizerscheinungen, die Knotenform Zellvermehrung im Liquor und gelegentlich Gefäßherde usw. Benannt wird das Krankheitsbild stets nach den vorherrschenden Erscheinungen.

Therapie: Im Falle einer syphilitischen Erkrankung des Zentralnervensystems ist rasche Behandlung erfolgversprechend und wichtig, weil durch Abwarten nicht wieder auszugleichende Schäden an Hirn- und Rückenmark entstehen. Bekanntlich erneuert sich das Nervengewebe nicht, wie z. B. die Leberzellen u. a. — Die früheren Behandlungsverfahren mit Salvarsan wurden auch hier durch *Penicillin* abgelöst. Zusätzlich gibt man *Jod*, das auf die gummösen Formen einwirkt.

Tabes (tabeo = schwinden)

Während sich die tertiäre Lues nicht unmittelbar am Nervengewebe abspielt, sondern an Gefäßen und Bindegewebe, sind bei der Tabes und der progressiven Paralyse Hirn- und Rückenmarkgewebe selbst betroffen.

Bevor es im Anfang dieses Jahrhunderts gelang, die Syphilisspirochäte im tabischen und paralytischen Nervengewebe nachzuweisen, nannte man diese Leiden „Nachkrankheiten" (= *metasyphilitische Krankheiten*) die der ausgeheilten Syphilis auf ungeklärte Weise folgten. Tabes und Progressive Paralyse werden jedoch unmittelbar von der Spirochaeta paleida bewirkt. Bei der Tabes sind die Hinterwurzeln des Rückenmarks entzündet. Die Krankheit schreitet fort auf die Hinterstränge des Rückenmarks und die Spinalganglien und beteiligt auch die Hirnhäute. Im Durchschnitt setzt die Krankheit 10 Jahre nach der Infektion ein.

Symptome: Die Leitfähigkeit der *Hinterwurzeln* und der *Hinterstränge* ist beeinträchtigt, der Reflexbogen unterbrochen, die vegetativen Zentren des Seitenhorns geschädigt, während die motorischen Bahnen nicht betroffen sind.

Zuerst treten in den Beinen heftige, *blitzartige* (= *lanzinierende*) *Schmerzen* auf, Berührungs- und *Schmerzempfindung* sind gestört, Nadelstiche werden nicht mehr oder verändert wahrgenommen, und gegen *Kälte* sind die Kranken, besonders am Leib, überempfindlich. Da die Muskelspannung schlaff ist, kann man die Kranken im Hüftgelenk wie ein Taschenmesser zusammenklappen, so daß die Schultern die Beine berühren. Die *Patellarsehnenreflexe* sind erloschen, oft auch die *Achillessehnenreflexe*. Mit der Empfindung ist auch die Koordination mangelhaft (= *spinale Ataxie*) und der Gang unsicher. Die Beine werden schleudernd vorgesetzt. Beim *Romberg*schen Versuch — Stehen mit geschlossenen Augen — stürzt der Kranke. Er hat kein Gefühl mehr für die Lage seiner Glieder. Große Mühe macht es dem Tabiker, bei Dunkelheit eine Treppe hinunter zu gehen.

Atrophiert der Sehnerv, so kommt es zur Erblindung. Früh ist auch das Pupillenspiel gestört; sie verengen sich nicht mehr auf Lichteinfall, sondern nur noch beim Nahesehen (= reflektorische Pupillenstarre). Zudem sind sie klein und entrundet.

In frischen Fällen ist der Liquor krankhaft verändert, in älteren oft ohne Besonderheiten. Im allgemeinen kann man an seiner Beschaffenheit erkennen, ob die Krankheit zum Stillstand gekommen ist oder nicht, doch gibt es auch Ausnahmen.

Verlauf: Die Krankheit schreitet voran und führt durch hinzutretende Komplikationen zum Tode: Blasenentzündungen mit aufsteigender Nierenvereiterung, Druckgeschwüre, Lungenentzündung. Oft kann man die Krankheit mit einer Behandlung zum Stehen bringen. Manche Tabiker werden, ihrer heftigen Schmerzen wegen, zu Morphinisten. Mitunter treten auch „Krisen" auf, anfallsartig auftretende, heftige Schmerzen in den inneren Organen.

Therapie: Man behandelt frische Fälle mit Penicillin, chronische mit einer Schmierkur, selten mit künstlichem Fieber (Pyrifer, Malaria); besondere Vorsicht ist angezeigt, wenn der Sehnerv Zeichen beginnender Atrophie erkennen läßt, da der vorhandene Sehrest rasch erlöschen kann. Die Gangstörungen bessern sich mit Übungstherapie, wenn der Kranke lernt, sich „mit den Augen“ festzuhalten. Oft sprechen die Schmerzen auf einfache Mittel gut an; deshalb sollten keine Opiate gegeben werden.

Progressive Paralyse (PP) (= fortschreitende Lähmung)

Diese Bezeichnung rührt her aus einer Zeit, als man die syphilitische Natur der Krankheit noch nicht erkannt hatte und sie deshalb nicht erfolgreich behandeln konnte. In wenigen Jahren führte sie zu schweren Lähmungen und zum Tode.

Wie der Nachweis der Spirochaeta pallida erkennen ließ, handelt es sich um eine *chronische Hirnentzündung*, die von einer Infektion der inneren Liquorräume vorwiegend auf das Stirnhirn und die vorderen Anteile des Schläfenhirns übergreift. Warum nur ein kleiner Teil der luisch Infizierten eine P. P. bekommt, ist ungeklärt.

Symptome: Da zunächst „stumme Bezirke“ des Hirns befallen werden, denen eine nachweisbare Funktion körperlicher Art nicht zukommt, bestehen auch im Beginn der Erkrankung kaum körperliche Krankheitszeichen, sondern in erster Linie Störungen auf seelisch-geistigem Gebiet. Das erklärt, warum die PP lange Zeit als reine Geisteskrankheit angesehen wurde. Nach der heutigen Auffassung würde man diese psychischen Auffälligkeiten als *körperlich begründbare Psychose* bezeichnen, d. h. sie sind nur Begleiterscheinungen des körperlichen Krankheitsprozesses (s. unten). Die Erkrankten sind matt, antriebslos und *stumpf*; sie nehmen kaum noch Anteil an den Vorgängen in ihrer Umgebung. Ohne Hilfe verkommen sie bald. Andere Kranke sind hingegen umtriebig, *lebhaft*, unternehmungslustig, und sie handeln töricht und ohne Kritik, da sie immer nur vom unmittelbaren Eindruck gelenkt werden. Deshalb können sie sich und ihrer Umgebung beträchtlichen Schaden zufügen.

Je akuter der Krankheitsprozeß verläuft, desto deutlicher ist auch das Bewußtsein getrübt; örtliche und zeitliche Orientiertheit sind mangelhaft. Bei eingehender körperlicher Untersuchung treten bald körperliche Erscheinungen zutage:

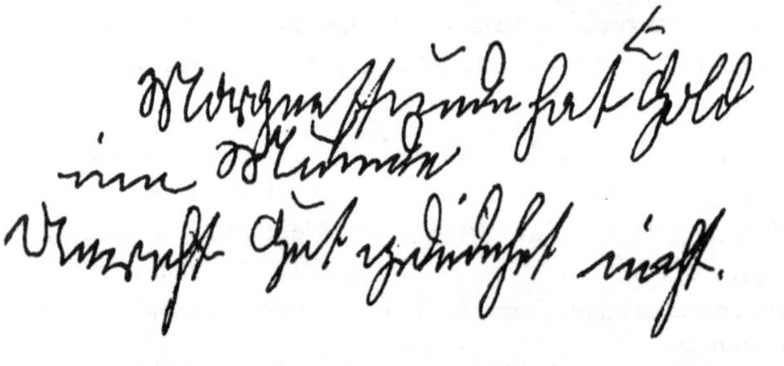

Abb. 30. Schriftprobe bei defektgeheilter progressiver Paralyse

Pupillenstörungen, Beben der Gesichtsmuskulatur („*mimisches Beben*“), *gesteigerte Sehnenreflexe* mit Pyramidenzeichen; die *Koordinationen* sind *unsicher* und zittrig, auch die Schrift (s. Abb. 30). Die Sprache ist verwaschen, Silben werden umgestellt oder ausgelassen, Testworte können nicht nachgesprochen werden. Nicht selten ist, wie bei der Tabes, auch der Hinterstrang des Rückenmarks mitbeteiligt.

In frischen Fällen zeigt der Liquor ein typisches Bild: Zellen und Eiweiß sind vermehrt, und die Mastixkurve zeigt einen breitbasigen Linksausfall. Die *Wassermann*sche Reaktion ist in Blut und Liquor stark positiv.

Verlauf: Auch die PP tritt erst 8 bis 15 Jahre nach der Infektion auf und führt unbehandelt zum Tode. Oft stellen sich in ihrem Verlauf rasch wieder zurückgehende *Halbseitenlähmungen* ein. Man kann mit antisyphiliter Behandlung die Krankheit heilen. Obwohl einmal zerstörtes Hirngewebe nicht wieder regeneriert, ist der Zustand des Kranken nach der Behandlung meistens wesentlich besser als vorher, weil die Entzündung mit ihrer störenden Einwirkung auf die Hirnfunktion behoben ist.

Die Kranken pflegen nach der Erkrankung stiller als vorher und gut lenkbar zu sein.

Therapie: Nach der Einführung der Malariabehandlung 1919 durch *Wagner* war die PP keine hoffnungslose Krankheit wie ehedem. Die künstliche Infektion mit *Malaria tertiana* bewirkt Fieberschübe, die die akuten Zeichen der Erkrankung zum Verschwinden bringen. Heute behandelt man im allgemeinen mit *Penicillin*; einmal ist dieses ungefährlich und zum anderen im Heilergebnis wenigstens gleichwertig. Drei Kuren in einem Jahr mit je 20 Mill. Einheiten Penicillin genügen; ob später nochmal behandelt werden muß, entscheidet die Nachuntersuchung.

Wie jede andere Therapie kann man auch die Behandlung der Hirnlues nicht schematisieren.

c) Genuine Epilepsie (= Fallsucht)

Die genuine Epilepsie ist ein Leiden, bei dem periodisch hirnorganische Krampfanfälle ohne erkennbare Ursache auftreten.

Ursache: Ein entsprechend starker Reiz auf die Nervenzellen des Gehirns kann bei jedem Menschen solche Anfälle auslösen: ein elektrischer *Stromstoß*, Druck einer *Hirnnarbe*, ein *Hirntumor*, ein *Fremdkörper*, aber auch *Giftwirkung* verschiedener Art. Auch *Kalziummangel* und *Zirkulationsstörungen* sind hier zu erwähnen.

Bei der genuinen Epilepsie fehlt eine solche nachweisbare Ursache. Daß die Anfälle familiär gehäuft auftreten (10% der Nachkommenschaft) und krankhafte Besonderheiten anderer Art in der Verwandtschaft bestehen, weist auf die Bedeutung erblicher Einflüsse. Ob Stoffwechselveränderungen mit Neigung zu rasch auftretender Hirnschwellung oder Hirngefäßkrämpfe eine zentrale Rolle spielen, ist ungewiß. Die Krankheit ist weit verbreitet: nach groben Schätzungen sollen 2% der Bevölkerung daran leiden.

Symptome: Im Mittelpunkt der genuinen Epilepsie steht der *Krampfanfall*. Beim einzelnen Kranken treten Anfälle verschieden häufig auf; mancher hat täglich Krämpfe, ein anderer während des ganzen Lebens nur wenige, die meisten Epileptiker bekommen etwa monatlich einen Anfall.

Nachdem der Kranke schon Stunden oder Tage vorher reizbar und mißvergnügt schien, verliert er plötzlich, oft nach eigenartigen Trugwahrnehmungen (= Aura) das Bewußtsein und fällt schwer zu Boden. Dabei verletzt er sich. Das Gesicht ist blaß, die Pupillen verengen sich, die Glieder hält er steif von sich gestreckt, die Hände einwärts gedreht (= *tonisches Krampfstadium*). Nach wenigen Sekunden beginnt er mit Armen und Beinen rhythmisch-stoßend zu zucken. Auch die Zungen- und Gesichtsmuskeln nehmen an diesem „*klonischen Krampfstadium*" teil. Der Kranke beißt sich auf die Zunge, und Speichel und Blut rinnen aus dem Mund. Auch verliert er Harn und Stuhl. Mit der Dauer des Anfalls wird die Gesichtsfrabe immer zyanotischer (= bläulich), die Pupillen weiten sich und reagieren nicht mehr auf Lichteinfall.

Erst wenn nach einer halben Minute die Zuckungen matter werden, setzt die Atmung tief schnarchend wieder ein und das Gesicht verliert seinen bläulichen Ton. Zu diesem Zeitpunkt ist auch das *Babinski*sche Zeichen noch positiv; der Kranke schläft oder wälzt sich benommen herum. Erst nach etwa 10 Minuten beginnt er wieder sinngemäß zu reagieren, steht auf, fühlt sich jedoch matt und wie zerschlagen.

Epileptiker, die eine Reihe von Anfällen erlitten haben, sind psychisch verlangsamt, ihre Denkfunktion ist erschwert. Der Grund für diese **epileptische Demenz** liegt in den zahlreichen Prellungen, die das Gehirn infolge des Aufschlagens des Schädels beim Anfallsbeginn erleidet. Auch die Gefäßkrämpfe im Anfall schädigen das Gehirn. Über diese Intelligenzminderung hinaus bemerkt man bei vielen Krampfkranken eine **epileptische Wesensänderung** mit umständlich haftender Denkweise und süßlicher Freundlichkeit, die so kennzeichnend ist, daß der Arzt den Epileptiker schon daran erkennt. Nicht selten schließt sich einem Anfall ein **epileptischer Dämmerzustand** an. Man versteht darunter einen Zustand veränderter Hirntätigkeit, in dem der Kranke bewußtseinsgetrübt, aber handlungsfähig ist. Nur wenige, unkontrollierte Vorstellungen beherrschen ihn, er folgt diesen bedenkenlos und kann so durch Gewalttaten seiner Umgebung gefährlich werden. Aus diesem Grunde muß er, wenn der Dämmerzustand nicht nur wenige Stunden, sondern Tage anhält, in eine geschlossene Anstalt überführt werden.

Häufen sich die Anfälle, so daß nur wenige Minuten dazwischen liegen, so spricht man vom **Status epilepticus.** Er beansprucht die Kräfte, besonders das Herz so stark, daß der Tod durch Entkräftung oder durch Hirnschwellung eintritt, wenn nicht rechtzeitig geholfen wird.

Therapie: Mit Medikamenten, wie Apydan, Zentropil usw., dämpft man die Anfallsneigung des Gehirns. Luminal und Prominal wurden früher gegeben, doch sind sie weniger geeignet, da sie müde machen und psychisch verlangsamen. Man legt Wert auf Flüssigkeitsbeschränkung und kochsalzarme, säuernde Kost, da Wasseransammlung und Alkalisierung des Blutes die Anfallsbereitschaft steigern.

Verlauf: Die ersten Anfälle treten für gewöhnlich in der Pubertät auf. Vorangehen können Zustände sekundenlanger Geistesabwesenheit (= Absencen). Oft häufen sich die Anfälle zur Zeit der Menstruation, nach Schlafmangel oder seelischer Belastung. Man kann die Anfälle zwar nicht beseitigen, doch dämpfen und teilweise unterdrücken. Plötzlicher Entzug der Tabletten bringt einen Status epilepticus (= pausenlose Anfälle), oft sogar den Tod. Epileptiker sind wegen der Unberechenbarkeit der Krämpfe gefährdet und dürfen deshalb nicht an Maschinen oder auf Baugerüsten arbeiten; auch ist ihnen das Führen von Kraftfahrzeugen untersagt. Da die Krankheit vererbt wird, ist Epileptikern Kinderlosigkeit zu empfehlen.

Diagnose: In zweifelhaften Fällen kann der Arzt das Leiden nur erkennen, wenn er einen Anfall beobachtet hat. Hierbei kann ihm das Pflegepersonal helfen. Tritt ein Krampf auf, so sollte er sorgfältig beschrieben werden, denn nicht immer ist es leicht, ihn aus der Schilderung des Kranken gegen einen *tetanischen* oder *psychogenen* Anfall abzugrenzen (psychogen = aus seelischen Ursachen entstanden). Bekommt der Kranke trotz längerer klinischer Beobachtung keinen Krampfanfall, so vermag man in vielen Fällen erhöhter Krampfbereitschaft durch Tonephin-Wasserstoß oder Hyperventilation einen epileptischen Anfall auszulösen.

Technik: Tonephin i. m., dann 2 Liter Wasser trinken lassen. Bettruhe und Bettbretter, Zungenkeil bereitlegen, auch eine Zungenfaßzange.

Hyperventilation: Tiefes Ein- und Ausatmen für ¼ Stunde. Provokation ist nur dann zulässig, wenn sicher kein Hirntumor vorliegt. Dieser ist vorher auszuschließen.

Im EEG findet sich bei erhöhter Krampfbereitschaft häufig ein typischer Befund.

d) „Vegetative Labilität", „Vegetative Dystonie", „Vegetative Neurose"

Diese unklar gegeneinander abgegrentzen Bezeichnungen werden immer wieder verwendet, deshalb sollen sie auch hier mit erwähnt werden.

Man will damit sagen, daß die Anteile des vegetativen Nervensystems nicht ordnungsgemäß zusammenwirken. Demzufolge neigen diese Kranken zu *Ohnmacht*, *Schweißausbrüchen*, *Herzklopfen*, *Ohrensausen*, *Krampf des Magens*, *der Gallenblase*, *des Darmes*, *Verstopfung*, *Kopfschmerzen und vielen anderen funktionellen*, d. h. nicht primär organischen *Störungen*.

Sie beruhen einmal auf einer anlagemäßigen *Schwäche des vegetativen Nervensystems*, das normalen Belastungen schon nicht gewachsen ist, doch kann auch eine *übermäßige Belastung* dieses regelnden Organs ohne entsprechende Erholungsmöglichkeit solche Störungen zur Folge haben. Hierzu zählt ständiger *seelischer Druck* ohne die Möglichkeit der Abreaktion, längerer *Schlafmangel*, chronische Gifteinwirkung durch *Kaffee* und *Nikotin* und Schädigung des Gehirns durch *Gewalteinwirkung*.

Die engen Beziehungen zwischen vegetativem Nervensystem und Psyche kann der Arzt in der Hypnose experimentell nachweisen: es gelingt ihm hierdurch, einen großen Teil der genannten Störungen zu beseitigen oder zu erzeugen.

Therapie: Für die Behandlung sind verschiedene Gesichtspunkte maßgebend: einmal bemüht man sich, den schädigenden Einfluß fernzuhalten und sorgt für Erholung des vegetativen Nervensystems durch Ruhe und Schlaf oder kräftigt es durch Bäder, Bürstenmassagen und Sport. Auf der anderen Seite dämpft man innerseelische Spannungen, indem man die vegetativen Ausschläge durch geeignete Medikamente verringert, weiter die vorliegenden, unbewältigten seelischen Probleme zur Sprache bringt. Mit dieser Behandlung befaßt sich eine Sonderrichtung der Psychiatrie, die Psychotherapie. An Medikamenten steht eine Unzahl zur Verfügung. Allerdings ist deren Wirkung stets nur kurz, und man darf darüber nicht vergessen, die eigentliche Ursache der Störung zu behandeln.

5. Erkrankung der peripheren Nerven

a) Allgemeines
b) Erkrankung einzelner Nerven
c) Wurzelkompression durch Bandscheibenvorfall
d) Polyneuritis
e) Zoster

a) Allgemeines

Ein geschädigter Nerv zerfällt, gleich, ob er gedrückt, geschlagen, gedehnt oder gezerrt wurde, ob Gift auf ihn wirkte oder ihn eine Entzündung durchsetzte. Durchtrennt ihn ein Schnitt, so zerfällt nur das periphere Ende; aus dem zentralen, der in Verbindung mit der Ganglienzelle blieb, sprossen die Achsenzylinder wieder in den zerfallenden Stumpf ein. Sie wachsen täglich einen Millimeter, so daß nach Monaten, im Durchschnitt nach einem halben Jahr, der Nerv, je nach Länge, wiederhergestellt ist.

Die längsten Nerven benötigen hierfür fast 2 Jahre! Verlegt eine Narbe den Weg oder bestehen sonstige Hindernisse, so wuchern die Achsenzylinder zu einem Knäuel zusammen (= Amputationsneurom). Dieses läßt sich tasten. Es schmerzt auf Druck empfindlich.

Alle Nervenschädigungen haben Gemeinsamkeiten: sie führen zu atrophischen *Lähmungen* (s. Abb. 31) mit *Reflexverlust*, *schlaffer Muskelspannung*, *Empfindungsverminderung* im zugeordneten Hautbezirk und zu *Wachstumsstörungen* an Haut, Muskeln und Knochen. Bei unvollständiger Unterbrechung treten lästige *Mißempfindungen* und *Schmerzen* auf.

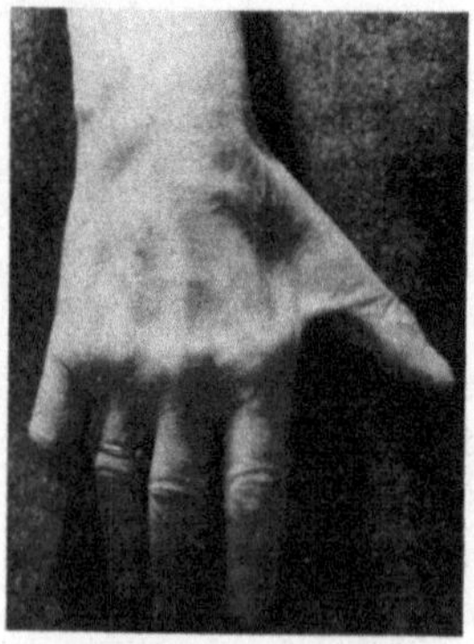

Abb. 31. Schwund der kleinen Handmuskeln bei Polyneuritis

Im elektrischen Verhalten der Muskeln finden sich typische Veränderungen: Man benötigt höhere Stromstärken, um die Muskeln zucken zu lassen und erzielt in schweren Fällen nur eine wurmförmige statt der normalen blitzartigen Zuckung (= *Entartungsreaktion*). Der elektrische Befund läßt einen sicheren Schluß auf die Entwicklung der Lähmungen zu.

Therapie: Bei Nervenverletzungen näht man, wenn der Nerv durchtrennt wurde, die Enden wieder zusammen und löst narbige Verwachsungen. In anderen Fällen bleibt häufig nur die Möglichkeit, die gelähmte Muskulatur bis zur Wiederherstellung des Nerven mit *Massagen* und *Elektrisieren* funktionstüchtig zu halten.

Die Gegenmuskeln werden durch *Schienenlagerung* daran gehindert, in der Zwischenzeit zu schrumpfen. Nur wenn der Nerv sich nicht wieder erneuert, müssen *orthopädische Maßnahmen* wie Schienenhülsenapparat, Schuhe, Sehnenverpflanzung helfen.

b) Erkrankung einzelner Nerven

Lähmung des Fazialisnerven (= Gesichtsnerv)

Ursache: Mittelohrentzündung, Operation am Ohr oder Ohrspeicheldrüse, Zoster, Schwellung des Nerven im Knochenkanal, Kinderlähmung, Multiple Sklerose.

Symptome: Die gleichseitigen Gesichtsmuskeln sind einschließlich der Stirnmuskeln gelähmt. Auch ist die Tränenabsonderung gestört, oft auch der Geschmack. Es besteht Überempfindlichkeit gegen Geräusche auf dem gleichseitigen Ohr.

Therapie: Allgemeinbehandlung (s. oben). Beseitigung der Ursache.

Komplikationen: Da das Augenlid nicht geschlossen werden kann, trocknen Binde- und Hornhaut aus, entzünden sich und können geschwürig zerfallen.

Lähmung des Trigeminusnerven

Ursache: Schädelbasisprozesse, Verletzungen des Nerven.

Symptome: Empfindungsstörungen im Gesicht, Schwäche der Kaumuskeln.

Trigeminusneuralgie

Symptome: Im mittleren Lebensalter treten vorwiegend einseitige, sehr heftige, blitzartige und anfallsweise Schmerzen im Gesicht auf, meistens im 2. und 3. Ast, selten im 1. Ast. Sie verstärken sich beim Kauen und Sprechen.

Therapie: Ruhigstellung der Gesichtsmuskulatur, Zentropilkur, Phenothiazine, evtl. chirurgische Therapie. Oft treten Rückfälle auf.

Augenmuskellähmungen (Oculomotorius- und Abduzenslähmung) (s. Abb. 26 u. 29) vgl. S. 84—85.

Ursache: Entzündung an der Hirnbasis (Lues, Tuberkulose), Hirndrucksteigerung, Brückenprozeß (M. S., Kinderlähmung, Kreislaufstörungen).

Symptome: Bei Abduzenslähmungen kann das Auge nicht über die Mittellinie hinaus nach außen geführt werden (s. Abb. 26). Okulomotoriuslähmungen lassen das Oberlid nach unten fallen (= Ptosis); der Augapfel steht nach außen und unten, die Pupille ist weit und reaktionslos (s. Abb. 29). Bei Trochlearislähmungen treten Doppelbilder beim Blick nach unten auf.

Therapie: Behandlung der Grundkrankheit.

Lähmung des Armplexus

Ursache: Vorwiegend mechanisch durch Druck, Zerrung, Quetschung, Abriß der Nervenwurzeln am Rückenmark.

Symptome: Bei der *oberen Plexuslähmung* sind die Schulter-Oberarm-Muskeln gelähmt, bei der *unteren Plexuslähmung* Unterarm-Handmuskeln. Beide Lähmungstypen kommen auch gemeinsam vor. Dazu bestehen Empfindungsstörungen in der Haut über den gelähmten Muskeln.

Lähmung des Nervus ulnaris (= Ellennerven)

Ursache: Siehe Allgemeines. Druck auf den Nervenstamm beim Sitzen mit aufgestützten Ellenbogen („*Telephonistinnenlähmung*").

Symptome: Durch Lähmung der Fingerbeuger im Grundgelenk entsteht die „*Krallenhand*". Empfindungsstörungen finden sich am 4. und 5. Finger (s. Abb. 32, 33).

Abb. 32. Ulnarislähmung, „Krallenhand"

Abb. 33. Ulnarislähmung von der Seite

Abb. 34. Medianuslähmung „Schwurhand"

Abb. 35. Radialislähmung „Fallhand"

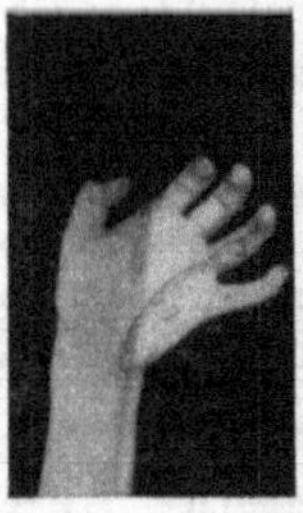
Abb. 32

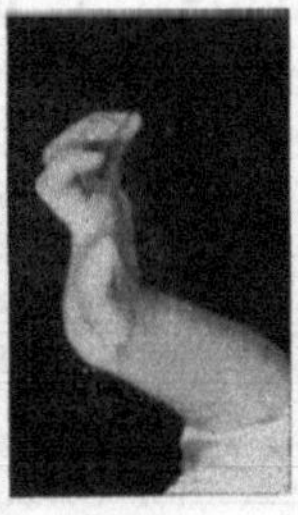
Abb. 33

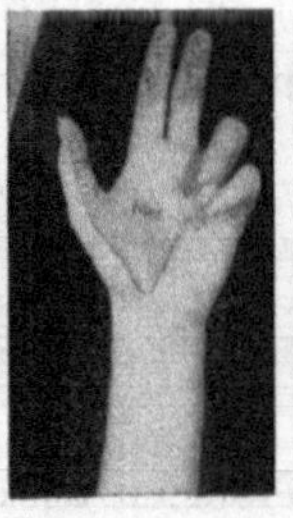
Abb. 34

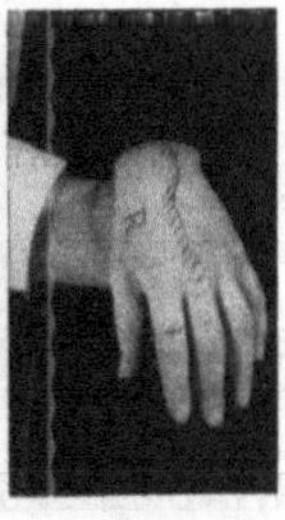
Abb. 35

Schraffierter Bereich = Verminderung der Oberflächenempfindung

Lähmung des Medianusnerven (= Mittelnerven)

Ursache: Wie oben.

Symptome: Das Relief der Innenhand schwindet, der Daumenballen ist flach; Zeige- und Mittelfinger können nicht gebeugt werden. Bild der „*Schwurhand*“ (s. Abb. 34). Neben der Empfindung sind auch Wachstum und Durchblutung der Hand gestört.

Lähmung des Radialisnerven (= Speichennerven)

Ursache: Druck oder Verletzung am Oberarm, besonders bei Knochenbruch, denn der Nerv liegt unmittelbar am Oberarmknochen.

Symptome: „*Fallhand*“; Strecken von Hand und Finger nicht möglich (s. Abb. 35). Bei hohem Sitz des Schadens sind auch die Strecker des Unterarms (Trizepsmuskel) gelähmt.

Lähmung des Femoralisnerven

Ursache: Beckenkrankheiten, kalter Abszeß und Leistenhernie. Symptome: Hüftbeugung und Kniestreckung sind gelähmt. Der Kranke kann keine Treppen steigen. Empfindungsstörungen bestehen an der Vorderfläche des Ober- und an der Innenfläche des Unterschenkels.

Lähmung des Ischiasnerven

Ursache: Schuß, Druck oder Injektionsschaden.

Symptome: Heben und Senken des Fußes sowie Beugung des Unterschenkels im Knie sind ausgefallen. Empfindungsstörungen vorwiegend am Unterschenkel mit Ausnahme der Innenseite.

Lähmung des Peronäusnerven

Ursache: Meist traumatisch durch Druck oder Knochenbruch.

Symptome: Die Fußheber und Zehenstrecker sind gelähmt, so daß der Fuß schlaff herunter fällt. Empfindungsstörungen bestehen an der Außenfläche des Unterschenkels und am Fußrücken.

c) Wurzelkompression durch Bandscheibenvorfall

Ursache: Erkrankungen der Wirbelsäule, besonders Bandscheibenvorfall und Einengung des Zwischenwirbellochs, machen durch Druck auf die Nervenwurzel heftige *Schmerzen*, die früher, je nach der gefallenen Körperregion verschieden bezeichnet wurden: *Okzipital-*, *Brachial-*, *Interkostal-*, *Lumbosakral-* und *Ischiasneuralgien*. Hinzu treten noch *Lähmungen* und *radikuläre* Empfindungsstörungen.

Mitunter schwillt der Nerv und klemmt sich in einem durch Wucherungen (= Spondylose) verkleinerten Wirbelloch ein. Tritt das Polster zwischen zwei Wirbelkörpern, die *Bandscheibe*, heraus, so kann sie den Wurzelnerven drücken.

Symptome: Plötzlich einsetzender Schmerz mit typischem Einstrahlen in Schulter, Arm, Brustkorb oder Bein, der sich beim Husten und Pressen verstärkt. Mitunter tritt Kribbeln und Taubheitsempfinden hinzu. Seltener setzt der Schmerz langsam nach

Durchkühlung ein. — Damit weitere Reizung vermieden wird, hält der Kranke die Wirbelsäule reflektorisch steif, diese ist in sich verdreht und schief (= Skoliose und Torsion). Auch die Muskulatur des Rückens ist krampfhaft verspannt und bekommt Knoten (= Myogelosen). Im Versorgungsbereich der erkrankten Nervenwurzel bestehen die Zeichen einer peripheren Nervenschädigung (s. oben). Oft, jedoch nicht immer, findet man im Röntgenbild Randzacken an den Wirbelkörpern und Verschmälerung des Zwischenwirbelraums. Bei der sogenannten Ischias ist die 5. Lenden- oder die 1. Kreuzbeinwurzel betroffen. Bei Krankheiten mit erhöhter Entzündungsbereitschaft, wie bei Diabetes, ist eine Schwellung der Nervenwurzel mit relativer Einklemmung häufiger, so daß die Kranken oft unter ischiasartigen Schmerzen leiden.

Therapie: Wird die Wirbelsäule durch Brettlagerung 3 bis 4 Wochen ruhiggestellt und gleichzeitig die Entzündung der Nervenwurzel durch pyramidonähnliche Präparate gemindert, so bessern sich die Beschwerden bald. Zusätzlich extendiert man die Wirbelsäule (extendieren = strecken auf dem schrägen Brett oder mit Glissonschlinge).

Zur Nachbehandlung ist Kräftigung der Rückenmuskeln durch Übungen am Barren, Kriechen und Massagen nötig.

d) Polyneuritis (= Entzündung vieler Nerven)

Ursache: Polyneuritis ist meistens Folge einer anderen Grundkrankheit. So schädigen Gifte belebter oder unbelebter Herkunft den Nerven (infektiöse und toxische Polyneuritis), vielleicht über eine vorhergehende Schädigung der Leber. Manches spricht dafür, daß die Nerven gegen die Giftwirkung überempfindlich sind (allergisch) und deshalb mit Zerfall reagieren. Man sieht solche Bilder bei Diphtherie, Typhus und Ruhr sowie bei der Arsen-Thallium- und Sulfonamidvergiftung. Auch Alkoholismus hat Polyneuritis zur Folge, desgleichen chronische Mangelernährung und Serumüberempfindlichkeit.

Auffällig ist, daß stets das ganze periphere Nervensystem reagiert; daher sind auch die Krankheitszeichen symmetrisch ausgeprägt.

Symptome: Arme und Beine des Kranken sind schlaff gelähmt, die Reflexe geschwunden, die Empfindung besonders in den körperfernen Gliedabschnitten abgeschwächt. Dazu besteht lästiges Kribbeln („Ameisenlaufen") in Händen und Füßen, die selbst kühl und bläulich sind (= trophische Störungen). Stuhlgang und Wasserlassen sind nicht gestört. Bei manchen Formen sind die Eiweißwerte im Liquor erhöht.

Besondere Formen

Der *postdiphtherischen Polyneuritis* gehen oft „Frühlähmungen" voraus. Der Kranke sieht wenige Wochen nach Ausbruch der Infektions-Krankheit doppelt oder verschwommen, verschluckt sich (Gaumensegel- und Augenmuskellähmungen). Die postdiphtherische Polyneuritis folgt in ihrem Verlauf strengen zeitlichen Regeln, so daß man die Grundkrankheit auch dann noch erkennen kann, wenn der Erregernachweis nicht mehr möglich ist.

Äußere Gifte bewirken oft zusätzliche Erscheinungen: so verfärbt das *Arsen* die Haut bei chronischer Verwendung schwärzlich (= *Arsenmelanose*) und läßt, wie die *Thalliumvergiftung*, *weiße Nagelstreifen* entstehen. Beim *Thallium*, einem Rattengift, fallen dazu noch die Haare aus, die Glieder schmerzen heftig und psychische Störungen treten Monate später auf.

Triorthokresylphosphat wurde in Notzeiten zum Braten verwendet („*Torpedoöl- oder Bratkartoffel-Lähmung*"). Es schädigt neben den peripheren Nerven auch das Rückenmark, und so finden sich neben schlaffen Lähmungen der Hände und Füße auch Blasen-Mastdarmstörungen und spastische Reflexe.

Verlauf: Mit wenigen Ausnahmen werden die Kranken wieder gesund, doch dauert das Leiden viele Monate, wenn nicht eine *Landry*sche Verlaufsform mit aufsteigender Lähmung der Atemmuskeln oder eine Lungenembolie aus den häufigen Beinvenenthrombosen dem Leben ein Ende setzt.

e) Zoster (= Gürtel, auch Herpes zoster genannt)

Hierbei treten gruppenförmig angeordnete Bläschen (= Herpes) in Form eines halben oder ganzen Gürtels auf (s. Abb. 36) entsprechend dem Versorgungsgebiet einer Rückenmarkswurzel.

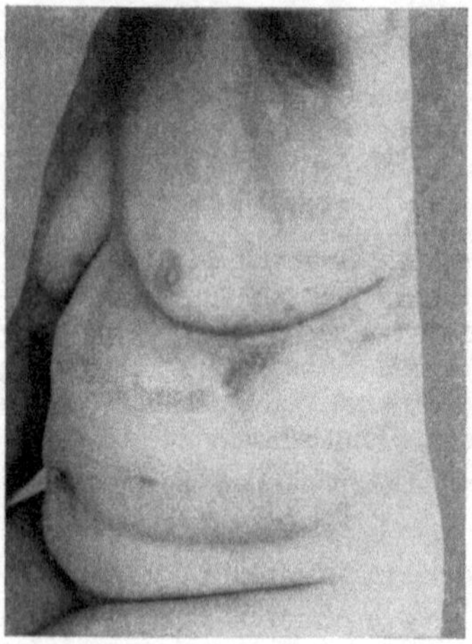

Abb. 36. Zoster. Herpesbläschen in gruppenförmiger Anordnung

Ursache: Durch ein Virus, das dem Erreger der Windpocken nahesteht, entzünden sich die Intervertebral-Ganglien einer oder mehrerer hinterer Rückenmarkswurzeln.

Symptome: Nach einer *Inkubationszeit von 8 Tagen* fiebert der Kranke einige Tage; dann schießen *mittelgroße Bläschen* im Bereich der befallenen Rückenmarkswurzeln auf (Abb. 36). Gleichzeitig stellen sich *brennende Schmerzen* und *Überempfindlichkeit der Haut* ein. Greift die Entzündung auf die vordere Rückenmarkswurzel über, so entsteht eine *schlaffe Lähmung*. Der Liquor reagiert häufig entzündlich mit Zellvermehrung.

Während die Bläschen bald abheilen, überdauern die Schmerzen, besonders bei älteren Menschen, die Hauterscheinungen oft um viele Monate.

Augenzoster (= Z. ophthalmicus)

Hierbei wird das Ganglion ciliare im Kopf, auch das Auge selbst befallen. Es kann vereitern und der Sehnerv sich entzünden.

Ohrzoster (Z. oticus)

Die Entzündung befällt das Ganglion oticum, und es treten Bläschen im äußeren Gehörgang, Hör- und Gleichgewichtsstörungen, weiter eine periphere Fazialislähmung auf.

Krankheitsentstehung: Nicht ohne weiteres kann man verstehen, warum bei einer Entzündung des Intervertebralganglions auf der Haut Bläschen entstehen. Man hilft sich mit der Annahme einer vegetativen Fernwirkung und wird in dieser Auffassung dadurch bestärkt, daß auch bei andersartigen Einwirkungen auf die Nervenknoten, z.B. durch leukämische Geschwülste, ein solcher Ausschlag auftreten kann (= *symptomatischer Zoster*).

Behandlung: Die Bläschen werden mit desinfizierendem Puder behandelt. Bettruhe, antirheumatische und schmerzstillende Medikamente. Bei schwersten Schmerzen evtl. Röntgenbestrahlung der Ganglien.

II. Psychiatrie
(= seelenärztliche Tätigkeit; von Psyche = Seele und Iatros = Arzt)

A. Körperlich begründbare Geistesstörungen

B. Körperlich nicht begründbare Psychosen

Die Psychiatrie befaßt sich mit Krankheiten, bei denen seelisch-geistige Störungen im Vordergrund stehen.

Seele und Geist können selbst nicht erkranken, nur der Körper, z. B. das Gehirn. Wäre der Körper ein Klavier, die Seele der Pianist, so verstimmte die Krankheit das Klavier, nicht den Künstler.

Oft gelingt es nicht, die zugrunde liegende körperliche Krankheit nachzuweisen. Darum unterscheidet man zwei Gruppen:

A. körperlich begründbare Geistesstörungen (= exogene Psychosen),

B. körperlich nicht begründbare Geistesstörungen (= endogene Psychosen).

Diese müssen aus verschiedenen Gründen getrennt dargestellt werden.

A. Körperlich begründbare Geistesstörungen

1. Allgemeines *2. Psychische Störungen bei Vergiftungen*

1. Allgemeines

Ursache: Jede Krankheit des Gehirns und manche des übrigen Körpers kann eine Psychose auslösen (= symptomatische Psychose), besonders Vergiftungen mit Kohlenoxydgas, Schwefelammonium, Alkohol, Morphin, Coffein, pathologischen Stoffwechselprodukten, aber auch Tumoren, Traumen, Zirkulationsstörungen und Bakteriengifte bei Infektionskrankheiten.

Symptome: Unabhängig von der auslösenden Ursache ist das psychische Bild einförmig, wenn auch verschieden schattiert. Man nennt es „organisches Psychosyndrom"

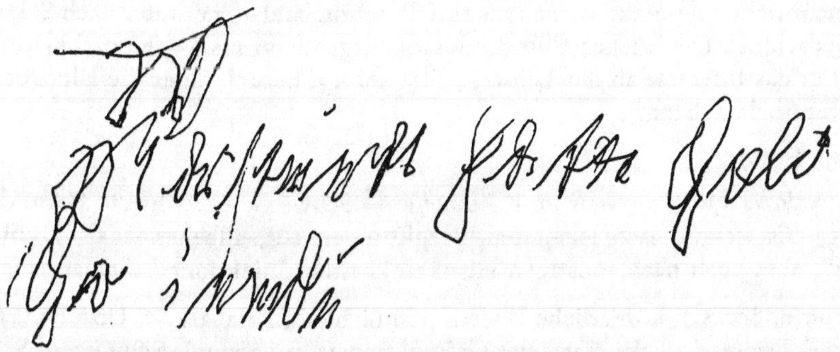

Abb. 37. Schriftprobe bei Fieberdelir, 42 j. Frau (Text: Morgenstunde hat Gold im Munde)

oder „organische Reaktionsform", weil die Seele auf eine körperliche (organische) Ursache reagiert. Hauptkennzeichen ist, daß *Bewußtsein* und *Verstand* gestört sind. Hinzu tritt Unruhe (= *Delirium*) (s. Abb. 37), läppische Heiterkeit (= Euphorie) oder traurige Verstimmtheit (= Depression), mitunter auch Stimmungsschwankungen (= Affektlabilität), seltener Trugwahrnehmungen (= Halluzinationen). Bewußtsein und Verstand sind um so stärker gestört, je schneller (akuter) die Krankheit voranschreitet. Es gibt drei Grade der Bewußtseinsstörung: Somnolenz (= Schläfrigkeit), Sopor (= mittelgradige Bewußtseinstrübung) und Koma (= tiefste Bewußtseinstrübung).

Somnolenz: Der Kranke ist schläfrig, kann Zeit, Ort und Namen oft nicht nennen und nur einfache Fragen sinngemäß beantworten.

Sopor: Er reagiert auf Nadelstiche nur mit ungerichteten Abwehrbewegungen, auf Fragen jedoch nicht mehr sinngemäß.

Koma: Nur noch der Kornealreflex (s. o.) ist positiv.

Delirium (= motorische Unruhe): Ist der Kranke somnolent und dabei unruhig, zittrig, ständig in Bewegung, so ist er „delirant". Oft halluziniert er dabei, sieht kleine, huschende Gegenstände, Szenen wie im Kino und ist ängstlich.

Je länger sich die Krankheit hinzieht, desto mehr leidet der Verstand, während die Bewußtseinstrübung abklingt.

Voraussetzung für die Verstandestätigkeit ist, daß man gut merken und ungestört erinnern kann, sonst wird der Gedankengang unzusammenhängend, umständlich und langsam. Merk- und Erinnerungsfähigkeit sind aber bei organischen Psychosen zuerst gestört. In den Endzuständen (= Demenz: erworbener Schwachsinn) sind die Kranken stumpf und leer; nichts interessiert sie mehr, abgesehen von den einfachsten Bedürfnissen. Die Bewußtseinstrübung tritt ganz zurück oder äußert sich nur noch in nächtlichen Verwirrtheitszuständen.

Verlauf: Ist die körperliche Krankheit geheilt, so klingt auch die organische Psychose ab. Nur wenn das Gehirn geschädigt wurde, bleibt ein Rest, entweder als reine Demenz oder in Art des amnestischen Syndroms, in leichten Fällen als neurasthenisches Syndrom.

Amnestisches Syndrom (a-mnesie = das Nicht-erinnern-können): Hierbei kann Neues nicht mehr richtig gemerkt werden; es entfällt schon bald — mitunter nach Sekunden — dem Gedächtnis. Die Lücken füllt der Kranke irgendwie aus (= Konfabulation). Bald verliert er das Interesse an der Umwelt, sitzt stumpf herum, da er die Eindrücke nicht mehr verarbeiten kann.

Demenz: (s. o.).

Neurasthenisches Syndrom (Neuron + Asthenie = Schwäche): Leichteste Form der Hirnstörung, tritt schon nach leichteren Vergiftungen auf, allbekannt als alkoholischer „Kater", aber auch nach sonstigen Hirnkrankheiten, Infektionen, Schlafmangel.

Symptome: Seelisch-körperliche Überempfindlichkeit, Reizbarkeit, Unruhe, Leistungsschwäche, Depression, dabei vegetative Funktionsstörungen mit Schwitzen, Schwindel, lebhafter Hautschrift, Pulsunregelmäßigkeit, Herzklopfen.

2. Psychische Störungen bei Vergiftungen

a) Alkohol *b) Morphin und Morphinismus* *c) Chronischer Schlafmittelmißbrauch*

Diese Gifte werden wegen ihrer sozialen Bedeutung gesondert besprochen.

a) Alkohol

Der **akute Alkoholrausch** ist mit seiner Bewußtseinstrübung, anfänglichen Beschwingtheit und nachfolgenden Lähmung wohl jedem bekannt, ebenso der „Kater" danach. Die Wirkungen sind nach Stunden oder Tagen wieder abgeklungen. Dem **chronischen Alkoholmißbrauch** — besonders mit Schnaps — folgen jedoch bald psychische und körperliche Dauerveränderungen.

Ursachen: Nicht jeder wird Alkoholiker, sondern vorwiegend seelisch unausgeglichene, haltlose Menschen. Sie setzen der Gefahr, sich und ihre Angehörigen zugrunde zu richten, keine sittlichen oder willensmäßigen Widerstände entgegen.

Symptome: Der chronische Alkoholiker ist dement; er denkt oberflächlich, kann sich schwer besinnen, verwechselt Erinnerungen und ist in seinem Urteil unsicher. Auch moralisch stumpft er ab und erweist sich außerhalb des Rausches als jähzornig und gewalttätig. Bald versagt auch die Leberfunktion (Leberzirrhose!), und auch das periphere Nervensystem erkrankt in Art einer Polyneuritis. Lähmungen, Gangunsicherheit, Empfindungen und Reflexverlust sind die Folge.

Verlauf: Nicht selten erkrankt der chronische Trinker an **Delirium tremens** (= Zitterdelir).

Ursache: Leberstörungen und Veränderungen im Mittelhirn treffen mit einer zusätzlichen Belastung zusammen (Lungenentzündung, Beinbruch usw.). Die erzwungene Abstinenz allein macht noch kein Delir.

Symptome: Zunächst ist der Kranke schreckhaft und unruhig, dann zittern ihm Hände und Glieder, und seine Bewegungen werden grob unsicher. Der Kranke erscheint wie im Traum, hantiert mit nicht vorhandenen Gegenständen, wähnt sich im Wirtshaus oder auf der Arbeitsstelle, spricht mit seinen Saufkumpanen, lacht, nickt und lauscht den Takten einer halluzinierten Marschmusik, sieht auch „weiße Mäuse". Oft verläßt er Bett und Zimmer (s. Abb. 38 u. 39). Der Kreislauf ist überlastet, die Leber in ihrer Funktion gestört, die peripheren Nerven werden geschädigt.

Verlauf: Versagt nicht der Kreislauf, so ist das Delir nach einigen Tagen — längstens nach 10 Tagen — abgeklungen. Es wiederholt sich, wenn der Kranke weitertrinkt.

Behandlung des Delirs: Ruhigstellung mit Distraneurin, „lytischer Lösung" (Megaphen-Atosil-Dolantin) und Kreislaufbehandlung.

Besonderer Verlauf: Mitunter geht das Delir über in ein amnestisches Psychosyndrom, auch Alkohol-Korsakow genannt, das mit seinen schweren Gedächtnisstörungen schon beschrieben wurde.

Behandlung des chronischen Alkoholismus: Aus eigener Kraft befreit sich der Alkoholiker nur selten von seinem Laster. Er muß deshalb für wenigstens ein halbes Jahr in einer geschlossenen psychiatrischen Anstalt isoliert werden. Mittel wie Antabus und Exhorran legen den Trinker in eine „medikamentöse

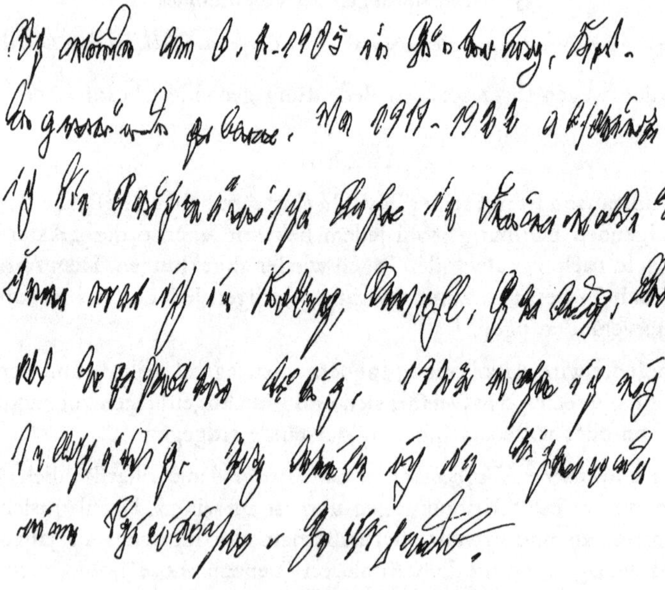

Abb. 38. Schrift bei Alkoholdelir, 53 j. Mann

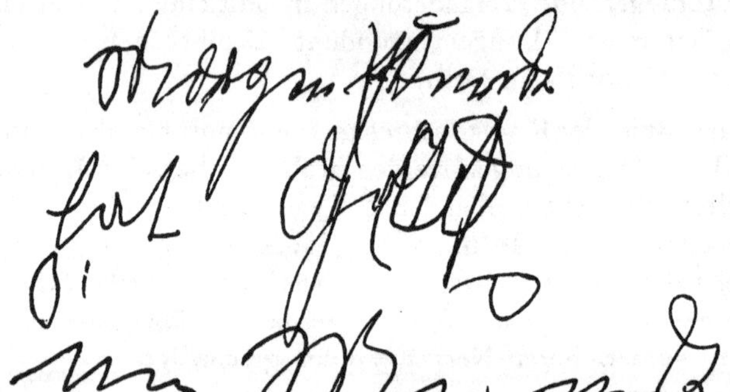

Abb. 39. Alkoholdelir, abklingende Phase, 48 j. Frau

Zwangsjacke". Trinkt er nach der Einnahme, so tritt Angst, auch schwere Kreislaufstörung auf, di ihm den Genuß verleiden. Jedoch ist die Isolierung oft nicht zu umgehen. Seelische Führung ist in jedem Fall unerläßlich, evtl. in Form einer Hypnosebehandlung.

Trinker, die sich und ihre Familie gefährden, können auf Antrag der nächsten Angehörigen entmündigt und dann auch gegen ihren Willen in eine geschlossene Anstalt eingewiesen werden.

b) Morphin und Morphinismus

Ursache: Auch der Morphinist ist schon vor der Sucht charakterlich auffällig, meistens ehrgeizig und geltungsbedürftig, dabei leistungsschwach und kontaktgestört, nicht wie der Alkoholiker gesellig und dem Müßiggang mehr zugeneigt als regelmäßiger Arbeit.

Symptome: Der Morphinist hat sich an das Gift gewöhnt und verwendet Mengen, die oft weit über der Durchschnittsdosis von 0,01 bis 0,02 liegen. Hierdurch wird er ruhig, ausgeglichen, weniger gehemmt im Umgang mit anderen und — vor allem — arbeitsfähig ohne zu ermüden. Die Güte des Geleisteten ist dabei oft gering.

Schon äußerlich erkennt man den Morphinisten an seiner *grauen*, *trockenen Haut*, allgemeiner *Abmagerung* und sehr *engen Pupillen*, bei der weiteren Untersuchung an Funktionsstörungen aller Organe.

Klingt die Giftwirkung ab, so stellen sich Entziehungserscheinungen ein.

Entziehungserscheinungen

Sehr schnell ist der Süchtige körperlich-seelisch dem Gift verfallen. Klingt die Wirkung ab, so wird er *launisch* und *reizbar* und so *unruhig*, daß er rasch zur rettenden Spritze greift, um sich von dieser Qual zu befreien. Diese wirkt jedoch immer weniger, so daß er sich immer höhere Dosen zumuten muß. Schließlich prägen sich die seelischen Veränderungen immer offenkundiger aus; bald verliert der Morphinist allen Halt und ist zu jedem Verbrechen bereit, das ihm das Gift verschafft. Deshalb kommt er zwangsläufig mit dem Gesetz in Konflikt und gleitet auch sozial immer weiter ab, bis oft nur noch der Selbstmord bleibt.

Andere versuchen eine *Entziehungskur*, ums sich des Morphins zu entwöhnen, aber auch hier ist der Erfolg zweifelhaft.

Therapie: In jedem Fall soll die Behandlung in einer geschlossenen Anstalt erfolgen. Im allgemeinen muß der Süchtige in die Behandlung einwilligen, doch unterscheiden sich die Bestimmungen in den Bundesländern.

Jeder Morphinist versucht, das Gift einzuschmuggeln, deshalb werden zunächst seine Sachen durchsucht. Dann entzieht man ihm das Morphium entweder sofort oder nach einem genauen Plan in wenigen Tagen. Diese Zeit ist für den Süchtigen recht qualvoll.

Entziehungserscheinungen treten auf. Der Organismus muß sich mit allen seinen Funktionen umstellen: hatte ihn das Gift bisher ständig beruhigt, so läßt ihn jetzt zermürbende Unruhe nicht schlafen, macht ihn reizbar und agressiv. Zudem quälen ihn Magenschmerzen; Durchfälle und Kreislaufstörungen können mitunter eine recht gefährliche Lage schaffen. Eine einzige Injektion Morphin beseitigt alle Erscheinungen, doch darf man aus psychologischen Gründen dieses Mittel nur im äußersten Notfall verwenden, da es den Erfolg der ganzen Kur gefährdet. — Mit Beruhigungsmitteln der Megaphenreihe, Schlaf- und Kreislaufmitteln kann man die Entziehungserscheinungen in einigen Tagen oder einer Woche überwinden.

Verlauf: Viele, ja die meisten Süchtigen (60%) werden rückfällig, wenn sie nach der Entlassung vor ihren sozialen Schwierigkeiten stehen. Sie können einen verantwortlichen Beruf nicht mehr ausüben; sind sie Angehörige des Heilberufs, muß ihnen die Genehmigung zur Arbeit entzogen werden.

c) Chronischer Schlafmittelmißbrauch

Ursache: Es sind lebensschwache, depressiv-ängstliche Menschen, die schlecht schlafen und deshalb zu Schlafmittel greifen. Ohne sie geht es dann nicht mehr; die Mittel wirken immer weniger, so daß sie größere Dosen nehmen müssen und am nächsten Morgen benommen sind. Um sich leistungsfähig zu machen, nehmen sie dann Pervitin oder putschen sich mit Kaffee auf, können deshalb nachts wieder nicht schlafen, nehmen mehr Schlafmittel usw.

Schließlich hat der Kranke in einem verhängnisvollen Zirkel seine Arbeitsfähigkeit völlig untergraben und begeht nicht selten mit einer Überdosis Selbstmord.

Symptome: Der Schlafmittelsüchtige spricht lallend und verwaschen, ist schwerbesinnlich, denkt langsam und kann nur torkelnd gehen. Oft stürzt er und hat Blutergüsse an Armen und Beinen.

Bei der körperlichen Untersuchung findet man weiter Abschwächung oder Fehlen der Reflexe, Augenzittern und nicht selten Leberschäden. Die Menschen fühlen sich oft gar nicht krank, sie lieben den leichten Rausch, das Gefühl, der Wirklichkeit mit ihren Sorgen entrückt zu sein. Besonders beim Phanodorm ist diese euphorisierende (= frohmachende) Wirkung ausgeprägt.

Behandlung: Weil es sich um abnorme Menschen handelt, genügt es nicht, ihnen das Suchtmittel einfach wegzunehmen; sie müssen angehalten werden, ihre Lebensschwierigkeiten zu bewältigen. Oft genügt Versetzung in eine andere Umgebung, der sie gewachsen sind und die keine neue Versuchung an sie heranträgt. Mitunter sollte auch seelische Behandlung versucht werden.

B. Körperlich nicht begründbare Psychosen

1. Schizophrenie 2. Manisch-depressive Psychose

Trotz eifrigen Bemühens haben sich bei einer Gruppe geistiger Störungen körperliche Ursachen nicht entdecken lassen. Deshalb bezeichnet man sie als „endogen", d. h. (irgendwie) aus dem „Inneren" entstanden, im Gegensatz zu den „exogenen", d. h. von bekannten äußeren Ursachen bewirkten Psyhosen.

Drei Formenkreise faßt man in der Gruppe der *körperlich nicht begründbaren Psychosen* zusammen:

a) Schizophrenie („paranoid-halluzinatorische Psychose"),
b) zyklische oder manisch-depressive Psychose,
c) genuine Epilepsie.

Die Epilepsie wurde bereits im neurologischen Teil ausführlich dargestellt.

1. Schizophrenie

Das Wort bedeutet „Seelenspaltung" und beschreibt ein Hauptsymptom der Krankheit. In seinem Denken und Wollen ist der Kranke zerrissen; er erscheint zudem in eine Erlebnissphäre entrückt, die dem Gesunden fremd und uneinfühlbar ist („Verrücktheit“). Die Krankheit ist häufig: In der Bundesrepublik gibt es etwa 400000 bis 500000 Schizophrene, von denen nur ein kleiner Teil in Heilstätten lebt.

Ursachen: Die Krankheit vererbt sich rezessiv mit zwei Anlagen, d. h. es müssen zwei Anlagen zusammentreffen, damit die Krankheit ausbrechen kann. Deshalb dürfen Angehörige schizophrener Sippen nicht untereinander heiraten, selbst wenn sie gesund erscheinen.

Eine körperliche Ursache wurde nie gefunden, wenn auch gewisse Besonderheiten im Eiweißstoffwechsel auffallen. Auch neuere Forschungen über die Rolle des LSD (Lysergsäureverbindung) haben nicht zu dem erhofften Ziel geführt. Bekannt ist, daß Frauen häufiger als Männer erkranken.

Krankheitsbild: Die ersten Erscheinungen treten etwa zwischen dem 16. und 30. Lebensjahr auf. Schon vor dem Ausbruch der Krankheit sind Schizophrene scheu, in sich gekehrt und empfindlich. Nicht selten beginnt die Störung mit Angst, Erregung, Schwindel, Kopfdruck und dem Gefühl, verrückt zu werden; die Umwelt erscheint unheimlich, verändert, drohend. Bald geht die gemüthafte Bindung an Eltern und Geschwister verloren und die Umwelt gewinnt wahnhafte Bedeutung. Hinzu gesellen sich Versündigungs- und Verfolgungsideen, verbunden mit schweren Depressionen, die nicht selten zum Selbstmord führen.

Schließlich fügt sich alles zusammen zum Vollbild der Schizophrenie mit Denkstörungen, Sinnestäuschungen und Störung des Wollens und Handelns.

Denkstörungen

Während beim Gesunden das Denken ein in sich geschlossener, einheitlicher Vorgang ist, zerfällt es beim Schizophrenen, ohne daß dessen Bewußtsein traumhaft verändert wäre. Oft hat er das Gefühl, eine fremde Macht risse oder schnitte ihm die Gedanken ab und gäbe ihm dabei neue, fremde ein (= Gedankenabreißen, Gedankenentzug). Er spricht, unterbricht sich mitten im Satz oder im Wort, fügt Unzusammenhängendes aneinander, so daß schließlich unverständliches Kauderwelsch zustande kommt. Auch Begriffe zerfallen auf die Weise (= Zerfahrenheit). Der Kranke empfindet diese Störung als persönlichkeitsfremd und reagiert zunächst mit Ratlosigkeit, macht sich jedoch schließlich eigene Erklärungen: er würde mit Strahlen beschossen, fernhypnotisiert, mit Radio gedanklich beeinflußt usw. Dieser „Erklärungswahn“ unterscheidet sich vom „primären Wahn“, der gar nicht mehr einfühlbar ist. Plötzlich weiß der Kranke mit unerschütterlicher Gewißheit, morgen ginge die Welt unter, er sei gekommen, um die Welt zu erlösen, sei Herr der Welt, würde umgebracht usw. Das schizophrene Denken ist von außen nur wenig beeinflußbar (= steif), ähnlich wie die Gemütsbewegungen.

Sinnestäuschungen

Oft vermeint der Kranke „Stimmen“ zu hören, die auf ihn einreden, ihn beschimpfen, seine Handlungen kommentieren oder über belanglose Dinge sprechen. Es stört ihn nicht, daß sie aus der Wand, dem Schrank oder sogar aus dem eigenen Körper zu kommen scheinen. Seltener hat er auch Gesichtshalluzinationen, „sieht“ huschende Schatten oder Gestalten. Mitunter quälen ihn eigenartige Empfindungen, die wie Strom den Körper durchfließen (= Sensationen), oder er vermeint zu fliegen, zu schweben oder zu schwanken.

Gemütsstörungen

Je länger die Krankheit dauert, desto mehr geht die Verbindung mit der Umwelt verloren; sie bedeutet dem Schizophrenen nichts mehr. Seine Stimmungen sind ebenso unbeeinflußbar (= steif) wie die Gedanken. Sie beeindrucken aber auch den Gesunden nicht: die schizophrene Lustigkeit erscheint ihm flach, albern, gewollt, die Freude theatralisch, die Trauer ohne Tiefgang, so daß er daran nicht teilhaben kann. Gerade aus der fehlenden affektinen Resonanz ergibt sich dem Erfahrenen ein sicheres Gefühl für Schizophrenie.

Störungen des Handelns

In nicht nachzuempfindender Art fühlt sich der Kranke gezwungen, Handlungen auszuführen, die er nicht will; oder seine Handlungen werden gebremst, so daß er plötzlich steif stehen bleiben muß. Auch wackelt er zuweilen unermüdlich mit dem Kopf, mit den Händen, grimmassiert, spitzt unentwegt die Lippen, ohne etwas dabei zu erleben oder zu denken. Im „Stupor" verharrt der Kranke lange Zeit unbeweglich, ist stumm und ohne Willensäußerung. Dabei nimmt er mitunter Haltungen ein, die ein Gesunder unmöglich längere Zeit nachahmen könnte. Im „Negativismus" wird zwanghaft das Gegenteil des Verlangten ausgeführt, in der „Befehlsautomatie" willenlos alles kopiert und eine Haltung des Armes z.B. solange beibehalten, bis sie passiv geändert wird („wächserne Biegsamkeit").

Verlauf: Fast alle Formen der Schizophrenie münden in den „schizophrenen Defekt" aus. Die Kranken sind interesselos, in sich zurückgezogen und unproduktiv. Sie beschäftigen sich auch nur noch wenig mit ihren Halluzinationen und wirken wie „ausgebrannt". Ein großer Teil der Heilanstalten ist mit solchen „Defektschizophrenen" belegt.

Besondere Verlaufsformen

Katatonie (Spannungsirresein)

Bei dieser besonderen Form überfällt die Krankheit junge Menschen zwischen 18 und 28 Jahren ganz plötzlich mit Sinnestäuschungen, Gedankenentzug, Wahnideen und den schon geschilderten Symptomen. Die Kranken sind regelmäßig schwer erregt und angriffslustig und müssen isoliert werden, damit für sie und die Umgebung Schaden vermieden wird. Auch im Einzelraum toben und schreien sie weiter, wenn es nicht gelingt, den Erregungszustand mit einer Reihe von Elektroschocks und Beruhigungsmedikamenten zu dämpfen. Oft sterben die Kranken an Kreislaufversagen. — So schnell wie er kam, klingt der Krankheitsschub oft wieder ab, doch bleibt ein Rest von Persönlichkeitsänderung bestehen: der Mensch ist stiller, absonderlich und verschroben. Weitere „Schübe" folgen, hinterlassen zusätzliche Defekte, und schließlich ist der Kranke für die Gemeinschaft nicht mehr tragbar — er wird zum Dauerinsassen der Anstalt.

Hebephrenie (= Jugendirresein)

Diese Form ist seltener, beginnt auch schon einige Jahre früher als die Katatonie. Oft kann man die ersten Krankheitszeichen nicht von Pubertätskrisen abgrenzen, wenn ein Jüngling plötzlich überheblich, albern, schnippisch erscheint und sich von der Umwelt verträumt philosophierend abschließt? Hereinbrechende Sinnestäuschungen, Wahnideen, ein Selbstmordversuch, Gedankenzerfall klären dann bald das Bild. Bei der *Dementia simplex* (einfache Verblödung) fehlt oft jedes dramatische Ereignis: die Kranken werden nur stiller, leistungsschwacher, interesselos, und ihre Lebenskurve zeigt eine bezeichnende Senkung („Knick"), die sie schließlich beruflich und sozial in die Unterschicht der Bevölkerung abgleiten läßt (Landstreicher, Bettler, Kriminelle).

Paranoide Psychose (Para = daneben, nois = Sinn)

Erst im 4. Lebensjahrzehnt tritt diese Sonderform der Schizophrenie in Erscheinung. Die Kranken haben oft in ihrer Konstitution einen pyknischen Einschlag (rundliche Körperformen), während bei den anderen Formen asthenische (= hager-schlanke) Körperbautypen überwiegen. Ohne erkennbaren Grund fühlen sich die Kranken beobachtet, verfolgt, verhöhnt. Sie setzen sich bald gegen ihre vermeintlichen Feinde zur Wehr, greifen sie an oder verklagen sie. Von ihrem Wahn lassen sie sich durch nichts abbringen, eher halten sie die Richter für bestochen oder verfälschen die Wirklichkeit auf andere Weise, bis sich ihre krankhafte Vorstellung widerspruchslos (für sie) in die Situation einpaßt. Für ihre Umwelt sind diese Kranken mehr Plage als Bedrohung, denn nicht immer ist es leicht, sie als krank zu erkennen: die übrigen Symptome der Schizophrenie treten häufig zurück und die Persönlichkeit ist oft erhalten. So kann man sie oft nur schwer von gewissen Querulanten unterscheiden, die Freude an dramatischen Entwicklungen haben. Eine psychiatrische Untersuchung und Beobachtung klärt dann die Diagnose.

Behandlung: Bis in die fünfziger Jahre stand eine Reihe von Behandlungsmaßnahmen zur Verfügung, die das Leiden nur in wenigen Fällen nachhaltig bessern konnten. Mit der Schockbehandlung durch Cardiazol, Azoman, elektrischen Strom oder Insulin erzielte man meistens nur vorübergehende Beruhigung. So blieb in vielen Fällen nur lang dauernde Isolierung und der Versuch, der drohenden „schizophrenen Versandung" durch Beschäftigung in den anstaltseigenen Werkstätten und in der Landwirtschaft entgegenzuwirken. Mit der Einführung der Psychopharmaka um 1950 in die Therapie haben sich die Behandlungsmöglichkeiten entscheidend verbessert; diese Medikamente bringen nicht nur eine rasche, allgemeine Beruhigung ohne Bewußtseinstrübung, sondern wirken auch unmittelbar auf die psychotischen Störungen, indem sie die Halluzinationen und Wahnvorstellungen dämpfen oder verschwinden lassen und Angst und Spannung mindern. Unter der Wirkung der Mittel können die Kranken jetzt früher entlassen werden und oft ihren Beruf wieder aufnehmen, ohne daß sie auffällig werden. Die Behandlung muß allerdings über lange Zeit fortgesetzt werden.

2. Manisch-depressive Psychose (Zyklothymie)

(Manie = heitere Erregtheit; Depression = traurige Senkung der Stimmungslage.)

Ursache: Auch die manisch-depressive Psychose ist eine Erbkrankheit. Oft sind es pyknische Menschen mit Neigung zu Stoffwechselleiden (Diabetes, Fettsucht, Gicht), die hieran erkranken.

Ihr Kennzeichen ist die Manie oder die Depression; beide treten im Wechsel oder phasenhaft einzeln auf.

Depression

Symptome: Ohne erkennbare Ursache befällt den Kranken eine tiefe Traurigkeit. Er fühlt sich schlecht, verkommen, ohne Hoffnung, sein Leben ist verpfuscht, der Verstand schwindet, und er fürchtet, verrückt zu werden. Alles geht langsam: ihm fällt nichts ein, der Kopf ist leer, er kann nicht arbeiten. Alte Verfehlungen fallen ihm ein, werden riesengroß in seiner Vorstellung, und schließlich will er sich das Leben nehmen, um sich und seinen Angehörigen die Last seines überflüssigen Daseins zu nehmen. Auch körperlich geht alles langsamer; der Darm stockt, der Appetit liegt darnieder, das Körpergewicht sinkt, die Haut ist trocken und faltig. Bei Frauen setzt die Regel aus. Der Schlaf ist schlecht; der Kranke träumt nicht. Im ganzen wirkt er in der Tiefe der Depression wie erstarrt.

Manie

Die Manie verhält sich zur Depression spiegelbildlich. Der Maniker scheint das große Los gezogen zu haben. Heiter und betriebsam lebt er in einer Welt voller Freude. Seine Heiterkeit ist lärmend und ansteckend; er hat tausend tolle Streiche im Kopf, immer neue Gedanken, die sich überschlagen (= Ideenflucht), ist immer in Bewegung und unermüdlich in seinem Betätigungsdrang. Die Maniker werden ihrer Umgebung bald lästig, zumal sie auch streitsüchtig sind und leicht zuschlagen. Deshalb müssen sie bald isoliert werden, auch um sie vor leichtsinnigen Unternehmen (Heirat, Prozesse, Schenkungen usw.) zu bewahren.

Verlauf: Krankheitsphasen dieser Art treten erstmalig im 3. Lebensjahrzehnt, selten früher, auf, entweder mit einer manischen oder depressiven Gemütsverstimmung. Zwar dauern diese Zustände bei jungen Menschen nur etwa ein halbes Jahr, doch kehren sie immer wieder, einander abwechselnd oder nur als Manie oder Depression. Im höheren Alter nimmt die Länge der Phasen zu, so daß die Prognose im ganzen nicht günstig ist. Zwischen den Phasen sind die Kranken unauffällig; geistige Störungen gehören nicht zum Bild; es handelt sich also um eine Gemütskrankheit. Auch eine Verblödung, wie bei der Schizophrenie, tritt nicht ein.

Behandlung: Mit einer Anzahl neuerer Medikamente, die auf den Fermentstoffwechsel und die Funktion der Stammganglien einwirken, ist die Behandlung der Depressionen aussichtsreich geworden. Daneben wird es in den meisten Fällen nötig sein, die Kranken zu isolieren, da oft Selbstmordgefahr besteht. Zudem empfinden sie in ihrer alten Umgebung ihr eigenes Versagen quälender als in der Anstalt. Auch manische Kranke können selten ambulant behandelt werden. Im Krankenhaus helfen ihnen Beruhigungsmittel und Beschäftigungstherapie.

Erkrankungen des Auges

C. Dietrich

Einleitung: Sinnesorgane

Sinnesorgane vermitteln uns eine Vorstellung darüber, was um uns geschieht. Zu jedem Sinnesorgan gehört der Nervenendapparat, der durch einen äußeren Reiz erregt wird; der Sinnesnerv leitet sodann die Erregung weiter zum Sinneszentrum im Gehirn, wo sie in Bewußtsein umgewandelt wird.

Die Sinnesempfindungen werden durch „adäquate" (adäquat = angemessen) Reize ausgelöst. Adäquat sind jene Reize, für deren Aufnahme das Sinnesorgan besonders gebaut ist: Schallwellen für das Gehör, Lichtwellen für das Auge. Alle übrigen Reize, die nervöse Endapparate erregen können, heißen „inadäquate" Reize. Sie lösen aber stets nur „spezifische Sinnesempfindungen" aus: durch Schlag oder elektrischen Strom kann der Sehnerv gereizt werden; es wird in jedem Fall eine Lichtempfindung hervorgerufen. Man spricht von den „fünf Sinnen": Gesichtssinn, Geruchssinn, Gehörsinn, Geschmackssinn und Gefühlssinn.

Sinnesorgan	Sinnesempfindung	
Gesichtssinn	Farbe Form Helligkeit Entfernung	Licht
Gehörsinn	Tonhöhe Tonstärke Tonlage	Schall
Geruchssinn	verschiedene Geruchsempfindungen	Geruch
Geschmackssinn	sauer süß salzig bitter	Geschmack
Gefühlssinn (Hautsinn)	Kälte Wärme Schmerz Berührung und Druck	Gefühl

Der Gesichtssinn

(Auge — Sehnerv — Sehzentrum)

A. Anatomie *B. Physiologie* *C. Erkrankungen*

A. Anatomie

Die Augäpfel ruhen in den knöchernen Augenhöhlen. Die Augenlider (einz.: Palpebra) mit ihrem Haarkranz, den Wimpern (Zilia), schützen das Auge vor Fremdkörpern und sorgen für eine gleichmäßige Verteilung der Tränenflüssigkeit auf der Bindehaut (Konjunktiva). Die Tränen werden von den Tränendrüsen geliefert, die an den oberen äußeren Augenhöhlenrändern gelegen sind. An der Innenseite der Augenhöhlen liegen die Tränensäcke, in die die Tränen durch zwei kleine Röhrchen gelangen und die dann durch den Tränen-Nasenkanal zur Nase abfließen. Die Bewegung des Augapfels ge-

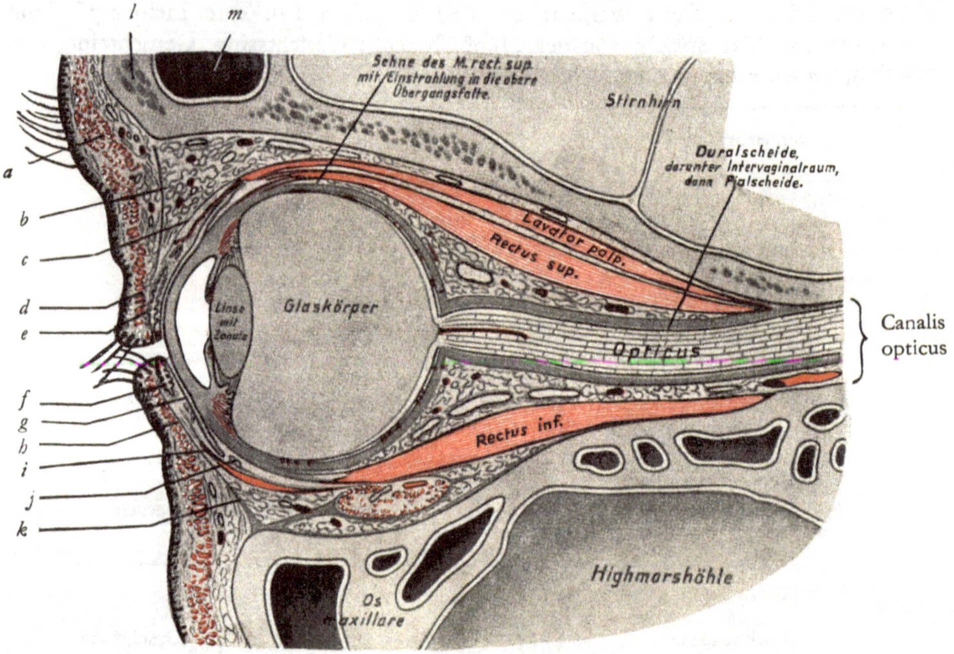

Abb. 40. Senkrechter Schnitt durch die Orbita (nach *Sattler*)

a M. corrugator
b Septum orbitale
c Sehne des Levator, darunter der glatte *Müller*sche Heber
d M. orbicularis
e Oberer Tarsus mit *Meibom*scher Drüse, oberhalb *Krause*sche Drüse
f Unterer Tarsus
g Bindehautsack
h M. orbicularis
i Übergangsfalte der Bindehaut
j Akzessorische Tränendrüsen
k Fascia tarso orbitalis
l Os frontale
m Sinus frontalis

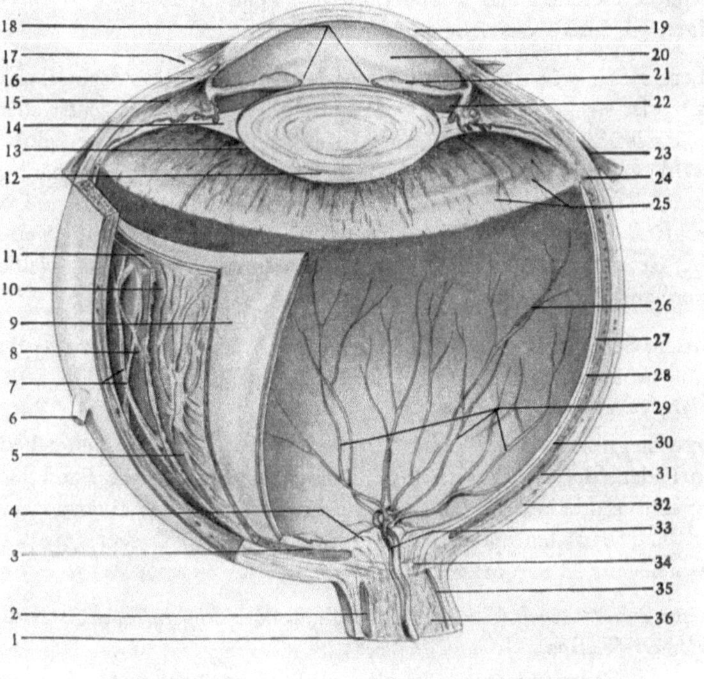

Abb. 41. Horizontalschnitt durch das Auge — untere Hälfte [1])

1 Dura-Scheide
2 Pia-Scheide
3 Macula lutea
4 Papilla fasciculi optici
5 Lamina vasculosa chorioidea
6 V. vorticosae
7 Nn. ciliares
8 Stratum perichorioideum Aa. ciliares
9 Retina
10 Choriocapilaris
11 Chorioidea
12 Lens crystallina
13 Capsula lentis
14 Apparatus suspensorius lentis (Zonula Fasern)
15 M. ciliaris
16 Sinus venosus sclerae (*Schlemm*)
17 Conjunctiva
18 Pupille
19 Cornea
20 Camera oculi ant.
21 Iris
22 Camera oculi post.
23 M. rectus bulbi nasalis
24 Ora serrata
25 Processus ciliaris
26 Corpus vitreum
27 Retina
28 Pigmentepithel
29 Aa. et Vv. retinae
30 Chorioides
31 Sclera
32 Sclera, äußere Schicht
33 A. et V. centralis retinae
34 Area cribriformis sclerae
35 Arachnoides-Scheide
36 Markhaltige Nervenfasern

schieht durch 6 Augenmuskeln, durch 4 „gerade" (Mm. recti) und durch 2 „schräge" (Mm. obliqui). Ein Teil des „Schielens" ist durch eine Verkürzung eines dieser Muskeln bedingt. In der Tiefe der Augenhöhle ist der Augapfel durch Fettpolster und Bindegewebe geschützt.

In den voraufgegangenen Skizzen soll der Bau eines Augapfels verdeutlicht werden (Abb. 40 u. 41). Das Auge ist, entwicklungsgeschichtlich betrachtet, ein vorgestülpter Hirn-

[1]) Die Abbildungen 41 und 46 zeichnete Dr. A. Jahnke, Berlin-Lankwitz.

teil. Der Augapfel (Bulbus oculi) hat fast die Form einer Kugel. Er wird von 3 konzentrisch angeordneten Häuten gebildet, die den lichtdurchlässigen — teils kompakten, teils flüssigen — Inhalt des Augapfels umschließen.

a) Die äußere dieser 3 Schichten besteht aus festem, derbem Bindegewebe. Der vordere Teil (etwa $^1/_6$) ist stärker gewölbt und durchsichtig; er läßt die Lichtstrahlen ins Auge eintreten. Das ist die Hornhaut (Kornea). Sie führt normalerweise keine Blutgefäße, sondern wird von den Gefäßen der benachbarten Binde- und Lederhaut ernährt; ihr Stoffwechsel ist sehr träge. Sie enthält zahlreiche schmerzempfindende Nervenendigungen und ist daher äußerst schmerzempfindlich. Der größere hintere Teil der äußeren Schicht ($^5/_6$) ist derb und undurchsichtig. Man nennt sie Lederhaut, weiße oder auch harte Augenhaut (Sklera).

b) Die mittlere Schicht ist gefäß- und pigmentreich. Zu ihr gehören: Regenbogenhaut (Iris), Strahlenkörper (Corpus ciliare) und Aderhaut (Chorioidea).

Die vorn gelegene *Regenbogenhaut* besitzt in ihrer Mitte das Sehloch, die Pupille. Der *Strahlenkörper* liegt seitlich der Linse. Er besteht aus einem muskelreichen Ringwulst und zarten Fäden, die die Linse halten. Schaut das Auge in die Ferne, so sind diese Fasern gespannt und halten die Linse abgeflacht. Zieht sich der Ziliarmuskel zusammen, so werden die Haltefäden entspannt, und die Linse wird stärker gewölbt: das Auge kann nahe gelegene Dinge erkennen.

c) Die innere Schicht besitzt 2 Lamellen: die äußere *Pigmentschicht* und die innen gelegene *Netzhaut* (Retina).

Die *Retina* zerfällt in 2 scharf voneinander getrennte Teile: den hinteren lichtempfindlichen Hauptteil (Pars optica) und den vorderen lichtunempfindlichen Teil (Pars coeca). Die Netzhaut läßt in der Gegend der Augenachse einen gelblichen Flecken (macula lutea) erkennen. In diesem gelben Fleck ist eine grubenförmige Vertiefung (Fovea centralis). Das ist die Stelle des schärfsten Sehens. Nasenwärts hiervon findet sich eine runde Scheibe, die Eintrittsstelle des Sehnerven (papilla fasciculi optici). Hier sammeln sich alle Nervenfasern, die aus den Zellen der Netzhaut entspringen. *Stäbchen* und *Zapfen* sind die lichtempfindlichen Teile der Netzhaut. Stäbchen nehmen „hell“ und „dunkel“ wahr, Zapfen Farbunterschiede. Das Auge vermag am Licht 2 Qualitäten zu unterscheiden: Helligkeit (quantitative Lichtempfindung) und Farbe (qualitative Lichtempfindung). Die Zapfen (etwa 3 360000) sind farbempfindlich — die Stäbchen (75 000 000) farbenblind; aber die farbenblinden Stäbchen sind äußerst lichtempfindlich. Die Stäbchen treten besonders beim Sehen im „Dunkeln“ in Funktion (Dämmerungssehen). Jeder weiß aus Erfahrung, daß man beim Betreten eines dunklen Raumes zunächst nichts oder fast nichts erkennen kann und daß man nach einiger Zeit mehr und mehr Einzelheiten erkennen kann. Das Auge besitzt also die Fähigkeit, sich dem jeweiligen Helligkeitsgrad anzupassen; man nennt das *Adaptation.* Die Netzhaut zahlreicher Nachttiere (Fledermaus, Eule) enthält keine Zapfen, nur Stäbchen, während die Retina der Tagestiere überwiegend Zapfen besitzt. Eine bestimmte Substanz in den Stäbchen verleiht dem Auge die Fähigkeit der Anpassung: der Sehpurpur. Er bleicht im Hellen und regeneriert im Dunkeln. Ist diese Regeneration gestört, so ist der betroffene Mensch *nachtblind.* Chemisch stellt der Sehpurpur eine Eiweißverbindung des

Vitamin A dar; daher führt ein Mangel dieses Vitamins ebenfalls zur Nachtblindheit. Die farbenblinden Stäbchen sind die Träger des Dämmerungssehens; so wird es auch verständlich, daß das dunkeladaptierte Auge keine Farben sieht; es verhält sich wie ein farbenblindes Auge. Eine weitere Beobachtung, die wohl schon jeder gemacht hat, wird dadurch auch erklärt: die Stelle des schärfsten Sehens, die Macula lutea, besitzt nur Zapfen und keine Stäbchen; fixiert man nun im Dunkeln einen Gegenstand, so erscheint er weniger scharf, als wenn man an ihm vorbeisieht. Beim „Vorbeisehen" entsteht ein schärferes Bild auf dem peripheren Netzhautteil, in dem reichlich Stäbchen vorhanden sind.

Die Zapfen, Träger des Tagessehens, sind farbempfindlich. Man nimmt an, daß jeder Zapfen der Netzhaut drei farbempfindliche Elemente besitzt, die auf die 3 Grundfarben — rot, grün, blau — ansprechen. Aus diesen Grundfarben läßt sich jeder andere Farbton mischen. Rot erregt die rotempfindlichen Elemente, grün die grünempfindlichen und blau die blauempfindlichen Elemente. Werden alle drei Elemente gleichmäßig erregt, so entsteht „weiß" (farblos). So erklärt es die *Young-Helmholtz*sche Dreifarbentheorie. Beim Fehlen eines dieser Elemente spricht man von *Farbenblindheit*. Die häufigste Form ist die Rot-Grünblindheit, eine totale Farbenblindheit ist sehr selten.

Fixiert man einen Gegenstand mit beiden Augen, so erscheint er in unserem Bewußtsein einfach, obgleich 2 Netzhautbilder von ihm entstehen. Das kommt daher, daß die beiden Netzhautbilder auf „korrespondierenden", d. h. aufeinander entsprechenden Stellen abgebildet werden. Korrespondierende Netzhautpunkte liegen in beiden Augen auf der gleichen Netzhauthälfte, beide schläfenwärts oder beide nasenwärts von der Fovea centralis. Entstehen aber die Bilder eines Gegenstandes nicht auf korrespondierenden Netzhautstellen, so entstehen Doppelbilder, wie es z. B. im Rausch vorkommt. Beim Sehen mit beiden Augen sind die beiden Netzhautbilder nicht völlig gleich: das rechte Auge sieht etwas mehr von der rechten Seite, das linke etwas mehr von der linken Seite. Diese Abweichung ist jedoch so gering, daß keine Doppelbilder entstehen, wie man nach dem Vorhergesagten annehmen könnte. Sie ermöglicht uns vielmehr eine Tiefenwahrnehmung, wodurch der Eindruck des Körperlichen vermittelt wird und wodurch die Möglichkeit der Entfernungsschätzung gegeben wird. Entfernte Gegenstände werden kaum noch plastisch gesehen, weil die Abweichung der Netzhautbilder untereinander nur sehr gering ist. Feldstecher und Scherenfernrohr verbessern die Tiefenwirkung bei Fernbeobachtungen.

Das optische Bild, das von einem Gegenstand auf unserer Netzhaut entsteht, ist umgekehrt; trotzdem erscheint es uns in unserem Bewußtsein aufrecht. Man muß es so erklären, daß das optische System des Auges nur zwischen der lichtempfindlichen Netzhaut und der Umwelt vermittelt und daß das bewußte Sehen im zentralen Sehzentrum und nicht auf der Netzhaut geschieht.

Die äußeren Schichten der Netzhaut werden von der Aderhaut ernährt, die zugleich mit der Pigmenthaut störende Reflexe im Auge verhütet. Mit dem „Augenspiegel" kann der Arzt die Netzhaut überblicken; man nennt es „Spiegeln des Augenhintergrundes" (Abb. 42).

Der *Glaskörper* (Corpus vitreum) erfüllt den hinter der Linse gelegenen Hohlraum des Augapfels. Er besteht aus einer zähen, gallertartigen Masse.

Die *vordere* Augenkammer — von Hornhaut, Iris und Vorderseite der Linse begrenzt — und die *hintere* Augenkammer — zwischen Irisrückfläche und Vorderfläche des Glaskörpers — sind mit klarem Kammerwasser gefüllt, das vom Strahlenkörper produziert wird. Da die Iris der Linse nur lose aufliegt, kann das Kammerwasser ungehindert von der hinteren in die vordere Kammer fließen.

Die *Linse* ist das eiweißreichste Organ des Körpers. Sie besteht aus einem starkbrechenden Kern und einer weniger stark brechenden Schale. Sie ermöglicht die Vereinigung parallel einfallender Lichtstrahlen in der Netzhautmitte und ermöglicht durch ihre Krümmungsfähigkeit das Scharfsehen nahegelegener Gegenstände. Das ruhende, normalsichtige Auge entwirft nur von „unendlich entfernten" Gegenständen ein scharfes Bild auf der Netzhaut. Als „unendlich entfernt" gelten alle Gegenstände, die mehr als 5 m entfernt sind.

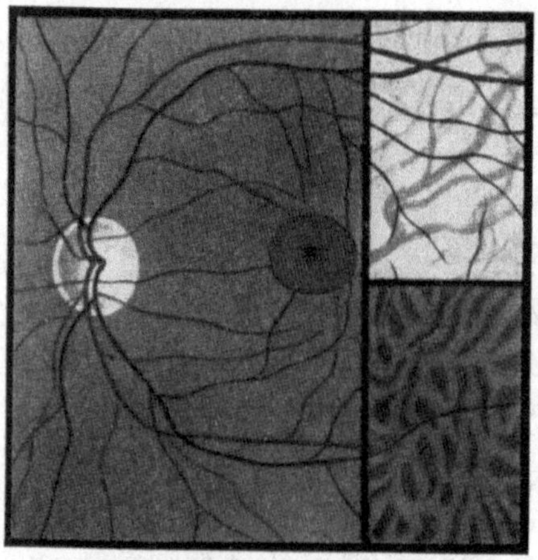

Abb. 42. Normaler Augenhintergrund *)

a) gleichmäßig pigmentiert
b) Ausschnitt aus getäfeltem Fundus
c) Ausschnitt aus albinotischem Fundus

B. Physiologie

Das Auge ist ein zusammengesetztes optisches System, das aus mehreren lichtbrechenden Medien besteht, so daß auf der Netzhaut (Retina) ein verkleinertes, umgekehrtes Bild entsteht. Der ins Auge einfallende Lichtstrahl wird mehrfach gebrochen: an der Hornhaut, im Kammerwasser, an der Linse und im Glaskörper. Solange ein Lichtstrahl im gleichen Medium bleibt, pflanzt er sich gradlinig fort. Er erfährt jedoch beim Übergang in ein anderes Medium eine Abweichung: er wird gebrochen (Abb. 43).

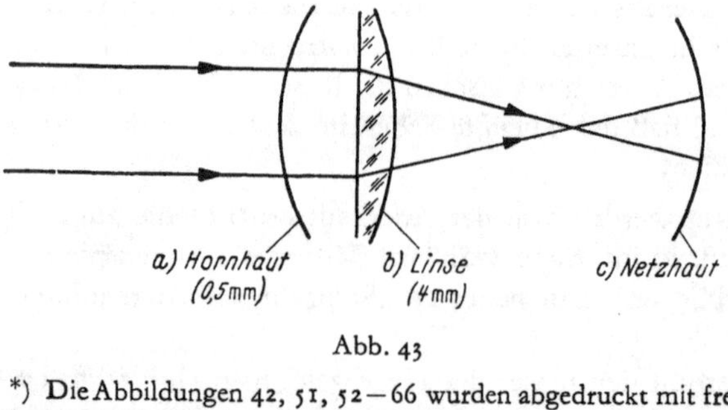

Abb. 43

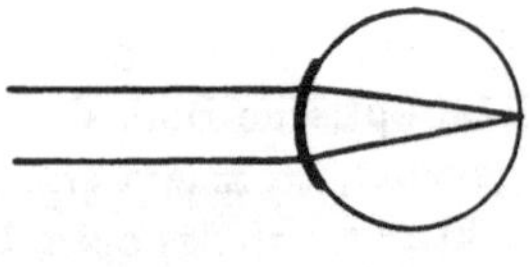

Abb. 44

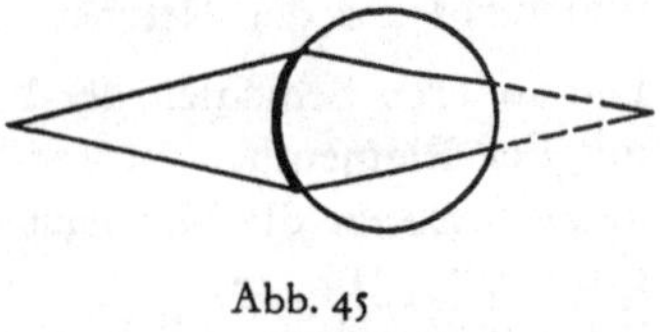

Abb. 45

*) Die Abbildungen 42, 51, 52—66 wurden abgedruckt mit freundlicher Genehmigung von Herrn Professor Dr. H. Gasteiger aus seinem im gleichen Verlag erschienenen Werk: „Augenheilkunde" (1956).

Es wurde schon gesagt, daß das normalsichtige Auge nur von „unendlich entfernten“ Gegenständen ein scharfes Bild auf der Netzhaut entwirft (Abb. 44). Rückt nun ein Gegenstand näher als 5 m an das Auge heran, so würden sich die von diesem Gegenstand ausgehenden Strahlen nach den Gesetzen der Optik erst hinter der Netzhaut zu einem scharfen Bild vereinigen (Abb. 45).

Das Bild auf der Netzhaut wäre in diesem Falle unscharf. Um aber trotzdem ein scharfes Bild von nahen Gegenständen zu erhalten, muß sich entweder die Netzhaut in ihrer Lage oder die Linse in ihrer Brechungskraft ändern. Letzteres ist beim Menschen der Fall. Man nennt diesen Vorgang „Akkommodation“. Schwindet die Elastizität der Linse, z. B. im Alter, so ist es dem Auge nicht mehr möglich, nahe Gegenstände deutlich zu sehen (Alterssichtigkeit). Der Patient braucht eine Lesebrille, die den Mangel der Linse ausgleicht. Die Brechkraft einer Linse wird in „Dioptrien“ ausgedrückt.

Beim Betrachten räumlicher Gegenstände entwerfen die beiden Augen nicht völlig gleiche Bilder auf ihrer Netzhaut; sie sind vielmehr bei dem verschiedenen Standpunkt der Augen dem Gegenstand gegenüber verschieden. Diese Tatsache läßt sich sehr leicht nachprüfen, indem man beim Betrachten eines Gegenstandes einmal das linke Auge — bei ruhender Kopfhaltung — das andere Mal das rechte zuhält. Trotz dieser Ungleichheit werden dennoch beide Bilder im Sinneszentrum (Abb. 46) zu einem Bild vereinigt. Dadurch wird der Eindruck des Körperlichen vermittelt. Als „Gesichtsfeld“ bezeichnen wir den Raum der Außenwelt, der bei ruhendem Auge zur Wahrnehmung kommt.

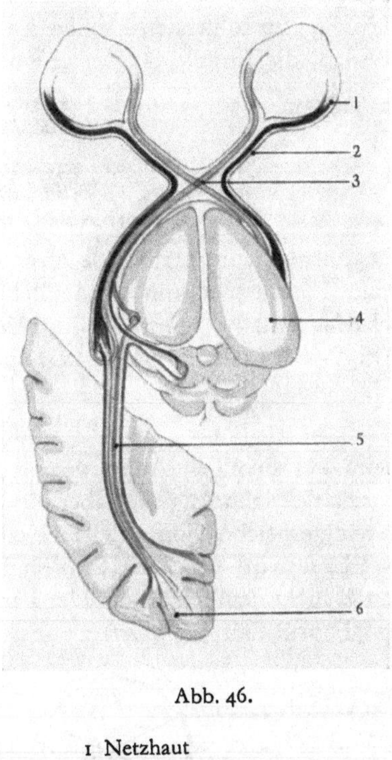

Abb. 46.

1 Netzhaut
2 Sehnerv
3 Sehnervenkreuzung
4 Sehhügel
5 Sehstrahlung
6 Sensorisches Sehzentrum

Sehnerv und Sehzentrum

Die spezifischen Nervenendorgane für den Gesichtssinn sind die in der Netzhaut gelegenen Stäbchen und Zapfen. Der Sehnerv leitet die Erregung fort zum Sehhügel, von dort zum sensorischen Sehzentrum, wo das Geschaute zum Bewußtsein kommt. Abbildung 46 verdeutlicht, daß in der Sehnervenkreuzung (Chiasma opticum) nur die nasalen, d. h. die innen gelegenen Fasern sich kreuzen, während die temporalen, d. h. die außen gelegenen Fasern ungekreuzt im Tractus opticus weiterziehen. Der Tractus enthält also Fasern aus der gleichseitigen, äußeren und aus der gegenseitigen inneren Netzhauthälfte. Bei Erkrankung des Tractus opticus einer Seite können

Gegenstände, die auf der Gegenseite gelegen sind, nicht wahrgenommen werden (gleichseitige Halbseitenblindheit = homonyme Hemianopsie). Die Fasern des Sehnerven ziehen durch den Tractus opticus weiter zu den sog. „primären Sehzentren", dem „seitlichen Kniehöcker" (Corpus geniculatum laterale) und der vorderen Vierhügelgegend. Von hier gehen einzelne Fasern zu den im Mittelhirn gelegenen Kernen des „Augenbewegenden Nerven" (III. Hirnnerv = N. oculomotorius). Die meisten Fasern ziehen jedoch in der *Gratiolet*schen Sehstrahlung durch die Großhirnhälfte zu den in den Hinterhauptlappen gelegenen optischen Wahrnehmungsfeldern (*Gratiolet*, Anatom in Paris, 1815 bis 1865).

Nachdem das Geschaute in der Sehrinde zu Sinneseindrücken verarbeitet worden ist, werden diese durch Verbindungsbahnen anderen Rindenfeldern mitgeteilt, so z. B. dem benachbarten optischen Erinnerungsfeld. Dadurch ist die Möglichkeit gegeben, Gesehenes wiederzuerkennen.

C. Erkrankungen

1. Fehlsichtigkeiten *2. Erkrankungen des Auges*

Es sollen im folgenden häufige Anomalien und Erkrankungen des Auges beschrieben werden, die für die Schwester von Bedeutung sind.

1. Fehlsichtigkeiten (Refraktionsanomalien[1])

a) Kurzsichtigkeit
b) Weitsichtigkeit
c) Alterssichtigkeit
d) Stabsichtigkeit
e) Linsenloses Auge

Das normalsichtige, ruhende Auge vereinigt parallel einfallende Strahlen auf der Netzhaut. Es entsteht von „unendlich entfernten" Gegenständen auf der Netzhaut ein scharfes Bild (= Normalsichtigkeit = Emmetropie). Der Nahpunkt liegt — je nach Alter — etwa in 12 cm Entfernung (S. 64).

a) Kurzsichtigkeit (Myopie)

Beim kurzsichtigen Auge weichen die Brechungsverhältnisse nicht wesentlich vom normalsichtigen Auge ab; aber die Längsachse ist zu groß; parallel einfallende Strahlen vereinigen sich schon *vor* der Netzhaut zu einem scharfen Bild, und das Bild auf der Netzhaut wird unscharf. Der Kurzsichtige kann entfernte Gegenstände ohne Hilfsmittel nicht deutlich sehen. Der Fernpunkt ist in die Nähe gerückt, und der Nahpunkt ist abnorm nah (Abb. 47).

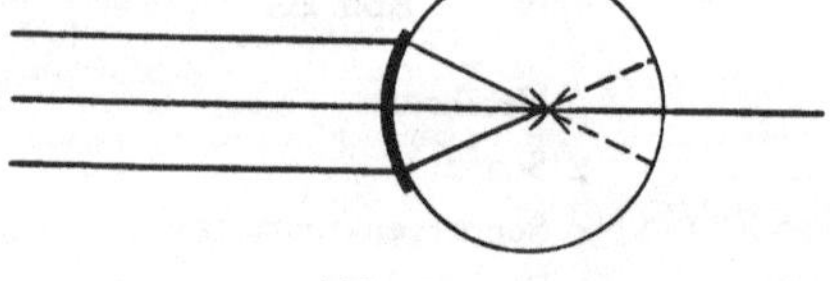

Abb. 47

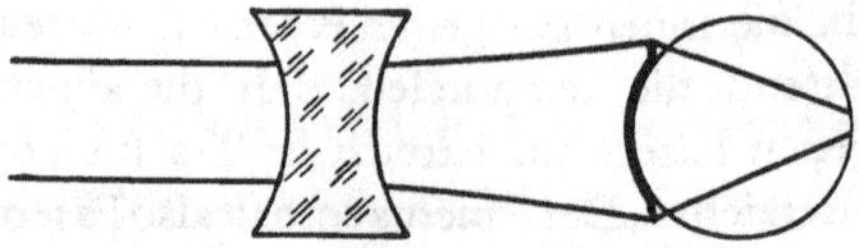

Abb. 48

[1]) Refraktion = Lichtbrechung, aus dem Lateinischen frangere = brechen.

Je kurzsichtiger das Auge ist, um so weiter von der Netzhaut entfernt liegt der Strahlenschnittpunkt und um so größer wird der Zerstreuungskreis auf der Netzhaut. Die Anlage zur Kurzsichtigkeit ist angeboren; ob diese Disposition noch durch äußere Bedingungen (Näharbeit, Schulkurzsichtigkeit) begünstigt werden kann, ist fraglich. Die fortschreitende Myopie kann zu schwerwiegenden Veränderungen des Augenhintergrundes führen (S. 76). Die Korrektur der Myopie gelingt durch ein Zerstreuungsglas; es muß eine in jedem Falle besonders zu bestimmende Stärke haben, so daß auch Gegenstände in der Ferne deutlich gesehen werden können (Abb. 48).

b) Weitsichtigkeit (Hypermetropie)

Das weitsichtige Auge hat, im Verhältnis zu seiner Brechkraft, eine zu kurze Längsachse. Parallel einfallende Strahlen kommen nicht auf, sondern *hinter* der Netzhaut zur Vereinigung (Abb. 49).

In jugendlichen Jahren, wenn die Linse noch genügend elastisch ist, kann der Patient die schwache Leistung der brechenden Medien im Verhältnis zu seiner zu kurzen

Abb. 49
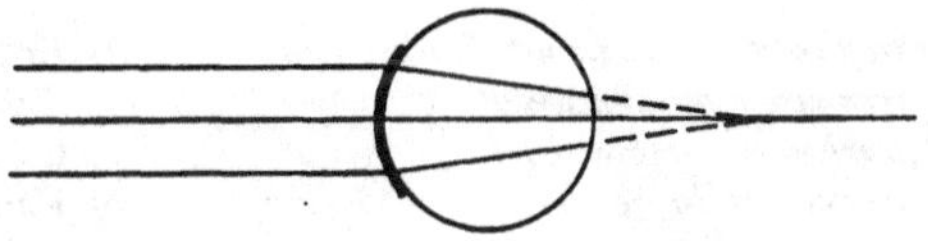

Abb. 50
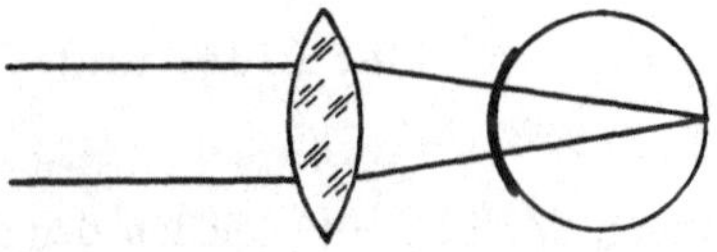

Augenachse durch eine erhöhte Akkommodation ausgleichen. Im übrigen erfolgt die Korrektur der Weitsichtigkeit durch eine Sammellinse. Die Stärke dieser Sammellinse muß auch in jedem Falle bestimmt werden. Sie soll die parallel einfallenden Strahlen schon derart sammeln, daß sie, wenn sie noch durch das Auge gebrochen werden, ein scharfes Netzhautbild ergeben (Abb. 50).

Die Ursache der Weitsichtigkeit ist noch ungeklärt; wahrscheinlich sprechen aber auch hier erbliche Einflüsse mit.

c) Alterssichtigkeit (Presbyopie)

Mit zunehmendem Alter nimmt die Akkommodationsfähigkeit des Auges ab, da die Elastizität der Linse schwindet. Entfernte Gegenstände können scharf gesehen werden. Der Nahpunkt ist in die Ferne gerückt und liegt im 60. Lebensjahr etwa 100 cm und mehr vor dem Auge. Die Korrektur erfolgt durch Sammellinsen (Altersbrillen), die die mangelnde Akkommodation ersetzen.

d) Stabsichtigkeit (Astigmatismus)

Stabsichtigheit kommt dadurch zustande, daß die brechenden Medien im Auge — insbesondere die Hornhaut — nicht gleichmäßig gekrümmt sind. Ein Punkt wird daher nicht als Punkt auf der Netzhaut abgebildet, sondern als Linie (daher Stabsichtigkeit). Ein astigmatisches Auge kann weder fern noch nah gelegene Gegenstände deutlich erkennen. Die Korrektur der Stabsichtigkeit erfolgt durch Zylindergläser, die die Eigenschaft haben, die Strahlen des einfallenden Lichtes nur in einer Ebene zu brechen.

e) Linsenloses Auge (Aphakie)

Ein aphakisches Auge ist ein Auge, das durch Verletzung oder Operation seine Linse verloren hat. Am häufigsten begegnet man ihm nach Staroperation (grauer Star = Linsentrübung, S. 80), wobei die Augenlinse entfernt wird. Die Gesamtbrechkraft ist um die Brechkraft der Linse vermindert. Akkommodation ist beim linsenlosen Auge unmöglich. Korrektur erfolgt durch Sammellinsen (Starbrillen).

2. Erkrankungen des Auges

a) Erkrankungen der Lider und Tränenorgane
b) Erkrankungen der Bindehaut
c) Erkrankungen der Hornhaut
d) Erkrankungen der Ader- und der Netzhaut
e) Erkrankungen des Sehnerven
f) Erkrankungen der Linse
g) Glaukom
h) Verletzungen des Auges
i) Schielen (Strabismus)

a) Erkrankungen der Lider und Tränenorgane

Erkrankungen der Lider

Entzündliche Erkrankungen der Lidhaut gleichen denen der Gesichtshaut; auffallend ist jedoch, daß schon harmlose Entzündungen ein ausgeprägtes Ödem hervorrufen können. Häufig beobachtete Liderkrankungen sind das *Hagelkorn* (Chalazion) und das *Gerstenkorn* (Hordeolum). Das Hagelkorn lagert als erbsgroßer Knoten im Lidknorpel und zeigt keine Entzündungszeichen. Es entsteht durch Verstopfung bestimmter Drüsen im Lidknorpel. Das Gerstenkorn wird durch eine Entzündung der Wimperndrüsen hervorgerufen und ist stets von einer schmerzhaften Anschwellung begleitet. Das Hordeolum neigt zur eitrigen Einschmelzung und entleert sich meistens nach außen. Das Chalazion hingegen muß, wenn es sich nicht spontan zurückbildet, operativ herausgeschält werden. Bei älteren Menschen beobachtet man gelegentlich ein Herabsinken des Unterlides. Ein solches *Ektropium* (Ektropium = Auswärtskehrung) entwickelt sich infolge der Schlaffheit von Haut und Muskulatur. Auch chronische Entzündungen des Lidrandes können zur Lidauswärtskehrung führen: die entzündliche Schwellung des Lidrandes verhindert den Tränenabfluß; die Tränen stauen sich hinter dem Unterlid. Im Gegensatz zum Ektropium bezeichnet man als *Entropium* die Einwärtskehrung des Lidrandes; man beobachtet es am Ober- und Unterlid als Folge narbiger Verziehungen nach abgelaufenen Entzündungen (Trachom, Diphtherie) oder nach Verbrennungen und Verätzungen. Die Hornhaut wird durch die noch immer schleifenden Wimpern angegriffen. Ektropium und Entropium lassen sich in der Regel nur operativ behandeln. *Lidgeschwülste* sind nicht selten: Angiome, Melanosarkome und Karzinome. Ihre Behandlung besteht in Röntgenbestrahlung oder Exstirpation.

Erkrankungen der Tränenorgane

Die Tränen werden in den Tränendrüsen gebildet. Mit dem Lidschlag werden sie zum inneren Lidwinkel gespült und fließen dann durch die hier gelegenen Tränenpünktchen in die Tränenkanälchen und weiter in den Tränensack, der mit dem Nasen-Tränengang (Ductus naso-lacrimalis) in die Nase mündet (Abb. 51).

Abb. 51. Lage der Tränenorgane
a orbitaler Teil der Tränendrüse
b palpebraler Teil der Tränendrüse
c von vorn eröffnete Tränenröhrchen
d Tränensack oben von vorne eröffnet
e häutiger Tränennasenkanal von Knochenteilen umgeben
f Mündung des Tränennasenganges unter der unteren Nasenmuschel (*g*)

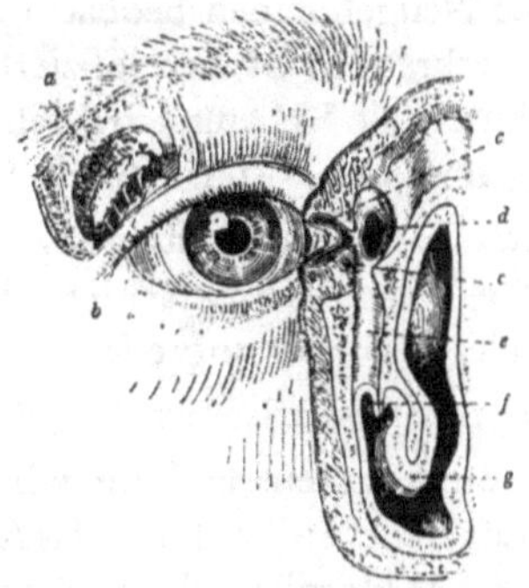

Zum *Tränenträufeln* (Epiphora) kommt es dann, wenn mehr Tränen produziert werden, als abfließen können. Es kann durch psychische (Weinen) und örtliche Reize (Zwiebelschälen, Rauch, Entzündung) oder durch ein Hindernis im Tränenabfluß ausgelöst werden. Das Tränenträufeln hört in den meisten Fällen bald nach Aufhören des Reizes auf.

Eine *Tränensackvereiterung*, meist durch Pneumokokken hervorgerufen, erkennt man daran, daß auf Druck auf den unteren inneren Lidrand aus den Tränenpünktchen Eiter quillt und sich die Haut vorbuckelt. Bildet sich der Eiter nicht unter feucht-warmen Umschlägen und antibiotischer Behandlung zurück, so muß der Tränensack exstirpiert werden.

b) Erkrankungen der Bindehaut

Die am häufigsten beobachteten Erkrankungen der Bindehaut sind infektiöser Natur: *Conjunktivitis infektiosa.* Die taschenförmige Anordnung der Bindehaut — sie bedeckt die Hinterfläche der Lider und die Oberfläche des Augapfels — ermöglicht leicht das Festsetzen von Keimen, die von außen hineinkommen. Selten werden sie auf dem Blut- oder Lymphweg eingeschleppt. Alle Reizzustände der Bindehaut zeigen eine vermehrte Füllung der Blutgefäße: konjunktivale Injektion.

Die nicht entzündliche Bindehautentzündung, *Conjunctivitis simplex*, ist sehr verbreitet. Sie wird z. B. durch Staub, Wind oder intensive Sonnenbestrahlung hervorgerufen.

Symptome: „Fremdkörpergefühl", Tränen, Lichtscheu, konjunktivale Injektion.

Therapie: Entfernung des Fremdkörpers, gefäßabschwellende Augentropfen.

Die *akute Bindehautentzündung* wird meist durch Bakterien hervorgerufen. Bei der häufig durch Pneumokokken verursachten Tränensackvereiterung werden immer wieder Krankheitskeime aus dem Bindehautsack gespült und rufen frische entzündliche Schübe hervor. Beim Baden in stark besuchten Badeanstalten können leicht Eitererreger ins Auge gespült werden.

Symptome: Wie bei der Conjunctivitis simplex.

Therapie: Kühlende Umschläge, antibiotische Augentropfen.

Besondere Formen der infektiösen Konjunktivitis sind die gonorrhoeische, die diphtherische, die skrofulöse und das Trachom.

Die *gonorrhoeische* Bindehautentzündung — Blennorrhoea conjunctiva — wird heute nur noch selten bei Neugeborenen beobachtet. Die Kinder wurden auf dem Geburtswege von ihrer tripperkranken Mutter infiziert. Durch das Credé-Verfahren wird diese Erkrankung verhütet: die Hebamme träufelt nach der Geburt in jedes Auge einen Tropfen einer 1%igen Silbernitratlösung (*Credé*, Gynäkologie in Leipzig, 1819—1892).

Die *diphtherische* Bindehautentzündung — Conjunctivitis diphtherica — ist durch schmierig-weiße Beläge charakterisiert. Sie ist deshalb gefürchtet, weil sie leicht die darunterliegende Hornhaut angreift.

Therapie: Diphtherie-Heilserum.

Die *skrofulöse* Bindehautentzündung wird von einigen Klinikern als eine Form der Tuberkulose aufgefaßt. Sie ist durch das Aufschießen kleiner Erhabenheiten, Phlyktänen, gekennzeichnet. Die Hornhautoberfläche wird leicht in Mitleidenschaft gezogen, woraus sich ernste Komplikationen ergeben können.

Therapie: allgemeine kräftigende Maßnahmen; Lebertran.

Das *Trachom*, auch Körnerkrankheit oder Ägyptische Bindehautentzündung genannt, ist als chronisch verlaufende Bindehautentzündung bereits im 1. Band besprochen.

Geschwülste der Bindehaut sind äußerst selten.

c) Erkrankungen der Hornhaut

Die Hornhaut ist arm an Blutgefäßen und hat daher einen sehr trägen Stoffwechsel; daraus ergibt sich die Schwierigkeit, durch innerlich gegebene Medikamente Hornhauterkrankungen zu beeinflussen. Die Kornea ist reich an sensiblen Nervenendigungen und daher äußerst schmerzempfindlich.

Es sollen hier besprochen werden das Hornhautinfiltrat und das Hornhautgeschwür.

Das *Hornhautinfiltrat* wird gelegentlich bei einer Skrofulose oder bei einer Tuberkulose beobachtet. Es entstehen auf der Hornhautoberfläche grau-weiße, verwaschene Flecken, so daß die Kornea ihren spiegelnden Glanz verliert. Daneben bestehen Reizerscheinungen, wie wir sie von den Bindehautentzündung kennen: Lichtscheu, Tränen, konjunktivale Injektion. Geht die Blutfülle von tieferliegenden Gefäßen aus, so spricht man von „ziliarer Injektion". Dehnt sich das Infiltrat auch auf die tieferen Hornhautschichten aus, so kann sich die Entzündung auf die Iris ausbreiten. Es ist für das länger bestehende Infiltrat typisch, daß es in reichlichem Maße von Blutgefäßschlingen durchsetzt wird. Man muß darin eine Selbsthilfe des Organismus sehen: er schafft durch die

Ausbildung einer neuen Gefäßbahn die Möglichkeit zur besseren Durchblutung in der sonst gefäßarmen und schlecht ernährten Hornhaut. Es ist also ein Schritt zur Heilung. Wenn das Infiltrat abgeheilt ist, bilden sich die Gefäßschlingen wieder zurück und sind nur noch bei starker Vergrößerung als zarte Schatten zu sehen. Das Infiltrat selbst heilt narbig ab. Ausdehnung und Dauer bestimmen die Größe der Narbe.

Therapie: Die Therapie des Infiltrates besteht in einer allgemein kräftigenden Kost, in dem Versuch einer tuberkulostatischen Behandlung und in lokaler, vorsichtiger Massage mit Atropinsalbe (0,1%).

Komplikationen: Hornhautgeschwür.

Das *Hornhautgeschwür* kann sich 1. von innen und 2. von außen entwickeln.

Zu 1: Das *gewöhnliche Hornhautgeschwür* entsteht aus einem nicht abgeheilten Hornhautinfiltrat, das seine schützende Epitheldecke abgestoßen hat. Die Ursachen sind die gleichen wie beim Infiltrat: Skrofulose und Tuberkulose. Das „gewöhnliche" Infiltrat breitet sich selten weiter aus, zeigt aber im allgemeinen schlechte Heilungsaussichten. Komplikationen ergeben sich dann, wenn sich das Geschwür in die tieferen Schichten ausbreitet und die Iris reizt. In schweren Fällen kann das Geschwür sämtliche Schichten der Hornhaut zerstören und schließlich nach außen hin durchbrechen, so daß das vordere Kammerwasser abfließt. Als schwerste Komplikation kann die Iris vorfallen (Irisprolaps); das hängt von Größe und vom Sitz des Defektes ab.

Therapie: Es gelten die gleichen Maßnahmen wie beim Infiltrat. Wichtig ist es, das Geschwür durch einen schützenden, sterilen Druckverband vor einer sekundären Infektion von außen zu schützen.

Zu 2: Das *infektiöse Geschwür* (Ulcus cornae serpens[1]) entwickelt sich von außen her. Nur wenige Erreger — nämlich Gonokokken und Diphtheriebazillen — vermögen durch die intakte Hornhaut einzuwandern. Der typische Erreger des Ulcus serpens ist aber der Pneumokokkus, der nur durch winzige Verletzungen des Hornhautepithels eindringen kann und zur eitrigen Einschmelzung führt. Die Gefahr des infektiösen Hornhautgeschwürs liegt, wie es seine Bezeichnung „kriechend" schon sagt, darin, daß es sich weiter ausbreitet und die Hornhaut zerstört. Es droht auch hier wieder die Gefahr des Durchbruches und des Irisvorfalles. In schwersten Fällen, wenn die Pneumokokken in die tieferen Schichten des Auges eindringen, kann es zur Vereiterung des ganzen Bulbus kommen.

Therapie: In schweren Fällen möglichst frühzeitige Keratoplastik (d. h. Bildung einer neuen Hornhaut durch Überpflanzung einer gesunden Hornhaut). In leichteren Fällen antibiotische Behandlung und Elektrokauterisation des Geschwürs.

d) Erkrankungen der Ader- und Netzhaut

Erkrankungen der Aderhaut

Die Aderhaut (Chorioidea) ernährt die äußeren Schichten der Netzhaut. Krankhafte Veränderungen in der Aderhaut erkennt man in der Regel erst an den Sehstörungen,

[1]) serpens = dahinkriechend.

die durch die Behinderung des Stoffwechsels der Netzhautsinneszellen hervorgerufen werden. Die Sehstörungen hängen ab vom Sitz der krankhaften Aderhautveränderungen. Periphere Veränderungen werden oft gar nicht wahrgenommen; während kleine Herde in der Makulagegend zu schweren Sehstörungen führen. Da die Aderhaut keine sensiblen Nervenendigungen besitzt, treten erst dann Schmerzen auf, wenn die Krankheit auf andere Schichten übergegriffen hat oder wenn es zu einer allgemeinen Drucksteigerung im Innenauge gekommen ist.

Aderhautentzündung (Chorioiditis)

Ursache: Eine Aderhautentzündung kann im Verlauf einer Infektionskrankheit auftreten; man beobachtet sie bei Tuberkulose, bei Pneumonie, bei Scharlach, bei Lues u. a. m. (Abb. 52).

Symptome: Sehstörungen hängen ab vom Sitz der Erkrankung.
Die Entzündung breitet sich in den seltensten Fällen auf einmal über die ganze Membran aus; sie tritt vielmehr herdförmig auf. Dem Arzt bietet sich beim Spiegeln des Augen-

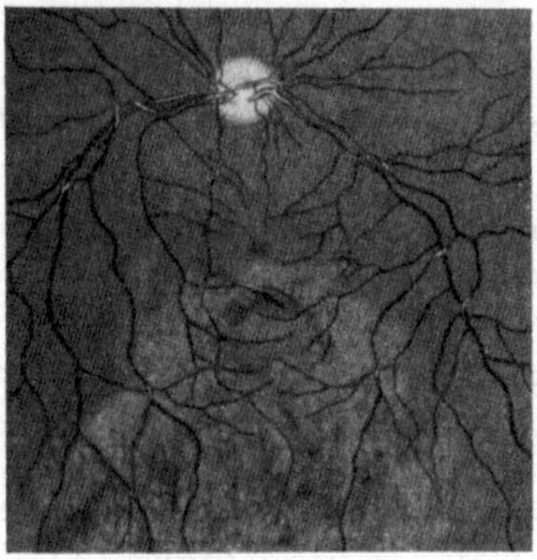

Abb. 52. Chorioiditis disseminata mit älteren (pigmentierten) und frischen (grauen, unscharfen) Herden

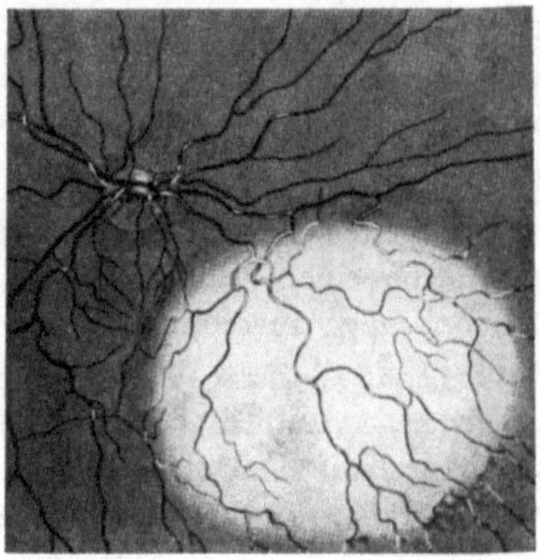

Abb. 53. Sarkom der Aderhaut

hintergrundes folgendes Bild: im Bereich der entzündeten Aderhaut zeigt sich im Beginn der Krankheit eine trübe Schwellung der darüberliegenden Netzhaut. Zu einem späteren Zeitpunkt sind die Aderhautherde scharf abgegrenzt und von einem schwarzen Pigmentsaum umrahmt oder von schwarzen Tüpfelchen durchsetzt.

Komplikation: Gelegentlich kommt es zu einer Glaskörpertrübung, wenn sich die entzündliche Exsudation durch die Netzhaut hindurch fortsetzt.

Therapie: Behandlung des Grundinfektes; lokale Wärme.

Von der entzündlichen Erkrankung der Aderhaut muß die *Degeneration der Aderhautgefäße*, die sich auf dem Boden einer Arteriosklerose entwickelt, getrennt werden. Der Arzt sieht mit dem Augenspiegel die Gefäße nicht mehr als rote Linien; sie erscheinen ihm vielmehr gelb. Es fehlen die Zeichen der Entzündung. Die degenerativen Umbauprozesse der Gefäßwand sind nicht mehr rückgängig zu machen.

Bösartige Geschwülste der Aderhaut (Abb. 53)

Eine Form der bösartigen Geschwülste beobachtet man sehr häufig: das *Melanosarkom*. **Symptome:** Sehstörungen und gelegentlich schon zu Beginn — je nach Sitz und Größe — leichte Druckstörungen und Schmerzen, die sich zu einem Glaukomanfall steigern können (Glaukomanfall: heftiger Schmerzanfall durch Steigerung des Augeninnendrucks, S. 81). Mit dem Augenspiegel erkennt man eine gebuckelte Netzhautablösung. Im vorgeschrittenen Stadium kann die Wucherung die Bulbushüllen durchbrechen. Metastasen eines Aderhautmelanosarkoms beobachtet man häufig in der Leber.

Therapie: Frühzeitige Exstirpation des befallenen Auges; das ist nur erfolgversprechend, wenn der Tumor noch nicht auf die Umgebung übergegriffen hat und wenn noch keine Metastasen vorhanden sind.

Erkrankungen der Netzhaut

Erkrankungen des Netzhautgefäßsystems. Die äußeren Netzhautschichten werden durch die Gefäße der Aderhaut ernährt; die inneren Schichten haben ein eigenes Gefäßsystem: gemeinsam mit den Sehnervenfasern dringen die Zentralgefäße (Arteria und Vena centralis) in das Auge ein, um sich dann in der Nervenfaserschicht der Netzhaut zu verzweigen. Die Netzhautzentralgefäße sind sog. „Endgefäße", d. h. sie besitzen keine Verbindungen zu anderen Gefäßen. Ist ein solches Gefäß verstopft (Embolus, Thrombus), so wird das von ihm versorgte Gebiet von der Blutzufuhr abgeschlossen, es wird funktionsuntüchtig. Das zu wissen, ist zum Verständnis der Erkrankungen des Netzhautgefäßsystems sehr wichtig (Abb. 54).

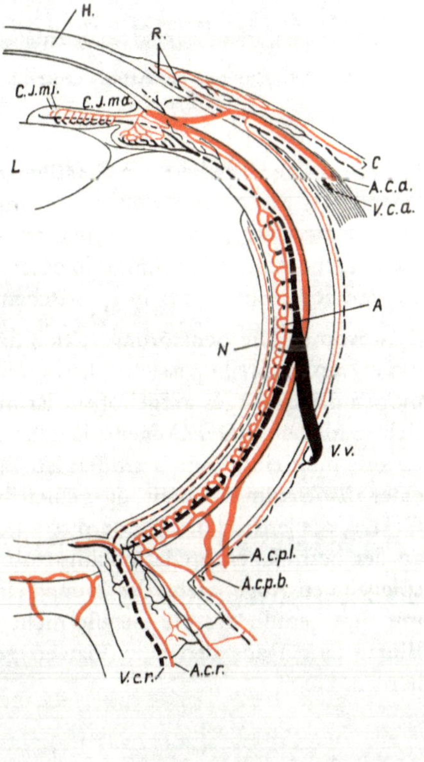

Abb. 54. Gefäßverteilung im Auge (nach *Leber*)

H Hornhaut
R Randschlingennetz
C. J. mi. Circulus arteriosus iridis minor
C. J. ma. Circulus arteriosus iridis major
C Conjunctiva
A. c. a. Art. ciliares anteriores
V. c. a. Venae ciliares anteriores
L Linse
A Aderhaut
N Netzhaut
V. v. Venae vorticosae
A. c. p. l. Arteriae ciliares porteriores longae
A. c. p. b. Arteriae ciliares porteriores breves
V. c. r. Vena centralis retinae
A. c. r. Arteria centralis retinae

Embolie-Thrombose der Zentralgefäße. Ein Verschluß des Lumens eines Zentralarterien- oder -venenstammes hat die völlige Ausschaltung des versorgten Gebietes zur Folge. Ist eine Arterie verstopft, spricht man von Embolie (Abb. 55), bei einer Vene von Thrombose (Abb. 56). Das Krankheitsbild richtet sich nach dem Sitz des Verschlusses; es muß ein Unterschied sein, ob der Zentralstamm oder einer seiner Äste betroffen ist. Im 1. Falle ist die Funktion der gesamten Netzhaut, im letzteren eines Teiles gestört. Nach Berichten großer Augenkliniken ist z. B. die Zahl der Stammverschlüsse der Arteria artralis retinae seit 1928 auf das Doppelte angestiegen; Astverschlüsse werden sechsmal so häufig gesehen. Die Zentralarterienembolie ist nicht als ein ausschließlich ophthalmologisches Krankheitsbild zu betrachten, sondern muß stets im Zusammenhang mit krankhaften Veränderungen des Gesamtorganismus gesehen werden.

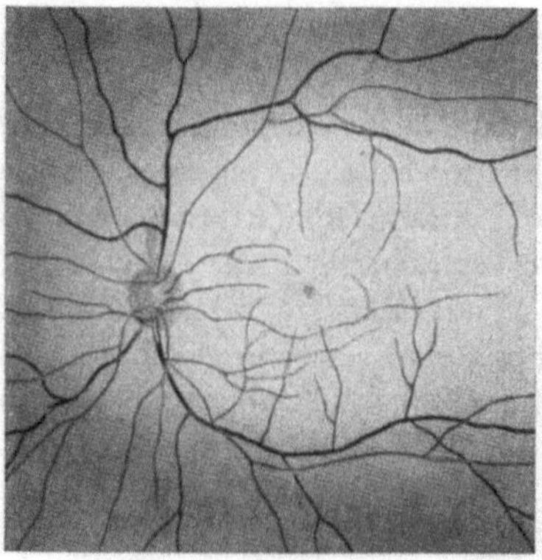

Abb. 55. Embolie der Arteria centralis retinae

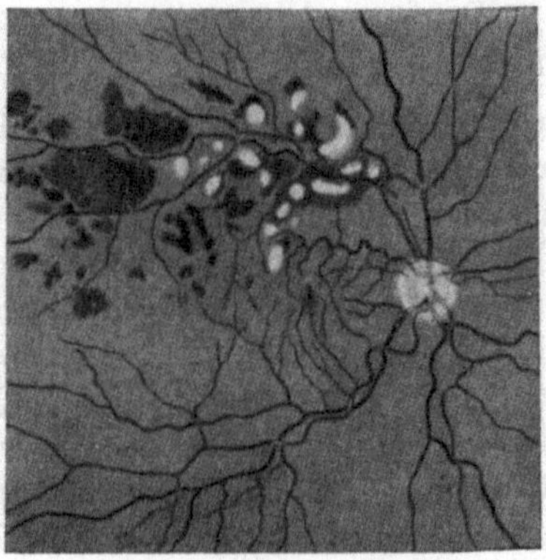

Abb. 56. Thrombose der Zentralvene der Netzhaut im äußeren oberen Ast

Ursache: Die Ursache eines Gefäßverschlusses ist selten das Blutgerinnsel, das sich von irgendeiner Stelle des Gefäßsystems im Körper losgerissen hat und das in ein Retinagefäß eingeschleppt wurde, selten ist auch die Luftembolie bei Pneumathoraxfüllung, die Ursache liegt weit häufiger in einer lokalen Gefäßwanderkrankung (Arteriosklerose, Tuberkulose, Lues) oder in spastischen Gefäßverengungen.

Symptome: Die Sehstörung tritt blitzartig auf, nämlich dann, wenn kein Blut mehr die erkrankte Stelle passieren kann. Ist ein Zentralstamm getroffen, so ist das Sehvermögen dieses Auges aufgehoben, ist nur ein Ast befallen, so fällt nur ein Teil des Gesichtsfeldes aus. Der Augenspiegelbefund entscheidet in der Regel darüber, ob eine Arterie oder eine Vene betroffen ist. Beim Verschluß einer *Arterie* kommt es sofort zu einer *Blutleere* im Ausbreitungsgebiet des betroffenen Gefäßes. Der Arzt sieht sämtliche Gefäße, die jenseits des Hindernisses liegen, als fadendünne Striche. Die Netzhaut sieht an der betroffenen Stelle milchig-trüb aus. Ein gänzlich anderes Bild bietet sich dem spiegelnden Auge, wenn das Lumen einer Zentralvene verlegt ist: die Venen sind prall mit Blut gefüllt, das die Gefäße nicht verlassen kann. Bald danach kommt es auch zu Blutaustritten aus den zum Platzen gefüllten Venen und zu fettigen Degenerationsherden.

Verlauf: Die Funktion der betroffenen Netzhautteile ist bei der Embolie für immer verloren, wenn das Hindernis nicht sofort beseitigt werden kann. Bei einer Thrombose ist das Sehvermögen der betroffenen Retinapartien meist nicht restlos aufgehoben.

Therapie: Die Behandlung des Netzhautarterienverschlusses ist schwierig und richtet sich nach der Grundkrankheit. Bei Verkrampfungen muß der Arzt sofort ein gefäßerweiterndes Mittel geben. Gaben von Cortison haben sich bei arteriosklerotischen Durchblutungsstörungen als günstig erwiesen. In seltenen Fällen kann es durch eine sofortige Punktion der vorderen Augenkammer gelingen, den Augeninnendruck herabzusetzen und einen Embolus in ein mehr peripher gelegenes Gefäß weiterzutreiben; damit wird erreicht, daß nur ein kleinerer Teil des Gesichtsfeldes ausfällt. Bei einer Erhöhung der gerinnungsfördernden Faktoren im Blut (Thrombin) kommt eine antithrombotische Therapie in Betracht.

Versuche durch Steigerung der physiologischen Fibrinolyse thrombembolische Vorgänge günstig zu beeinflussen — durch intraarterielle Infusionen von Streptokinase — haben sich in der Allgemeinmedizin bewährt und kämen auch bei Netzhautarterienverschlüssen in Betracht.

Netzhautentzündung (Retinitis). Zwei wichtige *Stoffwechselerkrankungen* führen zu Veränderungen des Augenhintergrundes: *Retinitis albuminurica* und *Retinitis diabetica.* Nierenleiden, für die eine Blutdruckerhöhung typisch ist — Glomerulonephritis und Nephrosklerose —, zeigen häufig schon frühzeitige Netzhautveränderungen: Verengungen der Arterien („Silberdrahtarterien"), Erweiterungen der Venen und sternförmige Entartungsherde. Es ist umstritten, wodurch es zur Retinitis albuminurica kommt. Ein Teil der Kliniker sieht die Ursache in der Giftwirkung der Stoffwechselschlacken, die sich im Blut ansammeln; andere sehen sie in der mit einer Blutdruckerhöhung einhergehenden krampfartigen Gefäßverengung. Ähnlich umstritten sind auch die Ursachen, die zur Augenhintergrundveränderung bei der Zuckerharnruhr (Diabetes mellitus) führen. Auch hierbei findet man in einem Teil der Fälle eine Blutdruckerhöhung. Die Retinitis diabetica ist gekennzeichnet durch weiße Degenerationsherde und durch Blutungsherde. Die Störungen in der Funktion der Netzhaut richten sich bei beiden Erkrankungen nach Lage der Herde. Die **Therapie** richtet sich allein nach der Grundkrankheit.

Netzhautablösung (Amotio retinae = Ablatio retinae). Die Netzhaut ist vorne an der Grenze zum Strahlenkörper und hinten an der Sehnervenpapille fest mit der Unterlage verwachsen; der übrige Teil liegt dem Glaskörper lose auf. Entfernt sie sich von der sie ernährenden Aderhaut, so degenerieren die äußerst empfindlichen Sinnesepithelien. Es kommt zu schweren Sehstörungen, die besonders ernst zu nehmen sind, weil die Netzhaut, wenn sie einmal an einer Stelle begonnen hat sich abzulösen, dazu neigt, sich ganz von ihrer Unterlage zu trennen. Es besteht die Gefahr der Erblindung (Abb. 57).

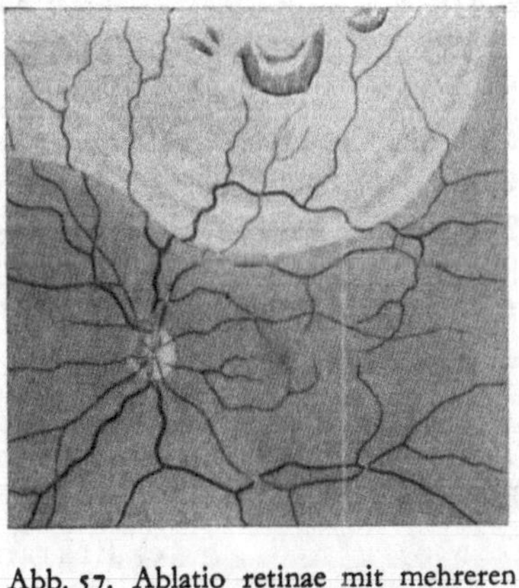

Abb. 57. Ablatio retinae mit mehreren Rissen (Ablatio retinae = Netzhautablösung)

Ursachen: Die häufigste Ursache, die zur Netzhautablösung führt, ist die Lochbildung in der Netzhaut (mechanisch oder durch Ernährungsstörungen — z. B. sklerotische Gefäßverengungen und -verschlüsse); seltener sind hochgradige Kurzsichtigkeit, Glaskörperschrumpfung, Aderhautblutungen, Ergüsse bei einer Chorioiditis, länger bestehende Netzhauterkrankungen, Geschwülste der Ader- oder Netzhaut.

Symptome: Schatten im Gesichtsfeld, Flimmern, Einschränkung der zentralen Sehschärfe. Mit dem Augenspiegel erkennt man eine frische Netzhautablösung daran, daß die abgelöste Netzhaut weiß aufleuchtet. Sie ist nicht mehr für die Lichtstrahlen durchlässig, sondern reflektiert sie selbst. Geschwülste führen durch ihr Wachstum in der Regel schon frühzeitig zur Erhöhung des Augeninnendruckes und in manchen Fällen zum Glaukomanfall. Ist es durch eine Aderhautblutung zur Netzhautablösung gekommen, so ist der Reflex dunkel.

Therapie: Die Behandlung richtet sich nach der Ursache. Einen Erguß versucht man zu punktieren. Bei einem Tumor hilft nur die rechtzeitige Enukleation (Herausschälen des Augapfels), weil dabei das Leben auf dem Spiele steht. Eine Therapie der Netzhautablösung gibt es seit etwa 40 Jahren, seitdem man die Bedeutung der Netzhautlöcher erkannt hatte. Nachdem es gelungen war, diese Löcher zu verschließen — zunächst durch Kauterisierung, wobei der glühende Kauter durch die Lederhaut hindurch in das Augeninnere eingeführt wurde, später durch diathermische Koagulation und heute durch Lichtkoagulation nach Meyer-Schwickerath — war ein Weg zur Heilung gezeigt. Darauf aufbauend sind verschiedene Operationsmethoden entwickelt worden. Sie sind dadurch gekennzeichnet, daß man nicht nur versucht, die abgelöste Netzhaut wieder der Aderhaut anzulegen, sondern daß darüber hinaus, die Aderhaut durch Eindellung der Bulbuswand — z. B. durch Kunststoffplomben — der abgehobenen Netzhaut entgegengedrängt wird.

Netzhautgeschwülste

Ursache: Eine gelegentlich beobachtete Geschwulst der Netzhaut ist das *Gliom* (Gliom = Geschwulst aus Stützsubstanz des Zentralnervensystems). Es entwickelt sich auf Grund einer ererbten Anlage und tritt in den ersten vier Lebensjahren auf. Das Gliom kann sich nach zwei Seiten hin entwickeln: es kann in den Glaskörper einbrechen — dann wächst es weiter, bis es an der Linse sichtbar wird — es kann aber auch die Bulbushüllen durchbrechen und in die Augenhöhle hineinwuchern. Das Gliom kann sich gleichzeitig in beiden Augen entwickeln.

Symptome: Da das Gliom vorwiegend im Kindesalter auftritt, sind die ersten Krankheitszeichen schwer zu erkennen. Häufig beobachten die Eltern einen schillernd grünen Flecken in der Linse, der sie veranlaßt, einen Augenarzt aufzusuchen. In anderen Fällen wischen die Kinder über das kranke Auge, als ob sie einen Fremdkörper entfernen wollten.

Therapie: Enukleation; bei beidseitigem Befall kommt eine Röntgenbestrahlung in Betracht.

e) Erkrankungen des Sehnerven

Sehnervenentzündung (Neuritis nervi optici)

Die Sehnervenfasern haben ihre zugehörigen Zellen in den Ganglienzellen der Netzhaut. Mit dem Augenspiegel sieht man vom Sehnerven nur die Papille, die Eintrittstelle des Sehnerven. Veränderungen der Papille, ihre Schärfe, ihre Farbe lassen den Arzt eine Sehnervenentzündung erkennen.

Ursachen: Erkrankungen der Aderhaut und der Netzhaut können auf den Sehnerven übergreifen. Verletzungen des Auges, die durch eine Infektion kompliziert sind, und entzündliche Erkrankungen der Augenhöhle können sich auf den Optikus ausdehnen. Erreger der Hirnhautentzündung können sich entlang den Nervenscheiden ausbreiten — der Nervus opticus ist als vorgestülpter Gehirnteil von den drei Hirnhäuten umgeben —, sie führen dann zu einer Neuritis nervi optici. Auch die Erreger der Syphilis und der Tuberkulose können zur Sehnervenentzündung führen.

Symptome: Die Sehstörungen bei der Sehnervenentzündung sind abhängig von der Zahl der Nervenfasern, die von der Entzündung befallen sind. Sind die Fasern der Makula betroffen, so empfindet der Patient eine Störung der zentralen Sehschärfe; sind die Fasern beteiligt, die zu den peripher gelegenen Netzhautganglien gehören, so kommt es zu Ausfallserscheinungen des ihnen entsprechenden Gesichtsfeldes. Der Arzt erkennt die Neuritis nervi optici mit dem Augenspiegel daran, daß sich die Papille nicht mehr scharf von ihrer Umgebung abhebt, daß ihre Grenzen verwaschen sind. Die Arterien erscheinen wie dünne Linien und die Venen sind prall gefüllt. In schweren Fällen blutet es aus den Venen. Das die Papille umgebende Gewebe erscheint trübe.

Verlauf: Bildet sich der entzündliche Prozeß nicht bald zurück, so wuchert das Nervenstützgewebe und tritt an die Stelle der zugrunde gegangenen Nervensubstanz. Wenn die Papille erst weiß geworden ist, ist der Nervus opticus atrophiert (S. 79).

Therapie: Die Behandlung richtet sich ausschließlich nach dem Grundleiden, denn eine lokale Behandlung ist kaum erfolgversprechend.

Neuritis retrobulbaris[1])

Die hinter dem Augapfel gelegenen Nervenfasern (retrobulbär = hinter dem Augapfel gelegen) leiten die Erregung zum Gehirn weiter. Jeder Zapfen des Makulaepithels hat seine eigene Nervenfaser zum Sehzentrum, während mehrere periphere Netzhautsehzellen nur an eine Faser gekoppelt sind. Daher bilden die Fasern der Makula die Hälfte aller Nervenfasern. Sie verlaufen auf der Sehnervenscheibe auf der außen gelegenen (= temporal) Hälfte; wenige Millimeter dahinter liegen sie zentral und bleiben auch in ihrem weiteren Verlauf in der Mitte, umgeben von den peripheren Fasern. Die Erfahrung hat gezeigt, daß Erkrankungen, die den Optikus in ihrem Verlauf zwischen Makula und Sehnervenkreuzung treffen, insbesondere diese zentralen Nervenfasern treffen.

Ursachen: Multiple Sklerose, eine Erkrankung des Nervensystems; eitrige Erkrankungen der Siebbeinzellen und der Keilbeinhöhle; Methylalkohol- und Bleivergiftungen.

Symptome: Man unterscheidet bei der retrobulbären Neuritis zwei Verlaufsformen, die in der Symptomatik voneinander abweichen: eine *akute* und eine *chronische* Form.

Die *akute retrobulbäre Neuritis* ist durch den plötzlich einsetzenden Verlust der zentralen Sehschärfe gekennzeichnet; gleichzeitig klagen die Patienten über einen dumpfen

[1]) retrobulbaris = hinter dem Augapfel.

Kopfschmerz, der sich durch einen leichten Druck auf die geschlossenen Lider verstärken läßt. Es bildet sich ein „zentrales Skotom" heraus; d. h. die Stelle im Gesichtsfeld, die fixiert wird, erscheint verdunkelt bis schwarz (vgl. zentraler Verlauf der Mukalafasern im retrobulbären Verlauf des Sehnerven). Mit dem Augenspiegel ist in der Regel nichts Krankhaftes am Augenhintergrund festzustellen. Erst Wochen nach Abklingen der akuten Entzündung wird die temporale Hälfte der Sehnervenscheibe blaß, sog. „Temporale Abblassung".

Verlauf der akuten retrobulbären Neuritis: Die Sehstörung kann zur hochgradigen Schwachsichtigkeit und auch zur Blindheit führen. Nach einer Erholungspause können sich die Sehstörungen — und das ist erstaunlich und gleichzeitig typisch für diese Erkrankung — bis zur vollen Sehschärfe wieder zurückbilden.

Die chronische retrobulbäre Neuritis

Die chronisch retrobulbäre Nervenentzündung tritt häufig gleichzeitig auf beiden Augen auf. Ihr Beginn ist schleichend, ihr Verlauf langsam.

Symptome: Die Krankheitszeichen sind die gleichen wie die der akuten. Das zentrale Skotom wird nicht so groß, daß es zur Erblindung kommen kann.

Therapie: Der Arzt muß bemüht sein, die Ursache herauszufinden, die zur retrobulbären Neuritis geführt hat. Danach richtet sich die Behandlung. Entzündungen der Siebbeinzellen und der Keilbeinhöhlen machen die Hilfe des HNO-Facharztes erforderlich. Methylalkoholvergiftungen haben eine sehr schlechte Prognose.

Stauungspapille (Abb. 58)

Ursache: In erster Linie sind es raumbeengende Prozesse im Schädelinneren (Geschwülste, Zysten), die das mit dem Augenspiegel zu erkennende Bild der Stauungspapille hervorrufen. Tumoren der Hirnoberfläche, Tumoren der Schädelbasis und im Kleinhirn führen schon frühzeitig zur Stauungspapille. Reizungen der Hirnhäute, die mit einer vermehrten Produktion von Liquor einhergehen, können ebenfalls eine Stauungspapille erkennen lassen. Sie ist keine eigene Krankheit, sondern vielmehr ein Symptom und wird einseitig (bei Prozessen, die sich auf einer Hemisphäre und nahe der Augenhöhle abspielen) und beidseitig beobachtet. Die Stauungspapille kommt dadurch zustande, daß der aus dem Schädelinneren verdrängte oder vermehrt gebildete Liquor in den Zwischenscheidenraum des Sehnerven eindringt. Es entwickelt sich ein Ödem des peripheren Endes des Optikus. Das spiegelnde Auge sieht den ödematös aufgetriebenen Sehnervenkopf; die Papillengrenzen sind unscharf und die Papille ist in den Glaskörper vorgetrieben wie ein Pilz.

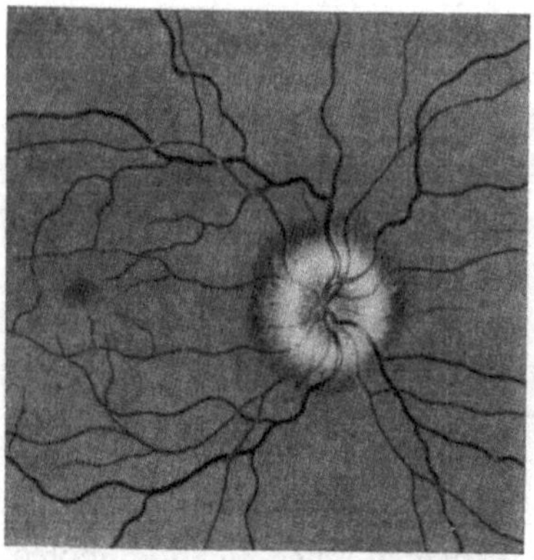

Abb. 58. Stauungspapille

Bleibt die Stauungspapille längere Zeit bestehen, so treten Ernährungsstörungen des Sehnerven ein, die ihrerseits zu Sehstörungen führen. Das Endstadium ist die Sehnervenatrophie (s. unten).

Symptome und **Therapie** richten sich nach der zugrundeliegenden Krankheit. Bei rechtzeitiger Druckentlastung der Schädelkapsel kann sich die Stauungspapille völlig zurückbilden.

Sehnervenatrophie

Ursache: Die Atrophie des Sehnerven kann das Endstadium schwerer und langbestehender Erkrankungen des Optikus oder der Netzhaut sein. Die Nervenfasern zerfallen, der Nerv stirbt. Eine Atrophie kann auch nach Unfall auftreten, wenn der Nerv in seiner knöchernen Umhüllung abgequetscht wird. In diesen Fällen fehlen die Zeichen der Entzündung. Auch die Lues kann zur Sehnervenatrophie führen.

Symptome: Bei beginnender Atrophie ist im allgemeinen der Sinn für Grün gestört; später fehlt auch die Rot- und Blau-Gelbempfindung. Die Sehstörungen können zur Erblindung führen.

Therapie: Da eine zerfallene Nervenfaser nicht regenerieren kann, kommt in diesen Fällen jede Hilfe zu spät. Durch Behandlung des Grundleidens muß versucht werden, die noch nicht atrophischen Fasern zu erhalten.

f) Erkrankungen der Linse

Linsentrübung (Katarakt)

Die Linse ist normalerweise durchsichtig; unter krankhaften Verhältnissen (Abb. 59) kann sie sich trüben. Durch Stoffwechselstörungen im Mutterleib kann eine Linsentrübung auch gelegentlich angeboren sein. Dieser „angeborene Star“ schreitet nicht fort (Abb. 60).

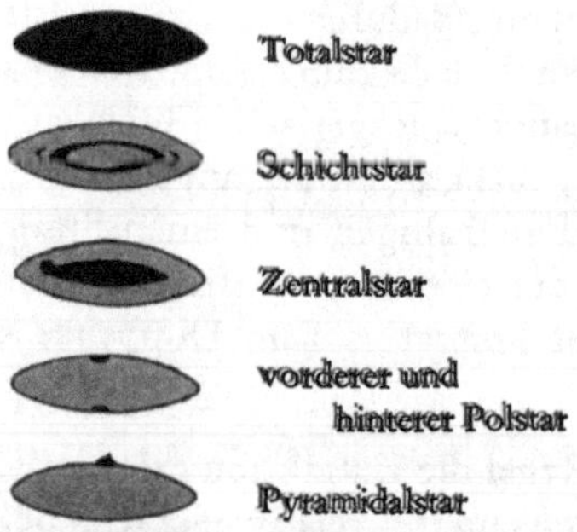

Abb. 59. Schematische Darstellung verschiedener Linsentrübungen

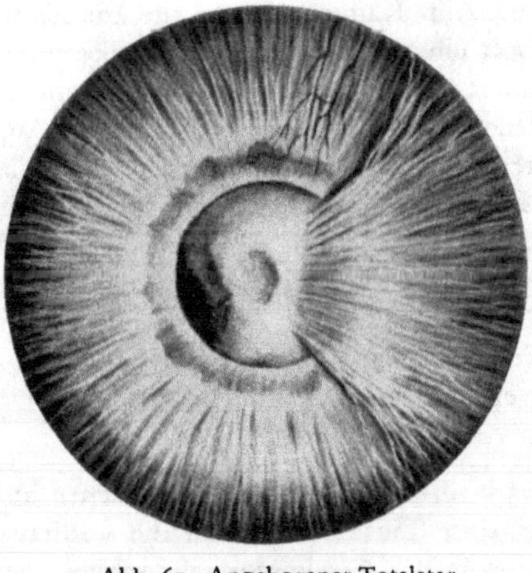

Abb. 60. Angeborener Totalstar mit breiter, angeborener hinterer Synechie. Linse etwas geschrumpft

Ursache: Der „erworbene Star“ kann durch eine Verletzung oder durch Stoffwechselstörungen entstehen. Beim Wundstar wird die Linsenkapsel gewaltsam zerstört und das Kammerwasser kann ungehindert in die Linse eintreten. Das Eiweiß trübt sich und verliert seine Durchsichtigkeit. Stoffwechselstörungen führen zum Zuckerstar, der Blitzschlag zum elektrischen Katarakt.

Symptome: Der Star ist an der weißlich oder grau getrübten Pupille erkennbar (daher auch „grauer Star“). Nach Ausdehnung der Linsentrübung wird nur ein Teil der in das Auge einfallenden Strahlen weitergeleitet, wodurch die Sehkraft des Auges geschwächt wird. Das Auge vermag nur noch hell und dunkel zu erkennen. Eine Besserung ist nur möglich, wenn die Strahlen wieder ungehindert einfallen und ein klares Bild auf der Netzhaut entwerfen können.

Therapie: In den meisten Fällen des Altersstars muß die Linse operativ entfernt werden. Ein linsenloses Auge kann selbstverständlich nicht akkommodieren. Die Patienten müssen ein stark brechendes Glas tragen (S. 68, zum Nahsehen und zum Sehen in die Ferne).

Lageverschiebungen der Linse

Ursache: Starke Erschütterungen (Schlag, Stoß), die das Auge treffen, können die Linse aus der normalen Lage verschieben. Zarte Fäden am Ziliarkörper, die die Linse halten, reißen ab. Ist sie völlig von ihrem Halteapparat losgerissen, spricht man von einer totalen Linsenluxation, ist sie nur zum Teil losgerissen, spricht man von einer Linsensubluxation.

Bei einer totalen Luxation gleitet die Linse entweder in die vordere Augenkammer oder in den Glaskörperraum. Sie kann sich auch quer in das Sehloch, die Pupille, stellen.

Symptome: Die in die vordere Augenkammer geglittene Linse schwimmt wie ein Öltropfen im Kammerwasser; die Iris ist entsprechend nach hinten gedrängt. Meist verstopft eine in die vordere Augenkammer gefallene Linse den Kammerwinkel und es kommt zur sekundären Drucksteigerung (Glaukom, S. 81). Eine in den Glaskörper gefallene Linse ist mit dem betrachtenden Auge nicht zu erkennen. Sie wirkt als Fremdkörper und stößt an die Rückfläche des Ziliarkörpers; dadurch wird eine gesteigerte Produktion von Kammerwasser ausgelöst, was ebenfalls bald zum sekundären Glaukom führt. Ist die Linse nur teilweise von ihrem Halteapparat losgerissen (Subluxation der Linse), so wird ein Teil in seiner normalen Lage gehalten und der andere ragt in den Glaskörper hinein. Das Auge kann dann einen linsenhaltigen und einen linsenfreien Pupillenteil haben — das bedeutet, daß ein Teil der einfallenden Strahlen gebrochen wird, ein anderer Teil ungebrochen bleibt. Somit kommt es zum Doppeltsehen auf einem Auge.

Therapie: Linsenverschiebungen machen in der Regel die Extraktion erforderlich. Sie ist bei einer Linsenluxation in die vordere Augenkammer relativ einfach, bei einer Luxation in den Glaskörper sehr schwer, weil es für den Arzt sehr schwierig ist, die Linse zu finden, ohne gleichzeitig größere Verletzungen des Glaskörpers zu verursachen.

g) Glaukom (Grüner Star)

Die Spannung des Auges hängt von dem Druck ab, den die Flüssigkeit im Auge auf die Innenfläche des Augenbulbus ausübt. Nimmt dieser Druck zu und steigt er über das normale Maß hinaus, so entwickelt sich das Bild des Glaukoms, des grünen Stars. Übermäßige Sekretion oder Abflußbehinderung des Kammerwassers führen zur Steigerung des Augeninnendruckes. Schon mehrfach wurde bei Besprechung der Augenerkrankungen das Glaukom als drohender Endzustand erwähnt (vgl. Iritis, Lageverschiebungen der Linse, Tumoren). Bei diesen Formen entwickelt sich das Glaukom als Folge einer voraufgegangenen Augenerkrankung; man nennt es „*Sekundäres Glaukom*". Im Gegensatz hierzu bezeichnet man als „*Primäres Glaukom*" den grünen Star, der das bis dahin gesunde Auge plötzlich befällt.

Primäres Glaukom

Ursache: Die Ursachen, die zum primären Glaukom führen können, sind noch umstritten; man glaubt aber, daß der Innervation der Gefäßmuskulatur eine entscheidende Rolle zukommt. Es besteht keine Koppelung von Blut- und Augeninnendruck. Viele Glaukomkranke haben einen niedrigen Blutdruck. (Der Arzt mißt den Augeninnendruck mit Hilfe eines Spezialinstrumentes, des Tonometers, das auf die anästhesierte Hornhaut aufgesetzt werden kann.)

Folgen des gesteigerten Augeninnendruckes: Beim Erwachsenen sind Horn- und Lederhaut so derb, daß sie dem Druck nicht mehr nachgeben können. Nur die Sehnervenpapille verändert sich unter diesem Druck: Die Sehnervenscheibe wird nach rückwärts gedrückt und es entsteht eine Aushöhlung, eine Exkavation, die man mit dem Augenspiegel erkennen kann. Läßt der Druck nicht nach, so atrophiert der Sehnerv allmählich, und das Sehvermögen schwindet, bis es im Endstadium zur Erblindung kommen kann.

Das klinische Bild des „primären Glaukoms" läßt drei Formen erkennen: 1. das akute Glaukom, 2. das chronisch einfache Glaukom und 3. das chronisch inflammatorische Glaukom.

Zu 1: Das akute Glaukom (Glaukomanfall)

Symptome: Der Augeninnendruck ist angestiegen, bis er plötzlich die intraokuläre Blutzirkulation gedrosselt hat. Da das Blut nicht mehr abfließen kann, sind die Venen prall gefüllt. Es kommt zum Flüssigkeitsaustritt aus den Gefäßen, sämtliche Schichten des Auges schwellen ödematös an. Der Augeninnendruck steigt an, das Auge kann steinhart werden — ein Symptom, das sich ertasten läßt. Die Funktion der Netzhaut fällt aus, da sie nicht mehr ernährt wird. Das Sehvermögen ist hochgradig verschlechtert, bis zum Unvermögen, hell und dunkel unterscheiden zu können. Die Lider sind stark geschwollen, die Bindehaut ist rot

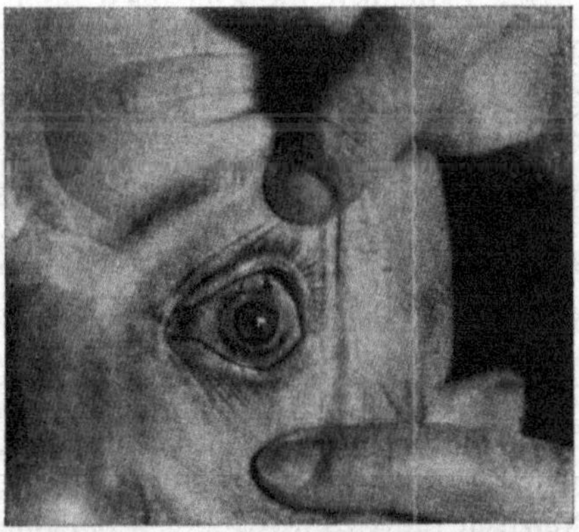

Abb. 61. Akutes Glaukom

injiziert, Linse und Iris erscheinen nach vorn gedrängt. Die Pupille gibt bei Tageslicht einen blau-grünen Reflex (daher „grüner Star"). Der Patient klagt über heftige, kaum erträgliche Kopfschmerzen, über Übelkeit, Brechreiz und schwerstes allgemeines Krankheitsgefühl (Abb. 61).

Therapie: Der Arzt wird dem Patienten im Glaukomanfall sofort pupillen*verengende* Mittel geben, die den Kammerwinkel offen halten und ein weiteres Ansteigen des Augeninnendruckes verhindern (Pilocarpin, Eserin). Pupillen*erweiternde* Mittel (Scopolamin und Atropin) dürfen unter keinen Umständen gegeben werden. Allerdings muß grundsätzlich das Glaukom bei engem Kammerwinkel vom Glaukom bei weitem Kammerwinkel unterschieden werden. Bei verengtem Kammerwinkel reicht eine medikamentöse Beeinflussung durch Miotika meistens auf die Dauer nicht aus. Durch Gaben zentral drucksenkender Mittel (Megaphen, Dolantin) wird der Arzt gleichzeitig versuchen, den Schmerz zu lindern. In schweren Fällen muß eine druckentlastende Operation ausgeführt werden, z. B. die Trepanation nach *Elliot* (*Elliot*, Augenarzt in London, 1864—1936) — dabei wird an der Hornhaut-Skleragrenze eine künstliche Fistel gebildet, so daß das Kammerwasser in den Bindehautsack abfließen kann — oder eine Iridektomie.

Zu 2: Das chronisch-einfache Glaukom

Symptome: Dem chronischen einfachen Glaukom fehlen die alarmierenden Symptome, die den Anfall kennzeichnen, es fehlt die Stauuungshyperämie. Im allgemeinen klagen die Patienten längere Zeit über ein Spannungsgefühl in beiden Augen. Manche von ihnen glauben Schleier oder Nebelschwaden zu sehen, Lichter erscheinen von Kreisen in Regenbogenfarben umgeben. Die Sehschärfe läßt allmählich nach. Der Augeninnendruck ist nur mäßig gesteigert. Der Augenhintergrund zeigt einen typischen Spiegelbefund: die Druckexkavation der Pupille, die allmählich entstanden ist (Exkavation = Aushöhlung).

Die Gefahr des chronischen einfachen Glaukoms liegt in der Schmerzlosigkeit und im Fehlen alarmierender, äußerer Zeichen. Manchmal verspürt der Patient lediglich das Nachlassen seiner Sehkraft. Sucht er deshalb keinen Arzt auf, so kann es zu irreparablen Schäden kommen, die schließlich zur Erblindung führen können.

Therapie: Pupillenverengende Mittel (Pilocarpin, Eserin), die in beide Augen eingeträufelt werden. Die Tropfenbehandlung darf keinen Tag ausgesetzt werden, sie muß, wenn der Arzt es für notwendig hält, auch nachts fortgesetzt werden. In schweren Fällen muß operativ vorgegangen werden.

Zu 3: Das chronisch-inflammatorische Glaukom

Klingt der *akute Glaukomanfall* nicht ab, hält er mehrere Tage an oder kehrt er wieder, so spricht man von einem chronisch inflammatorischen Glaukom. Etwa in einem Drittel der Fälle beobachtet man einen Übergang vom akuten in das chronisch-inflammatorische Glaukom. Die Symptome sind die gleichen wie beim akuten. Je länger der Anfall anhält, je häufiger er sich wiederholt, um so ernster ist die Prognose. Die Blutleere der Netzhaut führt zum Absterben der Sinnesepithelien und zur Erblindung.

Therapie: Operation: Trepanation nach *Elliot*.

Glaukoma absolutum

Das „Glaukoma absolutum“ ist das Endstadium des Glaukoms, das erblindete Glaukomauge. Es ist gleichgültig, aus welcher Ursache heraus es entstanden ist. Dieser Endzustand ist nicht selten schmerzhaft, so daß der Arzt sich zur Enukleation des erblindeten Auges entschließt, um den Patienten von seinen Schmerzen zu befreien.

Erwähnt werden soll abschließend das *kindliche Glaukom*. Beim Kinde gibt das noch weiche Gewebe des Augapfels der inneren Drucksteigerung nach, das Auge quillt aus der Lidspalte hervor.

h) Verletzungen des Auges

Man unterscheidet zwischen *stumpfen* und *durchdringenden* Verletzungen. Bei der „stumpfen Verletzung“ ist die das Auge schützende Hülle unversehrt, während sie bei der „durchdringenden Verletzung“ eröffnet ist. Die Gefahr der durchdringenden Verletzung ist klar: 1. die Möglichkeit der einwandernden Krankheitskeime und 2. die Gefahr, die von steckengebliebenen Fremdkörpern ausgeht.

Ursache: Für beide Formen ist sie die gleiche: die Verletzung, das Trauma.

Die **Symptome** sind mannigfach und können alle Teile des Auges treffen; die einzelnen Schichten können reißen. Es kann in die vordere und in die hintere Augenkammer bluten, die Linse kann durch Gewalteinwirkung aus ihrer normalen Lage herausgebracht werden (S. 80). Sehr gefährlich sind Schädigungen und Ablösungen der Netzhaut. Die durchdringenden Verletzungen können dieselben Folgen zeigen wie die stumpfen; sie werden jedoch kompliziert durch die mögliche Infektion durch von außen eindringende Erreger. Der am häufigsten beobachtete Fremdkörper im Auge ist der Eisensplitter, der unter allen Umständen schnellstens entfernt werden muß, weil er sonst durch eine Schädigung der inneren Schichten eine Erblindung herbeiführt. Eisensplitter werden mit Hilfe eines Spezialmagneten entfernt. Kleine Glas- und Bleiteilchen können einheilen, ohne weitere Schäden zu verursachen. Gefürchtet sind Kupfersplitter, weil sie sich nicht magnetisch auffinden lassen.

Die Infektion der Augenwunde durch Eitererreger ist heute mit Hilfe der Sulfonamide und Antibiotika im größten Teil der Verletzungen zu beherrschen.

Therapie: Die stumpfen Augenverletzungen werden konservativ behandelt. Blutungen werden, sofern sie keine Verdrängungserscheinungen hervorrufen, in der Regel vom Körper resorbiert. Über die Behandlung der Netzhautablösung wurde an anderer Stelle berichtet (S. 75 u. 76). Die durchdringenden Verletzungen machen, nach vorheriger Entfernung des Fremdkörpers, einen operativen Verschluß der Wunde erforderlich. Das ist nur möglich unter voraufgehender und gleichzeitiger Sulfonamid- oder Antibiotikabehandlung. Sind große Teile des Auges zertrümmert worden, so muß der Rest des Auges operativ entfernt werden, um nicht das andere Auge der Gefahr einer Erblindung auszusetzen.

i) Schielen (Strabismus)

Die am häufigsten beobachtete Form des Schielens ist das Begleitschielen (= gewöhnliches Schielen); es ist zumeist zentralnervös bedingt und beruht nicht auf einer

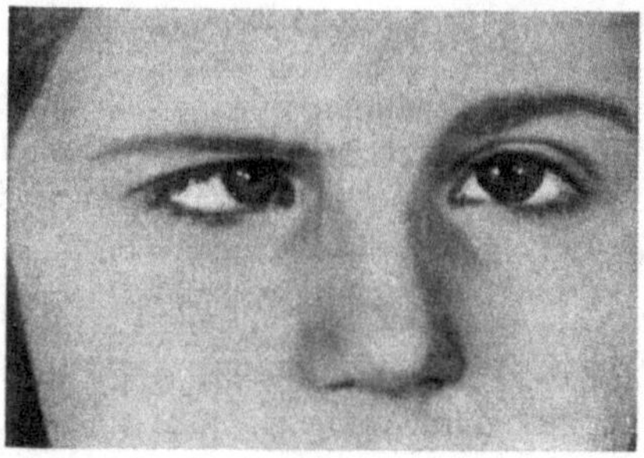

Abb. 62. Strabismus convergens des rechten Auges

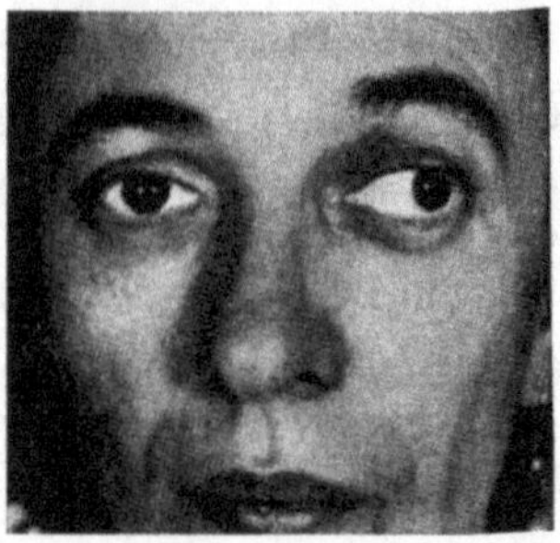

Abb. 63. Strabismus divergens des linken Auges

organischen Störung. Begleitschielen wird häufig nach Masern beobachtet. Das Lähmungsschielen hingegen beruht auf einer zentralen oder peripheren Schädigung der Nerven, die die Augenmuskeln innervieren.

Wir erinnern uns daran, daß sich der Gegenstand, den wir anschauen, der „fixiert" wird, auf den Netzhäuten beiderseits der Macula lutea (= Stelle des schärfsten Sehens)— abgebildet wird. Beide Netzhautbilder verschmelzen in unserem Bewußtsein zu einem Bild. Beim Betrachten *ferner* Gegenstände führen die Augen gleichsinnige Bewegungen aus, bei Betrachten *nahe* gelegener Gegenstände führen sie gegensinnige Bewegungen aus (Konvergenz). Eine Abweichung von der geregelten Stellung beider Augen nennen wir Schielen (Strabismus) (Abb. 62 u. 63).

Unterscheidungsmerkmale sind folgende: Das Begleitschielen tritt meist langsam ein (mit dem 6. Lebensjahr), das Lähmungsschielen tritt plötzlich ein. Der Schielwinkel (Abweichung beider Sehachsen beim Blick in die Ferne voneinander) bleibt beim gewöhnlichen Schielen immer gleich; beim paralytischen Schielen tritt dann erst der Schielwinkel auf, wenn der gelähmte Muskel in seiner Funktion ausfällt. Beim Begleitschielen entstehen gewöhnlich keine Doppelbilder, weil sie im Gehirn „unterdrückt" werden, während das plötzlich einsetzende Lähmungsschielen Doppelsehen verursacht.

1. Begleitschielen (Strabismus concomitans)

Ursache: Die Stellungsanomalie beider Augenachsen wird dadurch hervorgerufen, daß ein Muskel über seinen Gegenspieler (Antagonist) das Gegengewicht bekommt. Das eine Auge fixiert, das andere schielt am Fixationspunkt vorbei; meist ist das schielende Auge schwachsichtig und wird daher nicht gebraucht. Es ist also eine funktionelle und keine organische Störung.

Die Ursache des *Einwärtsschielens* (Strabismus convergens concomitans) ist häufig eine Weitsichtigkeit, die des Auswärtsschielens (Strabismus divergens concomitans) eine Kurzsichtigkeit.

Symptome: Der Schielwinkel bleibt beim gewöhnlichen Schielen in allen Blickrichtungen der gleiche.

Therapie: Hat die fachärztliche Untersuchung eine funktionelle Schwäche eines Auges ergeben, so verordnet der Arzt eine Brille, die das Kind — so früh wie möglich — zwingt, das schwachsichtige Auge zu gebrauchen. In vielen Fällen läßt sich diese Schielstellung auf diese einfache Art beheben. Hat ein Muskel das Übergewicht über seinen Antagonisten bekommen, so wird eine Operation erforderlich. Sie kann zwei Wege gehen: entweder wird der zu stark entwickelte Muskel geschwächt — das geschieht durch Rückverlagerung — oder der zu schwach wirkende Muskel wird gestärkt — er wird vorverlagert. Die Entscheidung fällt der Arzt nach dem Untersuchungsbefund.

2. Lähmungsschielen (Strabismus paralyticus) (Abb. 64, 65 u. 66)

Ursache: Zentrale oder periphere Schädigung der Nerven, die die einzelnen Augenmuskeln innervieren. Zum Erkennen der einzelnen Lähmungsformen ist es wichtig, die physiologische Wirkung der Augenmuskeln und ihre nervöse Versorgung zu kennen. Wir haben drei Antagonistenpaare: je einen Seitenwender nach außen und nach innen (Rectus lateralis und medialis), je zwei Heber (Rectus superior und Obliquus inferior) und zwei Senker (Rectus inferior und Obliquus superior). Die Augenmuskeln werden, mit Ausnahme des M. rectus lateralis und des M. obliquus superior vom III. Hirnnerven (N. oculomotorius = augenbewegender Nerv) versorgt. Der Rectus lateralis wird vom VI. Hirnnerven (N. abducens) versorgt, der Obliquus superior vom N. trochlearis (Abb. 67).

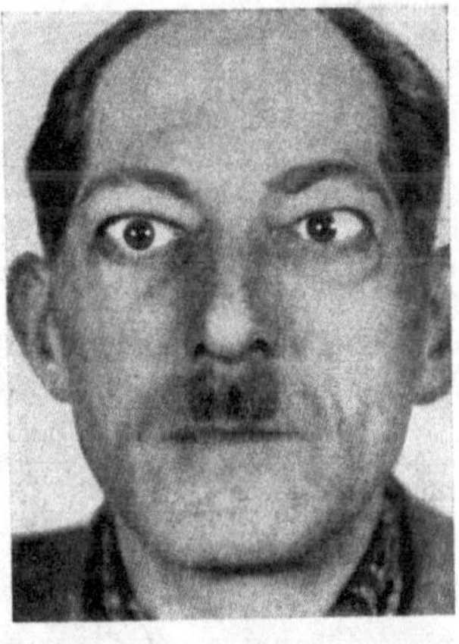

Abb. 64. Abduzenslähmung rechts und links bei Basedow. Primärstellung mit Fixation des rechten Auges; das linke Auge steht in leichter Konvergenz (Sekundärkontraktur)

Die Nervenkerne oder ihre Bahnen können geschädigt werden durch Infektionen (eine Abduzensparese tritt z.B. gelegentlich bei einer Diphtherie auf). Blutungsherde (Apoplexien), luetische Erweichungsherde, Tumoren, multiple Sklerose können ebenfalls die augenversorgenden Nerven schädigen.

Symptome: Die typischen Zeichen des meist plötzlich einsetzenden Lähmungsschielens sind Doppeltsehen und das sich daraus ergebende Schwindelgefühl. Der Schielwinkel ist beim Lähmungsschielen immer vorhanden; er wird bei der Augenbewegung, die die Funktion des gelähmten Muskels erforderlich macht, größer. Im Gegensatz dazu bleibt der Schielwinkel beim Begleitschielen ständig gleich.

Therapie: Therapeutisch läßt sich nur wenig machen, wenn es nicht gelingt, die Ursache zu bessern. Diphtherische Abduzenslähmungen bilden sich in der Regel von selbst zurück. Im übrigen helfen sich die Patienten selbst dadurch, daß sie durch Kopfdrehung den Ausfall des Muskels ersetzen. Bei länger bestehender Lähmung lernen die Patienten das störende Doppeltbildsehen psychisch zu unterdrücken.

Augenzittern (Nystagmus) beobachtet man gelegentlich. Es ist eine unwillkürliche Augenbewegung, die der Patient nicht unterdrücken kann. Die Augen pendeln in der

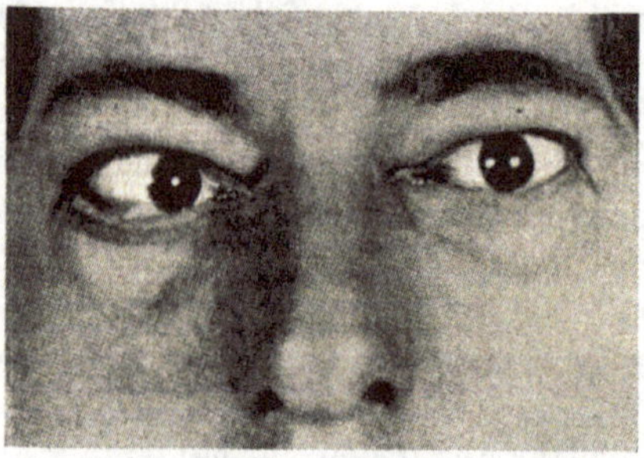

Abb. 65. Derselbe Fall: Linksblick; das linke Auge bewegt sich nicht über die Mittellinie

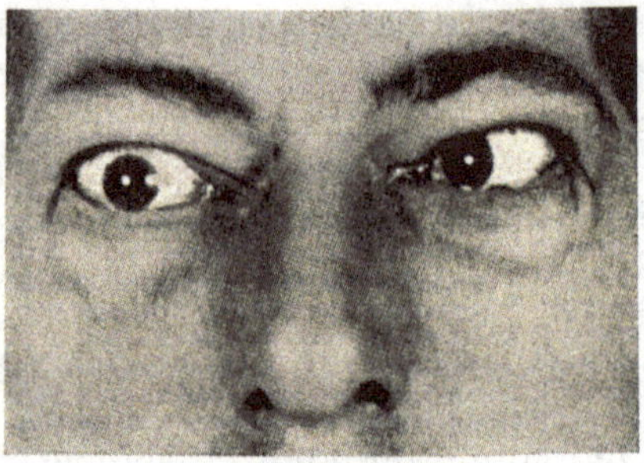

Abb. 66. Derselbe Fall: Rechtsblick; das rechte Auge folgt nicht

Horizontalen hin und her — in den meisten Fällen dann, wenn er versucht, einen Gegenstand zu fixieren.

Ursächlich handelt es sich häufig um angeboren schwachsichtige Augen. Auch die multiple Sklerose zeigt — häufig das erste Zeichen dieser Erkrankung — einen Nystagmus. Daneben können manchmal auch Reizungen des Innenohrs das Augenzittern auslösen.

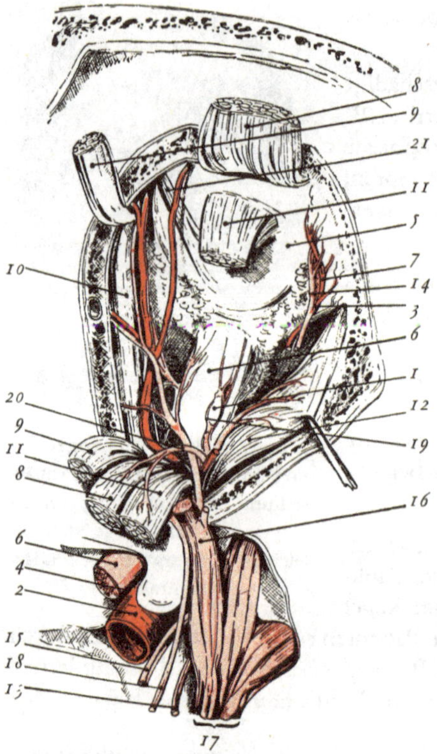

Abb. 67. Nerven und Arterien der Augenhöhle

1	Aa. chorioideae	Aderhautarterien
2	A. carotis interna	Innere Halsschlagader
3	A. lacrimalis	Tränendrüsenarterie
4	A. ophthalmica	Augenarterie
5	Bulbus oculi	Augapfel
6	Fasciculus opticus	Sehnervenfasern
7	Glandula lacrimalis (pars orbitalis)	Tränendrüse (Augenhöhlenteil)
8	Musculus levator palpebrae superioris	Oberlidheber
9	Musculus obliquus superior	Oberer schräger Augensenker
10	Musculus rectus nasalis	Innerer Augenseitenwender
11	Musculus rectus superior	Oberer Augenheber
12	Musculus rectus temporalis	Äußerer Augenseitenwender
13	Nervus abducens*)	Abduzensnerv (6. Hirnnerv)
14	Nervus lacrimalis	Tränendrüsennerv
15	Nervus oculomotorius	Augenbewegender Nerv (3. Hirnnerv)
16	Nervus ophthalmicus	Augennerv
17	Nervus trigeminus	Drillingsnerv (5. Hirnnerv)
18	Nervus trochlearis	Rollennerv (4. Hirnnerv)
19	Ramus profundus nervioculomotorii	Tiefer Ast des augenbewegenden Nerven
20	Ramus superior nervioculomotorii	Oberer Ast des augenbewegenden Nerven
21	Tendo musculi obliqui superioris	Sehne des oberen schrägen Augensenkers

*) abducens = wegführend

Erkrankungen des Ohres und des Nasen-Rachenraumes

H. Kaller

Einleitung: Hals, Nase, Ohren

Die Hals-Nasen-Ohrenheilkunde oder Oto-Rhino-Laryngologie[1]) beschäftigt sich mit der Erkennung und Heilung der Erkrankungen des Ohres, des Nasenrachenraumes und des Kehlkopfes. Diese drei Organsysteme sind der Obhut eines Sonderfaches anvertraut worden, weil sie eine funktionelle und teilweise auch eine anatomische Einheit bilden. Ihre Erkrankungen bedingen sich oft gegenseitig. Ein Schnupfen z.B. führt oft zu einer Ohren- oder Kehlkopfentzündung. Außerdem fordert die Untersuchung und Behandlung dieser Organe, die in tiefen, optisch schwer zugänglichen Buchten und Hohlräumen liegen, eine besondere Untersuchungstechnik. Spezielle Beleuchtungsgeräte und grazil konstruierte Instrumente sind dazu ersonnen worden. So hat sich dieses Fach überhaupt erst entwickeln können, als findige Köpfe derartige Instrumente schufen. 1855 hatte der Physiker *Helmholtz* den Einfall, einen Hohlspiegel mit einer zentralen Durchlochung herzustellen. Jetzt wurde es möglich, tiefer liegende Organe auszuleuchten, z.B. die Netzhaut des Auges oder das Trommelfell. Dieser sog. Reflektor mit einem Stirnreif am Kopf befestigt, ist das markante Kennzeichen der Ohrenärzte. Der heutige Ohrenspiegel hat meistens einen Durchmesser von 10 cm und eine Brennweite von 20 cm. Seine Wirkungsweise besteht darin, daß er die parallelen Lichtstrahlen (Untersuchungslampe) reflektiert und in seinem Brennpunkt bündelt. Dadurch, daß der Untersucher durch ein zentrales Loch im Hohlspiegel schaut, fällt seine Sehachse mit dem das Objekt ausleuchtenden Lichtbündel zusammen (Abb. 68).

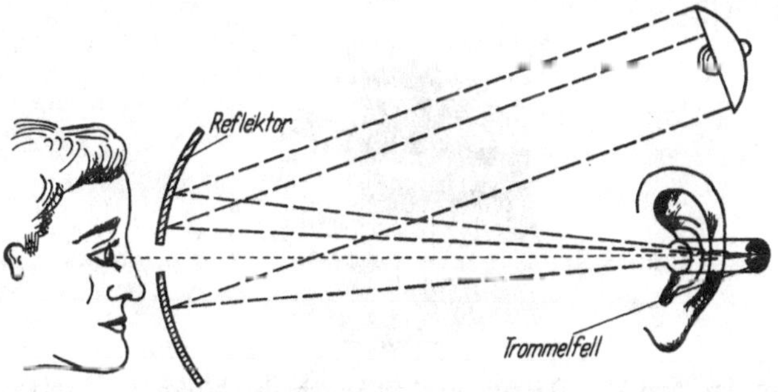

Abb. 68. Arbeitsweise des Reflektors

Ein Sänger, ein Internist und ein Chirurg teilen sich den Ruhm, die erste Pionierarbeit für die Kehlkopfheilkunde geleistet zu haben. Im Jahre 1854 gelang es dem spanischen Gesangslehrer *Manuel Garcia*, seinen eigenen Kehlkopf zu sehen. Er kam auf die geniale, einfache Idee, sich an sein Zäpfchen ein abgewinkeltes Zahnarztspiegelchen zu halten, in das er durch einen Handspiegel Sonnenlicht warf. Als Sänger vermochte er es, den Würgreflex zu unterdrücken. Der Wiener Internist *Türk* (1810 bis 1868) machte sich diese Möglichkeit bei der Untersuchung seiner Kranken zunutze. Auch er benutzte noch Sonnenlicht. Nach diesen diagnostischen Vorarbeiten glückte 1861 dem Tübinger Chirurgen *V. v. Bruns* der erste therapeutische, laryngologische Eingriff. Er entfernte bei seinem Bruder nur mit einem gebogenen Messer unter Sicht des Kehlkopfspiegels einen Kehlkopfpolypen. Diese elegante, gezielte Methode, ohne äußeren Halsschnitt chirurgisch am Kehlkopf zu arbeiten, war damals eine Sensation. 1895 baute der Arzt *Kirstein* ein innen beleuchtetes Hohlrohr, mit dem er den Kehlkopf direkt sehen konnte. Diese Endoskopie wurde später so weit vervollkommnet, daß man heute die Speiseröhre bis zum Magen-

[1]) Aus dem Griechischen: otos = das Ohr, rhinos = die Nase, laryngos = der Kehlkopf, jeweils der 2. Fall, und logos = die Lehre.

eingang und die feinsten Bronchialäste der Lunge ableuchten kann (Ösophago-Bronchoskopie). Das „Handwerkzeug“ des Ohrenarztes ist heute um ein wichtiges Gerät bereichert worden: dem binokularen Operationsmikroskop. Mit dessen Hilfe kann sich der Operateur sein Operationsfeld optisch auf das 6- bis 30-fache vergrößern. Dieses Lupenmikroskop hat die moderne Mikrochirurgie des Ohres ermöglicht, bei der der Arzt ähnlich einem Uhrmacher im kleinen Raum des Mittelohres feinste und komplizierte Eingriffe an den Gehörknöchelchen vornimmt (Abb. 68a und b).

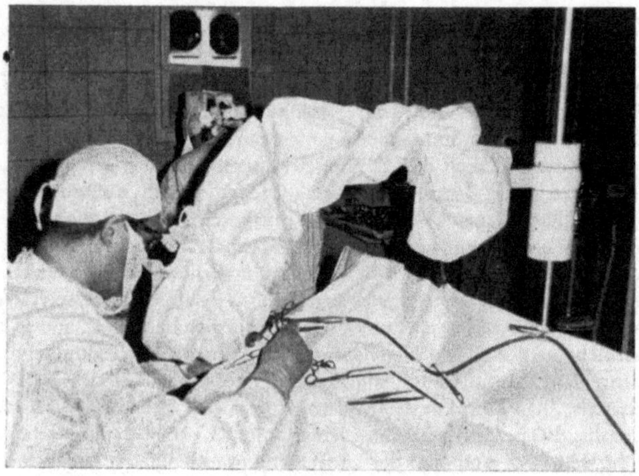

Abb. 68a. So arbeitet der Ohrenarzt mit dem Operationsmikroskop

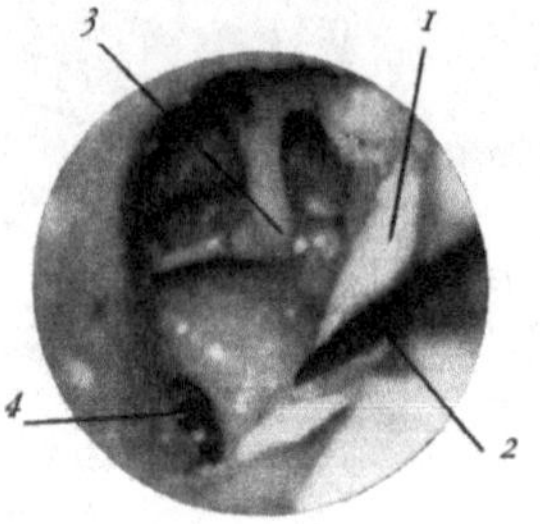

Abb. 68b. So sieht der Arzt das Operationsgebiet durch das Mikroskop (16fache Vergrößerung) Ohroperation durch den Gehörgang

1 Nach vorn geklapptes Trommelfell
2 Operationshäckchen
3 Amboß-Steigbügelgelenk
4 das runde Fenster

I. Das Gehör- und Gleichgewichtsorgan

A. Anatomie B. Physiologie C. Erkrankungen der Ohren

A. Anatomie

1. Äußeres Ohr 2. Mittelohr 3. Innenohr

Dieses Organ ist paarig angelegt. Es besteht aus einem *peripheren* Aufnahmeapparat, dem eigentlichen Ohr und den *zentralen* Teilen, dem Hör- und Gleichgewichtsnerv (N. stato-acusticus) mit seinen Ganglien im verlängerten Mark (den Vestibularis- und Kochleariskernen), den zentralen Bahnen und den Feldern in der Großhirnrinde. Am eigentlichen Ohr können drei Abschnitte unterschieden werden: das äußere, mittlere und innere Ohr. Sie liegen in spiegelbildlicher Anordnung im rechten und linken Schläfenbein.

Das **Schläfenbein**[1]) setzt sich aus vier Teilen zusammen, die beim Erwachsenen knöchern miteinander verwachsen sind: dem *Felsen-*, *Pauken-*, *Warzen-* und *Schuppenteil* (Os petrosum, Os tympanicum, Processus mastoideus und Sqama temporalis). Über die Fläche der Schläfenbeinschuppe verläuft linienartig ein feiner Knochenwulst (*Linea temporalis*), der in den Jochbogenfortsatz (*Proc. zygomaticus*) ausschwingt. Die Temporallinie stellt die obere Begrenzung des flächenhaften Ansatzes des M. temporalis dar. Der Ansatz des Processus zygomaticus bildet unmittelbar vor der knöchernen Gehörgangswand die Gelenkpfanne für das Kiefergelenk. An der Hinterfläche des Warzenfortsatzes verläuft S-förmig eine breite Knochenrinne, in der ein großer Hirnblutleiter (*Sinus sigmoideus*) eingebettet ist. Er verbindet den Sinus transversus mit dem Bulbus der Jugularvene; mit den Kopfschwartenvenen ist er durch eine kleine Knochenlücke (*Emissarium mastoideum*) verbunden. Mitunter ist er weit vorgelagert. Dann wird eine operative Ohraufmeißelung technisch schwierig; das Operationsfeld ist eingeengt und der Sinus darf nicht verletzt werden (Abb. 69).

1. Äußeres Ohr

Zum äußeren Ohr gehören die Ohrmuschel und der äußere Gehörgang.

Die **Ohrmuschel** ist eine muschelförmige Hautfalte. Sie wird durch eine elastische Knorpeleinlage, die ihr das charakteristische Relief gibt, gestützt. Unten läuft sie in ein fettreiches, knorpelloses Läppchen aus, das nur eine spärliche Blut- und Nervenversorgung besitzt. Die Muskulatur am Ohrmuschelansatz, die die „Lauscher" bei den Tieren beweglich macht, ist beim Menschen verkümmert.

Die Ohrmuschel setzt sich trichterförmig in den **Gehörgang** fort, der etwa 3,5 cm lang und S-förmig gekrümmt ist. Seine Wand ist im vorderen 2 cm langen Abschnitt *knorplig*, im trommelfellnahen Teil *knöchern*. Am Übergang vom knorpligen zum knöchernen Gehörgang ist sein Lumen am engsten. Er ist von äußerer Haut ausgekleidet. Diese besitzt im knorpligen Abschnitt Haare, Talgdrüsen und eine besondere Form von Schweißdrüsen, die das Ohrenschmalz liefern (*Glandulae ceruminosae*). Im knöchernen Bezirk wird die Haut immer dünner. Schließlich besteht sie nur noch aus einem mehrschichtigen Pflasterepithel, das die Außenfläche des Trommelfells überzieht. Der Gehörgang *grenzt unten* an die Ohrspeicheldrüse, *vorn* an das Kiefergelenk, dessen Kaubewegungen sich auf seine Wandung übertragen und das überschüssige Ohren-

[1]) Vgl. Dietrich Band II.

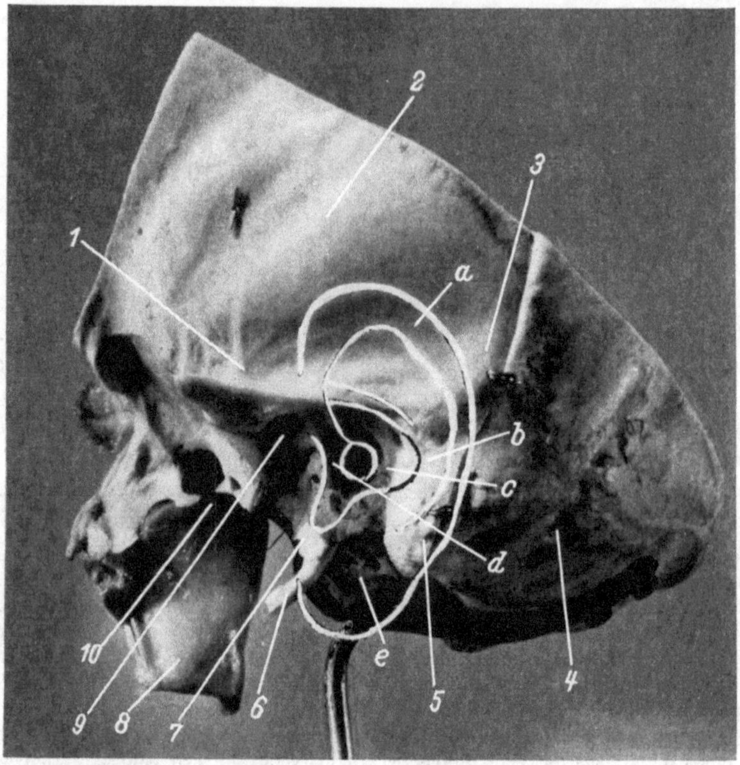

Abb. 69. Fotografie eines Schläfenbeins, Ohrmuschelrelief eingezeichnet

a) Helix	*Ohrleiste*
b) Anthelix	*Innere Ohrleiste*
c) Cavitas conchae	*Ohrmuschelhöhlung*
d) Tragus	*Knorpliger Vorsprung an der Gehörgangsöffnung*
e) Lobulars	*Ohrläppchen*
1 Proc. zygomaticus	*Jochbeinfortsatz*
2 Squama temporalis	*Schläfenbeinschuppe*
3 Linea temporalis	*Schläfenbeinlinie*
4 Emissarium mastoideum . . .	*Verbindungsöffnung zwischen den Venen der Dura und der Schädeloberfläche*
5 Proc. mastoideus	*Warzenfortsatz*
6 Proc. styloideus	*Griffelfortsatz*
7 Os tympanicum	*Paukenbein*
8 Pharynxwand	*Rachenwand*
9 Cavum glenoidale	*Gelenkpfanne für das Köpfchen des Unterkiefers*
10 Tuba pharyngo-tympanica . . .	*Eustachische Ohrtrompete*

schmalz laufend entfernen. An die *hintere* und *obere* Wand stößt das Antrum mastoideum und der seitliche Bogengang. In der hinteren Wand verläuft der motorische Gesichtsnerv (*N. facialis*). Er zieht hier durch einen kompakten Knochenkanal, den *Canalis Falloppii* (*Falloppio* = Anatom, Padua 1523—1562). Sensibel wird der Gehörgang in der Hauptsache von einem Ast des Vagusnerven versorgt (*Ramus auricularis nervi vagi*). Druck auf die Gehörgangswand (z. B. Ohrtrichter, Ohrlöffel, Ohrenschmalzpfropf) löst daher mitunter einen Hustenreiz aus.

2. Mittelohr

Das Mittelohr besteht aus der *Ohrtrompete*, der *Paukenhöhle* und den lufthaltigen *Hohlräumen* des Warzenfortsatzes. Diese drei Abteilungen stehen untereinander und durch die Tube mit dem Nasenrachenraum in offener Verbindung. Das Mittelohr ist demnach ein einheitlicher dreiteiliger Seitenraum der Nasenhöhle. Diese enge anatomische Verknüpfung erklärt die häufige Beteiligung des gesamten Mittelohres bei und nach entzündlichen Nasenerkrankungen (Schnupfen, Tubenkatarrh, Mittelohrentzündung, Warzenfortsatzeiterung).

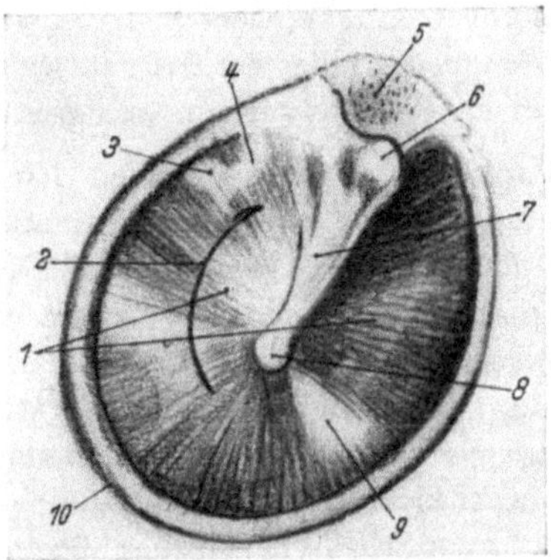

Abb. 70. Normales Trommelfell durch den Ohrtrichter gesehen

1 Gespannte Membran (Pars tensa)
2 Paracentese-Schnitt
3 Durchscheinende Sehne des M. stapedius
4 Durchscheinender langer Amboß-Schenkel
5 Ungespannte Membran (Pars flaccida)
6 Kurzer Hammerfortsatz
7 Hammergriff
8 Nabel (Umbo)
9 Lichtreflex (Reflektorlicht)
10 Bindegewebsring (Annulus fibrosus)

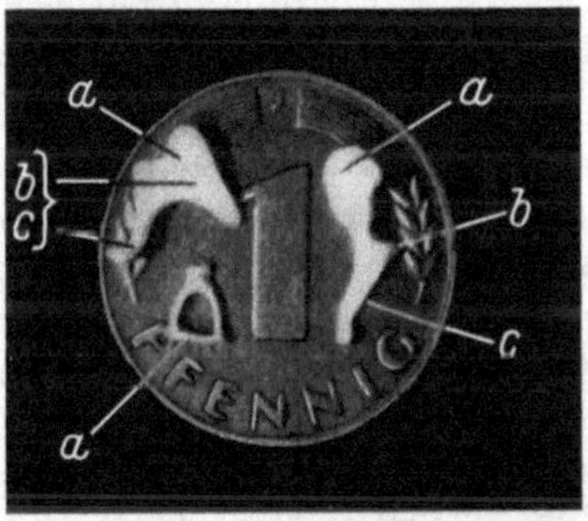

Abb. 71. Die drei Gehörknöchelchen aus ihrem Zusammenhang gelöst

1 Steigbügel (Stapes)
   a) Steigbügelplatte
2 Amboß (Incus)
   a) Körper
   b) Kurzer Schenkel
   c) Langer Schenkel
3 Hammer (Malleus)
   a) Hammerkopf
   b) Kurzer Fortsatz
   c) Hammergriff

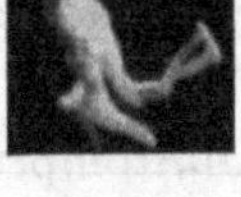

Abb. 71a. Gehörknöchelchen in ihrem natürlichen Zusammenhang

Die Grenze zwischen dem äußeren und mittleren Ohr bildet das **Trommelfell.** Es ist ein dünnes, pergamentartiges Häutchen von leicht elliptischer Form. Der Flächendurchmesser beträgt etwa 1 cm. Es ist am Ende des Gehörganges in einen fibrösen Ring (*Annulus fibrosus*) uhrglasartig eingelassen. Es besteht aus einer äußeren Epithelschicht, einer bindegewebigen, radiär und zirkulär von elastischen Fasern durchsetzten

Mittelschicht (*Lamina propria*) und dem inneren kubischen, einschichtigen Epithelüberzug der Paukenhöhle. Durch diese elastische Mittelschicht ist das Trommelfell fast in seiner ganzen Ausdehnung straff gespannt (*Pars tensa*). Nur ein kleiner Bezirk im oberen vorderen Viertel hat nicht diese elastische Stütze; deshalb ist er schlaff (*Pars flaccida* oder auch *Shrapnell*sche Membran genannt). Das Trommelfell ist fest mit dem Hammergriff verwachsen; es wird von ihm trichterförmig eingezogen, so daß die Trommelfellmitte, der Nabel (*Umbo*), fast die gegenüberliegende Wand der Paukenhöhle berührt. Die Trommelfellmembran steht schräg. Ihr vorderes unteres Viertel ist so der medialen Paukenwand am nächsten und ihr hinteres, oberes Viertel am entferntesten. Hinten oben setzt man deshalb mit einem kleinen Messer den bogenförmigen Entlastungsschnitt an, wenn man eine vereiterte Paukenhöhle zur Eiterdrainage eröffnen will (*Parazentese*); hier hat das Parazentesemesserchen den größten Spielraum und hier kann es die Paukenwand am wenigsten verletzen (Abb. 70).

Die **Paukenhöhle** liegt zwischen dem Trommelfell und dem Innenohr. Sie hat die Form einer aufrecht gestellten Trommel. Der Anatom *Fallopio* (1523 bis 1562) nannte diesen Raum daher Cavum tympani. Die Höhle ist mit zarter Schleimhaut austapeziert, die eng mit dem Knochen verwachsen ist (Mukoendost). In ihrer oberen Etage (*Kuppelraum*) liegen die Gehörknöchelchen: der *Hammer*, *Amboß* und *Steigbügel*. Sie sind miteinander gelenkartig verbunden und durch bindegewebige Bänder elastisch-beweglich im Kuppelraum befestigt. Bei allzu starker Schalleinwirkung wird ihre Beweglichkeit durch zwei kleine Muskeln (*M. tensor tympani* und *M. stapedius*) eingeschränkt, um das Innenohr vor Schallschäden zu schützen (so, wie die Irismuskulatur durch die Pupillenverengung die Netzhaut des Auges vor zu starker Lichteinwirkung schützt!). Zwischen den Gehörknöchelchen zieht ein kleiner Nerv, der Geschmacksfasern enthält, bogenförmig durch den Paukenraum (*Chorda tympani*) (Abb. 71 u. 71a).

Die Paukenhöhle ist von 6 *Wänden* begrenzt; sie werden *vorn* von der Mündung der Ohrtrompete und *hinten* vom Zugang zu den Zellen des Warzenfortsatzes unterbrochen. Die *äußere* Wand wird vom Trommelfell gebildet. Die dünne, knöcherne, *untere* Wand des Paukenbodens liegt über dem Bulbus der Jugularvene. Auf der ebenfalls sehr dünnen *oberen* Knochenwand des Paukendaches (Tegmen tympani) liegt die Dura mater des Schläfenhirns. An der medialen, *inneren* Wand, die zugleich die äußere des Innenohres ist, sieht man folgende Einzelheiten: das ovale Fenster, in dessen Membran die Steigbügelplatte eingewebt ist. Darunter etwas senkrecht stehend, das runde Fenster. In der Mitte wird die glatte Wand durch die unmittelbar dahinterliegende Schnecke etwas vorgewölbt (Promontorium). Oberhalb der beiden Fenster zieht bogenförmig der Fazialisnerv. Parallel dazu verlaufen darunter Sehne und Muskelkörper des M. stapedius (Abb. 72).

Die **Ohrtrompete** oder Tuba pharyngo-tympanica Eustachii (*Eustachio*, Anatom 1520 bis 1574) verläuft von der Vorderwand der Paukenhöhle nach vorn abwärts und mündet mit dem Ostium pharyngicum in den seitlichen Nasenrachenraum hinter der mittleren Nasenmuschel. Sie ist 3,5 cm lang und mit Flimmerepithel ausgekleidet. Die Wand des paukennahen Drittels ist knöchern; die übrigen zwei Drittel werden nach oben von einer Knorpelrinne gestützt, während der nach unten offene Teil durch einen bindegewebigen Abschluß zu einer spaltförmigen Röhre ergänzt wird. Auf diese Weise ist

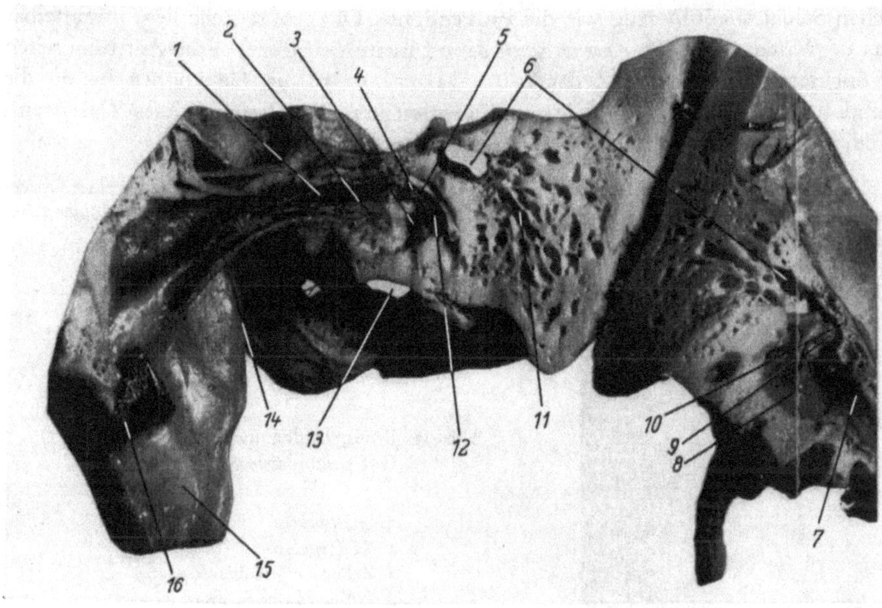

Abb. 72. Dasselbe Schläfenbein wie Abb. 1 vertikal in Paukenhöhlenebene durchschnitten und aufgeklappt

1	Musculus tensor tympani	Trommelfellspanner
2	Promontorium	Vorgebuckelte Labyrinthwand
3	Fenestra rotunda	Rundes Fenster
4	Fenestra ovalis mit Stapes	Ovales Fenster mit Steigbügel
5	Nerv. facialis	Motorischer Gesichtsnerv
6	Antrum	Hauptzellen im Warzenfortsatz
7	Tuba pharyngo-tympanica	Ohrtrompete
8	Membrana tympani	Trommelfell
9	Ossicula tympani	Gehörknöchelchen
10	Tegmen tympani	Paukendach
11	Cellulae mastoideae	Warzenfortsatzzellen
12	Musculus stapedius	Steigbügelspanner
13	Fossa jugularis	Grube für die Drosselvene
14	Tuba pharyngo-tympanica	Ohrtrompete
15	Laterale Pharynxwand	Seitliche Rachenwand
16	Musculus levator veli palatini	Gaumenheber

die Tube dauernd geschlossen. Nur durch die Muskelkontraktion des Gaumenhebers und Spanners beim Schluckakt wird sie kurz geöffnet, damit Luft in die Pauke einströmen kann. Die Tube hat ja für Luftdruckausgleich in der Pauke zu sorgen. Der Luftdruck der Außenluft und der hinter dem Trommelfell muß der gleiche sein; nur so können Trommelfell und die Gehörknöchelchenkette frei und ausgeglichen schwingen.

Eine längere Zeit offenstehende Tube würde das Gehör empfindlich beeinträchtigen. Schallwellen der gleichen Frequenz, die durch den Gehörgang auf die Vorderfläche des Trommelfells stoßen, könnten so durch eine offene Tube mit dem gleichen Schalldruck auch seine hintere Fläche treffen. Die Schallschwingungen würden sich gegenseitig auslöschen (Interferenz). Andererseits muß, wenn sich der Atmosphärendruck in kurzer Zeit ändert, z.B. beim Fliegen, die Tube offen gehalten werden, damit ein schneller Druckausgleich im Paukenraum erfolgen kann. Das geschieht am besten durch Kauen (Kaugummiverteilung an Flugreisende).

Der Raum der Paukenhöhle setzt sich nach hinten in die wabenartigen **Hohlräume des Warzenfortsatzes** fort (Cellulae mastoideae). Auch diese sind lufthaltig und haben den gleichen Schleimhautüberzug wie die Paukenhöhle. Die größte Zelle liegt unmittelbar hinter der Pauke. Sie heißt *Antrum mastoideum* (Antrum = Höhle). Vom Antrum breiten sich fingerartig die übrigen Zellzüge im Warzenfortsatz aus. Sie können bis in die Schuppe und den Zygomatikusfortsatz hineinreichen. Der Umfang dieses Zellsystems ist individuell verschieden.

Von diesem *Pneumatisationsgrad* (Pneuma = Luft) hängt manchmal weitgehend der Verlauf einer Ohrenerkrankung ab. Man stellt den pneumatischen Zustand des Warzenfortsatzes röntgenologisch fest (Abb. 73 u. 74).

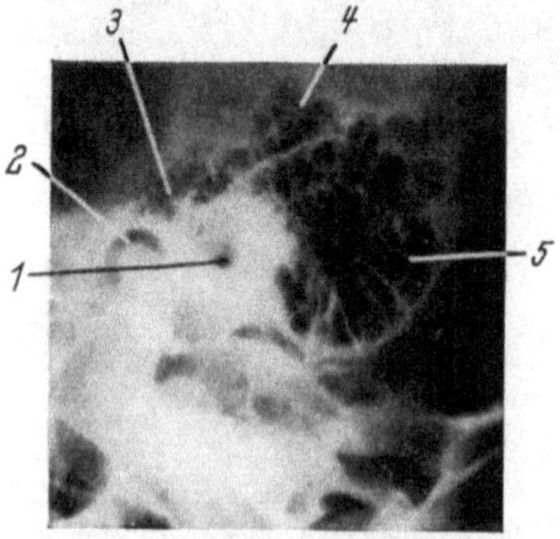

Abb. 73. Röntgenaufnahme des Ohres
Gut pneumatisierter Warzenfortsatz

1 Gehörgang
2 Kiefergelenk
3 Zellen im Jochbeinfortsatz
4 Zellen in der Schuppe
5 Zellen im Warzenfortsatz

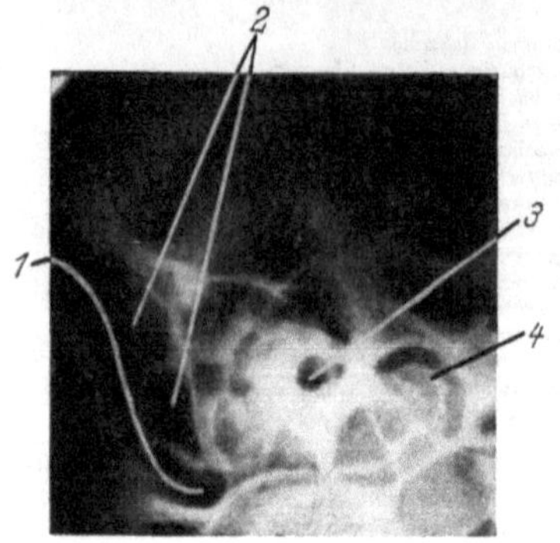

Abb. 74. Röntgenaufnahme eines pneumatisationsgehemmten Ohres
(Der Warzenfortsatz hat keine Zellen)

1 S-förmiger Hirnblutleiter (Sinus sigmoideus)
2 Warzenfortsatz
3 Gehörgang
4 Kiefergelenk

Die gesamte Schleimhautoberfläche eines gut ausgebildeten Zellsystems ist ausgebreitet handtellergroß. Das erklärt die mitunter unvorstellbar großen Eitermassen bei einer Mittelohr- und Warzenfortsatzeiterung, die dann nur durch eine Aufmeißelung des Antrums und Ausräumung des ganzen Warzenfortsatzes entfernt werden können (Antrotomie bzw. Mastoidektomie).

3. Innenohr

Das Innenohr ist als sinnesphysiologisch wichtigster Teil des Ohres tief im Felsenbein eingebettet. Wegen der verwirrenden Anordnung seiner gewundenen, kanalartigen Hohlräume wird es auch als *Labyrinth* bezeichnet (Labyrinthos = der Irrgang). Es besteht aus einem *knöchernen* und *häutigen* Teil. Das knöcherne Labyrinth kapselt etuiartig mit dem härtesten Knochen des Körpers das zarte häutige Labyrinth ein. Diese

Labyrinthkapsel ist mit *Perilymphe* angefüllt, in der das häutige Labyrinth schwimmt. Diese Perilymphe ist ein Teil des Hirnliquors und steht durch den Ductus perilymphaceus mit den Subarachnoidalräumen der Hirnhäute in offener Verbindung. Das häutige Labyrinth enthält die *Endolymphe*; sie ist vollständig in sich abgeschlossen und weder mit der Perilymphe noch mit dem Hirnliquor verbunden. Der Ductus endolymphaceus endet als Saccus endolymphaceus blind zwischen den Durablättern.

Am **knöchernen Labyrinth** (Capsula ossea labyrinthi) sind folgende Teile zu unterscheiden: vorn die *Schnecke*, in der Mitte der *Vorhof* und hinten die drei *Bogengänge*. Die zur Pauke gerichtete Wand wird durch das ovale und das runde Fenster durchbrochen.

Der **Vorhof** (Vestibulum) hat zwei kleine Ausbuchtungen zur Aufnahme der beiden Vorhofs-Säckchen.

Die drei halbkreisförmigen **Bogengänge** (Canales semicirculares ossei) entspringen aus dem Vorhof. Sie stehen als horizontaler, vorderer-vertikaler und hinterer-vertikaler in den drei Ebenen des Raumes senkrecht zueinander. Kurz vor der Einmündung in den Vorhof zeigt jeder Gang eine birnenförmige Erweiterung, die Ampulle (Abb. 74).

Die **Schnecke** (Cochlea) ist ein $2^1/_2$mal um eine Achse (Modiolus) spiralig gewundener Kanal. Er wird durch eine wendeltreppenartig verlaufende Scheidewand in eine obere und untere Etage geteilt, die durch eine Öffnung an der Spitze (Helicotrema) miteinander verbunden sind. Oben liegt die *Vorhofsetage* (Scala vestibuli), unten die *Paukenetage* (Scala tympani). Paukenetage heißt sie, weil sie unmittelbar — nur durch die Membran des runden Fensters getrennt — an den Paukenraum grenzt, während zwischen der Vorhofsetage und der Pauke die Membran des ovalen Fensters und der Vorhof liegen! Die Etagenscheidewand ist teils knöchern, teils bindegewebig (Lamina spiralis ossea et membranacea). Der bindegewebige Anteil wird auch Basilarmembran genannt und spielt hörphysiologisch eine wichtige Rolle.

Die Schnecke verläuft fast horizontal also in Fortsetzung des inneren Gehörgangs. Ihre Basis liegt am inneren Gehörgang, ihre Spitze an der Paukenwand, die sie etwas vorbuckelt (Promontorium) (Abb. 75, 76, 77).

Das **häutige Labyrinth** (Labyrinthus membranaceus) stellt eine formwiederholende Verkleinerung des knöchernen dar. Demnach unterscheiden wir hier ebenfalls den Vorhof, drei Bogengänge und den Schneckenkanal. Der *Vorhof* zerfällt in zwei Säckchen (Utriculus und Sacculus), die durch einen dünnen Gang kommunizieren (Ductus utriculo-saccularis). Vom Utriculus aus ziehen die drei häutigen *Bogengänge* in ihre knöchernen Kanäle. In diesem Vorhofbogengangssystem befinden sich die fünf Nervenendstellen für den Gleichgewichtsnerv; je eine in den beiden Vorhofsäckchen und den drei Bogengängen. In den ersten liegen die senkrecht zueinander angeordneten Raum- oder *Stehfleckchen* (Maculae staticae). Es sind feine, an ihrer Oberfläche haarartig aufgesplitterte Zylinderepithelzellen (Haarzellen), denen eine gallertartige Membran aufliegt; in dieser sind kalkhaltige Steinchen (*Statolithen* oder fälschlich auch Otolithen genannt) eingelagert. In den Bogengängen sind ähnliche, nur etwas anders angeordnete Haarzellen. Hier vereinigen sie sich zu einem kuppelartigen Haarschopf (Cupula), die auf leistenartigen Gebilden angebracht in die Endolymphe der Bogengänge hineintauchen. Diese Nervenendstellen heißen *Gleichgewichtsleisten* (Crista statica) und sind in dem Ampullenteil der Bogengänge untergebracht.

Der *häutige Schneckenkanal* (Ductus cochlearis) liegt in der Vorhofsstufe der knöchernen Schnecke und ist durch einen kleinen, sehr engen Gang mit dem Vorhofsystem ver-

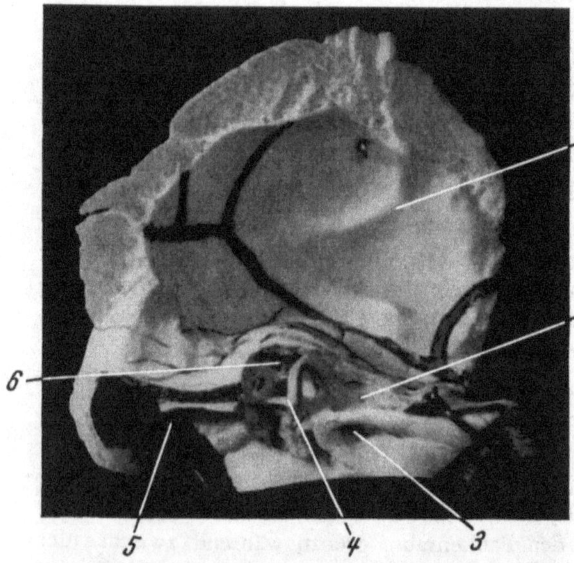

Abb. 75. Schläfenbein von innen. Das knöcherne Labyrinth ist freigelegt

1 Squama temporalis . .	Schläfenbeinschuppe
2 Cochlea	Schnecke
3 Porus acusticus	Innere Gehörgangsöffnung
4 Canales semicirculares .	Bogengänge
5 Sinus sigmoideus . . .	S-förmiger Hirnblutleiter
6 Felsenbein	Os petrosum

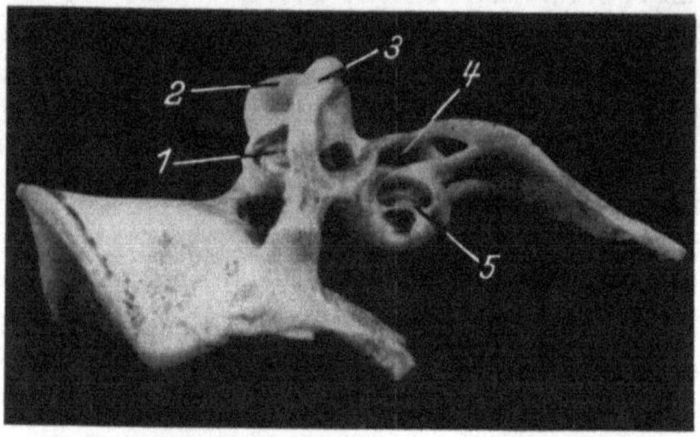

Abb. 76. Knöchernes Labyrinth, freipräpariert

1 Horizontaler seitlicher Bogengang
2 Hinterer vertikaler Bogengang
3 Vorderer vertikaler Bogengang
4 Innerer Gehörgang
5 Schnecke

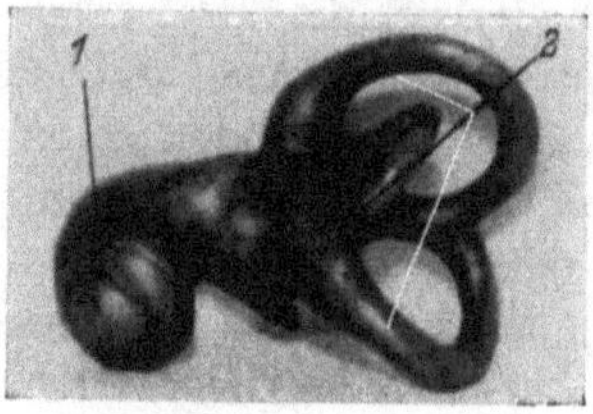

Abb. 77. Bleiausguß des knöchernen Labyrinths

1 Schnecke
2 Bogengänge

bunden (Ductus reuniens). Die häutige Schnecke beherbergt den Nervenendapparat für den Hörnerv, das *Corti*sche Organ (*Corti*, Pathologe 1822—1876). Es liegt der Basilarmembran auf und enthält die eigentlichen Hörzellen ebenfalls in Form haarähnlicher Sinnesepithelien, die durch Pfeilerzellen gestützt werden. Es wird von einem zeltdachähnlichen Häutchen überdacht (Membrana tectoria, Tectum = das Dach). Seine Grenzwand zur Vorhofsetage ist die *Reißner*sche Membran, zur Paukenetage die *Basilarmembran*. Die äußere Wand ist das Ligamentum spirale, das ein Kapillarpolster enthält, die als Endolymphproduzent und -regulator angesehen wird.

Der vom verlängerten Mark herkommende *8. Hirnnerv*, der Hör- und Gleichgewichtsnerv verläuft gemeinsam mit dem 7. Hirnnerven im inneren Gehörgang (Meatus acusticus internus). Hier trennen sich seine beiden funktionell verschiedenen Anteile. Der Hörnerv (*N. cochleae*) zieht in die Achse der Schnecke, bildet hier das Ganglion spirale und erreicht über die Basilarmembran die Haarzellen des *Corti*schen Organs.

Der Gleichgewichtsnerv (*N. vestibulae*) bildet seine Ganglien (Ganglion vestibularis) und zieht zu den Haarzellen der Maculae und Cristae staticae.

Das Labyrinth wird von einer Endarterie der Art. labyrinthi versorgt.

Während der 8. Hirnnerv im Innenohr endet, verläuft der *7. Hirnnerv* in dem knöchernen *Fallopi*schen Kanal weiter. Er zieht bogenförmig an der vorderen Medialwand entlang, biegt dann in die Basis der knöchernen Gehörgangswand ein und verläßt durch eine Knochenöffnung (Foramen stylomastoideum) das Schläfenbein, um sich in der Substanz der Ohrspeicheldrüse in seine Äste für die mimische Augen-, Wangen- und Mundmuskulatur aufzuzweigen. Er versorgt nebenbei den M. stapedius in der Paukenhöhle. Sonst hat er funktionell mit dem Hörorgan nichts zu tun.

B. Physiologie

1. Entwicklungsgeschichte *2. Gehörorgan* *3. Gleichgewichtsorgan*

1. Entwicklungsgeschichte

Das Innenohr beherbergt zwei Sinnesorgane: das *Gehörorgan* und das *Gleichgewichts- oder Raumorgan*. Für beide ist der adäquate Reiz ein mechanischer: der Schall für das Gehörorgan, die Schwerkraft und die Beschleunigung für das Raumorgan. Diese eigenartige, im Organismus einmalige Kombination zweier verschiedener, hochdifferenzierter Sinnesorgane erklärt sich aus der Entwicklungsgeschichte (Phylogenese).

Das Mutterorgan unseres Ohres ist ein primitives inneres Tastorgan der niedrigen Wassertiere. Dieses besteht aus einem bläschenartigen Gebilde, das mit Sinnesepithel austapeziert ist (*Statozyste*). Darin schwimmt eine Art Kalkperle (*Statolith*). Ändert das Tier seine Lage oder wird der Wasserdruck einseitig erhöht, z. B. durch das Herannahen eines anderen Tieres, so ändert auch die Perle ihre Lage und reibt an einer anderen Stelle der Zystenwand. Dadurch kann das Tier seine neue Stellung festlegen und korrigieren. Es hält sein Gleichgewicht. Außerdem kann es seine Umgebung gleichsam abtasten. Diese primitive Konstruktion reichte aber nicht mehr aus, als sich aus den Wassertieren die Erd- und Lufttiere entwickelten. An Stelle des Wasserdrucks und der Wasserwellen mußten sie jetzt die *Luftwellen „ertasten"*. Luftwellen sind aber Ton- und Schallwellen. Aus dem Wasserdruckabtastapparat mußte das Gehörorgan werden. Das Sinnesepithel der Statozyste wurde schneckenartig erweitert. Die Gehörschnecke entstand. Eigenartigerweise wurde bei dieser Neukonstruktion das wäßrige Milieu des alten Systems beibehalten. Das ganze häutige Innenohr ist mit Wasser angefüllt (Endolymphe) und schwimmt im Wasser (Perilymphe). Die Erdtiere haben ein Stück Meer mitgenommen. Auch das neue Organ *registriert* also noch immer *Wasserwellen*. Um die weichen Luftwellen in die härteren Wasserwellen umwandeln zu können, war ein *Übertragungsmechanismus* notwendig geworden. Das Mittelohr mit seinen *Gehörknöchelchen* entstand. Als Material wurden die nun überflüssig gewordenen *Kiemenbögen* verwandt.

Aus dem ersten Kiemenbogen entstand der Hammer und Amboß, aus dem zweiten der Steigbügel. Die Aufgabe des Mittelohres besteht somit darin, die longitudinalen Luftwellen in Wasserwellen umzuformen und den neuen Schallreiz dem erweiterten Statozystenorgan (*Hörschnecke*) in entwicklungsgeschichtlich altgewohnter Weise anzubieten. Neben der neugeschaffenen Hörschnecke blieb die alte Einrichtung der Statozyste fast unverändert bestehen in Form der Vorhofsäckchen mit ihren Statolithen und den Sinnesepithelleisten (maculae). Zur Wahrnehmung der Drehbewegung ist sie nur durch die drei *Bogengänge* erweitert worden. So ist also aus der alten Statozyste durch einen kleinen Umbau das neue Gleichgewichtsorgan und durch kompliziertere Neukonstruktionen das Gehörorgan entstanden. Das erklärt ihre gemeinsame Unterbringung im Innenohr. Auch der dazugehörende Sinnesnerv verläuft mit seinen beiden Anteilen gemeinsam im inneren Gehörgang (N. stato-acusticus).

2. Gehörorgan

Wir unterscheiden beim akustischen Organ 1. das *Schall-Leitungsorgan*, 2. das *Schall-Empfindungsorgan*.

Zum *Schall-Leitungsapparat* gehören die Ohrmuschel, der äußere Gehörgang, das Trommelfell, die Gehörknöchelchen und die Labyrinthwassersäule des perilymphatischen Raumes.

Das Schall-Empfindungsorgan im Innenohr kann auch unter Umgehung des schallzuleitenden Apparates direkt durch den Knochen erregt werden. Wenn wir eine angeschlagene Stimmgabel auf den Schädelknochen aufsetzen, so hören wir den Ton. Diese Knochenleitung spielt aber beim üblichen Hören gegenüber der Luftleitung mittels des schalleitenden Mittelohres praktisch keine Rolle.

Die Schallwellen werden durch die Ohrmuschel und den Gehörgang aufgefangen und gebündelt der Trommelfellmembran zugeleitet. Diese wird den Schallwellen synchron in Schwingungen versetzt, die über die Gehörknöchelchenkette der Membran des ovalen Fensters weitergegeben werden. Dessen Ausschläge bringen die Perilymphe um die häutige Schnecke in eine pendelperiodische Hin- und Herbewegung. Dabei buchtet sich die Membran des runden Fensters entsprechend aus. Die weichen Schwingungen der Luft werden so auf die Perilymphe übertragen. Dazu ist eine erhebliche Kraft notwendig, da Wasser ein dichteres Medium als Luft darstellt und inkompressibel ist. Diese Kraftverstärkung übernimmt das Mittelohr. Bestechend, wie es unter raffinierter Ausnutzung der mechanischen Gesetze seine Aufgabe meistert: Die Schallwellen werden von einer relativ großen Fläche (Trommelfell) aufgefangen und an eine viel kleinere (ovales Fenster) weitergegeben. Das Schallwellenbündel wird gleichsam trichterförmig konzentriert und geballt. Die Schallenergie wird auf diese Weise flächenmäßig eingeengt, dafür aber verstärkt. Zudem verwandelt die Gehörknöchelchenkette — nach Art eines einarmigen Hebels — die weiten aber weichen Schwingungen des Trommelfells in kürzere aber kräftigere der ovalen Fenstermembran (Abb. 78).

Diese kräftigen, kleinen Schwingungen dieser Membran teilen sich der Perilymphe mit. Jetzt tritt der schallempfindliche Apparat in Aktion.

Zum *Schallempfindungsapparat* gehören das *Corti*sche Organ, der Hörnerv, die zentralen Bahnen und die Hörfelder.

Durch die Bewegung der Perilymphe buchtet sich die Basilarmembran der häutigen Schnecke aus und die Nervenendstellen des *Corti*schen Organs werden dadurch gereizt (Abb. 79).

Die *Basilarmembran* besteht aus 20 000 elastischen Fasern; diese sind, von der Schneckenbasis zur Spitze hin allmählich an Länge zunehmend wie Klaviersaiten im Knochenrahmen der Schnecke eingespannt (Abb. 80).

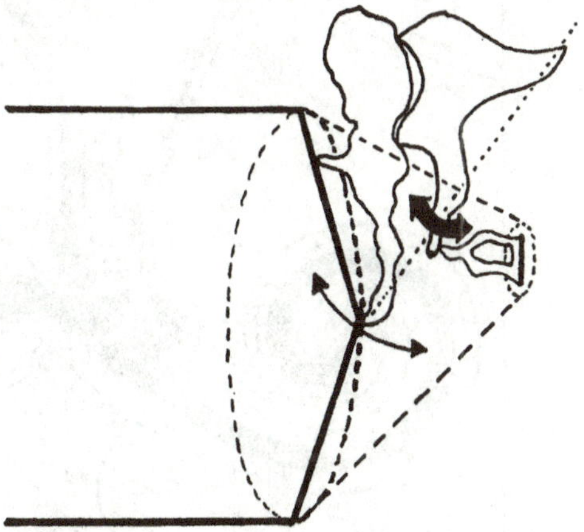

Abb. 78. Schallverstärkermechanismus des Mittelohrs schematisch dargestellt. Die gestrichelte Linie veranschaulicht die „trichterförmige" Konzentration der Schallwellen. Die punktierte Linie erklärt die einarmige Hebelwirkung

Von dieser anatomischen Tatsache und der Beobachtung ausgehend, daß das Ohr in der Lage ist, einzelne Töne aus einem Tongemisch herauszuhören (Klanganalyse), entwickelte *Helmholtz* (Physiker 1821 bis 1894) seine Resonanz- oder *Klaviertheorie.* Er stellte sich vor, daß bei jedem Ton nur *die* Faser in Schwingung versetzt wird, die in ihrer Länge (Eigenfrequenz) der Frequenz des betreffenden Tones entspricht, genau wie z. B. nur die a-Saite eines offenen Klaviers oder einer Harfe mitschwingt, wenn man den Ton a hineinsingt. Diese Faser erregt dann ihrerseits den darüberliegenden Bezirk der *Corti*schen Nervenendstelle (diese Theorie wird im grundsätzlichen auch heute noch als gültig angesehen). Der spezifische Sinnesreiz im *Corti*schen Organ wird dann durch den Hörnerv in die zentralen Hörbahnen dem Hörfeld im Schläfenlappen des Großhirns zugeführt; hier wird das Gehörte verarbeitet und psychisch ausgewertet. Das *Corti*sche Organ vermag die Qualität und die Quantität eines Tones zu unterscheiden (*Tonhöhe* und *Lautstärke*).

Ein Ton ist die subjektive Wahrnehmung schwingender mechanischer Energien; diese bestehen aus periodischen Verdichtungen und Verdünnungen der Luft (*Longitudinal*-Wellen). Die Entfernung zweier aufeinanderfolgender Verdichtungen ist die Wellenlänge. Die *Tonhöhe* ist charakterisiert durch die Anzahl (*Frequenzen*) der Wellen in einer Sekunde. Die Schwingungszahl wird also in dem Maß l/sec gemessen. Dieses Maß wird ein Hertz (Hz) genannt (nach dem Physiker *Hertz* 1857 bis 1894). Der Kammerton a^1 hat 435 Schwingungen in der Sekunde oder 435 Hz. Das Ohr kann Töne von 16 bis 20000 Hz wahrnehmen. Mit zunehmendem Alter sinkt die obere Tongrenze auf 13 000 Hz. Der Tonbereich eines Orchesters z. B. reicht vom E^1 des Kontrabasses mit 41 Hz bis zum d^5 der Pikkoloflöte mit 4752 Hz.

Die *Lautstärke* wird durch die Intensität der Luftverdichtung bestimmt oder durch ihre *Amplitude* (in Analogie zu den Transversalwellen). Man unterscheidet hier zwischen der physikalischen Reizstärke und der physiologischen Empfindungsgröße. Die Reizstärke wird gemessen durch den Druck, den der Schall auf das Trommelfell ausübt. Das Maß für den Druck ist das Mikrobar (dyn/cm^2) bzw. das *Dezibel* (db), eine logarithmische Größe des Schalldrucks ähnlich wie der p(H)-Wert beim Säuregrad. Die Maßeinheit für die Empfindungsstärke ist das *Phon* (aus dem Griechischen = der Ton). 1 Phon ist die Lautstärke, die vom Ohr gerade noch wahrgenommen wird (Hörschwelle). Bei 130 Phon empfindet das Ohr Schmerzen (Schmerzschwelle). Leises Flüstern erzeugt 10 Phon, Unterhaltungssprache 50, Motorrad 90, Preßlufthammer 110 (diese Berechnungen sind für die moderne Lärmbekämpfung in den Großstädten

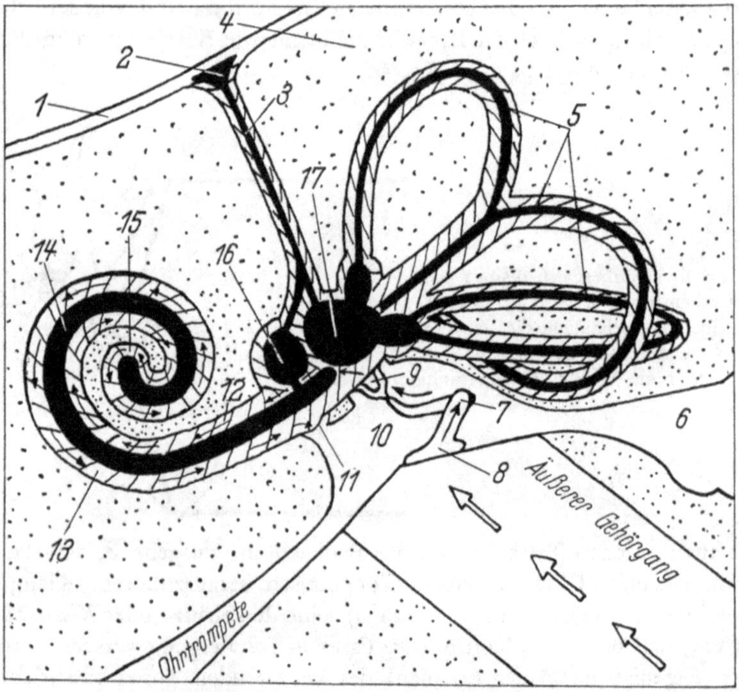

Abb. 79. Zur Physiologie: Die Luftwellen ⇛ werden in Bewegungen der Flüssigkeitssäule der Perilymphe umgewandelt ↷ ↷. Das Innenohr (schematisiert): Schwarz = Das häutige Labyrinth mit der Endolymphe. Gepunktet = Der Labyrinthknochen. Gestrichelt = Der Perilymphraum

1	Dura mater	Hirnhaut
2	Saccus endolymphaticus	Endolymphsäckchen
3	Ductus endolymphaticus	Endolymphgang
4	Capsula ossea labyrinthi	Knöcherne Innenohrkapsel
5	Canales semicirculares	Bogengänge
6	Antrum	Hauptzellen im Warzenfortsatz
7	Ossicula tympani	Gehörknöchelchen
8	Membrana tympani	Trommelfell
9	Fenestra ovalis	Ovales Fenster
10	Cavum tympani	Paukenhöhle
11	Fenestra rotunda	Rundes Fenster
12	Scala tympani	Paukentreppe
13	Scala vestibuli	Vorhofstreppe (-etage)
14	Cochlea	Schnecke
15	Helicofrema	Verbindungsöffnung zwischen Pauken- und Vorhofstreppe in der Kuppe der Schnecke
16, 17	Sacculus und Utriculus	Die beiden Vorhofs-Säckchen des häutigen Innenohres

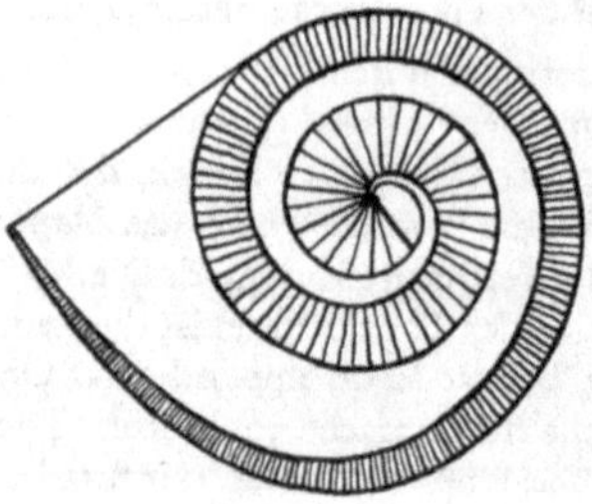

Abb. 80. *Helmholtz*sche Resonanztheorie: Die Fasern der Basilarmembran sind wie Klaviersaiten in den knöchernen Rahmen der Schnecke eingespannt. Jede „Saite" ist einem Ton zugeordnet. In der Spitze werden die tiefen Töne wahrgenommen (lange Fasern), in der Basis die hohen Töne (kurze Fasern). Eine kurze Saite ist etwa 64 Millimikron, eine lange 500 Millimikron (500 Millionstel Millimeter) lang

sehr aktuell geworden). Ein Ohr hört normal, wenn in einer Entfernung von 6 m und darüber die übliche Unterhaltungssprache verstanden werden kann. Wird die 1 m-Verständnismarke unterschritten, dann gilt das Ohr als hochgradig schwerhörig. Einseitige Taubheit behindert nicht entscheidend die Hörfähigkeit, erschwert nur das Richtungshören. Die obere und untere Tongrenze wird mit Stimmgabeln festgestellt. Heute verwendet man allgemein zur Hörprüfung einen elektroakustischen Apparat, das *Audiometer*. Mit diesem Gerät werden Töne bestimmter Frequenzen erzeugt, deren Lautstärke je nach Stärke der Stromzufuhr variiert. Die Lautstärke kann genau gemessen werden. Das Maß ist das Dezibel. Mittels eines Kopfhörers werden dem Patienten Töne bestimmter Höhe und langsam zunehmender Lautstärke angeboten. Die Lautstärke, bei der der Patient den für ihn gerade noch wahrzunehmenden Ton meldet, wird notiert. Verbindet man die notierten Punkte, so erhält man eine graphische Darstellung seiner Hörschwelle (*Audiogramm*). In der gleichen Weise zeichnet man auch die Knochenleitungskurve auf. Der Knochenhörer (Vibrator) wird auf den Knochen des Warzenfortsatzes aufgesetzt. Der Ton wird dem Innenohr unmittelbar — unter Umgehung des Mittelohres — zugeleitet. So wird die reine Innenohrleistung erfaßt. Aus dem Verlauf der Luft- und Knochenleitungskurve ist Grad und Sitz (Mittel- oder Innenohr) einer Schwerhörigkeit zu ersehen (Abb. 81, 82a, 82b).

3. Gleichgewichtsorgan

Das Gleichgewichts- oder Raumorgan des Innenohres *registriert* zusammen mit dem Gesichtssinn und dem Tiefengefühlssinn der Muskeln und Gelenke die *Empfindungen* von *Lage* und *Bewegungen* im Raum. Es löst auf reflektorischem Wege Reaktionen aus, die den Körper im Gleichgewicht halten. Seine Sinnesendstellen befinden sich im Vorhof (Utriculus und Sacculus) und in den drei Bogengängen des häutigen Innenohres (Labyrinth). Die *adäquaten Reize* für das *Vorhofsystem* sind die *Schwerkraft* und die geradlinige Beschleunigung. Diese wirken unmittelbar auf die Statolithen, die je nach Lage auf die rechtwinklig zueinander stehenden Sinnesepithelbeläge (Maculae) drücken. Gleichförmige, geradlinige Bewegungen lösen keine Reaktion aus und werden deshalb nicht wahrgenommen (z. B. die praktisch gradlinige Bewegung der Erde).

Der *adäquate* Reiz für die *Bogengänge* ist die *Winkelbeschleunigung*. Das Gefühl der Drehbewegung wird dadurch ausgelöst, daß bei einer Drehung die träge flüssige Masse der Endolymphe gegenüber der Wand des Ganges zurückbleibt (genau so, wie die Wassersäule in einem rotierenden Wasserglas zurückbleibt). Durch diese Bremsreibung werden die Sinneshaare an der Crista statica verbogen und die Sinneszellen werden erregt. Erst bei längerer, gleichbleibender Drehung nimmt die Endolymphe die Geschwindigkeit der Wandung an. Die Drehung wird bei geschlossenen Augen nicht mehr empfunden. Bei plötzlichem Stillstand ist es dann umgekehrt. Die Flüssigkeitssäule strömt noch eine zeitlang weiter. Die Sinneshaare werden jetzt in umgekehrter Richtung verbogen. Wir empfinden eine der richtigen Drehung entgegengesetzten Scheindrehung *(Drehschwindel)*. Dabei kommt es zu unwillkürlichen, korrigierenden Augenbewegungen in Form von rhythmischen Augapfelzuckungen (*Nystagmus*). Das Auge hat ja auch für das Gleichgewicht zu sorgen. Es ist daher verständlich, daß die Kerne der Augenmuskeln mit denen des Gleichgewichtsnerven im verlängerten Mark eng gekoppelt sind. Bei diesem Ohrnystagmus unterschiedet man eine schnelle Hin- und eine langsame Herzuckung. Dagegen „onduliert" der Nystagmus bei Augenerkrankungen gleichmäßig nach beiden Seiten (vgl. auch Kapitel „Augen").

Der *Nystagmus* ist ein vom Willen des Patienten unabhängiges Zeichen für eine Labyrinthreizung. Der Arzt hat so ein gutes diagnostisches Mittel in der Hand, die *Funktionen* des Gleichgewichtsapparates objektiv *zu prüfen*. Er reizt das Raumorgan z.B. durch *10 Drehstuhlumdrehungen* des Patienten in 10 bis 20 Sekunden. Nach plötzlichem Abstoppen der Drehbewegung wird der nun einsetzende Drehschwindel

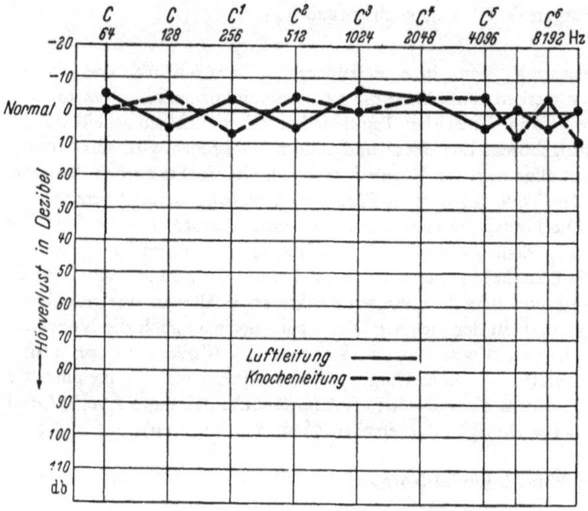

Abb. 81. Audiogramm bei gutem Gehör. Knochen- und Luftleitungskurve liegen auf der Normallinie

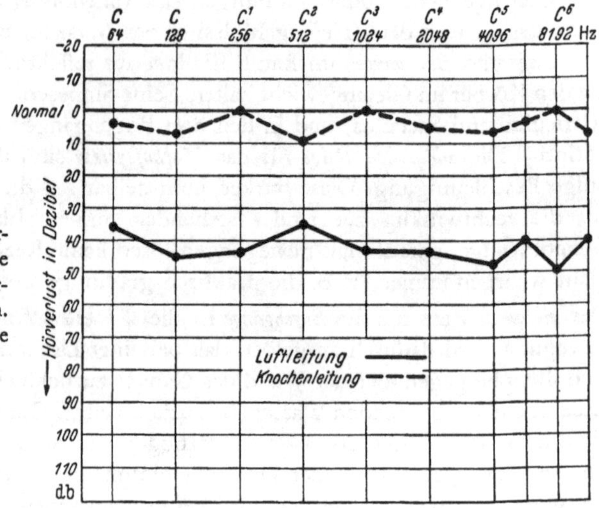

Abb. 82a. Audiogramm bei Mittelohrschwerhörigkeit (Otosklerose). Die Luftleitungskurve liegt weit unterhalb der Knochenleitungskurve, d. h. die Mittelohrleitung ist gestört, die Innenohrfunktion normal

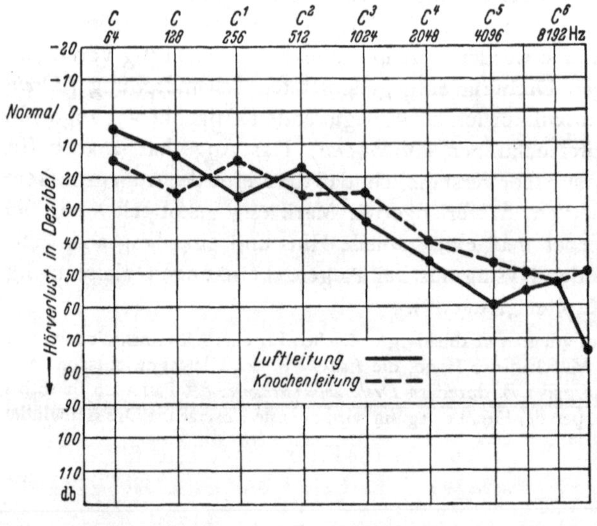

Abb. 82 b. Audiogramm bei Innenohrschwerhörigkeit (Altersschwerhörigkeit). Die Luft- und Knochenleitungskurven fallen zu den höheren Frequenzen hin gemeinsam ab

durch die Dauer und Stärke der Augenzuckungen gemessen (Normalzeit etwa 30 Sekunden). Bei der Rechtsdrehung wird das linke Ohr gereizt und umgekehrt. Zu starke oder zu geringe Augenausschläge weisen auf eine Über- bzw. Untererregbarkeit der betreffenden Seite hin. Die Augen werden dabei im verdunkelten Raum durch eine dem Patienten aufgesetzte Leuchtbrille mit Vergrößerungsgläsern beobachtet (*Frenzel*sche Leuchtbrille). Der Arzt kann so auch kleine Augenausschläge gut registrieren, und der Patient, der durch das dicke Glas von plus 15 Di nichts sehen kann, wird nicht durch Fixation irgendeines Gegenstandes abgelenkt.

Neben der Drehprüfung wendet der Arzt auch die *kalorische* Prüfung an. Das Labyrinth kann nämlich auch künstlich durch Warm- oder Kaltwasserspülungen des äußeren Gehörgangs gereizt werden. Wird der Gehörgang z.B. mit 50 cm³ Wasser von 42 bis 45° gespült, so erwärmt sich nach einiger Zeit auch die Stelle des seitlichen Bogengangs, die der hinteren Gehörgangswand unmittelbar anliegt. Durch die Erwärmung dieser eng umschriebenen Stelle kommt es im Endolymphschlauch zu einem Temperaturgefälle. Die Flüssigkeitssäule bewegt sich wie beim Wasserumlauf in einer Zentralheizung. Die Sinneshaare werden durch diese Endolymphströmung verbogen und es tritt wieder Schwindel und Nystagmus auf. Auch hier wird die Dauer des Nystagmus abgestoppt und diagnostisch verwertet (Normalzeit etwa 130 Min.).

Besonders ungestüm wird der seitliche Bogengang eines kranken Ohres gereizt, wenn Trommelfell und hintere Gehörgangswand defekt sind und das Wasser den knöchernen Bogengang unmittelbar berühren kann. Deswegen dürfen solche Ohrenkranke nicht ohne Schutz baden oder gar tauchen. Sie würden sofort schwindlig werden und die Orientierung verlieren!

Die kalorische und die Drehprüfung testen die Nervenendstellen in den drei Bogengängen; die der Vorhofsäckchen, die ja die Änderung der Schwerkraft melden, werden durch Lageänderung des Patienten geprüft (Seiten-, Bauch-, Rückenlage usw.). Bei krankhaften Störungen zeigt sich dann der *Lagenystagmus*. Ein Nystagmus kann aber nicht nur auf die eben beschriebene Weise künstlich hervorgerufen werden. Er wird auch ausgelöst durch einen rasch eintretenden Labyrinthausfall durch Ohreiterungen, Schädelverletzung, seltener durch zentrale Störungen Kleinhirnerkrankung, Hirntumoren, Schlafmittelvergiftung. Man spricht dann von einem *Spontannystagmus*.

C. Erkrankungen der Ohren

1. Erkrankungen des äußeren Ohres
2. Erkrankungen des Mittelohres
3. Erkrankungen des Innenohres und des VIII. Hirnnerven

1. Erkrankungen des äußeren Ohres

a) Mißbildungen
b) Ohrenschmalzpfropf und Fremdkörper
c) Entzündungen
d) Geschwülste

a) Mißbildungen

Formabweichungen bei der kompliziert gebauten Ohrmuschel sind nicht selten. Bei der anatomisch exponierten Lage der Muschel sind sie für die Träger mehr eine kosmetische Degradierung als eine Krankheit. Die Ohrmuschel kann zu groß, zu klein oder überhaupt nicht angelegt sein (*Makrotie*, *Mikrotie*, *Anotie*). Sie kann im oberen Drittel umgeklappt wie ein Katzenohr aussehen (*Macacusohr*), die Form eines Spitzohres annehmen (*Darwin*sche Spitze) oder bis zur Unkenntlichkeit verkrüppelt sein. Am häufigsten sind die extrem abstehenden *Klappohren*. Mitunter ist auch der Gehörgang häutig oder knöchern verschlossen (*Atresie*).

Ursache: Mißbildungen im engeren Sinne sind immer angeboren. Verformungen können auch erworben sein infolge von Verletzungen, Verbrennungen, Erfrierungen oder Geschwulsterkrankungen. Ohrmuscheldefekte nach Tuberkulose, Lues oder Lepra sind heute Raritäten.

Symptome: Ohrmuscheldeformitäten verursachen keine funktionellen Ausfälle. Nur bei Atresie des Gehörgangs kommt es zu hochgradiger Schwerhörigkeit, zumal dann meist das Trommelfell oder gar das Mittel- und Innenohr ebenfalls fehlgebildet sind.

Therapie: Operativ plastische Korrekturen oder Epithesen (künstliche Ohrmuschel aus fleischfarbenem, knorpelelastischem Plastikstoff; kosmetisches Resultat vorzüglich!). Besonders für die leicht vorzunehmende Korrektur ihrer abstehenden Ohren sind die Patienten, besonders die deswegen oft gehänselten und verschüchterten Kinder dankbar (Entstellungsneurose). Der Eingriff soll möglichst vor der Einschulung vorgenommen werden.

b) Ohrenschmalzpfropf und Fremdkörper

Der häufig vorkommende *Zeruminalpfropf* ist eine krankhafte Anhäufung von Ohrenschmalz im äußeren Gehörgang. Er kann 2 bis 3 cm lang werden und den ganzen Gehörgang gleichsam wie ein Gipsabdruck ausfüllen.

Ursache: Er entsteht durch eine Überproduktion der Zeruminaldrüsen infolge einer bestimmten Veranlagung oder durch mechanische Reizungen bei übertriebenen, unzweckmäßigen Reinigungsversuchen (Haarnadel, Ohrlöffel usw.). Auch kann der normale Abtransport infolge mangelhafter Epithelerneuerung oder gestörter Kaufunktion im Alter besonders bei eingeengtem oder gebogenem Gehörgang verzögert sein.

Symptome: Solange die Gehörgangslichtung nicht vollständig verschlossen wird, kann er lange unbemerkt bleiben. Erst wenn der Gehörgang völlig abgedichtet wird, was häufig plötzlich durch Quellung des Pfropfes geschieht (Schwitzen, Badewasser), kommt es zur Schwerhörigkeit, Sausen und Dröhnen im Kopf. Seltener sind Hustenreiz (Vagusreflex!) und Schmerzen (Tommelfellberührung des Pfropfes).

Therapie: Entfernung des Pfropfes durch Wasserspülung mittels der Ohrenspritze; bei festem Sitz Extraktion mit Häkchen unter Sicht. Ebenso werden auch Fremdkörper aus dem Gehörgang entfernt.

Der Gehörgang ist eine Fundgrube für die unmöglichsten Dinge: Glasperlen, Knöpfe, Bonbons, Bleistifte usw. bei Kindern. Bei älteren Leuten Knoblauchzehen, Watte und Mottenkugeln: das Repertoire aus Großmutters Hausapotheke bei Ohrenschmerzen! Auch lebende Tiere wie Käfer, Motten, Flöhe und Maden siedeln sich hier an (dagegen fast nie trotz seines Namens der Ohrwurm). Die an sich harmlosen und von geübter Hand leicht zu beseitigenden Ereignisse werden mitunter durch die blinden Extraktionsversuche aufgeregter Nachbarn kompliziert. Besonders harte, glatte Gegenstände werden dabei tiefer in den Gehörgang gepreßt. Die empfindliche Gehörgangshaut und das Trommelfell können so verletzt werden. Schmerzhafte Entzündungen und Trommelfellzerreißungen mit Mittelohreiterungen sind die Folge. Sogar tödliche Ausgänge infolge Innenohreiterung mit Hirnhautentzündung sind beschrieben worden.

c) Entzündungen

Die häufigste Entzündung ist der *Gehörgangsfurunkel* (*Otitis externa circumscripta*).

Ursache: Ein Furunkel ist ein Staphylokokkeninfekt eines Haarbalges. Da der Gehörgang nur im äußeren knorpligen Drittel Haare trägt, können nur hier Furunkel entstehen. Die Erreger werden durch Kratzen und Bohren mit Fingern oder Instrumenten in den Haarbalg verimpft oder durch den abfließenden Eiter einer Mittelohrentzündung eingeschwemmt. Geschädigte und mazerierte Haut, z.B. beim Ekzem, ist erhöht anfällig.

Oft bilden sich mehrere Furunkel kettenartig hintereinander oder gegenüberliegend aus (Abklatschverimpfung).

Symptome: Unerträgliche Schmerzen im äußeren Ohr, die nach der Schläfe und den Zähnen ausstrahlen. Beim Kauen und Druck auf den Tragus verstärken sie sich. Die räumliche Enge im Gehörgang und seine feine sensible Versorgung (Vagus) lassen ein Furunkel hier schmerzhafter werden als in irgendeinem anderen Abschnitt des Körpers. Fieber ist selten. Schwerhörigkeit tritt nur auf, wenn die Gehörgangslichtung durch Schwellung und Exsudat ganz blockiert ist. Wenn die kleinen, kegelförmigen Furunkel ausreifen und den demarkierten Eiterpfropf ausstoßen, lassen die Schmerzen nach.

Therapie: Bor-Alkohol- oder Ichthyol-Dochteinlagen. Wärme, evtl. Inzision. Kauverbot.

Komplikationen: Kommt es nicht zu abszedierender Reifung, so kann sich die Entzündung phlegmonenartig über das ganze äußere Ohr ausbreiten (*Otitis externa diffusa*). Die Ohrmuschel und die Gegend vor und hinter dem Ohr ist dann gerötet und teigigödematös geschwollen. Starke Beeinträchtigung des Allgemeinbefindens. Fieber. Neben lokalen feuchten Umschlägen sind hier Sulfonamide oder Antibiotika angebracht. Die gleiche Behandlung erfordert auch das ähnlich aussehende und verlaufende Ohrerysipel (Hautentzündung durch Streptokokken).

d) Geschwülste

Die Balggeschwülste am Ohrläppchen oder an der Rückseite der Ohrmuschel sind die häufigste gutartige Neubildung. Seltener finden sich im Gehörgang die kohlartigen Wucherungen der *Papillome* oder Knochenauswüchse, die halbkugelartig in die Lichtung des Gehörgangs vorspringen und diese mitunter ganz verlegen können. Diese sog. *Exostosen* sieht man bevorzugt bei „Baderatten" (Wasserreize). Alle gutartigen Geschwülste können durch kleine operative Eingriffe entfernt werden. Nachteilige Folgen in funktioneller oder kosmetischer Hinsicht entstehen dadurch nicht.

Die wichtigste bösartige Geschwulst der Ohrmuschel ist der *Krebs* (Karzinom). Er kommt fast ausschließlich im höheren Alter vor und bevorzugt das männliche Geschlecht.

Ursache: Neben noch unbekannten Ursachen und anlagebedingten Faktoren spielen offensichtlich chronische Reizzustände wie chronische Entzündungen (z. B. Lupus), Ekzeme, Erfrierungen usw. eine vorbereitende Rolle.

Symptome: Dieser Krebs erscheint anfänglich fast regelmäßig in der Maske eines harmlos aussehenden, warzenartigen Geschwürs an der oberen Ohrmuschelumrandung. Lange bleibt er unverändert, um dann plötzlich zügellos zu wuchern. Ohne Behandlung wird bald die ganze Muschel geschwürig zerfressen. Absiedlungen in den regionären Halslymphknoten und anderen Organen führen zum tödlichen Ende.

Therapie: Je nach Krankheitsstadium Teil- oder Ganzresektion der Ohrmuschel. Evtl. Röntgenbestrahlung. Danach Hautplastik oder Epithesen. Die Heilerfolge sind gut.

2. Erkrankungen des Mittelohres

Bei allen Mittelohrerkrankungen ist die Funktion des Mittelohres, nämlich die Schallübertragung gestört. Wir finden also hier immer als konstantes *Leitsymptom* die Schwerhörigkeit vom Typ der *Schall-Leitungsschwerhörigkeit.*

a) Entzündungen *b) Otosklerose* *c) Geschwülste*

a) Entzündungen

Die Mittelohrräume sind im gesunden Zustand keimfrei. Ihre Entzündung ist die Folge einer Erregerinvasion. Die Krankheitskeime wandern in den weitaus häufigsten Fällen durch die Tube ein; denn die Tube ist ja die einzige natürliche Verbindung der Mittelohrräume zum Außenluftmilieu des Nasenrachenraumes (*tubogene* Infektion). Seltener werden die Keime direkt durch die Blutbahn eingeschwemmt. Diese *hämatogene* Infektion kommt mitunter neben der tubogenen oder auch allein bei einer Sepsis, Grippe, Scharlach, Tuberkulose, Typhus, Masern u. a. vor. *Durch* den äußeren *Gehörgang* kann das Mittelohr nur infiziert werden, wenn das Trommelfell lädiert und seine schützende Kontinuität durchbrochen ist (Trommelfellzerreißungen bei Schädelbrüchen, Explosionen, Turmspringen und Fremdkörperdurchstoßung).

Die hauptsächlichsten *Erreger* sind der Streptococcus hämolyticus, der Pneumococcus besonders bei Kindern und der Streptococcus mucosus. Weniger häufig finden sich hier der Staphylokokkus, der Meningokokkus und die Kolibakterien. Tuberkel- und Diphtheriebazillen sind im Ohrgebiet heute selten zu finden. Der Verlauf der Mittelohrraumentzündungen wird von der Art und Virulenz der Bakterien, der allgemeinen Konstitution und momentanen Abwehrlage des Kranken und von bestimmten anatomisch-strukturellen Gegebenheiten des Ohres festgelegt. Streptokokken und Pneumokokken inszenieren meist eine stürmische Eiterung, besonders bei den pastös-blassen Typen (exsudativ-lymphatisch), während sich der Streptococcus mucosus mehr für einen langen schleichenden Verlauf entscheidet. Eine derartige Mukosusinfektion ist sehr gefürchtet, weil sie lange einen harmlosen Verlauf vortäuschen kann, um dann hinterrücks mit einer gefährlichen Hirnhautkomplikation zu überraschen, die dann meistens nur operativ zu beherrschen ist. Für nicht wenige Todesfälle zeichnet dieser Erreger verantwortlich. Im antibiotischen Zeitalter ist der tödliche Ausgang allerdings seltener geworden. Anderseits häufen sich in dieser Ära die Mukosusfälle, da eine falsch eingesetzte oder unterdosierte Kur einem gewöhnlichen Streptococcus Mucosus-Charakter verleiht. Wie oben schon erwähnt, nuancieren auch die örtlichen anatomischen Verhältnisse entscheidend das klinische Bild. Ohren mit *gut pneumatisierten* Warzenfortsätzen, die ja ein Ausdruck einer gesunden, stabilen Schleimhaut sind, überwinden eine Entzündung schneller und *risikoloser* als *pneumatisationsgehemmte* Ohren; diese neigen mehr zu Komplikationen und *verzögerten* Heilungen.

Die klinisch-praktische *Einteilung* des krankhaften Geschehens im Mittelohrraum ergibt sich zwanglos aus seiner *anatomischen Dreiteilung* (Tube, Pauke, Warzenfortsatzzellen). Jede Infektion wird natürlich mehr oder minder alle drei Abteilungen befallen, da das ganze Mittelohr einen einheitlichen zusammenhängenden Schleimhautsack darstellt. Nur etikettieren wir das Krankheitsstadium nach dem jeweiligen Schwerpunkt der entzündlichen Auseinandersetzung. Bleibt die Entzündung im wesentlichen in der ersten Abteilung, der Tube, hängen, so sprechen wir von einem *Tubenkatarrh.* Wird sie da nicht bewältigt, so ergreift sie sichtbar auch die Paukenhöhle: die Mittelohrentzündung im engeren Sinne entsteht (*Otitis media*). Wird die Infektion selbst hier nicht abgefangen, so kann es zur Knocheneinschmelzung im Warzenfortsatz kommen (*Mastoiditis*).

1. Tubenkatarrh

Der Tubenkatarrh ist eine Schleimhautentzündung, die sich meist nur auf die Tubenmündung im Nasenraum beschränkt, aber auch die ganze Tube erfassen kann. Die Schleimhaut ist dann durch Ödeme und Rundzelleninfiltrate verdickt. Das Zylinderepithel schilfert sich ab und Schleimzellen produzieren reichlich zähen Schleim (Katarrh).

Ursache: Fast immer ausgehend von Erkrankungen im Nasenrachenraum (Schnupfen, Polypen, Nebenhöhlenerkrankungen, Wucherungen, Nasenscheidewandverbiegungen), die durch die Tubenmündung unmittelbar weitergeleitet und häufig noch durch unzweckmäßiges, zu starkes Schneuzen in diese hineingepreßt werden.

Symptome: Durch die Verklebung der Tubenwände wird die normale Luftventilation der Pauke unterbrochen. Der Luftdruck in ihr sinkt gegenüber dem Außendruck ab (manchmal bis 30 mm Wasser). Die noch vorhandene Restluft in der Pauke wird resorbiert. Das Trommelfell wird vom Überdruck der Außenluft eingedrückt und mitunter an das Promontorium angeklatscht. Es wird so mit seinen Gehörknöchelchen an der Schwingung behindert. Zudem erzeugt der Unterdrucksog ein Exsudat (*hydrops ex vacuo*). Schwerhörigkeit und Völlegefühl sind die Folgen. Dazu blitzartiges Stechen, Kratzen und knackende Ohrgeräusche oder ein Dauersummen im Ohr. Fieber besteht nicht, es sei denn durch die Grundkrankheit (z.B. grippöser Infekt usw.).

Therapie: Rotlicht, Schwitzen, abschwellende Nasentropfen. Später Luftduschen mit dem Politzer-Ballon (*Politzer*, Wiener Ohrenarzt, 1835 bis 1920), in schwereren Fällen Tubenkatheterismus. Behandlung der Nasenkrankheit.

Beim Politzer-Verfahren wird ein Olivenansatz des Ballons luftdicht in eines der Nasenlöcher eingesetzt. Während der Ballon kräftig zusammengedrückt wird, schluckt der Patient Wasser, um die Tube zu öffnen und die eingepreßte Luft einströmen zu lassen. In leichteren Fällen genügt es, den Patienten im Augenblick der Luftdusche ein „K“-Wort sprechen zu lassen, z.B. „Kuckuck“, wodurch ebenfalls die Tube geöffnet wird. Ein akuter Tubenkatarrh heilt in ein bis zwei Wochen aus.

Komplikationen: Heilt der Tubenkatarrh infolge unsachgemäßer Behandlung, bei überempfindlicher Schleimhaut (Allergie) oder chronischem Nasenleiden nicht aus, so entwickelt sich der *chronische Tubenkatarrh*, der Monate bis Jahre bestehen bleiben kann. Das Trommelfell versteift dann in seiner anomalen Lage und das Exsudat wird organisiert und bildet bindegewebige Stränge zwischen den Gehörknöchelchen (*Adhäsivprozesse*). Die daraus resultierende Schwerhörigkeit ist dann konservativ kaum mehr zu beheben. Sie kann sehr hochgradig sein. In solchen Fällen hilft dann mitunter noch ein operativer Eingriff.

2. Die akute Mittelohrentzündung (Otitis media acuta)

Ursache: Geht die Infektion von der Tube aus weiter, so erleidet die Paukenhöhlenschleimhaut die gleiche entzündliche Veränderung wie die Tube (Blutfülle, Ödeme, Schleim). Die eigentliche Mittelohrentzündung entsteht (Otitis media). Auch hier sind die Hauptursachen banale Erkältungsinfekte und spezielle Infektionskrankheiten, die ja ebenfalls meist mit Entzündungen im Nasenrachenraum beginnen (Masern, Scharlach); sie bevorzugen neben einer evtl. *hämatogenen* meist doch diese *tubogene* Keimbesiedlung. Ist die Otitis im Krankheitsbild führend, so wird sie als genuine Otitis bezeichnet, ist eine andere Erkrankung vorherrschend, z.B. Scharlach, so spricht man von einer Begleitotitis.

Symptome: Starke Ohrenschmerzen, Völlegefühl, hochgradige Schwerhörigkeit, Fieber, allgemeine Abgeschlagenheit. Das Trommelfell zeigt zunächst eine starke Gefäßzeichnung, später ist es diffus gerötet, vorgewölbt, verwaschen, so daß einzelne Formdetails nicht mehr zu erkennen sind. Die Otitis kann in diesem Stadium ausheilen. Kann der Prozeß aber therapeutisch nicht abgefangen werden, so vereitert das durch die Tubenblockade gestaute Exsudat. Das Trommelfell wird durch den Eiterdruck weiter vorgewölbt; es platzt schließlich (*Perforation*). Aus dieser Öffnung entleert sich dann der Eiter in den äußeren Gehörgang. Fieber und Schmerzen lassen dann schlagartig nach. Eine Otitis media acuta dauert gewöhnlich 1 bis 4 Wochen. Das meist nur stecknadelkopfgroße, zentral gelegene Trommelfelloch schließt sich wieder und das Gehör wird normal.

Therapie: Bettruhe. Schwitzen. Solluxlampe. Kamillendampfbäder. Antipyretika, abschwellende und desinfizierende Nasentropfen (z. B. Privin, Targesin). Bei Perforation und Eiterfluß Spülung mit Kamille oder 1 bis 3% Borwasser, sulfonamid- oder antibiotika-haltige Ohrentropfen. Werden die Schmerzen unerträglich und fällt das Fieber nicht ab, so verschafft man dem Eiter durch eine künstliche Trommelfelldurchlochung Abfluß (*Parazentese*[1]).

Die chronische Mittelohrentzündung (Otitis media chronica)

Bei einem chron. Mittelohrleiden kann die Entzündung Jahre bis Jahrzehnte anhalten. Das Trommelfelloch schließt sich nicht; es kann sogar immer größer werden bis schließlich nur noch ein kleiner Randsaum am Annulus fibrosus übrigbleibt (*Trommelfelldefekt*). Die mediale Paukenwand und die Gehörknöchelchen liegen dann bloß. Ihre Schleimhaut lockert sich unter dem dauernden Entzündungsreiz granulationsartig auf. Es entstehen Schleimhautwucherungen, die manchmal groteske Formen annehmen können und als sog. *Polypen* im äußeren Gehörgang zu sehen sind. Mitunter werden die Knöchelchen nekrotisch und zerfallen. Diese Defekte bleiben auch bestehen, wenn die Eiterung zum Stillstand gebracht werden kann (*Residuen*, *Defektheilung*). Eine dauernde Schwerhörigkeit ist die Folge.

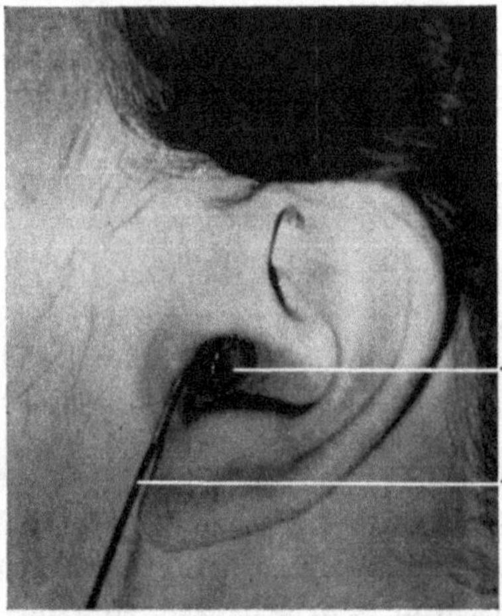

Abb. 83. Ohrpolyp bei chronischer Mittelohreiterung

[1]) Von parakenteo = ich steche.

Die Lage der Trommelfellperforation ist bestimmend für den Charakter der chronischen Otitis. Otitiden mit *zentraler* Perforation schlagen einen *gutartigen* Verlauf ein. Es kommt hier zu einer Schleimhauteiterung mit vorwiegend schleimigen — bei gepflegtem Ohr — nicht riechenden Absonderungen. Sie sind insofern harmlos, als sie auch bei längerem Bestehen keine Neigung zu lebensgefährlichen Verwicklungen zeigen. Anders, wenn sich die Perforation *randständig* ausbildet und der feste Grenzsaum des Annulus fibrosus mitzerstört wird. An dieser Stelle tritt dann nämlich die Haut des äußeren Gehörgangs mit der Schleimhaut der Paukenhöhle unmittelbar in Berührung und erhält Zutritt zum Mittelohr. Jetzt tritt etwas Merkwürdiges auf, das einmalig in der menschlichen Krankheitslehre ist. Die Gehörgangswand schießt mit der ganzen vitalen Wachstums- und Regenerationskraft der äußeren Haut in den Paukenraum ein und verdrängt seine zarte Schleimhaut. Die einmal ins Rollen gebrachte und in ihrem Wachstum nicht aufzuhaltende Haut schiebt sich bandartig immer weiter ins Mittelohr, findet da keine räumlichen Ausweichmöglichkeiten und rollt sich zwiebelschalenartig ein. Die mittleren Hautschalen werden nekrotisch und von Fäulnisbakterien zersetzt. Ein stinkender Haufen von Zellabfällen, Fäulnisbakterien und Cholesterinkristallen (Eiweißabbauprodukt) hat sich gebildet. Eine Art Tumor ist entstanden, die Perl- oder Cholesteringeschwulst, das *Cholesteatom* (zum Unterschied zu der echten Perlgeschwulst der Dura auch Pseudocholesteatom genannt). Der Wachstumsdruck des Cholesteatoms wird so groß, daß es die Knochen des Mittel- und Innenohres und der Duraverschalung zerstört und mit seinen septischen Massen ins Innenohr, den Fazialiskanal oder in die Hirnregion einbricht. Innenohrentzündungen, Fazialisparesen, Hirnhautentzündungen und Hirnabszesse alarmieren dann den Ohrchirurgen.

Ursache: Die chronische Otitis entwickelt sich meist dann, wenn widrige Umstände eine Heilung verhindern. Eine zu heftige Virulenz der Erreger (Scharlach), zehrende Allgemeinkrankheiten (Diabetes, Tuberkulose, Kachexie), chronische Nasenrachenraumentzündungen (Polypen, Wucherungen), konstitutionelle Faktoren (Allergie, lymphatisch-exsudative Diathese) und nicht zuletzt eine biologisch minderwertige Schleimhaut des Ohres (Pneumatisationshemmung) können solche Anlässe sein.

Symptome: Monate- oder jahrelanges Ohrenlaufen, ab und zu von kurzen „Trockenperioden" unterbrochen. Leichte bis hochgradige Schwerhörigkeit. Fieber und Schmerzen nur bei akuten Zweitinfektionen. Der Ausfluß ist bei der gutartigen Form mit einer zentralen Perforation vorwiegend schleimig und nicht riechend. Bei der bösartigen Cholesteatomeiterung mit randständiger Perforation aashaft stinkend (Fäulniserreger).

Therapie: Bei dem harmlosen schleimigen Typ Ohrspülungen mit Boralkohol, antibiotische Ohrentropfen bzw. Puder, evtl. Abtragen und Ätzen der Polypen, Sanierung des Nasenrachenraumes. Das Cholesteatom ist in den meisten Fällen nur operativ zu beseitigen.

Der Operateur entfernt das Cholesteatom von einem Schnitt hinter der Ohrmuschel aus. Um einer nochmaligen Cholesteatombildung vorzubeugen, schafft er durch Fortnahme der hinteren Gehörgangswand, der Warzenfortsatzzellen und der Gehörknöchelreste einen einheitlichen, glatten, übersichtlichen Raum, der aus der Paukenhöhle, der Warzenfortsatzhöhle und dem äußeren Gehörgang besteht (*Radikaloperation*). Ein hineingeklappter Hautplastiklappen aus dem häutigen Gehörgangsschlauch sorgt für die Überhäutung dieses Gemeinschaftsraumes. Die Gefahr, die sich aus einem tumorartigen, unkontrolliert wachsenden Cholesteatom ergibt, ist so für immer gebannt. Das Gehör eines „Radikalohres" ist allerdings stark vermindert, da Trommelfell und Gehörknöchelchen fehlen. Heute hat man daher diese Form der Radikaloperation fast ganz aufgegeben. Mit Hilfe der verfeinerten Operationstechnik (Operationsmikroskop) ist es neuerdings möglich, nach Ausräumung der erkrankten Teile das zerstörte Mittelohr wieder plastisch aufzubauen und hörfähig zu machen. Hierzu verwendet man die evtl. noch vorhandenen Gehörknöchelchen oder deren Reste. Reicht dieses ortseigene Material nicht aus, müssen kleine Prothesen aus Knorpel, Knochen, Kunststoff oder Draht das Fehlende ergänzen und die Lücken überbrücken (Abb. 83a). Ein dünner Haut- oder Fascienlappen — meist dem Gehörgang bzw. der Fascia temporalis entnommen — ersetzt das Trommelfell. Diese neue Operationsart, die man bei chron. Mittelohrentzündungen und deren Folgezuständen heute fast ausschließlich anwendet, heißt *Tympanoplastik* (Paukenplastik). Das Prinzip dieser Operationsmethode besteht in der Wiederherstellung der unterbrochenen mechanischen Continuität zwischen Trommelfell und ovalem Fenster. Obwohl jeder Fall seine besondere Technik verlangt und an die Improvisationskunst des Operateurs große Anforderungen stellt, zeichnen sich doch vier Grundtypen ab (Abb. 83b, c, d, e): Je mehr von den hörfunktionellen

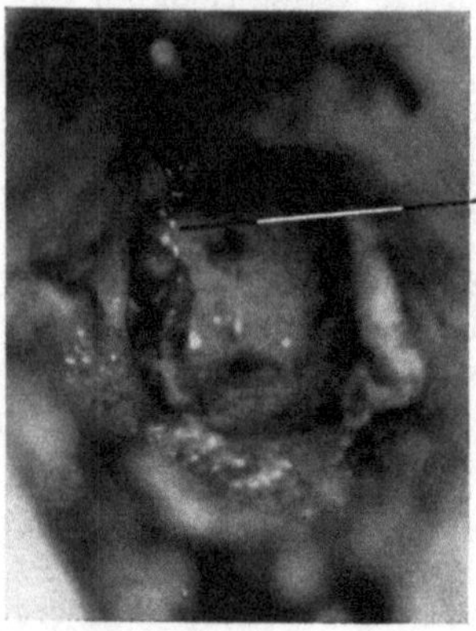

Abb. 83a. Operationsfoto einer Tympanoplastik

1 Drahtbügel, der die lädierten Gehörknöchelchen wieder miteinander verbindet

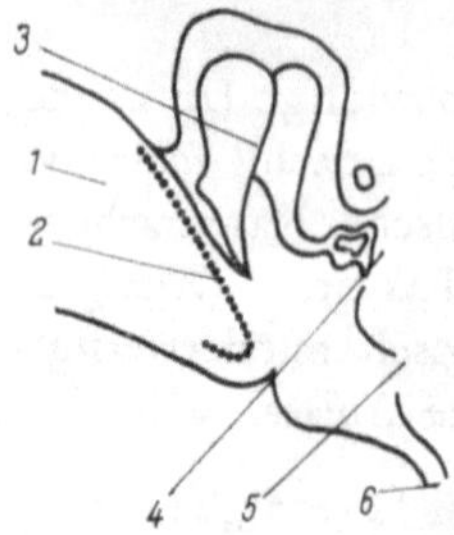

Abb. 83b. Tympanoplastik Typ 1

1 Gehörgang
2 Trommelfelltransplantat
3 Gehörknöchelchen
4 ovales Fenster
5 Rundes Fenster
6 Tubenmündung

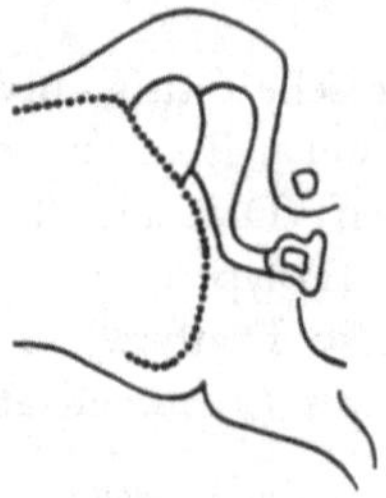

Abb. 83c. Typ 2

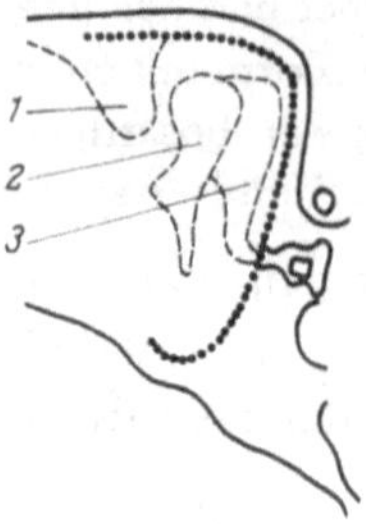

Abb. 83d. Typ 3. Die fehlenden bzw. entfernten Teile sind gestrichelt gezeichnet

1 Knöcherne, hintere Gehörgangswand
2 Hammer
3 Amboß

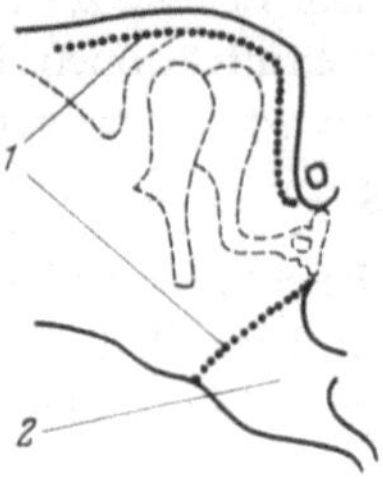

Abb. 83e. Typ 4

1 Haut, bzw. Fascientransplantat
2 Kleine Pauke

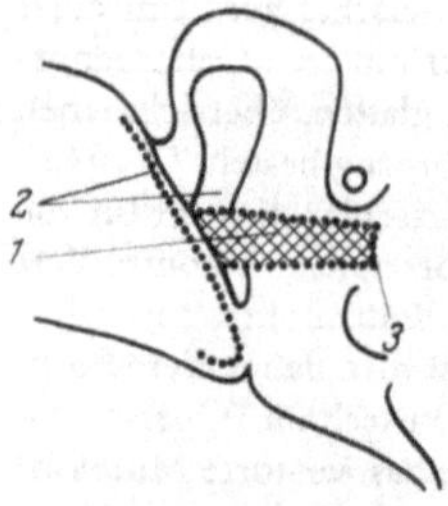

Abb. 83f. Tympanoplastik mit Columella

1 Eingelegte „Columella"
2 Trommelfelltransplantat mit Hammerrest
3 Steigbügelfußplatte

Teilen des Paukenraumes fehlen, desto mehr muß ersetzt oder neu konstruiert werden. Fehlt nur das Trommelfell ganz oder teilweise, wird der Defekt mit Haut oder Fascie nach Anfrischung der Ränder „zugeklebt" (Typ 1, Myringoplastik).

Sind zusätzlich noch Hammer und Amboß lädiert, „verrutscht" oder durch Narbenstränge in ihrer Schwingungsfähigkeit behindert, werden sie wieder zurechtgerückt, aus der Narbenumklammerung befreit und ein neues Trommelfell geformt (Typ 2). Fehlen Trommelfell, Hammer und Amboß ganz oder müssen sie als unbrauchbar entfernt werden, dann wird das Trommelfelltransplantat direkt auf das Steigbügelköpfchen gelegt. Es entsteht so eine flache Pauke (Typ 3). Ist nur noch die Fußplatte des Steigbügels vorhanden, bleibt die Fußplatte von dem Plastiklappen, der über das runde Fenster, der Tubenöffnung und der übrigen Paukenwand gelegt wird unbedeckt. Die Stelle wird ausgespart, um die Schallwellen direkt auf die Fußplatte einwirken zu lassen. Der Lappen über dem runden Fenster und der Tubenöffnung bildet eine kleine Sonderpauke, die die Schalldruckdifferenz zwischen rundem und ovalem Fenster gewährleistet (Typ 4, vgl. S. 96). Der postoperative Hörgewinn ist bei diesem Typ natürlich am geringsten. Deshalb ist der Ohrchirurg bestrebt, nach Möglichkeit einen Typ 4 in eine Typ 3-ähnliche Form umzuwandeln. Er legt zwischen die Fußplatte und das Trommelfelltransplantat ein säulenförmiges Stück Knorpel, Kunststoff oder Draht ein und ahmt damit den anatomischen Aufbau eines Vogelohres nach, bei dem die Schallübertragung zwischen Trommelfell und ovalem Fenster auch nur durch einen knorplig-knöchernen Stift, der Columella (wörtlich kleine Säule) hergestellt wird. Diesen Operationstrick bezeichnet man daher als Columellaeffekt (Abb. 83f).

3. Warzenfortsatzentzündung (Mastoiditis)

Ursache: Die Schleimhäute der Warzenfortsatzzellen sind bei jeder Mittelohrentzündung und in jedem Stadium mehr oder minder am Entzündungsprozeß beteiligt. Nur wenn die Entzündung länger andauert, kann es zur Knocheneinschmelzung im Warzenfortsatz kommen. Dann spricht man erst von einer Mastoiditis. Mit wenigen Ausnahmen entwikkelt sich daher erst eine Mastoiditis 3 bis 4 Wochen nach Beginn einer Ohrenerkrankung.

Symptome: Starke, klopfende Ohrenschmerzen, Fieberanstieg (manchmal nach einem fieberfreien Intervall), Druckschmerz hinter dem Ohr, rötliche Schwellung über dem Warzenfortsatz, die sich bis zum Jochbein oder der Schläfe ausbreiten kann; oft Massenentleerung eines dick-rahmigen Eiters aus dem Gehörgang.

Komplikationen: Unbehandelt schmelzen die Knochenzellen ein, es bildet sich ein subperiostaler Abszeß, der sich durch die Haut hinter dem Ohr entleert. In günstig gelagerten Fällen kann das zu einer Selbstheilung führen. Wenn aber der Eiter die Duraverschalung durchbricht, in den Hirnblutleiter (Sinus sigmoideus) oder das Innenohr einströmt, dann kommt es zu gefährlichen Hirnhautentzündungen, Hirnabszessen, Innenohrvereiterungen, Sinusthrombophlebitiden.

Therapie: Operative Ausräumung des gesamten Zellkomplexes des Warzenfortsatzes (*Mastoidektomie*, *Antrotomie*). Bei entsprechendem Befund Freilegung der Hirnhaut, Entleerung und Drainage eines Hirnabszesses oder Ausräumung eines Sinusthrombus und Lumbalpunktion. Sulfonamide. Antibiotika.

b) Otosklerose[1])

Die Otosklerose ist eine nicht-entzündliche Erkrankung des Ohres, die zu einer fortschreitenden Schwerhörigkeit führt, so daß es oft schon im Alter von 50 bis 60 Jahren zu einer praktischen Taubheit kommen kann. Gewöhnlich tritt die Otosklerose beidseitig auf, wobei meist ein Ohr stärker befallen ist. Eine dauernd einohrige Erkrankung ist selten. Bevorzugt ist das weibliche Geschlecht. Der pathologisch-anatomische

[1]) skleros = hart.

Hintergrund für dieses Krankheitsbild sind mosaikartig in die mediale Paukenwand eingelagerte, umschriebene Herde fremdartiger Knochensubstanzen. Diese Herde bevorzugen besonders die vordere Umrandung des ovalen Fensters und greifen auf die Steigbügelplatte über. Die Beweglichkeit des Steigbügels wird so stark eingeengt oder ganz aufgehoben (Stapesankylose). Die Schall-Leitung über die Gehörknöchelchen ist erschwert. Die Folge ist eine mehr oder minder hochgradige Mittelohrschwerhörigkeit je nach dem Grad der Steigbügeleinklemmung. Später greifen der Herde auch auf die weitere Labyrinthkapsel über, wodurch es zu einer Schädigung des Innenohres und zu einer zusätzlichen Innenohrschwerhörigkeit kommt. Otosklerotische Herde finden sich nach histologischen Reihenuntersuchungen bei etwa 8% der weißen Bevölkerung; aber bei nur 3% führen diese Herde zu einer merkbaren Schwerhörigkeit.

Ursache: Die eigentliche Ursache ist bis heute unbekannt. Sicherlich spielt ein erblichanlagebedingter Faktor eine Rolle. Biologische hormonalregulierte Umstellungssituationen wie in der Pubertät, Schwangerschaft oder Stillzeit können das Leiden auslösen oder verschlimmern. Eine Schwangerschaftsunterbrechung ist aber deswegen nur in ganz seltenen Ausnahmefällen angezeigt.

Symptome: Zunehmende Schwerhörigkeit. Häufig sehr lästiges, schwer zu beeinflussendes Ohrensausen. Das Leiden wird im 2. bis 3. Lebensjahrzehnt vom Kranken bemerkt. Von da ab gleichmäßige oder sprunghafte Hörverschlechterung; manchmal kann ein Stillstand oder gar eine gewisse Besserung eintreten. Schmerzen bestehen nicht. Das Trommelfell ist nicht verändert.

Therapie: Medikamentös ist die Otosklerose nicht zu beeinflussen. Bei nicht zu weit fortgeschrittenen Fällen können *zwei* verschiedene *Operationsverfahren* das Gehör ganz oder beinahe normalisieren.

Eine fast „natürliche" Methode ist die Stapesmobilisation nach Rosen. Man lockert einfach mit einem Häkchen die Steigbügelplatte und hebelt sie aus der otosklerotischen Umarmung heraus. Sie wird so wieder schwingungsfähig. Die Operation wird durch den äußeren Gehörgang ausgeführt. Die hintere Hälfte des Trommelfells wird dazu aus dem fibrösen Rahmen vorübergehend ausgelöst und umgeklappt, so daß die mediale Paukenwand gut zu übersehen und zugängig wird. Leider wird in den meisten so operierten Fällen der gelockerte Steigbügel durch erneute Knochenwucherungen wieder bewegungsunfähig, so daß nach einiger Zeit das Gehör auf den Stand vor der Operation absinkt. Man geht heute noch einen Schritt weiter, entfernt die gesamte Steigbügelplatte und ersetzt sie durch ein passendes Transplantat aus Venenwand oder Bindegewebe (Abb. 84b). Mitunter ist der Operateur gezwungen, den ganzen Steigbügel zu entfernen. Die freie Strecke zwischen dem Transplantat und dem Amboß-Schenkel muß er dann durch Zwischenlagerung eines Polyäthylenstäbchens oder eines Drahtbügels überbrücken und so die Kontinuität des Schwingungssystems der Gehörknöchelchenkette wiederherstellen. Diese Methode nennt man Stapes-Plastik bzw. Interposition[1]). Mitunter ummauert der otosklerotische Knochen die Fußplatte so fest, daß ihre Entfernung nicht gelingt. In solchen Fällen wird in der Mitte der Fußplatte ein rundes Loch gebohrt, durch das ein dem Durchmesser dieser Öffnung exakt angepaßter Teflonstab[2]) eingesetzt wird. Der ringförmige Oberteil des Stabes wird über den Amboß-Schenkel geschoben und so fixiert. Die Schallbewegungen des Amboß werden auf diese Weise auf die sog. Teflonpiste übertragen, die ihrerseits kolbenartig die Perilymphe des Innenrohres bewegt (Abb. 84c).

Diese Methoden haben sich heute allgemein durchgesetzt, da ihre Erfolge sehr gut sind. Von 100 Operierten erlangen 90 wieder ein mehr oder minder normales Gehör.

[1]) Von interponere = dazwischensetzen.

[2]) Teflon = ein besonders gut verträglicher und fester Kunststoff.

Die zweite Operationsart ist die Fenestration (Fenestra = das Fenster). Hier wird ein neues Ersatzfenster in den Knochen des horizontalen Bogenganges eingefräst. Es wird mit einem Hautläppchen plastisch abgedeckt, das nun die Funktion einer Fenstermembran erhält. Die Schallwellen treffen jetzt unter Umgehung der geblockten Gehörknöchelchenkette unmittelbar die Perilymphe (Abb. 84a). Das Schallsystem wird gleichsam kurz geschlossen. Man verzichtet auf die Verstärkerwirkung der Gehörknöchelchen. Das Normalgehör kann also nicht ganz erreicht werden. Praktisch hört aber ein mit Erfolg Operierter Umgangssprache in 6 m Entfernung. Die Hörverbesserung ist bei dieser Methode aber nicht so ideal wie bei der Stapesplastik. Außerdem stellen sich nach dieser Operation mitunter Störungen im Gleichgewichtsapparat ein, da ja der horizontale Bogengang eröffnet wird. Man hat daher diese früher viel angewandte Operation heute fast ganz aufgegeben. Nur in besonders gelagerten Fällen wird sie heute noch ausgeführt.

Die auf der Hand liegenden Methoden sind schon um die Jahrhundertwende erdacht und ausgeführt worden (Kessel, Passow). Doch erst heute können beide Verfahren den zu erwartenden Erfolg verzeichnen. Besonders zwei Umstände haben dazu beigetragen. Heute verfügen wir über brauchbare Operationsmikroskope (exakte Arbeit bei der Kleinheit des Operationsfeldes ist nur bei 10- bis 30facher Vergrößerung gewährleistet). Außerdem können wir heute eine lebensgefährliche Hirnliquorinfektion unter Antibiotika-Schutz vermeiden (bei dem Eingriff wird ja der mit dem Hirnliquor in Verbindung stehende Perilymphraum eröffnet). Lehnt der Patient eine Operation ab, so kann ein Hörgerät hier weitgehend helfen.

c) Geschwülste

Gutartige Geschwülste wie *Fibrome*, *Osteome*, *Atherome* sind im Mittelohr selten und klinisch von untergeordneter Bedeutung. Weit wichtiger sind die bösartigen Geschwülste.

1. Das Karzinom

Der Krebs ist die häufigste bösartige Geschwulst des Mittelohres. Das Durchschnittsalter der Erkrankten liegt tiefer als beim Ohrmuschelkrebs, da auch schon die mittleren Jahrgänge befallen werden. Frauen scheinen hier etwas mehr befallen zu werden.

Ursache: Der Mittelohrkrebs ist ein Plattenzellenkarzinom. Die Schleimhaut des Mittelohres muß also erst in ein Plattenepithel umgewandelt werden (Metaplasie). Das geschieht meist durch entzündlich-chronische Reize; chronische Mittelohrentzündungen spielen in der Vorgeschichte eine wichtige Rolle. Daneben sind natürlich — wie bei jedem Karzinom — noch viele andere ungeklärte Faktoren verantwortlich zu machen.

Symptome: Im Frühstadium oft unbemerkt. Später blutig-eitriger Ohrenfluß, sehr starke Schmerzen, Schwerhörigkeit, Fazialisparese. Es wächst langsam und neigt nicht zur Fernabsiedlung (Metastasen). Trotzdem ist es eines der gefürchtetsten Geschwülste, da es mit einer selten bösartigen Konsequenz wächst und häufig nach therapeutischen Maßnahmen rückfällig wird (Ortsrezidive). Sechs bis acht Rezidive sind keine Seltenheit. Wirklich endgültige Heilungen sind Ausnahmen und sind nur bei Früherfassung zu erreichen. Unbehandelt zerstören die Tumormassen das ganze Mittel- und später das Innenohr, bis sie schließlich in die Hirnsubstanz einbrechen und das tödliche Ende bringen.

Therapie: Radikale operative Ausräumung und Nachbestrahlung (Röntgen, Radium, Kobalt).

2. Das Sarkom

Das Sarkom (Fleischgeschwulst) entwickelt sich mit Vorliebe bei Jugendlichen. Ein Drittel der Befallenen sind Kinder unter 10 Jahren!

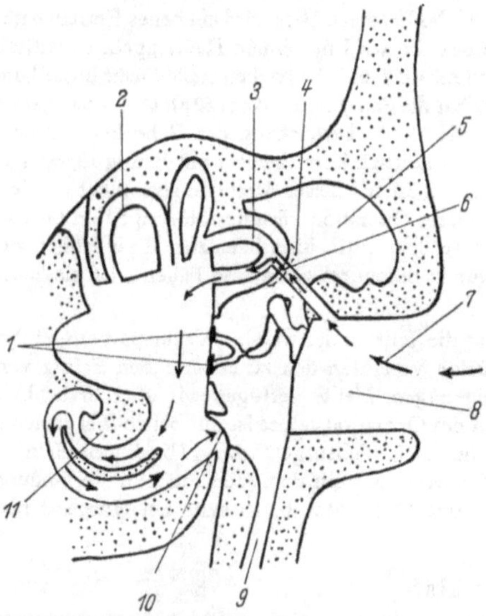

Abb. 84a. Der neue Schallweg nach der Fenestration (Gehörverbessernder operativer Eingriff bei Otosklerose). Das neu angelegte Fenster im horizontalen Bogengang leitet die Schallwellen unter Umgehung der unbeweglichen Gehörknöchelchen zur Schnecke

1 Die durch krankhafte Knochenverhärtung (Otosklerose) eingemauerte unbewegliche Steigbügelplatte
2 Bogengänge
3 Horizontaler Bogengang
4 Hautläppchen
5 Antrum
6 Das operativ neu angelegte Fenster
7 Der neue Weg der Schallwellen
8 Äußerer Gehörgang
9 Ohrtrompete
10 Rundes Fenster
11 Schnecke

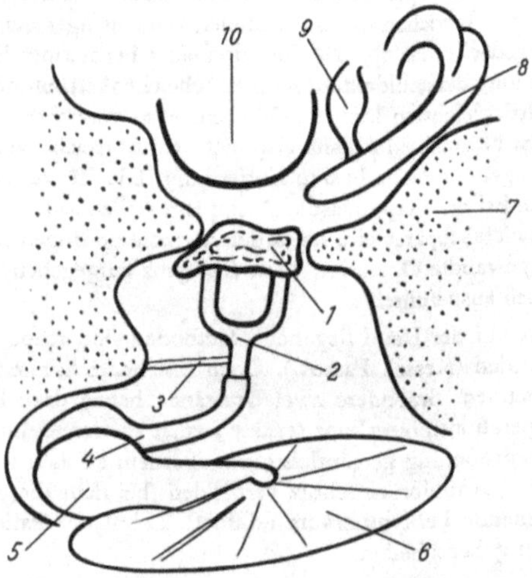

Abb. 84b. Schnitt durch das Mittel- und Innenohr (halbschematisch). Die Skizze veranschaulicht das Prinzip der Stapesplastik

1 Der an Stelle der erkrankten und herausgenommenen Steigbügelplatte eingesetzte Bindegewebspfropf
2 Steigbügel
3 Steigbügelsehne
4 Amboß
5 Hammer
6 Trommelfell
7 Knochen
8 Schnecke } häutiges Labyrinth
9 Sacculus
10 Utriculus

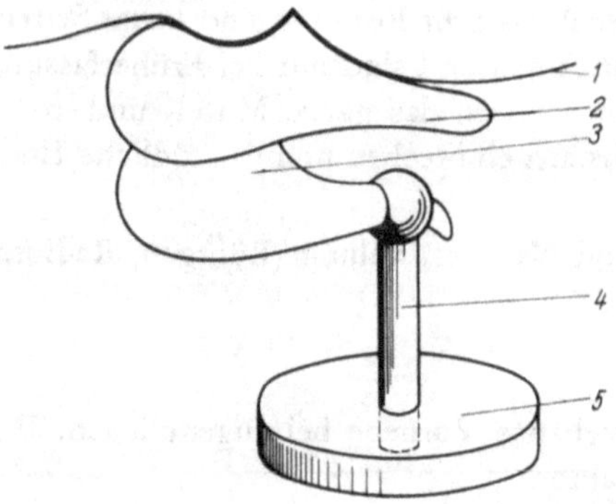

Abb. 84c. Kolbenartige Arbeitsweise der Teflonpiste

1 Trommelfell
2 Hammer
3 Amboß
4 Teflonpiste
5 Durchbohrte Fußplatte

Ursache: Unbekannt. Chronische Mittelohrentzündungen sind in der Vorgeschichte kaum zu finden.

Symptome: Ähnlich wie beim Karzinom.

Therapie: Radikaloperation und Bestrahlung. Die Heilungsaussichten dieser ebenfalls äußerst bösartigen Geschwulst sind insofern etwas besser als bei den Karzinom-Fällen, als dieser Tumor strahlensensibler ist und auch durch die modernen Zystostatika (Endoxan, Mitomen, Treminon u. a.) beeinflußbar erscheint.

3. Erkrankungen des Innenohres und des 8. Hirnnerves

Alle Erkrankungen des Innenohres sind klinisch charakterisiert durch den Ausfall seiner beiden Funktionen, der Hörempfindung und der Gleichgewichtsregulation. Die *Leitsymptome* werden also *Innenohrschwerhörigkeit* und *Schwindel* sein. Je nach der Ausdehnung der Erkrankung im Labyrinth werden sie einzeln oder zusammen auftreten.

a) Entzündlich-toxische Erkrankungen — *c) Menièresche Erkrankung*
b) Degenerative Erkrankungen — *d) Taubstummheit*

a) Entzündlich-toxische Erkrankungen

Die Entzündung des Innenohres heißt *Labyrinthitis.*

Ursachen: In der Regel gelangen die Erreger und deren Toxine vom Mittelohr aus durch das ovale oder runde Fenster ins Labyrinth (*tympanogene Infektion*). Jede akute oder chronische Mittelohrentzündung kann zu einer Labyrinthitis führen. Ausnahmsweise führt eine Hirnhautentzündung über den inneren Gehörgang zu einer *meningogenen* Labyrinthitis (z.B. bei der epidemischen Genickstarre); nicht selten wird das Innenohr aber direkt auf dem Blutweg (*hämatogen*) von Bakterien und deren Toxinen behelligt. Diese infektiös-toxische Labyrinthitis ist meistens mit einer Neuritis des Nerv. stato-acusticus gekoppelt. Infektionskrankheiten inszenieren gern diese Form (Mumps, Herper zoster, Bauchtyphus, Fleckfieber, Scharlach, Grippe, Lues usw.).

Eine ähnliche toxische Labyrinthitis können auch andere organische und anorganische Stoffe auslösen. Solche Substanzen sind: Chinin, Salizyl, Chenopodiumöl, Arsen, Salvarsan, Blei, Anilin, Nicotin, Streptomycin und andere neuere Antibiotika. Bei Verabfolgung von derartigen Medikamenten ist daher stets eine laufende Kontrolle der Hör- und Gleichgewichtsfunktionen erforderlich.

Symptome: Heftiger Drehschwindel, Erbrechen, Spontannystagmus, Gleichgewichtsstörungen, die selbst das Aufsetzen im Bett unmöglich machen. Ohrensausen, rasch zunehmende Schwerhörigkeit bis zur Taubheit. Bei mehr chronischem Verlauf treten die Symptome allmählicher und milder auf. Die Entzündung kann in jeder Phase haltmachen. Solange noch keine eigentliche Vereiterung und toxische Zerstörung des Sinnesepithels eingetreten ist, ist völlige oder teilweise Wiederherstellung möglich. Bei Vereiterung fällt das Labyrinth für immer aus (Labyrinthtod). Taubheit des befallenen Ohres und Ausfall der peripheren Gleichgewichtsregulation sind die Folgen. Das gestörte Gleichgewicht wird aber nach einiger Zeit wieder zentral einreguliert, vor allem bei jüngeren Menschen, so daß der Kranke den Ausfall nicht so stark empfindet.

Therapie: Behandlung der Mittelohrentzündung oder der anderen Grundkrankheit. Bei Labyrinthtod und Gefahr einer labyrinthogenen Hirnhautentzündung Entfernung des Labyrinths (Labyrinthektomie).

b) Degenerative Erkrankungen

Die gemeinsame Grundlage aller Krankheitsformen dieser Gruppe ist eine degenerative Atrophie des Labyrinths. Diese Veränderungen finden sich besonders im *Corti*schen Organ, im Ganglion spirale und im Stamm des Nerv. cochlearis. Je nach der Ursache unterscheiden wir hier die Altersschwerhörigkeit, das schallgeschädigte Ohr und die endogene Innenohrschwerhörigkeit der Jugendlichen.

1. Die Altersschwerhörigkeit (Presbyakusis[1])

Ursache: Bereits im 3. Lebensjahrzehnt beginnt der Abbau der Hörfunktion namentlich im hohen Tonbereich. Es ist ein physiologischer Abbauvorgang, ein natürlicher Alterungsprozeß der feinen sensorischen Nervenelemente. Bei Naturvölkern setzt dieser Prozeß viel später ein. Wahrscheinlich beschleunigt der Dauerlärm unserer technisierten Umwelt den Hörabbau.

Symptome: Je nach Veranlagung der einzelnen erreicht der Abbau zwischen dem 40. und 60. Lebensjahr den Grad, der als Schwerhörigkeit empfunden wird. Die alten Leute klagen dann darüber, daß sie das Gesprochene zwar noch hören, aber nicht mehr ganz verstehen, besonders, wenn während einer Unterhaltung mehrere durcheinander sprechen. Auch hohe Töne (Klingel, Pfeifen, Telephonsignale usw.) werden kaum noch gehört. Der Gesetzgeber trägt dem Rechnung, wenn er für alte Leute einen steuerfreien Wachhund bewilligt.

Therapie: Keine. Hörapparate helfen hier leider nicht immer.

2. Die Lärmschwerhörigkeit

Ursache: Ein einmaliges akustisches Trauma in Form eines plötzlichen Schallüberangebotes bei Explosionen und Detonationen (Artillerie, Bomben, Sprengungen usw.) können das Innenohr ganz oder teilweise außer Funktion setzen. Gleiches bewirken chronische, sich wiederholende Lärmreize. In unserem Industriezeitalter ist diese Form sehr verbreitet (Kesselschmiede, Preßlufthammer, Metallverarbeitung, Düsenflugzeuge).

Symptome: Beim akuten Trauma zunächst ein- oder beidohrige Vertäubung für ein paar Tage. Danach meist wieder völlige Herstellung. Bei sehr starken Detonationen kann unter Umständen ein umschriebener Ausfall im Bereich der c^5-Frequenz zurückbleiben (c^5-Senke im Audiogramm); das Gehör für normale Umgangssprache wird aber dadurch nicht beeinträchtigt. Anders verhält sich das chronisch lärmgeschädigte Ohr. Hier kommt es zu einer allmählich zunehmenden Schwerhörigkeit, manchmal bis zur Taubheit. Nach einer gewissen Belastungszeit erholt sich das Ohr nicht mehr (Anerkennung als Berufskrankheit).

Therapie: Schallschutz, evtl. Arbeitsplatzwechsel.

3. Die progressive Innenohrschwerhörigkeit der Jugendlichen

Ursache: Unbekannter, anlagebedingter Faktor.

Symptome: Die Schwerhörigkeit entwickelt sich hier schleichend. Der unmerkliche Anfang liegt nicht selten schon in der frühesten Kindheit. Die Krankheit schreitet

[1]) Presbys = der Greis.

dauernd und unaufhaltsam fort. So kann es schon in den mittleren Jahren zu praktischer Taubheit kommen.

Therapie: Unbekannt.

c) Menièresche Erkrankung

1860 beschrieb der Pariser Arzt *Menière* eine Krankheit, die gekennzeichnet ist durch heftige Schwindelanfälle, Ohrensausen und Schwerhörigkeit.

Ursache: Nach neueren Untersuchungen handelt es sich hierbei um Gefäßkrämpfe im Gebiet der Art. labyrinthi, die eine Endarterie ist (ähnlich wie die Krämpfe der Herzkranzgefäße bei Angina pectoris; man kann den Menière geradezu als Angina des Ohres bezeichnen). Infolge des Gefäßkrampfes kommt es zu Zirkulations- und Ernährungsstörungen und dadurch infolge Lymphstauung zur Druckerhöhung in der Peri- und Endolymphe (Labyrinthhydrops). Die empfindlichen Nervenendstellen in den Bogengängen und der Schnecke reagieren darauf augenblicklich mit Reiz- und Ausfallerscheinungen (Schwindel, Schwerhörigkeit, Ohrensausen). Gefäßlabile (vegetativ stigmatisierte) und allergisch veranlagte Menschen neigen zu dieser Erkrankung, vornehmlich, wenn bei ihnen ein chronischer Entzündungsherd als Fokus wirkt (Zähne, Tonsillen). Kaffee und Nikotin erhöhen die Anfallbereitschaft. Auch seelische Konflikte können eine auslösende Rolle spielen[1]).

Symptome: Scheinbar aus vollster Gesundheit werden die Kranken von derart heftigem *Drehschwindel* erfaßt, daß sie nicht selten hinstürzen. Dazu Erbrechen, Übelkeit, Schweißausbruch, *Ohrensausen*; Bewußtlosigkeit besteht nicht. Die Höruntersuchung deckt eine meist einseitige leichte bis mittelgradige Innenohrschwerhörigkeit auf. Dieser Zustand kann minuten- bis wochenlang dauern. Nach einem Anfall ist der Kranke beschwerdefrei und auch objektiv sind keine Befunde zu erheben. Oft Wiederholung des Anfalls in unberechenbaren Zeitabständen.

Diese Anfälle sind nicht mit gewöhnlichen Ohnmachtszuständen zu verwechseln. Auch hier besteht Ohrensausen, Schweißausbruch, Schwindel usw. Allerdings wird hier als Schwindel allgemeines Unsicherheitsgefühl in den Beinen und Schwarzwerden vor den Augen bezeichnet. In der Umgangssprache wird diese Art von Kollapsschwindel und der echte Ohrenschwindel nicht unterschieden.
Der Kollapsschwindel beruht auf einer allgemeinen Hirnblutleere, der Ohrenschwindel auf lokalen Störungen im Bogengang- bzw. Otolithenapparat. Er äußert sich im typischen Dreh- bzw. Schwankschwindel. Häufig sind beide Arten kombiniert oder durch zusätzliche Varianten modifiziert (Liftgefühl, Zug nach einer Seite usw.). Sehr treffend hier die Beobachtung von W. Busch (Abb. 84d).

Therapie: Bettruhe, Beruhigungs- und Gefäßkrampflösende-Mittel (Novocain, Ronicoli i. v., Stellatumanästhesien), flüssigkeits- und salzarme Ernährung. Diuretica, Antiallergica, Herdsanierung, evtl. Psychotherapie.

Gelingt es nicht mit diesen gefäßkrampflösenden und entwässernden Maßnahmen die Ursachen nämlich Gefäß-Spasmus und den von ihm verursachten Hydrops zu beseitigen, so kann man auch hier — wie sonst bei Wasseransammlungen im Organismus — durch druckentlastende Eingriffe den Hydrops beseitigen. Man geht dabei praktisch so vor, daß man den Succus endolymphaticus operativ freilegt und ihn aufschlitzt (vgl. Abb. 79). Dadurch wird der Schwindel beseitigt und das Gehör bessert sich ebenfalls.

[1]) Schwindel als symbolhaftes Symptom von Orientierungsverlust zur Umwelt! Der Kranke hat seinen festen Standpunkt verloren.

Der Schwankschwindel —

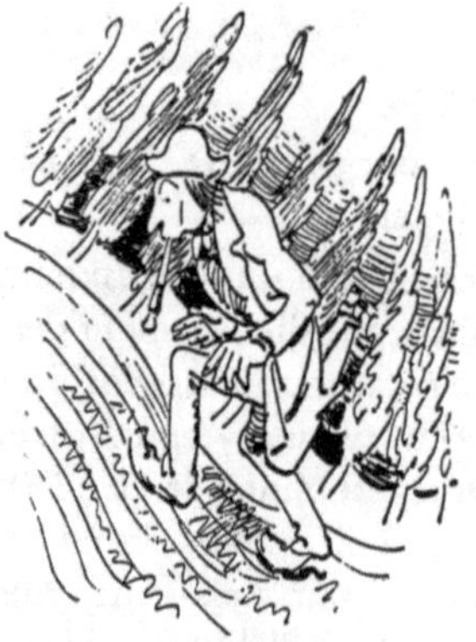

Plötzlich will es Meiern scheinen,
Als wenn sich die Straße hebt,
So daß er mit seinen Beinen
Demgemäß nach oben strebt.

und der Drehschwindel:

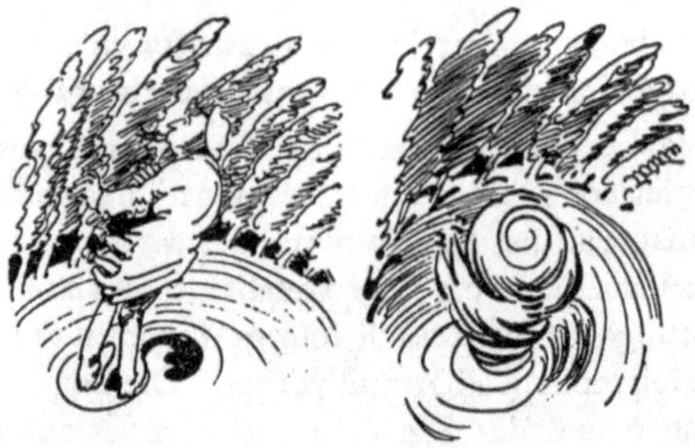

Schnell sucht er sich aufzurappeln.
Weh, jetzt wird die Straße krumm,
Und es drehn sich alle Pappeln,
Und auch Meiern dreht es um.

Abb. 84d

Allerdings ist der operative Zugang hier recht schwierig. Einfacher sind die Methoden, die vom freigelegten horizontalen Bogengang aus das häutige Labyrinth örtlich zerstören oder in seiner Reaktion lähmen wie durch Elektrokoagulation, Alkoholinjektionen oder Ultrabeschallung. Allerdings kann auf diese Art das Gehör nicht immer geschont oder gar verbessert werden.

Ähnliche menièreforme Zustände, wenn auch nicht so ausgeprägt und dramatisch, werden bei Arteriosklerose, Herzfehlern, Hochdruck, Leukämie, multipler Sklerose u. a. beobachtet. Es gibt auch Fälle, bei denen sich ein Gefäß-Spasmus nur im Schneckenbereich abspielt. Plötzliche Schwerhörigkeit oder gar Ertaubung ohne Schwindel ist die Folge (Labyrinth-Apoplexie). Bei der sog. Reise- oder Bewegungskrankheit (Kinetose)[1]) handelt es sich um eine anlagebedingte Übererregbarkeit des Labyrinths. An ihr leiden meist nervöse und gefäßlabile Menschen. Sie können eine Seereise, eine Omnibusfahrt, Schaukel- oder Karusselbewegungen schlecht vertragen (Schwindel, Brechreiz). In letzter Zeit sind wirksame Tabletten auf den Markt gekommen, die gezielt das erregte Labyrinth Dämpfen (Reisetabletten).

d) Taubstummheit

Wenn ein Kind taub geboren wird oder vor dem Erlernen der Sprache sein Gehör verliert, so bleibt es stumm. Ein Kind erlernt ja das Sprechen, indem es die Sprachlaute der Erwachsenen nachahmt. Voraussetzung dafür ist aber das Hören (umgekehrt benimmt sich mitunter ein hörendes Kind wie ein taubstummes, wenn es unter Taubstummen aufwächst und in den entscheidenden Jahren nie Sprachlaute angeboten bekommt. Es spricht nicht und reagiert nicht auf Laute; es verlernt das Hören). In Europa kommen durchschnittlich 8 Taube auf 10000 Einwohner. In Gebieten der ländlichen Abgeschiedenheit und Inzucht ist diese Zahl höher, ebenso in endemischen Kropfgegenden (Holland 3,4; Deutschland 6; Schweiz 17). In den letzten Jahren ist die Taubstummheit stark zurückgegangen. Bessere erbhygienische Aufklärung der Bevölkerung und namentlich die starke Eindämmung der Infektionskrankheiten im Kindesalter durch die Antibiotika werden das erreicht haben. Die Ertaubung im frühen Kindes-

[1]) Kinesis = Bewegung.

alter ist immer eine Folge einer Innenohrerkrankung. Alleinige Mittelohrstörungen führen nur in Ausnahmefällen zu einer Taubstummheit.

Ursache: Diese *Innenohrerkrankungen* können ererbt oder erworben sein. Bei den *ererbten* Formen handelt es sich um Entwicklungsstörungen in der Labyrinthanlage, die teils einem dominanten, teils einem rezessiven Erbgang folgen. Die *erworbene* Taubheit kann angeboren sein, d. h. sie entsteht im Mutterleib durch infektiös-toxische oder traumatische Schädigungen (Lues, Mumps, Röteln der Graviden, Geburtsverletzungen). Gewöhnlich entwickelt sie sich aber nach der Geburt. Fast immer sind hierfür Infektionskrankheiten verantwortlich zu machen, namentlich die epidemische Genickstarre, Mumps, Enzephalitis, Masern, Scharlach, Typhus.

Symptome: Fehlen des Sprachgehörs. Bei der vererbten Taubheit findet man oft Hörreste. Der ungeschulte Gehörlose kommt über eine kindliche Lallsprache nicht hinaus und bleibt in seiner intellektuellen Entwicklung stark zurück, so daß er einen schwachsinnigen Eindruck macht.

Therapie: Ist einmal eine Innenohrtaubheit eingetreten, so ist sie unheilbar. Der Taubstumme wird durch die Taubenfürsorge für entsprechende Berufe ausgebildet (Gärtner, Schneider, Maler usw.). Außerdem erlernt er in der Taubstummenschule je nach Intelligenz und vorhandenen Hörresten ein gewisses Maß von Verständigung mit seiner Umwelt. Er lernt, Worte von den Lippen des Sprechenden abzulesen und selbst Worte zu bilden, indem er für jedes Wort mit Hilfe seines Tastgefühls (Abtasten des Kehlkopfes beim Lehrer) und seines Auges (Beobachtung der Lippen, Mund- und Zungenstellung) die notwendige Stellung der Sprachorgane einstudiert. Diese Methode wurde von *Heinicke* angegeben und wird als die *deutsche* Methode bezeichnet. Die alte Gebärdesprache (*französische* Methode nach dem Abbé *De L'épée*) ist heute allgemein verlassen worden; die Verständigung ist hier beschränkt; außerdem setzt sie die ohnehin schon unglücklichen und mißtrauischen Gehörlosen der Witzlust unvernünftiger Mitmenschen aus.

Heute ist die pädo audiologische Behandlung die Methode der Wahl. Sie ist durch die leistungsfähigen, modernen elektroakustischen Hörgeräte ermöglicht worden. Diese Methode geht von der Tatsache aus, daß nur 10—20% der praktisch Tauben wirklich absolut taub ist. Die überwiegende Mehrzahl der „Tauben" verfügt noch über ein mehr oder minder ausgeprägtes Restgehör. Dieses wird durch individuell angepaßte Hörgeräte soweit angehoben, daß sich brauchbare Höreindrücke für den Hörgestörten erzielen lassen. Diese noch rohen, verstümmelten Hör-Reste müssen dann durch jahrelange, geduldig durchgeführte Hörübungen (*Hörtraining*) soweit kultiviert werden, daß sich der Gehörgestörte mit ihnen ein Sprachverständnis erwerben kann. In gleichem Maße werden damit auch Spracherwerb und Sprachvermögen gefördert. Diese Behandlung, die in frühester Kindheit beginnen muß (möglichst im 1. oder 2. Lebensjahr) hat frappante Erfolge zu verzeichnen.

II. Anhang

A. Die ohrbedingte (otogene) Fazialisparese
B. Über Hörapparate

A. Die ohrbedingte (otogene) Fazialisparese

Der 7. Hirnnerv ist der motorische Nerv für die mimische Gesichtsmuskulatur. Sein funktionelles Interessengebiet liegt also nicht im Ohrbereich. Trotzdem kann er infolge seiner engen, topographischen Beziehungen zum Ohr bei sämtlichen Erkrankungen und Verletzungen desselben geschädigt werden: sein Leitvermögen für die motorischen Impulse wird blockiert, was einen sichtbaren Ausdruck in einer funktionell und kosmetisch auffallenden Lähmung der befallenen Gesichtshälfte findet. Sein gewundener langer Verlauf durch das Schläfenbein (innerer Gehörgang — mediale Paukenwand — hinterer Gehörgang) bietet ja große Angriffsflächen für Druck- und Entzündungsschäden, zumal er teilweise durch enge, starre Knochenkanäle ziehen muß, die ihn bei entzündlichen Schwellungszuständen noch zusätzlich abklemmen. Die Fazialisparese ist neben den anderen typischen Komplikationen der Ohrkrankheiten (Hirnhautentzündung, Hirnabszeß, Sinusthrombose) die häufigste und „anschaulichste". Auch Entzündungen und Tumore der Ohrspeicheldrüse, die die Fasern des Gesichtsnervens durchziehen, können für Gesichtslähmungen verantwortlich sein.

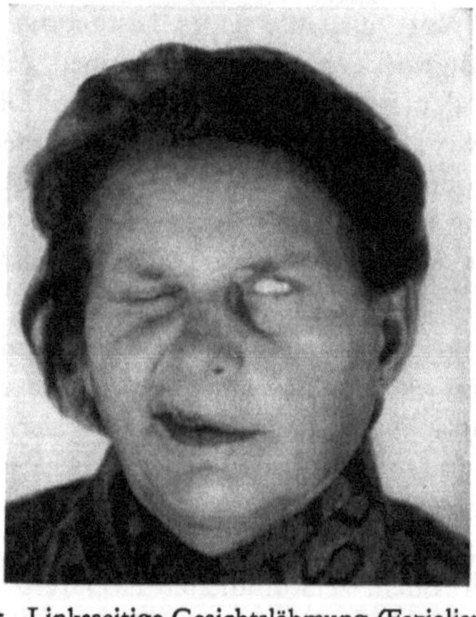

Abb. 85. Linksseitige Gesichtslähmung (Fazialisparese)

Symptome: Herunterhängen der erkrankten Gesichtshälfte. Schiefes Gesicht beim Lachen und Sprechen. Die Stirn kann nicht gerunzelt, das Auge nicht geschlossen werden. Beim Versuch das Auge zu schließen, rollt der Augapfel nach oben (*Bellsches Phänomen*) (Abb. 85). Häufig starker Tränenfluß und Geschmacksstörung der gleichseitigen Zungenhälfte.

Kann die Ursache beseitigt werden und ist der Nerv noch nicht zerstört, so kann er sich noch erholen.

Therapie: Behandlung des Ohrenleidens. Elektromassage, Vitamin B. Kann seine Wiederbelebung nicht mehr erreicht werden, dann plastisch-chirurgisches Verfahren (Nervenpfropfung, Muskelraffung durch Fazienzügel). Auch die sog. rheumatische Fazialisparese, die ohne eigentliche Ohrenerkrankung nach lokaler Kälteeinwirkung (Zugluft usw.) plötzlich auftritt, kann neuerdings durch einen otochirurgischen Eingriff geheilt werden. Die weitaus meisten rheumatischen Lähmungen heilen allerdings bei konservativer Therapie in 6—8 Wochen aus. Hat sich nach dieser Zeit die Lähmung nicht zurückgebildet und zeigen sich auch keine Anzeichen einer Besserung, kann eine Decompression[1]) des Fazialis vorgenommen werden. Bei dieser Operation wird der verdickte rheumatische Nerv aus der knöchernen Umklammerung des canalis Falloppii befreit (vgl. Seite 89). Der knöcherne Kanal ist für den geschwolle-

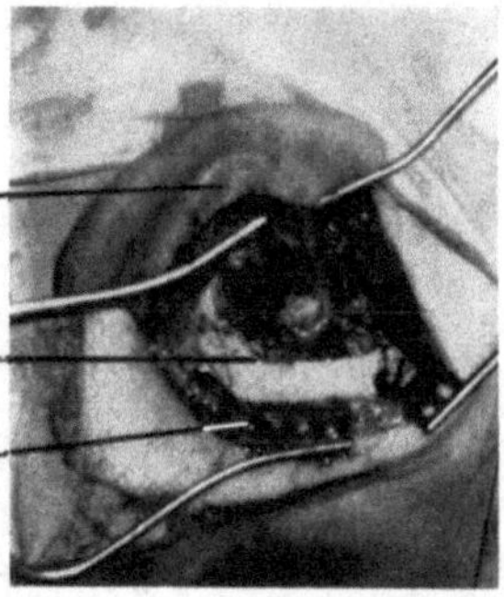

Abb. 85a. Operationsfoto einer Fazialisdekompression (Man sieht den wurstförmig verdickten Nervenstrang aus dem geöffneten Fallopischen Kanal hervorquellen)

1 Fazialisnerv
2 Hintere knöcherne Gehörgangswand
3 Ohrmuschel

nen Nerv zu eng geworden, er wird gequetscht und seine Funktion fällt aus. Dieser Kanal wird nach Eröffnung des Mastoids von einem Hautschnitt hinter dem Ohr aus aufgemeißelt oder aufgefräst und die Nervenscheide geschlitzt (Abb. 85a).

B. Über Hörapparate

Der Ohrenarzt war lange Zeit nicht in der gleichen glücklichen Lage wie der Augenarzt, der für das von ihm betreute Organ gute Hilfsmittel zur Verfügung hatte. Der Augenarzt konnte das Gebrechen seiner sehbehinderten Patienten schon in einer Zeit durch eine Brille ausgleichen, da der Ohrenarzt seinen Schwerhörigen noch den Rat geben mußte, die Hand hinter das Ohr zu legen, oder sich mit einem Hörschlauch zu behelfen. Abgesehen von der unschönen Umständlichkeit dieses Gerätes ist die Wirkung auch nicht sehr groß; denn diese *mechanischen* Schlauch- oder *Rohrgeräte* unterstützen nur die Funktion des *äußeren Ohres*, nämlich die der Schallwellenbündelung und -sammlung. Dagegen unterstützen die neueren *elektro-akustischen Hörgeräte* die Funktion *des Mittelohres*, die der Schallverstärkung. *Allen Mittelohrschwerhörigen* (chron. Mittelohreiterung mit Trommelfell-Löcher und Narben, Otosklerose) *wird* also durch einen Hörapparat *sehr gut geholfen werden* können! Das Gehör kann normalisiert werden.

Nicht so ideal ist die Hilfe für die Innenohrschwerhörigen (Altersschwerhörigkeit). Hier kann nur in ganz bestimmten Fällen eine ausreichende Hörbesserung erzielt werden. Die geeigneten Fälle können nur durch eine spezielle, audiologische Untersuchung herausgefunden werden. Jeder Hörmittelverordnung muß eine entsprechende Untersuchung vorausgehen. Nur so ist es zu vermeiden, daß — wie so oft — alte Leute sich auf marktschreierische Propaganda hin ein teures Gerät kaufen, um es nach einigen Tagen wieder enttäuscht wegzulegen und zum alten Hörrohr greifen, mit dem sie oft noch besser hören.

Ein modernes Gerät besteht aus einem schallaufnehmenden *Mikrophon*, das die Schallwellen in elektrische Stromschwankungen umwandelt. Über einen *Verstärker* wird der Strom einer *Telephonmembran* zugeleitet, die die Stromschwankung wieder in nun verstärkte Schallwellen umwandelt und sie so dem Ohr des Schwerhörigen anbietet. Das Telephon sitzt in einem Abdruck des Gehörgangeingangs in der Ohrmuschel oder wird als Vibrator an dem Knochen hinter der Ohrmuschel getragen. Die Stromverstärkung geschieht durch Transistoren, die durch winzige Batterien gespeist werden. Die Form der Apparate kann so sehr klein gehalten werden. Sie können gut unter der Kleidung, in einem Brillenbügel oder im Haar versteckt werden. Es gibt sogar schon Geräte, die so klein sind, daß sie im Gehörgang Platz finden. Erfahrungsgemäß vermeiden Schwerhörige überängstlich alles, was auf ihr Gebrechen hindeuten könnte, namentlich wenn es sich um jüngere Menschen handelt.

[1]) Decompressio = Entlastung.

III. Die Nase und ihre Nebenhöhlen

A. Anatomie *B. Physiologie* *C. Erkrankungen der Nase und ihrer Nebenhöhlen*

A. Anatomie

1. Äußere Nase *2. Naseninnenraum* *3. Nebenhöhlen*

1. Äußere Nase

Sie erhält ihre familiäre und persönliche Note durch das knöcherne und knorplige Stützgerüst. Ihre *Haut* ist in Stirnnähe dünn und leicht verschieblich; an der Spitze ist sie fest mit der Unterlage verwachsen, elastisch, großporig und mit zahlreichen Talgdrüsen durchsetzt (häufig Mitesser und Aknepustel). Drei kleine Muskel unter der Haut, die durch Fasern aus der mimischen Muskulatur verstärkt werden, können die Nasenöffnung mäßig erweitern (Nasenflügelatmung bei Luftnot).

Ein Anatom nannte die Nase ein paradoxes Organ. Sie hat ihre Wurzel oben, ihre Flügel seitlich unten, den Rücken vorn und die Spitze unten.

Die *knöcherne* Abstützung übernehmen in der Mitte die beiden Nasenbeine und seitlich die Stirnfortsätze der Oberkieferknochen. Dieser knöcherne Teil endet nach vorn mit einer birnenförmigen Öffnung (Apertura piriformis), mit deren Randsaum der *knorplige Abschnitt* bindegewebig verflochten ist. Dieser besteht aus den Seiten- oder Dreiecksknorpeln und den Spitzen- oder Flügelknorpeln. Die Dreiecksknorpel formen den

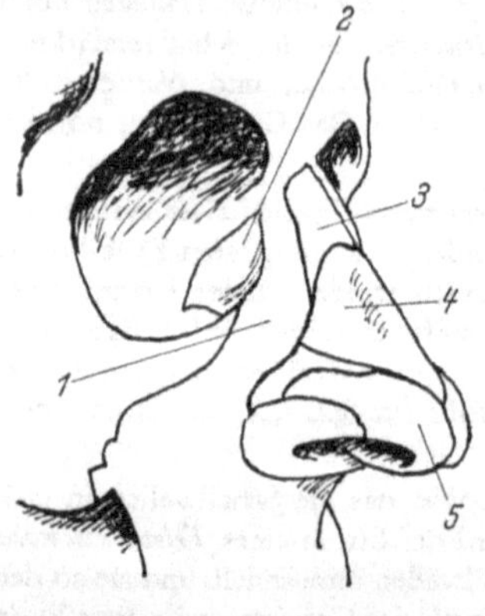

Abb. 86. Das Knochen-Knorpelgerüst der äußeren Nase

1	Proc. frontalis ossis maxillaris	Stirnfortsatz des Oberkieferknochens
2	Os lacrimale	Tränenbein
3	Os nasale	Nasenbein
4	Cartilago nasi lateralis	Seitenknorpel
5	Cartilago apicis nasi	Spitzenknorpel

Rücken. Sie stoßen in der Mitte zusammen und setzen sich nach unten in die Knorpelplatte der Nasenscheidewand fort. Die Spitzenknorpel umgreifen hufeisenartig die Nasenlöcher und modulieren die Nasenflügel (Abb. 86).

2. Naseninnenraum

Der Innenraum wird von der Nasenscheidewand in zwei annähernd gleiche Räume geteilt. Jeder dieser Räume hat einen Vor- und einen Hauptraum. Der vom Knorpel überdachte, bis zur Apertura piriformis reichende *Vorraum* (Vestibulum) ist von äußerer, mit Haaren (Vibrissae) ausgestatteten Haut ausgekleidet. Diese verdünnt sich allmählich zum Übergangsepithel und mündet dann in das Flimmerepithel des Hauptraumes ein.

Der *Hauptraum* (Cavum nasi) erstreckt sich von der Apertura piriformis bis zur hinteren Nasenöffnung (Choane). Die Choane mündet in den Nasenrachenraum. Der Hauptraum ist mittwärts von der Nasenscheidewand, seitlich von der lateralen Nasenwand, oben vom Nasendach und unten vom Nasenboden begrenzt.

Die *Nasenscheidewand* (Septum) steht in der Mitte des Hauptraumes und ist eine mosaikartig zusammengesetzte Knorpel-Knochenwand. Sie besteht aus dem mittleren Schenkel des Spitzenknorpels, einer viereckigen Knorpelplatte, dem Pflugscharbein und der Mittelplatte des Siebbeines (Abb. 87).

Abb. 87. Das Knochen-Knorpelgerüst der Nasenscheidewand

1	Crista	Leiste
2	Vomer	Pflugscharbein
3	Sinus sphenoidalis	Keilbeinhöhle
4	Lamina cribriformis	Siebplatte
5	Christa galli	Hahnenkamm (Ansatz der Durasichel)
6	Sinus frontalis	Stirnhöhle
7	Fila olfactoria	Riechfasern
8	Lamina mediana	Knöcherne Mittelplatte der Siebbeine
9	Cartilago septi quadrangularis	Viereckknorpel
10	Cartilago apicis nasi	Spitzenknorpel (mittlerer Schenkel)

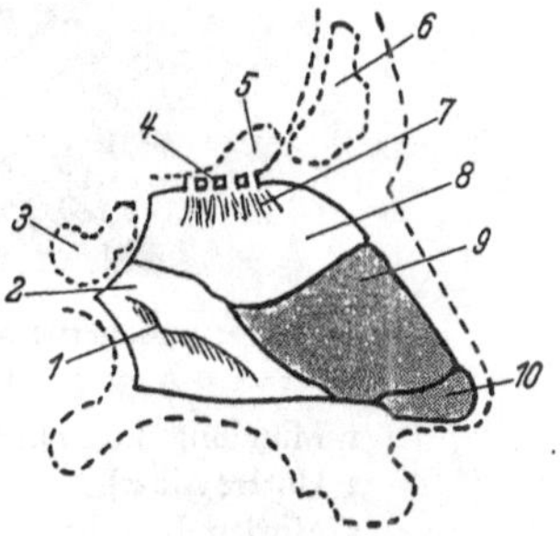

An der Übergangsstelle vom Vorraum zum Hauptraum, wo das Übergangsepithel ins Flimmerepithel übergeht, finden sich häufig erweiterte Venen. 90% aller Nasenblutungen stammen aus dieser Quelle (Locus *Kiesselbachi*, *K.* Ohrenarzt 1839—1902).

Da die einzelnen Teile mit unterschiedlicher Geschwindigkeit wachsen und verknöchern, bilden sich oft Verbiegungen und Wülste. Ein wirklich gerades Septum ist höchst selten. Die Verbiegung kann so hochgradig sein, daß die Luftpassage ein- oder beidseitig behindert wird.

Der *Nasenboden* wird vom Gaumenfortsatz des Oberkiefers und der Gaumenplatte des Gaumenbeins gebildet[1]).

Das *Nasendach* wird vorn vom äußeren Knorpel-Knochengerüst nach innen und hinten zu von der horizontalen Siebbeinplatte (Lamina cribiformis) gebildet.

Die *laterale* Nasenwand bauen mehrere Knochen auf; der Oberkiefer, die Lamina papyracea des Siebbeins, das Tränenbein, das Gaumenbein und der Proc. pterygoideus des Keilbeins. In das Nasenlumen ragen drei horizontal langgestreckte, etagenartig übereinander gelagerte Gebilde, die untere, mittlere und obere *Nasenmuschel.* Die beiden oberen gehören dem Siebbein an, die untere besitzt ihren eigenen Knochen (Os turbinale). Unter bzw. zwischen den Vorsprüngen der Nasenmuscheln finden sich seitliche Ausbuchtungen der Nasenhöhle, die *Nasengänge.* Man unterscheidet den unteren, mittleren und oberen Gang. Er liegt jeweils unter der gleichnamigen Muschel. In den unteren

[1]) Vgl. Bd II.

Nasengang — an seiner höchsten Stelle — mündet der Tränennasenkanal. In den mittleren münden die Kieferhöhle, die Stirnhöhle, die vorderen und mittleren Siebbeinzellen; in den oberen die hinteren Siebbeinzellen und die Keilbeinhöhle (Abb. 88).

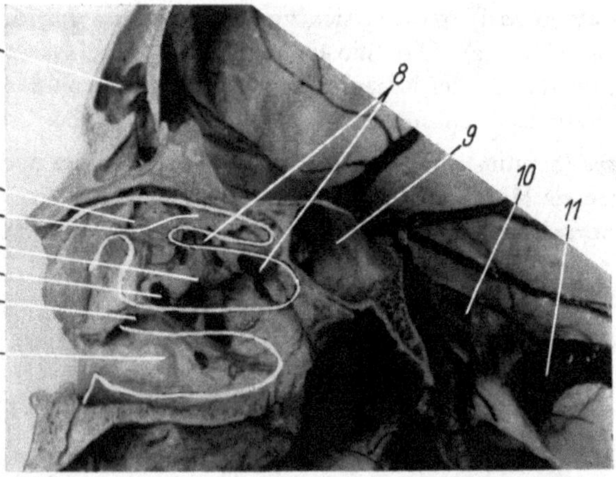

Abb. 88. Die knöcherne seitliche Nasenwand. Die Muscheln sind abgetragen. Ihre Umrisse sind eingezeichnet

1 Mündung des Tränenkanals
2 Untere Muschel
3 Mittlere Muschel
4 Obere Muschel
5 Ausführungsgang der Stirnhöhle
6 Stirnhöhle
7 Eingang zur Kieferhöhle
8 Mündungsstellen der Siebbeinzellen
9 Keilbeinhöhle
10 Innerer Gehörgang
11 S-förmiger Hirnblutleiter

Über all die Knochenformationen zieht die Schleimhaut. Ihre Submukosa besitzt zahlreiche Schleimzellen; im Bereich der Muscheln hat sie venöse Schwellkörper, die je nach Kontraktionszustand der glatten Muskulatur ihre Blutfülle und damit ihr Volumen erheblich ändern können. Beinah die ganze Schleimhaut ist mit Flimmerepithel austapeziert (Regio respiratoria). Nur der kleine Bezirk in der Riechspalte zwischen dem Septum und der oberen und mittleren Muschel ist mit dem bräunlichen Riechepithel überzogen (Regio olfactoria). Die Riechnerven ziehen als feine Fäden (Fila olfactoria) mit ihren Durahüllen durch die Lamina cribiformis direkt zum Riechkolben (Bulbus olfactorius) im Stirnhirn.

Der arterielle Blutzufluß stammt in der Hauptsache aus der Art. ophthalmica und der Art. carotis externa. Die Art. ophth. versorgt über die Ethmoidalarterien das obere Drittel, die Art. car. über ihre Endverzweigungen der Art. max. int. und der Art. sphenopalatina das übrige Nasengebiet. Der venöse Abfluß geht durch die Vena facialis und die Vena ophthalmica. Beide werden durch die V. angularis am inneren Augenwinkel miteinander verbunden. Die Vena ophthalmica mündet in einen venösen Hirnleiter, den Sinus cavernosus, vgl. Nasenfurunkel.

3. Nebenhöhlen

Der zunächst kompakte Gesichtsschädel wird zur Gewichtserleichterung durch Hohlräume wabig aufgelockert. Die Hohlräume sind mit Schleimhaut ausgekleidet und luftgefüllt. Diese Pneumatisation geschieht teils vor (Kieferhöhle, Siebbein), teils nach der

Geburt (Stirnhöhle, Keilbeinhöhle) und geht von der Nase aus. Die Nebenhöhlen sind also mit dem Hauptraum der Nase verbunden. Sie sind alle paarig angelegt.

Die Kieferhöhle (Sinus maxillaris, Antrum Highmori) ist die größte Nebenhöhle. Ihr Rauminhalt beträgt 15 cm^3. Sie nimmt fast den ganzen Oberkiefer ein und weist mehrere Buchten auf (Zygomaticum-, Orbital-, Alveolarbucht). Ihre *obere* Wand ist der Orbitalboden, ihre *untere* das Munddach. Ihre *mittlere* Wand nimmt einen großen Teil der seitlichen Nasenwand ein. Hier liegt auch ihre Öffnung (Ostium) zur Nasenhöhle. Die *Vorder*fläche wird von der Fossa canina eingedellt, die an ihrer oberen Grenze vom Foramen infraorbitale durchbohrt wird (für den Nerv. infraorbitale = 2. Ast der Trigeminus).

Das Siebbeinlabyrinth (Sinus ethmoidei). Wie der Name Labyrinth schon andeutet, handelt es sich hier nicht um einen einheitlichen Hohlraum, sondern um mehrere kleine, in Form, Zahl und Ausdehnung individuell verschieden gestaltete Kammern (in der Regel 5 bis 8). Sie hängen wie eine Wabe zwischen der Augenhöhle — nur durch die dünne Lamina papyracea von ihr getrennt — und der mittleren und oberen Muschel von der Schädelbasis in den Nasenraum herunter. Die vorderen und mittleren Zellgruppen münden in den mittleren, die hinteren in den oberen Nasengang.

Die Stirnhöhle (Sinus frontalis) schließt sich unmittelbar an das Siebbein nach oben an. Sie liegt im Stirnbeinknochen und hat ungefähr dreieckige Gestalt. Die beiden Stirn-

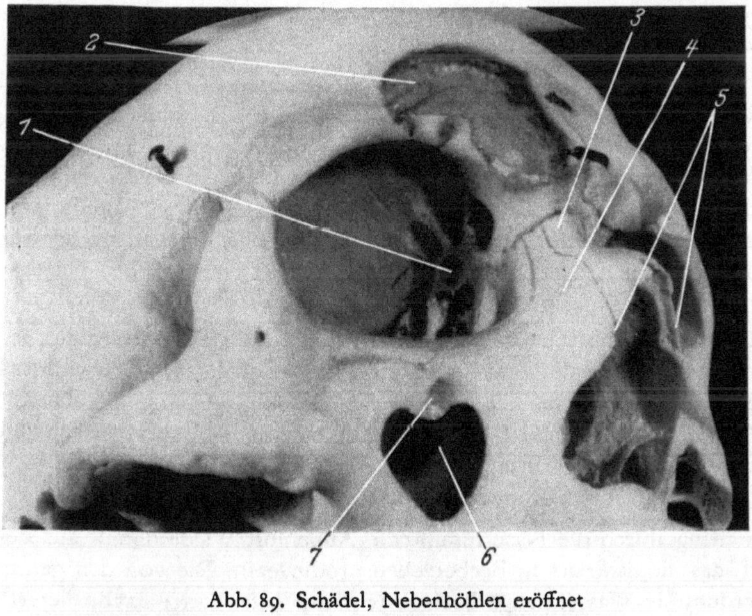

Abb. 89. Schädel, Nebenhöhlen eröffnet

1 Cellulae ethmoidales	Siebbeinzellen
2 Sinus frontalis	Stirnhöhle
3 Os nasalis	Nasenbein
4 Proc. frontalis ossis maxillaris	Stirnfortsatz des Oberkieferknochens
5 Apertura pyriformis	Vordere Umrandung der knöchernen Nase
6 Sinus maxillaris	Kieferhöhle
7 Foramen infraorbitale	Durchtrittsstelle für den II. Ast des Trigeminus

höhlen sind selten symmetrisch und ihre Größe ist bei den einzelnen sehr verschieden. Bei vier von Hundert fehlt sie ganz (Aplasie).

Die beiden Höhlen sind nur durch eine dünne Knochenlamelle voneinander getrennt (Septum interfrontale). Der enge und gewundene Ausführungsgang (Ductus nasofrontalis) mündet in den vorderen Abschnitt des mittleren Nasengangs. Ihr Boden bildet das Orbitaldach. Vom Stirnhirn ist sie nur durch ihre nicht sehr starke Hinterwand getrennt.

Die Keilbeinhöhle (Sinus sphenoideus) schließt sich an das Siebbein nach hinten an. Die ebenfalls durch eine dünne Scheidewand getrennten Höhlen nehmen fast den ganzen Keilbeinkörper ein. Sie sind ungefähr haselnußgroß; die Größe variiert aber stark. An der Vorderwand hat sie eine Öffnung (Ostium sphenoideum), die hinter der oberen Muschel in die Nase führt. Die Keilbeinhöhle hat eine anatomisch „heikle" Lage. Sie liegt im Kern der Schädelbasis. Auf ihrem Dach liegt das Stirnhirn, an die Seitenwand stößt der Sinus cavernosus und die Karotis; oben seitlich verläuft der Optikuskanal, der zuweilen sogar frei in die Höhle hineinragt (Abb. 89).

B. Physiologie

1. Die Nase als Atmungsorgan
2. Die Nase als Geruchsorgan
3. Die Nase als Stimm- und Sprachbildungsorgan

1. Die Nase als Atmungsorgan

Die Nase bereitet als *Klimaanlage* die eingeatmete Luft für die Lunge vor. Die Außenluft wird von ihr angewärmt, angefeuchtet und gereinigt. Durch ihren ausgeklügelten anatomischen Bau wird sie gut ihrer Aufgabe gerecht. Ihr buchtenreiches, gefaltetes Innenrelief vergrößert die feuchte und warme Schleimhautoberfläche, die durch die in die Muschel eingebauten Schwellkörper noch dauernd ihre Form und Temperatur nach Bedarf ändern kann. Die Nase ist der normale Luftweg. Mundatmung ist unphysiologisch. Andauernde Mundatmung führt beim Menschen zu schweren chronischen Erkrankungen der Lunge und des Herzens. Tiere sterben bei erzwungener Mundatmung.

Die Erwärmung der Luft in der Nase ist erheblich. Sie ist um so größer, je tiefer die Außentemperatur ist. In der Regel wird die Luft auf 30 bis 31° C erwärmt. Diese Erwärmung geschieht in erster Linie durch die Schwellkörper der Muscheln, die nach Art eines Thermostaten arbeiten. Sinkt die Außentemperatur, so werden sie durch die reflektorische Blutfülle größer und wärmer; sie geben dann mehr Wärme ab und engen die zu erwärmende, durchströmende Luftschicht ein (Abb. 90 a und b).

Beim Durchzug durch die Nase nimmt die Außenluft Wasserdampf aus dem Nasensekret auf, das die zahlreichen Becherzellen produzieren. Die von den gesamten Luftwegen verdunstete Wassermenge beträgt 30 g pro Liter Luft; davon liefert allein die Nase 15 g! Die grobe Staubfilterung der Luft besorgen die Haare im Nasenvorhof; der feinere Staub wird durch die klebrige Schleimhaut festgehalten. Es wird dann durch den nach innen gerichteten Flimmerstrom der Flimmerepithelien nach dem Rachen hin zusammengekehrt, wo er ausgespien oder verschluckt wird. Ebenso werden die

Bakterien abgefangen und in Schleimballen gehüllt in den Schlund befördert, wo sie gewöhnlich verschluckt werden. Bei manchen Tieren wird dieser Abtransport nach dem Darm noch dadurch gefördert, daß auch die Speiseröhre Flimmerepithel besitzt

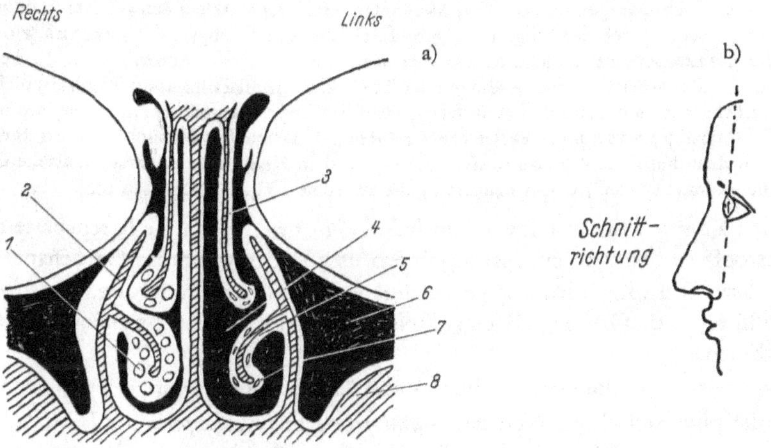

Abb. 90. Frontalschnitt durch die Nase und die Nebenhöhlen. In der rechten Nase sind die Muscheln durch die starke Blutfüllung vergrößert

1 Stark gefüllte Blutgefäße der Schwellkörper
2 Knochengerüst der Muschel
3 Mittlere Muschel
4 Nasenraum
5 Untere Muschel
6 Kieferhöhle
7 Fast leere Blutgefäße
8 Knochen

und den nasalen Flimmerstrom fortsetzt. Der Magendarmtrakt ist nicht sehr anfällig für Keime der oberen Luftwege und wird gut mit ihnen fertig. Als besondere Sicherung bei massivem Fremdkörpereinfall ist der *Niesreflex* (Trigeminus) eingeschaltet.

2. Die Nase als Geruchsorgan

Die *Riechfunktion* ist die stammesgeschichtlich älteste Aufgabe der Nase. Die aufgesplitterten Nervenenden des Geruchsnerven sind im Riechspalt am Nasendach ohne Zwischenschaltung eines eigentlichen Sinnenorgans untergebracht. Die Sinnesnervenzelle wird hier unmittelbar durch die in der Einatmungsluft enthaltenen Riechstoffe erregt. Der Geruchssinn hat — wie jedes Sinnesorgan — die Aufgabe, seinen Träger über seine Umwelt zu informieren (Wildtiere). *Kant* schreibt in seiner Anthropologie: „Als negative Bedingung des Wohlseins, um nicht schädliche Luft (den Ofendunst, den Gestank der Moräste und Äser) einzuatmen, oder auch faulende Sachen zur Nahrung zu brauchen, ist dieser Sinn nicht unwichtig". Der Geruchssinn ist aber nicht nur ein Warner, sondern auch für die „positive Bedingung des Wohlseins" wichtig. Angenehme Gerüche erfreuen uns (Blumen, Parfüme) und mit dem Geruch schmecken wir auch. Braten, Aromen und Gewürze werden mehr gerochen als mit der Zunge geschmeckt. Der Geruch regt den Appetit an, mobilisiert die Verdauungssäfte. Er ist also ein wichtiger Bestandteil einer normalen Verdauung. Was wir beim Essen durch den Ausfall des Sinnes entbehren müßten, merken wir erst beim Schnupfen.

Bei Tieren ist dieses Organ bei weitem vollkommener ausgebildet als bei den Menschen, die sich mehr mit Auge und Ohr orientieren. Beim Reh nimmt die Riechspalte (Regio respiratoria) mehr als die Hälfte der Nase ein. Beim Menschen beansprucht sie nur 5%. Aber auch beim Menschen vollbringt dieser Sinn noch unvorstellbare Leistungen an Feinheit und Präzision. Substanzen in molekularer Größenordnung werden noch wahrgenommen. Von Merkaptan, einer organischen Schwefelverbindung, wird noch der 460000000. Teil eines Milligramms gerochen! Eine exakte Physik des Geruches wie die des Schalles oder des Lichtes gibt es nicht, da wir über das Wesen des Geruches wenig wissen[1]). Auch eine vorbildliche Einteilung der Gerüche — ähnlich der Ton- oder Farbklassifizierung — gibt es nicht. Man kann die Gerüche nur ganz grob und subjektiv gefärbt in Gruppen einteilen: ätherische, aromatische, balsamische, brenzlige, widerliche, ekelerregende Gerüche. Demzufolge kann man den Sinn auch qualitativ und quantitativ nicht genau prüfen. Man kann dem Kranken nur charakteristische Gerüche anbieten, die er angeben muß, wobei man sich ganz auf seine Angaben verlassen muß.

Der Geruch kann ganz oder teilweise ausfallen (*Anosmie*), wenn die Riechspalte mechanisch verstopft ist (Schnupfen, Nasenpolypen usw.) oder wenn der Geruchsnerv oder das Geruchszentrum im Stirnhirn geschädigt ist (Gehirnerschütterung, toxisch-bakterielle Einflüsse, z.B. Grippe, Di usw.). Nach Beseitigung der Ursache kann er sich wieder erholen.

3. Die Nase als Stimm- und Sprachbildungsorgan

Die Nase ist physikalisch ein Teil des *Ansatzrohres* des *Kehlkopfes*. Ihr Luftraum wirkt als Resonator, der die Formung und die Klangfarbe der Sprache mitbestimmt. Regelwidrigkeiten der Nasenfunktion in der Weise, daß „die Nase offen ist, wenn sie geschlossen und geschlossen, wenn sie offen sein soll" (*Kußmaul*) haben das offene bzw. geschlossene Näseln zur Folge (*Rhinolalia aperta* bzw. *clausa*).

Beim offenen Näseln ist der hintere Abschluß der Nase unvollkommen (Gaumensegellähmung, Wolfsrachen). Im Deutschen können dann nur die eigentlichen Nasenlaute (n, m, mg) einwandfrei gebildet werden. Alle anderen Laute haben dann einen nasalen Akzent. Umgekehrt können beim geschlossenen Näseln (Nasenwucherungen, Polypen usw.) die Nasenlaute überhaupt nicht vorgebracht werden. Die übrigen Laute sind klangarm und spröde.

C. Erkrankungen der Nase und ihrer Nebenhöhlen[2])

1. Nasenscheidewandverbiegung
2. Nasenbluten
3. Fremdkörper
4. Entzündliche Erkrankungen der Nase
5. Nebenhöhlenentzündungen
6. Polypen
7. Geschwülste

Bei der Untersuchung und Behandlung der Nase gebraucht der Arzt das Nasenspekulum, mit dem die Nasenflügel gespreizt werden und so das Naseninnere mit dem Reflektor ausgeleuchtet werden kann (*vordere Rhinoskopie*). Mit einem kleinen Kehlkopfspiegel oder dem dafür besonders konstruierten Postrhinoskop kann auch vom oberen Schlundraum retrograd die hintere Nasenöffnung übersehen werden (*hintere Rhinoskopie*) (Abb. 91).

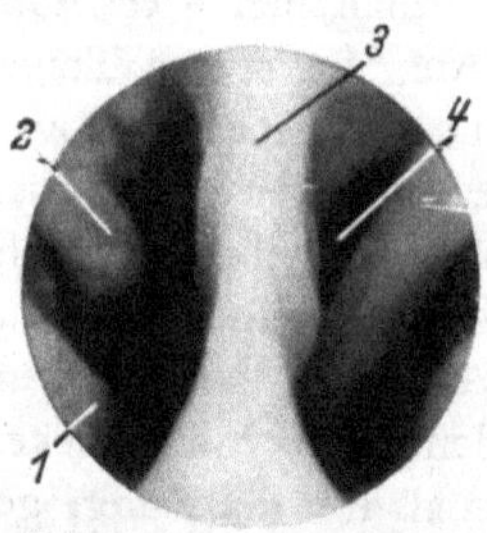

Abb. 91. Hintere Nasenöffnung vom Nasenrachen aus fotografiert (hintere Rhinoskopie)

1 Untere Nasenmuschel
2 Mittlere Nasenmuschel
3 Nasenscheidewand
4 Hintere Nasenöffnung (Choanen)

Die Rhinoskopie gestattet auch eine Beurteilung der Nasennebenhöhlen. Rötung der Schleimhaut, eitriges Sekret oder Polypen in den Nasengängen sind aufschlußreiche Hinweise. Genauere Auskunft

[1]) Neuerdings bemüht sich die Rhinologie mittels spezieller Apparaturen, die Leistungen des Riechorganes qualitativ und quantitativ einwandfrei zu messen (Olfaktometrie).
[2]) Vgl. Band I und Band II.

geben Röntgenaufnahmen (Leer- oder Kontrastmittelaufnahmen) die Kieferhöhlenendoskopie (Antroskopie). Bei der Antroskopie wird die Kieferhöhle mit einem madrinartigen Troikar durch den unteren Nasengang wie bei einer gewöhnlichen Kieferhöhlenspülung oder durch die Fossa canina punktiert. Nach Entfernung des Toikars wird durch die liegengebliebene Mandrinhülse eine cystoskopähnliche Optik in die Kieferhöhle geschoben. So kann man direkt das Innere der Kieferhöhle (Antrum) besichtigen.

1. **Die Nasenscheidewandverbiegung** (Septumdeviation)

Neben anderen Formfehlern der Nase wie Doggen-, Sattel-, Platt-, Höcker- und Schiefnase ist die Verbiegung der Nasenscheidewand die häufigste.

Ursache: Meist angeboren, selten durch Verletzungen.

Symptome: Geringgradige Verbiegungen machen keine Beschwerden. Erst stärkere Normabweichungen, bei denen sich noch oft dornen- und leistenartige Auswüchse der Knochenwand finden, engen die Nasenweite erheblich ein und behindern die Nasenatmung. Dauernde Mundatmung, chronischer Schnupfen, Tubenkatarrhe und Nebenhöhlenentzündungen sind dann gewöhnlich unausbleiblich. Eitriges Sekret fließt dann in die tieferen Luftwege ab, die ohnehin schon durch die Mundatmung ungebührlich belastet sind, so daß sich bald Kehlkopfkatarrhe und Bronchitiden einstellen.

Therapie: Entfernung der verbogenen Knorpel-Knochenteile der Nasenscheidewand unter Schonung der Schleimhautblätter (*submuköse Septumresektion*). Die anderen Formfehler der äußeren Nase können plastisch beseitigt werden (kosmetische Chirurgie).

2. Nasenbluten

Ursache: Bei alten Leuten: Bluthochdruck, Arteriosklerose, Leberleiden, Geschwülste, Wechseljahre. Bei jüngeren Leuten: Infektions- und Blutkrankheiten, Verletzungen. Die Blutungsquelle sitzt am häufigsten im vorderen Drittel der Scheidewand (Locus Kiesselbachi).

Therapie: Beruhigung, kühle Nackenumschläge, Andrücken des Nasenflügels der blutenden Seite an die Nasenscheidewand. Häufig wird auf diese einfachen Maßnahmen hin die Blutung nach einigen Minuten stehen. Evtl. blutungsstillende Mittel i. v. oder i. m. (Calcium, Vitamin C, Presomen, Styptobion, Tachostyptan u. a.). Bei Hochdruck-Kranken kann eine mäßige Blutung als natürlicher Aderlaß sogar nützlich sein. Dauert die Blutung längere Zeit an, muß die blutende Stelle mit einer Chromsäureperle verätzt oder das Nasenlumen fest austamponiert werden. Nach der Methode nach Seiffert kan man auch die Tamponade schonend mit einer luftgefüllten Gummiblase ausführen (Gummifingerling, Gummimanschette). Liegt die Blutungsquelle weit hinten in der Choanalgegend, muß die Tamponade nach *Bellocq*[1]) gelegt werden: Ein Gummikatheter wurd durch ein Nasenloch in den Rachenraum vorgeschoben bis sein vorderes Ende in der Mundhöhle erscheint und vorgezogen werden kann. An dieses nun zum Munde heraushängende Ende wird mit einem Seidenfaden ein etwa daumenendgliedgroßes Tamponadekissen befestigt. Zieht man den Katheter in umgekehrter Richtung wieder durch die Nase heraus, plaziert man das Tamponadekissen genau an der hinteren Choanalöffnung (Abb. 91a). Unter Umständen kann eine Tamponade mehrere Tage unter antibiotischem Schutz liegenbleiben, bis das blutende Gefäß obliteriert ist. In den seltenen

1) Jean Jaques Bellocq = Franz. Chirurg 1730—1807.

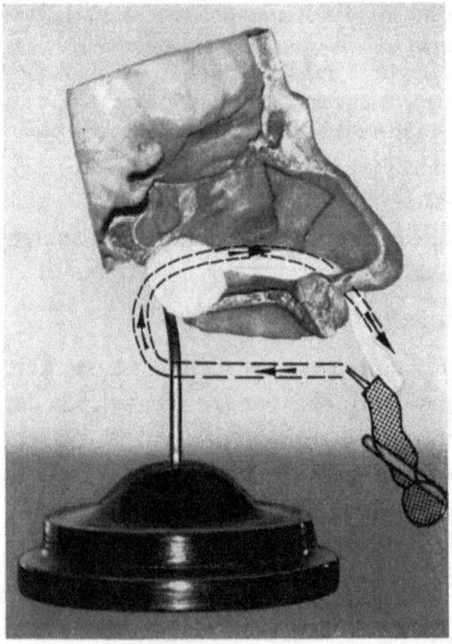

Abb. 91 a. Technik der Bellocq-Tamponade. Am Modell skizziert

Fällen, wo alle diese Behandlungsmethoden nicht zum Ziel führen, müssen die entsprechenden arteriellen Gefäße unterbunden werden (je nach Lage der Blutungsstelle die Art. carotis externa, die Art. maxillaris interna oder die Art. ethmoidalis). Bei stark ausgebluteten Patienten Bluttransfusion.

3. Fremdkörper

Kinder stecken sich oft die verschiedensten Gegenstände in die Nase (Knöpfe, Steine, Bohnen usw.).

Symptome: Bleibt der Fremdkörper unbemerkt, so kommt es nach einiger Zeit einseitig zu blutig-eitrigem Nasenfluß, Nebenhöhleneiterung und Kopfschmerzen. Mitunter „wachsen" derartige Fremdkörper in der Nase an. Sie werden in einer Bindegewebshülle eingekapselt und später austernschalenähnlich mit Kalk inkrustiert. Oft erst Jahre oder Jahrzehnte später werden sie zufällig oder im Rahmen neu aufflackernder Entzündung als Rhinolithen[1]) wiederentdeckt. Sie können dann durch einen einfachen Eingriff entfernt werden.

Therapie: Möglichst schnelle und schonende Entfernung. Am einfachsten läßt man das Kind unter Zuhaltung der gesunden Seite schnaufen oder hilft von der gesunden Seite her mit dem Politzer-Ballon nach. Sonst Entfernung mit dem Häkchen unter Sicht, evtl. in Narkose. Keine blinden Extraktionsversuche! (Verletzungen der Nebenhöhlen und sogar der Schädelbasis!)

4. Entzündliche Erkrankungen der Nase

a) Nasenfurunkel | *c) Chronischer Schnupfen*
b) Akuter Schnupfen | *d) Stinknase*

a) Nasenfurunkel

Ursache: Staphylokokkeninfektion der Vibrissenhaarbälge und ihrer Talgdrüsen. Über eine kleine Follikulitis können große Furunkel und Karbunkel der Nasenspitze entstehen. Die Erreger gelangen durch Kratzen oder Ausreißen der Vibrissae in einen Haarbalg. Bei Nasen- oder Nebenhöhleneiterungen, Stoffwechselstörungen, Darm- oder Leberleiden ist die Entzündungsbereitschaft erhöht.

Symptome: Bei größerer Ausdehnung Fieber, Abgeschlagenheit, Rötung und knollige Auftreibung der Spitze, sehr heftige Schmerzen, die bis in Stirn und Nacken hin ausstrahlen.

[1]) Aus dem Griechischen: Rhinos = Nase; Lithos = Stein.

Therapie: Bettruhe, Sprech- und Kauverbot, Wärme, Antibiotika.

Komplikationen: Gelingt es nicht, den Furunkel zur Einschmelzung zu bringen, so dehnt sich die Entzündung phlegmoneartig über die ganze Nase und die Nachbarschaft aus. Teigig-rötliche Schwellung der Umgebung einschließlich der Augenlider. Jetzt kann die Komplikation entstehen, die einen Nasenfurunkel so gefürchtet macht, und die vor der antibiotischen Ära auch meist tödlich verlief: die Kavernosusthrombose (septische Temperatur, Heraustreten und Rötung des Auges, Hirnhautsymptome, Bewußtlosigkeit, Exitus). Infektionsweg: Ven. facialis — Ven. angularis — Ven. ophthalmica — Sinus cavernosus.

b) Akuter Schnupfen (Rhinitis acuta, Koryza)

Der Schnupfen ist eine diffuse, katarrhalische Entzündung der gesamten Nasenschleimhaut.

Ursache: Sie ist eine übertragbare infektiöse Erkältungskrankheit, hervorgerufen von verschiedenen z. T. noch unbekannten Virusstämmen. Auf die Viren pfropfen sich dann banale Erreger (Streptokokken, Pneumokokken usw.) als Sekundärinfekt auf.

Symptome: Abgeschlagenheit, mitunter Fieber, wäßriger bis eitriger Nasenfluß. Tränenfluß, Niesreiz, Geschmacksstörung. Brennen und Kratzen im Halse.

Therapie: Schwitzpackungen, Asperin, schleimhautabschwellende Nasentropfen (Privin, Otriven, Nasicortin u. a.). Keine metholhaltigen Tropfen bei Säuglingen!

Spezifische Rhinitiden: Nasengonorrhoe der Neugeborenen (Vorbeugung durch die *Credé*schen Augentropfen), der syphilitische Säuglingsschnupfen, ein Teilsymptom einer angeborenen Lues und die Nasendiphtherie, die ebenfalls nur ausschließlich Säuglinge und Kleinkinder befällt.

c) Chronischer Schnupfen (Rhinitis chronica)

Ursache: Ein Schnupfen kann monate- oder jahrelang anhalten. Endogene Faktoren (Allergie, exsudative Diathese, Stoffwechselstörungen) und chronische Umwelteinflüsse bei bestimmten Berufen, die ständigem Temperaturwechsel und staubigem Milieu ausgesetzt sind (Bäcker, Koch, Metzger, Tabakarbeiter, Steinmetz usw.) sind meist dafür verantwortlich.

Symptome: Dauernd verstopfte Nase (*Stockschnupfen*). Die meist ständig vergrößerten Muscheln werden mit der Zeit bindegewebig in dieser Stellung fixiert; ihre Oberfläche zeigt lappenartige Auswüchse der Schleimhaut und der Submukosa (*Rhinitis hyperplastica*). Die Beschwerden des Kranken sitzen weniger in der Nase; an die verstopfte Nase gewöhnen sich die meisten bald. Die erzwungene Mundatmung aber führt zu chronischen Infekten des Kehlkopfes und der Bronchien, weswegen dann der Patient meistens ärztliche Hilfe verlangt.

Therapie: Allgemeine und diätetische Lebensumstellung, evtl. Berufswechsel. Muschelätzungen oder Elektrostickcoagulation. (Nasentropfen sind bei langer Dauer wirkungslos und sogar schädlich.)

Neben den Rhinitiden mit Gewebewucherung gibt es auch Formen mit Gewebeschwund (*Rhinitis atrophicans*), besonders bei älteren, „ausgetrockneteren" Typen: in schweren Fällen kann sie zur sekundären Stinknase führen.

d) Stinknase (Ozaena)

Die eigentliche primäre Stinknase ist charakterisiert durch einen meist in der Pubertät schon auftretenden hochgradigen Schwund der Knorpel, Knochen und Schleimhäute der Nasenwände. Die eigentliche Ursache ist noch nicht geklärt. Spezielle Erreger (Ausnahme: Syphilis) gibt es nicht, auch wenn sich hier oft Erreger der Proteus- und der Pseudo-Di-Bazillen-Gruppe mit Vorliebe einfinden.

Therapie: Allgemeine und diätische Lebensumstellung, evtl. Berufswechsel. Muschelätzungen (Nasentropfen sind bei langer Dauer wirkungslos und sogar schädlich).

Symptome: Weite Nasenräume, die von einer pergamentpapierartigen Schleimhaut überzogen ist, die wenig Becherzellen und kein Flimmerepithel mehr besitzt. Die Nase kann ihre Aufgabe nicht mehr erfüllen. Das Nasensekret trocknet ein und bildet Borken. Durch bakterielle Zersetzung der eiweißhaltigen Haufen entsteht ein aashaft-süßlich stinkendes Fäulnisprodukt. Der Geruch kann so penetrant für die Umgebung sein, daß der Träger völlig berufs- und gesellschaftsunfähig wird, obwohl seine eigenen Beschwerden dies nicht rechtfertigen. Er riecht selbst nichts; das Riechepithel ist ja zerstört. Außer gelegentlichen Kopfschmerzen und Nasenkrustenverstopfung hat er keine Klagen.

Therapie: Täglich Nasenspülungen mit Kaliumpermanganat, Bor- oder Salzlösungen. Vitamin A und E in hohen Dosen. Evtl. Antibiotika (Streptomycin, Tetracyclin). Für schwere Fälle sind Operationen erdacht worden, die das Ziel haben, das abnorm weite Lumen des Nasenraumes zu verkleinern oder die trockenen Schleimhäute dauernd mit Speichel zu berieseln, um auf diese Weise die Bildung der stinkenden Borken zu verhindern. Die Einengung des Nasenraumes erreicht der Operateur dadurch, daß er die seitlichen Nasenwände von der Kieferhöhle aus mobilisiert und zur Mitte rückt oder die Nasenschleimhaut mit kleinen Bolzen aus Knochen oder Kunststoff unterfüttert. Andere Operateure, die das Prinzip der Speichelberieselung bevorzugen, verbinden den Mundvorhof mit dem Nasenraum durch eine künstliche Fistel.

5. **Nebenhöhlenentzündungen** (Sinusitis acuta und chronica)

Ursache: Die Nebenhöhlenentzündungen entstehen meist durch Weiterkriechen eines Schnupfens; sie sind wie dieser eine der häufigsten Erkrankungen des Menschen. Die Infektion nimmt dabei den Weg über die natürlichen Ausführungsgänge der Nebenhöhlen. Neben dieser *nasogenen* gibt es *hämatogene*, *traumatische* und *dentogene* (von den Zähnen des Oberkiefers her) Infektionen. Die Siebbeinzellen und die Kieferhöhlen sind bei weitem am anfälligsten. In größerem Abstand folgen die Stirn- und Keilbeinhöhlen. Die Pneumokokken sind die Haupterreger; ferner Streptokokken, Staphylokokken, Influenzabazillen und Pseudo-Di-Bazillen. Je nach Erregervirulenz und Anlage der Erkrankten wird die Entzündung schleimig-wäßrig oder eitrig. Im Röntgenbild ist die erkrankte Nebenhöhle „verschattet" (Abb. 92 u. 93).

Symptome: *Allgemeine* Zeichen: Fieber, unbestimmter Kopfschmerz, eingenommener Kopf und Abgeschlagenheit. *Örtliche*: schleimiger oder eitriger Nasenfluß ein- oder beidseitig. Höhlenwanddruckschmerz der befallenen Höhle, Trigeminusschmerzen des nächst liegenden Astes (bei der Kieferhöhle Druckschmerzen über der Wange, Infraorbitalneuralgien). Der Höhlenwandschmerz kann dumpf und milde sein, kann sich aber auch bis zur Unerträglichkeit steigern (bei akutem Stirnhöhlenempyem). Er hat morgens seinen Höhepunkt, weil sich das Sekret während der Nachtruhe im Liegen ansammelt.

Aus ähnlichen Gründen wie bei der Rhinitis kann auch eine *Nebenhöhlenentzündung chronisch* werden. Ihre Schleimhäute veröden dann bindegewebig oder werden *hyperplastisch*, d. h. sie lockern sich granulationsartig auf, oft von kleinen Zysten durchsetzt.

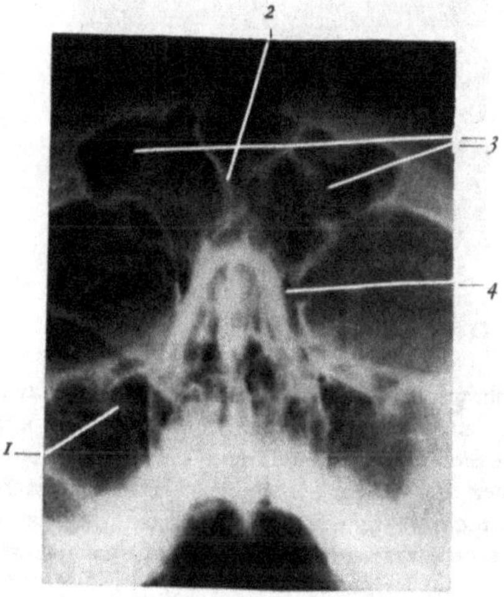

Abb. 92. Röntgenbild. Normale, gut ausgebildete Nebenhöhlen

1 Kieferhöhle
2 Zwischenwand
3 Stirnhöhlen
4 Siebbeinzellen

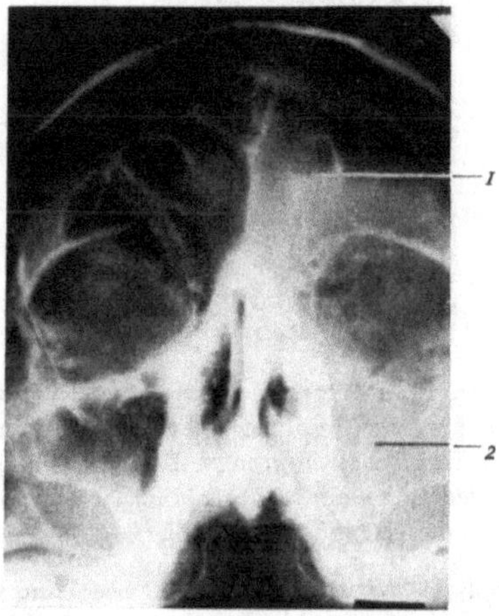

Abb. 93 a. Röntgenaufnahme der Nebenhöhlen (Vereiterung der linken Kiefer- und Stirnhöhle)

1 Spiegelbildung des eitrigen Sekrets
2 Diffuse Verschattung (eitriges Sekret)

Mitunter wuchert die Schleimhaut so stark, daß sie die Ostien durchwächst und als *Polypen* in das Nasenlumen hängt. Abgesehen von der behinderten Atmung durch die Polypen hat der Kranke kaum örtliche Beschwerden. Er leidet mehr an den Nach- und Nebenerkrankungen wie Bronchitis und evtl. einer Herzerkrankung (Asthma, Rheuma, Nierenentzündung), da eine chronische Nebenhöhle auch als Fokus wirken kann.

Therapie: Bei frischen Entzündungen Kopflichtbäder, Nasentropfen. Bei Vereiterung Spülungen und Füllung mit antibiotischen Plomben. Bei chronischer Entzündung Radikaloperation (aus der Höhle wird die gesamte kranke Schleimhaut entfernt; danach breite Verbindung der Höhle mit dem Hauptraum der Nase).

Komplikationen: Die engen nachbarlichen Beziehungen der Nebenhöhlen zu der Schädelbasis, der Augenhöhle, dem Sehnerv und dem Sinus cavernosus erklären das nicht seltene Auftreten einer Hirnhautentzündung, eines Hirnabszesses (Stirnhirn), einer Orbitalphlegmone, einer Retrobulbärneuritis oder einer Kavernosusthrombose bei einer akuten oder chronischen Nebenhöhlenentzündung.

6. Polypen

Die häufig vorkommenden Nasenpolypen sind glasig-quallige Gebilde, die das Nasenlumen teilweise oder ganz verlegen können. Histologisch sind es ödematös gestielte

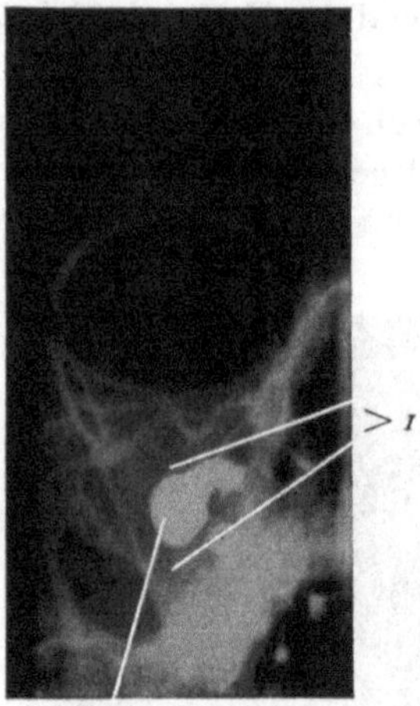

Abb. 93b. Röntgenbild einer Kieferhöhle mit hyperplastischer polypöser Schleimhautwucherung. Das stark eingeengte Kieferhöhlenlumen ist hier durch ein Röntgenkontrastmittel sichtbar gemacht (Jodipin-Füllung).

1 polypös verdickte Kieferhöhlenschleimhaut
2 Das eingeengte Lumen, durch die Jodipin-Füllung sichtbar gemacht

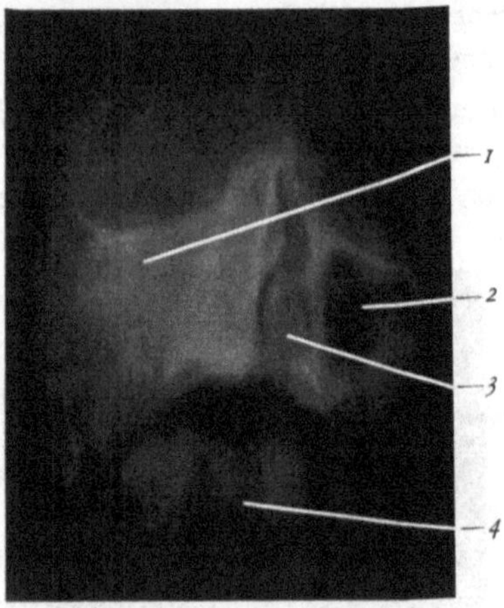

Abb. 93c. Röntgenschichtaufnahme eines Krebses der rechten Nasenseite, der Kieferhöhle und der Siebbeinzellen. Während sich die anatomischen Konturen der linken Nasenseite recht deutlich abzeichnen, zeigt die rechte Seite eine massive Verschattung, die keine Organstrukturen mehr zeigt.

1. Krebsgeschwulst
2. Kieferhöhle
3. Untere Muschel
4. Zunge

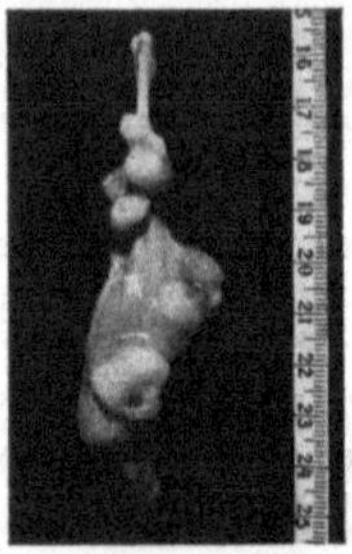

Abb. 93d. Ein am Stiel extrahierter Choanalpolyp.

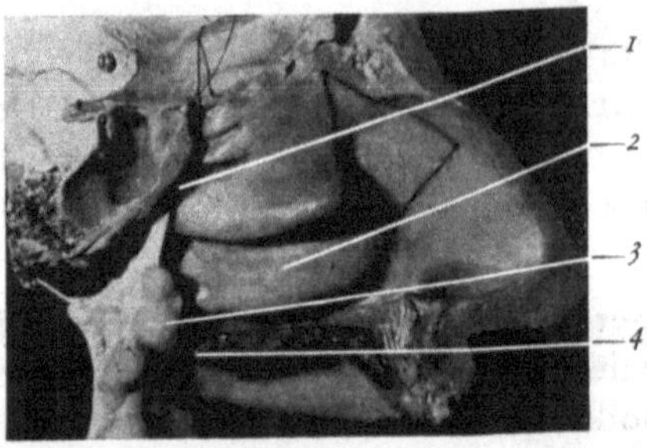

Abb. 93e. Diese Abbildung zeigt die Lage des Choanalpolypen. Man sieht wie der Polyp an einem Stiel hängend die Choanalöffnung vollständig verstopft und weit hinunter bis zur Uvula reicht.

1. Siebbeinzelle
2. Untere Muschel
3. Polyp
4. Choane

Fibrome, die sich als entzündliche Gewebswucherung in den chronisch entzündlich veränderten Nebenhöhlen bilden und bei einer gewissen Größe sich durch die Ostien in das Naseninnere ausstülpen. Die kleinen Kammern des Siebbeines sind die Hauptlieferanten. Deshalb hängen die Polypen auch vom mittleren Nasengang, dem Mündungsort der Siebbeinostien, traubenartig herab. Nicht jede chronische Nebenhöhlenentzündung entartet polypös. Es gehört dazu eine ganz bestimmte Veranlagung des Patienten. Meist finden wir diese Form bei Allergikern, besonders häufig bei Asthmatikern.

Symptome: Oft völliger Verschluß beider Nasenöffnungen. Manchmal wachsen die Polypen so weit, daß sie in dem vorderen Nasenloch zu sehen sind oder dehnen sich nach hinten durch die Choanen in den Schlund aus (Choanalpolyp) (Abb. 93c und d). Nasale Sprache, wäßriger bis eitriger Nasenfluß, Mundatmung und deren Folgen.

Therapie: Entfernung der Polypen mit der Drahtschlinge. Evtl. Operation der Nebenhöhlen.

7. Geschwülste

Von der gutartigen Geschwulstgruppe sind in der Nase Fibrome, Papillome, Zysten, Osteome und Chondrome zu finden. Die klinisch wichtigste Geschwulst ist auch hier **der Krebs.** Er kann an der äußeren Nase als Hautkrebs, im Naseninneren oder in den Nebenhöhlen sitzen (Abb. 93e).

Symptome: Zunächst örtliche einseitige Beschwerden bei ungestörtem Allgemeinbefinden. Wie bei einem chronischen Schnupfen oder einer Nebenhöhlenentzündung. Später kommen blutiger Ausfluß und heftige Trigeminusschmerzen hinzu. Die Nase kann je nach Sitz unförmig aufgetrieben werden. Das Auge kann dabei verdrängt werden. Zuletzt schmierig-stinkender Zerfall. Regionäre Absiedlungen in den Halsdrüsen relativ spät. Fernmetastasen fehlen fast immer.

Therapie: Möglichst frühzeitige und radikale operative Ausräumung evtl. unter Opferung großer Knochenteile (Resektion des ganzen Oberkiefers bei Kieferhöhlenkrebs!). Danach Röntgenbestrahlung bzw. Radium- oder Kobalteinlagen.

IV. Der Rachen (= Pharynx)

A. Anatomie *B. Physiologie* *C. Erkrankungen*

A. Anatomie

Der Rachen ist ein beim Erwachsenen etwa 14 cm langer Muskelschlauch, der oben an der Schädelbasis ansetzt und an seinem unteren Ende in den Speiseröhrenmund und die Kehlkopföffnung übergeht. Er läßt sich in drei Abschnitte einteilen: den *Epi-*, *Meso-* und *Hypopharynx* oder Nasen-, Mund- und Kehlkopfrachen, da in die oberste Etage die Nase, in die mittlere der Mund und in die untere der Kehlkopfraum münden.

Am *Dach* des Nasenrachens hängt die Rachenmandel und an seinen Seitenwänden befinden sich die Einmündungsstellen der Ohrtrompeten. Die beiden Tubenöffnungen werden nach hinten von knorpligen, schleimhautüberzogenen Wülsten eingepfalzt. Von dem unteren Rand dieser Tubenwülste zieht an beiden Seiten des Rachens je eine Schleimhautfalte nach unten bis an den oberen Kehlkopfrand. Sie wird Seitenstrang genannt (Plica pharyngo-tubalis). Hinter jedem Tubenwulst liegt an beiden Seiten eine kleine Schleimhautsenke (*Rosenmüller*sche Grube), während sich an der Epipharynxhinterwand deutlich eine Ausbuchtung, der *Passavant*sche Wulst, abzeichnet (*Passavant*, Chirurg 1815—1893).

Die *Schleimhaut* ist im Nasenrachen — wie in der Nase — mit Flimmerepithel, im Mund- und Kehlkopfrachen mit Plattenepithel überzogen. In der Schleimhaut sind zahlreiche Rundzellen (Lymphozyten) eingelagert. Meist sind sie zu kleinen Lymphknoten zusammengefaßt, besonders um die Tubenwülste und im Bereich der Seitenstränge. An drei Stellen ballen sie sich sogar in Massen zusammen und bilden in eigener anatomischer Regie die Gaumen-, Rachen- und Zungenmandeln als selbständige Organe. Diese Lymphozytenformationen faßte *Waldeyer* (Berliner Anatom 1836—1921) als lymphatischen Rachenring zusammen (Abb. 94).

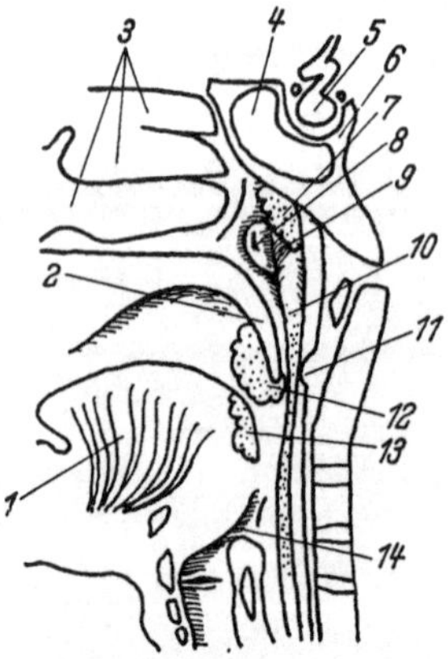

Abb. 94. Sagittalschnitt durch den Rachenraum (Pharynx)

1 Zunge
2 Zäpfchen
3 Die drei Nasenmuscheln
4 Keilbeinhöhle
5 Hypophyse
6 Türkensattel
7 Rachenmandel
8 Tubenmündung
9 Rosenmüllersche Grube
10 Seitenstrang
11 Passavantscher Wulst
12 Gaumenmandel
13 Zungenmandel
14 Kehldeckel

⁘ = lymphatisches Gewebe des *Waldeyer*schen Rachenringes

Die **Rachenmandel** (Tonsilla pharyngica) sitzt als gelapptes Gebilde am Dach des Nasenrachens. Ihre Größe und Form ist sehr unterschiedlich. Im Kindesalter ist sie sehr gut ausgebildet; sie kann manchmal fast den ganzen Epipharynxraum füllen. Im Erwachsenenalter verschwindet sie gewöhnlich.

Die beiden **Gaumenmandeln** (tonsillae palatinae) liegen als mandelförmige schwammigporöse Körper zwischen den beiden Gaumenbögen an der Grenze zwischen Mund- und Rachenraum. Die normale Mandel der Erwachsenen überragt nicht das Niveau der Gaumenbögen. Sie ist an der Hinterfläche in ein lockeres Bindegewebe eingepackt (peritonsilläres Gewebe), das sich unmittelbar an der Mandelwand zu einer straffen Kapsel verdichtet. Von dieser Kapsel strahlen bindegewebige Wände (Septen) in ihre Substanz ein und teilen sie in mehrere Fächer. Die Septen stützen das weiche lymphatische Gewebe ab und dienen den Mandelkrypten, die als röhrenförmige Schleimhautbuchten von der Oberfläche in die Tiefe ziehen, als Schiene. In diesen Krypten befinden sich abgeschilferte Epithelien, weiße Blutkörperchen und Bakterien, die bei größerer Anhäufung als Mandelpfröpfe sichtbar werden. Das eigentliche lymphatische Gewebe hat als Grundlage ein feines, spinnengewebiges Stützgerüst (retikulo-endotheliales Gewebe), in dessen Maschen sich die Lymphozyten in kreisrunden Kolonien (Keimzentren) befinden. Diese Keimzentren dringen bis an die Schleimhautoberfläche vor (Abb. 95).

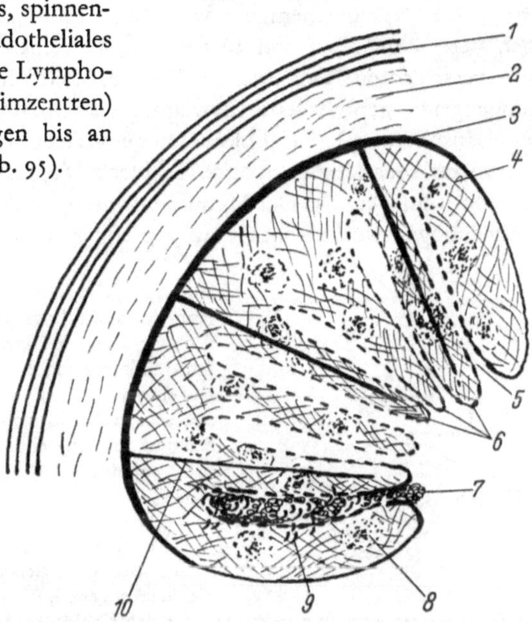

Abb. 95. Feingeweblicher Aufbau einer Gaumenmandel (schematisch)

1 Muskelfaser
2 Peritonsilläres Gewebe
3 Kapsel
4 Retikuläres Grundgerüst
5 Plattenepithel
6 Krypten
7 Mandelpfropf
8 Keimzentren
9 Bakterien
10 Bindegewebswände (Septen)

Die **Zungenmandel** (Tonsilla lingualis) schließt sich beiderseits an den unteren Pol der Gaumenmandel an. Sie besteht aus einer Anhäufung von Lymphfollikeln, die sich um die Zungenbalgdrüsen in Gruppen ordnen.

Die **Muskelwand** des Rachens bildet in der Hauptsache der Schlundschnürer (M. constrictor). Die Wand ist gegen die z. T. knöcherne Umgebung durch einen lockeren, spaltförmigen Fett- und Bindegewebsraum beweglich und weich abgepuffert. An diesem Spatium parapharyngicum, das bis zum Mediastinum hinunterreicht, können sich bei Rachen- und Mandelentzündungen gefürchtete Phlegmonen bilden (Parapharyngealphlegmone).

Das **arterielle** Blut stammt aus der Art. pharyngica ascendens, der Art. maxillaris und facialis. Die Gaumenmandeln werden durch die Art. tonsillaris und palatina versorgt. Der **venöse** Abfluß verläuft über den Plexus pharyngicus und die Vena facialis in die Vena jugularis interna. Die motorische und sensible Versorgung teilen sich die Nerven Vagus, Sympathikus, Glossopharyngikus und Akzessorius.

B. Physiologie

Die physiologischen Aufgaben des Rachens ergeben sich aus seiner anatomischen Lage. Am Anfang der Atmungs- und Verdauungsorgane gelegen, gehört er zu beiden und ist beiden verpflichtet. Sein lymphatischer Rachenring schützt beide vor bakteriellen Infektionen und sein Schluckmechanismus grenzt beide zeitweise voneinander ab.

Im Schnittpunkt der Speise- und Luftröhre hat der Rachen ein „verkehrstechnisches" Problem zu lösen: die zeitweise Sperrung des Luftweges bei Benutzung des Rachens als Speiseweg. Die Aufgabe löst er durch den präzis ablaufenden *Schluckreflex*. Dieser wird ausgelöst durch Berührungsreize (Speichel, Nahrung) an der Rachenhinterwand und am Zungengrund, die durch den Trigeminus- und den Glossopharyngikusnerv der Medulla oblongata weitergeleitet werden. Hier arrangiert das Schluckzentrum mit Hilfe der motorischen Fasern des Vagus-, Glossopharyngikus- und des Akzessoriusnerven samt der dazugehörenden Zungengrund- und Rachenmuskulatur den *Schluckakt*: 1. Der Nasenrachenraum wird abgeriegelt: Der weiche Gaumen mit dem Zäpfchen wird angehoben und an den *Passavant*schen Wulst gedrückt. 2. Der Kehlkopf wird verschlossen: Der gesamte Kehlkopf wird hochgezogen, so daß er fest an den Zungengrund gepreßt wird (Bewegung des „Adamsapfels" beim Schlucken). Dabei ist der elastisch-knorplige Kehldeckel nur eine Art Gummidichtung. Unbedingt notwendig ist er nicht. Auch Menschen ohne Kehldeckel (operative Entfernung, Gumma usw.) können noch schlucken. 3. Der Mundraum wird geschlossen: Der Zungengrund tritt höher, Gaumenbögen werden nach vorn gepreßt. 4. Es tritt ein kurzer Atemstillstand ein.

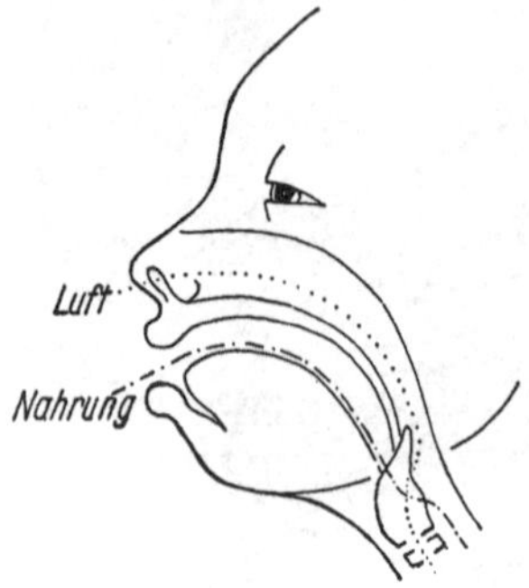

Abb. 96. Schematischer Sagittalschnitt durch den Nasenrachenraum eines Säuglings. Man sieht hier, wie der hochstehende Kehldeckel bis an die Hinterwand des Zäpfchens hinaufreicht. So ist der Mundraum gegen den Rachen in der Mitte dauernd abgeriegelt. Die eingeatmete Luft kann so ungehindert ständig in die Luftröhre strömen, während sich der Milchstrom in ruhig gleichmäßigem Saugfluß an den seitlichen Rachenwänden entlang in die Speiseröhre ergießt.

Viele Tiere und auch Säuglinge können gleichzeitig atmen und auch Nahrung zu sich nehmen. Das wird dadurch erzielt, daß der Kehldeckel sehr hoch steht und bis ans Zäpfchen reicht. Die Luft aus den Choanen ergießt sich direkt über den Kehldeckel in den Kehlkopf. Nasenrachen, Kehldeckel und Kehlkopf bilden also eine abgeschirmte Hohlrinne für die Luft, an der nebenbei an beiden Seiten die Nahrung fließen kann. So können Säuglinge gleichzeitig atmen und saugen (Abb. 96).

Ist irgendeine Stelle undicht, so ist normales Schlucken nicht möglich. Beim Wolfsrachen oder der Gaumensegelparese (Di) kann der Nasenrachen nicht abgedichtet werden. Die Nahrung, besonders Flüssiges, fließt aus der Nase. Bei zentralen Schlucklähmungen (Bulbärparalyse u. a.) oder bei peripheren Vagusanästhesien ist oft die Kehlkopfabdichtung mangelhaft. Speise kommt in die Luftwege (Husten, Aspirationspneumonie).

Der *Würgereflex* ist der umgekehrte Schluckreflex. Auch er wird durch Berührungsreize von der Rachenhinterwand und dem Zungengrund ausgelöst. Er ist in erster Linie ein Schutzreflex. Er ist weitgehendst abhängig von seelischen Vorstellungen (Ekel). Der *Waldeyersche Rachenring* ist der *Abwehrapparat* gegen bakterielle Infektionen an der Pforte zu den tieferen Luft- und Speisewegen. Dessen zahlreiche Lymphknoten produzieren laufend Lymphozyten, die in die Mund- und Rachenhöhle als antibakterielle Schleimkörperchen abgestoßen werden. Außerdem verfangen sich die Bakterien in den Hohlschläuchen der Gaumenmandelkrypten. Hier werden sie durch das locker gewebte

Kryptenepithel geschleust und in den angrenzenden Keimzentren unschädlich gemacht. Ob die Mandeln noch andere Aufgaben haben, z.B. Bildung von Verdauungsfermenten und Hormonen, ist unklar. Sehr wahrscheinlich ist es nicht, da nach Mandelentfernungen noch nie entsprechende Ausfälle beobachtet wurden.

C. Erkrankungen[1])

1. Entzündungen des lymphatischen Rachenringes *3. Fremdkörper*
2. Entzündungen der Rachenschleimhaut *4. Krebsgeschwulst*

1. Entzündungen des lymphatischen Rachenringes

a) Akute Mandelentzündung *b) Chronische Mandelentzündung* *c) Adenoide Vegetationen*

Es ist leicht einzusehen, daß es an dem Ort der andauernden Auseinandersetzung der lymphatischen Abwehr mit den Bakterien oft und leicht zu Entzündungen kommen muß, besonders an den Zentralstellen, den Gaumenmandeln. Jede Invasion virulenter Keime und jede Abschwächung der Immunitätslage (Antitoxintiter, RES) durch andere Erkrankungen kann eine Mandelentzündung hervorrufen. Jede Mandelentzündung kann daher nur der sichtbare, dramatische Ausdruck einer anderweitig verursachten Schwächung und Erkrankung des Organismus sein. Jede Angina fordert daher zur Untersuchung des ganzen Körpers auf (Blutbild, Urin, Lunge, serologische Untersuchungen). Im kindlichen Organismus, dessen übriger Immunitätsmechanismus noch nicht voll ausgereift ist, werden die Mandeln besonders viel zu tun haben und größer als beim Erwachsenen sein. Sie können so groß werden, daß die Rachenmandel fast den ganzen Epipharynx einnimmt und das Kind bei der Atmung stört und die Gaumenmandeln in der Mitte zusammenstoßen und den Schluckakt behindern. Solche Mandeln können dann ihre Entzündungsbereitschaft übertreiben. Die Kinder haben häufige Mandelentzündungen und Erkältungskatarrhe, die ihre Allgemeinentwicklung empfindlich stören. Hier wird man die Mandeln entfernen. Auch bei Erwachsenen können die Mandeln Störenfriede der Gesundheit sein. Hat sich ihre Abwehrfunktion erschöpft und ist ihr aktives lymphatisches Gewebe durch die vielen Entzündungen vernarbt zusammengeschrumpft, dann lassen sie zwar noch die abgefangenen Bakterien an ihrer porösen Oberfläche durch, können sie aber nicht mehr unschädlich machen. Die ungeschädigten oder nur z.T. geschädigten Bakterien liegen dann in der Mandelsubstanz und sie und ihre Toxine gewinnen so über das Lymphsystem Anschluß an die Blutbahnen. Von der Mandel aus gelangen dann dauernd kleine Mengen von Bakterien und ihren Stoffwechselprodukten in den Organismus. Die Mandel ist zum Herd (*Fokus*) geworden und zum Urheber von den sog. *Herdorkrankungen* (Rheumatische Erkrankungen des Herzens, der Niere, der Gelenke, Magen-Darmerkrankungen, vegetativ-nervöse Störungen usw.). Auch hier müssen dann die Mandeln entfernt werden.

a) Akute Mandelentzündung (Tonsillitis acuta, Angina)[2])

Ursache: Haupterreger sind die hämolytischen Streptokokken, manchmal auch Staphylokokken oder Pneumokokken. Häufig ausgelöst durch „Erkältungen", besonders bei Wetterfrontwechsel. Mitunter erfolgt Ansteckung durch Tröpfcheninfektion.

Symptome: Hohes Fieber, Kopf- und Gliederschmerzen. Schluckbeschwerden. Nach dem Lokalbefund unterscheidet man mehrere Formen. Bei der Angina *catarrhalis*

[1]) s. auch Band I. [2]) Vgl. Band I.

(simplex) sind die Mandeln nur hochrot angeschwollen. Bei der Angina *lacunaris* finden sich über die Oberfläche verteilt schmierige, gelbliche Beläge (Leukozyten, Fibrin, Krypteninhalt), die manchmal zu größeren Membranen zusammenfließen können (Angina *pseudomembranacea*), die aber im Gegensatz zu den Diphtheriebelägen leicht abwischbar sind. Die Angina *follicularis* ist durch gelbliche Stippchen an der Mandeloberfläche gekennzeichnet (eitrige Ausschwitzungen der Follikel). Bei der Angina *necroticans* zerfallen große Teile des Mandelgewebes und gehen zugrunde. Diese Formen sind nur Phasen und Entwicklungsstadien derselben Erkrankung. In jeder Phase kann die Entzündung stehen bleiben und abheilen.

Therapie: Bettruhe, Halswickel, Schwitzpackungen, Antipyretica, Vit. C. Bei schweren Formen Sulfonamide und Antibiotika. Eine gewöhnliche Angina dauert 3 bis 5 Tage (Überwachung des Herzens und der Nieren).

Neben den Gaumenmandeln können auch die anderen Teile des *Waldeyer*schen Rachenringes einzeln erkranken: die Rachenmandel (*Angina retronasalis*), die Zungentonsille (*Angina der Zungenmandel*) und die Seitenstränge (*Seitenstrangangina* oder Angina lateralis). Anginaähnliche Zustände können dadurch vorgetäuscht werden, daß z.B. eine Entzündung der letzten Backenzähne auf die Mandeln übergreift (*Angina dentritica*) oder der ganze Mundraum diffus bei einer Mundbodenphlegmone zuschwillt (*Angina Ludovici*, nach dem Chirurgen *Ludwig*, 1790—1865).

Komplikationen: Die so häufige Angina nimmt glücklicherweise in den meisten Fällen einen normalen Heilungsverlauf. Doch mitunter entwickeln sich aus einer Angina — abgesehen von den inneren Nacherkrankungen von seiten des Herzens, des Kreislaufs und der Nieren — auch örtlich schwere, ja lebensgefährliche Komplikationen. Das geschieht jedesmal, wenn das Entzündungsterrain der Tonsille überschritten und ihre Grenze durchbrochen wird. Leistungsschwache, vernarbte Tonsillen, besonders virulente Erreger oder Schwäche des Gesamtorganismus werden gewöhnlich dafür verantwortlich sein. Im günstigsten Fall werden die durchgebrochenen Erreger durch eine abszedierende Entzündung im Kapselgewebe der Mandel selbst abgefangen (*Peritonsillarabszeß*), oder sie können noch von den dahintergeschalteten regionären Halsdrüsen am Kieferwinkel aufgehalten werden. Diese schwellen dann stark an und vereitern (*Lymphadenitischer Abszeß*). Durchbrechen sie auch diese Stationen, dann können sie in den lockeren Bindegewebsspalt neben der Rachenwand gelangen und hier eine diffuse Zellgewebsentzündung hervorrufen (*Parapharyngealphlegmone*) oder direkt über die Vena jugularis interna in die Blutbahn kommen (*Postanginöse Sepsis*).

Beim **Peritonsillarabszeß** besteht eine pralle Vorwölbung des vorderen Gaumenbogens der erkrankten Seite. Das Zäpfchen wird nach der gesunden Seite gedrückt. Heftige, in das Ohr ausstrahlende Schluckbeschwerden. Näselnde Sprache, Mundgeruch, Kieferklemme, hohe Temperaturen. Trotz weitgehender Einengung des hinteren Mundraumes besteht Erstickungsgefahr nur in den seltenen Fällen, wo ein tiefer und mehr zum unteren Mandelpol gelegener Abszeß ein Nachbarödem (Kollateralödem) am Kehlkopfeingang entstehen läßt. In den ersten 2 bis 3 Tagen kann sich der Abszeß bei konservativer Behandlung (Schwitzen, Antibiotika) noch zurückbilden. Später muß man ihn durch Punktion oder Inzision entleeren. In schweren Fällen wird die Mandel gleich mit entfernt (*Abszeßtonsillektomie*).

Die **Parapharyngealphlegmone** ist äußerst gefährlich, da sich die Entzündung rasch nach unten zum Mittelfeld als Mediastinitis oder zur Schädelbasis als Meningitis oder

Kavernosusthrombose fortsetzen kann. Es besteht Schüttelfrost, an der erkrankten Seite Schwellung des Kieferwinkels und Druckschmerz der gesamten Halsseite bei Vorwölbung der Rachenwand nach innen. Der Parapharyngealraum muß hier neben einer energischen antibiotischen Behandlung breit eröffnet und drainiert werden.

Bei der **postanginösen Sepsis** gelangen die Keime über die Vena jugularis int. unmittelbar in die freie Blutbahn. Es entwickelt sich ein rein septisches Krankheitsbild (Schüttelfrost, hohe abendliche Fieberzacken, fahle Haut, trockene Zunge, Kollapsneigung, Milztumor, Keimabsiedlungen in Haut, Lunge, Niere usw.). Die Vena jugularis ist häufig verhärtet und druckempfindlich. Auch hier hohe Gaben von Antibiotika. Evtl. Unterbindung der Vena jugularis. Tödlich verlaufende Fälle sind nach Einführung der Antibiotika sehr selten geworden.

b) Chronische Mandelentzündung (Tonsillitis chronica)

Ursache: Die bei Erwachsenen so häufig festzustellende chronische Entzündung der Gaumenmandeln ist das Ergebnis ihrer ständigen Infektabwehr. Häufige Anginen oder kaum notierte „kleine" Halsentzündungen haben bei ihnen Schrammen und Narben hinterlassen. In ihren tiefen Buchten blieben nicht ganz ausgeheilte Entzündungsherde zurück, die teilweise bindegewebig eingekapselt sind. Das aktive lymphatische Gewebe ist zusammengeschrumpft. Die Krypten reinigen sich nicht mehr. Ihr Inhalt staut sich und wächst zu den sichtbaren Mandelpfröpfen an. Jeder kleinste Neuinfekt kann die unter der Oberfläche gärenden Herde aufflackern lassen in Form einer neuerlichen Angina oder eines peritonsillären Abszesses (Rezidive, Exazerbationen). Es ist ein Zustand des „faulen Friedens", wie ein großer Kliniker es einmal nannte.

Symptome: Die örtlichen Beschwerden sind gering; Kratzen im Hals, ab und zu etwas Halsschmerzen, manchmal schlechter Mundgeruch. Die Mandeln zeigen Pfröpfe und entleeren auf Druck schleimiges oder eitriges Sekret; sie sind vernarbt und mit ihrer Umgebung verwachsen. Ihre Größe kann verschieden sein, doch sind sie meist klein. Die regionären Halsdrüsen sind oft vergrößert und druckschmerzhaft. Schwerwiegender sind die Allgemeinbeschwerden, die — wie oben schon ausgeführt — als Herdkrankheiten (*fokaltoxisch*) zu deuten sind. Die Bakterien können von den „abgewirtschafteten" Mandeln nicht mehr unschädlich gemacht werden; im Gegenteil, sie benutzen den physiologisch aufgelockerten Bau der Tonsillen jetzt als willkommene Eintrittspforte; zudem schwelen in den Krypten noch viele Bakteriennester, die laufend Toxine in die Blutbahn streuen. Das klinische Bild der Herderkrankungen ist sehr mannigfaltig: Müdigkeit, Appetitlosigkeit, Kreislaufstörungen, nervöse Erschöpfungszustände, Asthma, Herz-, Gelenk- und Nierenstörungen usw. Im einzelnen wird eine eingehende internistische Untersuchung die Entscheidung treffen müssen.

Therapie: Die örtlichen Beschwerden werden oft durch kleinere Maßnahmen wie Pinselungen, Absaugen usw. zu mildern sein. Ist eine Herdbereinigung (*Fokussanierung*) erwünscht, dann müssen die Mandeln entfernt werden (*Tonsillektomie* Abb. 97a und b). Die Tonsillektomie (TE) wird sehr häufig ausgeführt. Nachteile entstehen durch diesen Eingriff nicht. Häufig werden von Patienten Bedenken gegen die TE geäußert. Sie fürchten dadurch lebenswichtige Abwehrorgane zu verlieren und so anfälliger zu werden. Diese Vorsichtigen kann man mit gutem Gewissen beruhigen. Es handelt sich ja hier um kranke Organe, die ihre Abwehrfunktion nicht mehr erfüllen können.

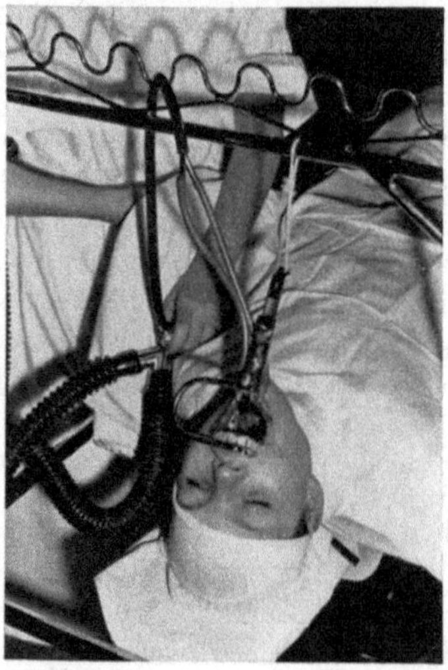

Abb. 97a. Operationssituation bei der Narkose-Tonsillektomie

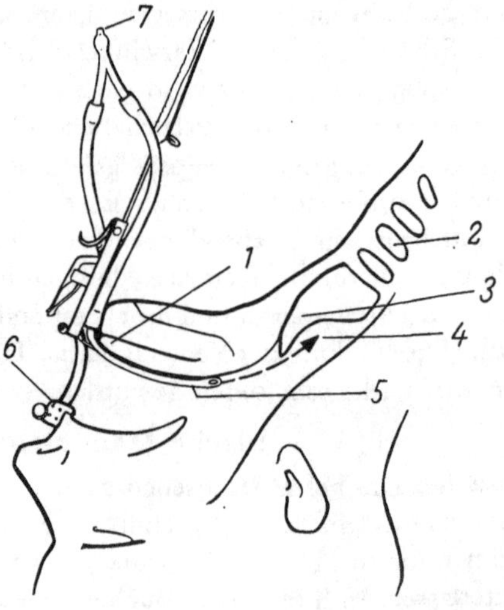

Abb. 97b. Die Abbildung veranschaulicht die Lage des eingeführten Narkosespatels.

1. Zunge 2. Luftröhre 3. Kehldeckel
4. Das aus der Düse strömende Narkosegemisch
5. Zungenspatel 6. Bügel des Mundsperrers
7. Anschluß an den Narkoseapparat

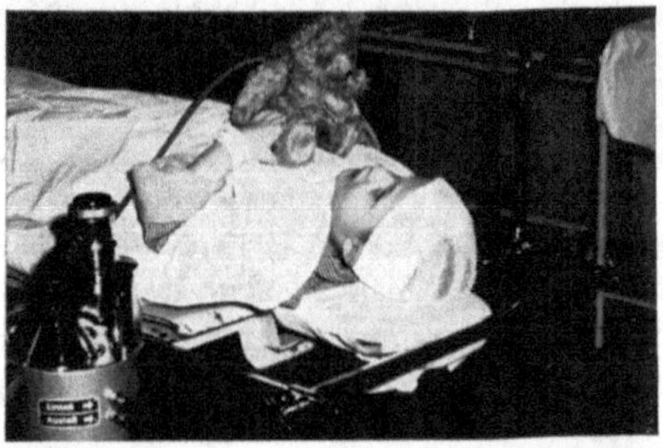

Abb. 97c. Narkose-Einleitung

Außerdem übernehmen die übrigen lymphatischen Einrichtungen des *Waldeyer*schen Rachenringes (Zungenmandel, Seitenstrang, pharyngeale Lympholikel) allein in ausreichender Weise die Abwehrfunktion. Allerdings muß die Nasenatmung einwandfrei sein. Bei behinderter Nasenatmung infolge einer Nasenscheidewandverbiegung, Polypen usw. muß man daher gleichzeitig oder ein paar Tage nach der TE die entsprechende Nasenoperation vornehmen. Bei Mundatmer stellen sich mitunter sonst unangenehme trockene Rachenkatarrhe ein, die allerdings harmloser Natur sind, da sie nie als „Herd" den übrigen Organismus stören können. Die TE kann in jedem Lebensalter ausgeführt werden. In den meisten Fällen sind es Kinder (ab 3 Jahren) und Jugendliche. Sie wird allgemein in Lokalanästhesie vorgenommen. Sehr ängstliche Patienten und besonders Kinder, für die der blutige Eingriff bei geöffnetem Mund eine erhebliche seelische Belastung bedeutet, kann man heute in Allgemeinnarkose operieren. Entweder in der bekannten endotrachealen Intubationsnarkose oder in der speziell für Kindertonsillektomien entwickelten Insufflationsnarkose mit Hilfe eines besonderen Narkose-Spatels (nach Negus). Dieses Instrument besteht aus einem Mundsperrer an dem ein Zungenspatel befestigt ist. Durch eine bestimmte Aufhängevorrichtung für den Spatel wird der Mund des Patienten bei tiefgelagertenm Kopf offen gehalten (siehe Abb. 97a). Am Zungenspatel sind zwei Röhrchen angebracht, die sich am Ende düsenartig öffnen. Durch diese Röhrchen, die durch Gummischläuche mit dem Narkoseapparat verbunden sind, wird das Narkosegemisch unmittelbar in den Kehlkopfrachen geleitet. Durch diese Anordnung wird erreicht, daß die Konzentration des Narkosegases — trotz des geöffneten Mundes — ausreicht, um eine hinreichend tiefe Narkose über längere Zeit aufrecht zu erhalten (Abb. 97b). Die heute gebräuchlichsten Narkosegemische sind Lachgas-Äther-Sauerstoff oder *Halothan*[1])-Lachgas-Sauerstoff.

Eine Kindertonsillektomie geht heute im Allgemeinen so vor sich: Am Vorabend und ein bis zwei Stunden vor der Operation bekommt der kleine Patient Beruhigungsmittel. Apathisch vor sich hin dösend oder schlafend wird er dann in den Operations-Saal gebracht. Nach der Lagerung auf dem Operationstisch beginnt die Narkose zunächst mit der Gesichtsmaske. Erst, wenn das Kind völlig entspannt schläft, also das Narkosestadium 3 erreicht ist, wird der Negusspatel eingesetzt und die Narkose fortgesetzt. (Manche Kliniken bevorzugen es, in diesem Stadium einen dünnen, nicht geblockten Intubationskatheter durch die Nase in die Trachea zu schieben und durch diesen das Narkosegas zu leiten.) Nach Ausschälung der Mandeln evtl. auch Entfernung der Rachenwucherungen wird nach guter Blutstillung der Spatel wieder entfernt. Danach ist das Kind bald wieder ansprechbar. Im postnarkotischen Dämmerungszustand wird es dann wieder ins Bett gebracht. Das unangenehme Operationserlebnis das Vor- und Nachher bleibt dem Kind erspart. Am besten hat sich hier die Narkose mit dem Halothan-Lachgas-Sauerstoffgemisch bewährt. Mit Halothan läßt sich sehr schnell die erforderliche Narkosetiefe erreichen und nach der Narkose ist der Patient rasch ansprechbar, was der Schwester die Beobachtung auf der Wachstation sehr erleichtert. Außerdem entfällt hier das bei der Äthernarkose häufig vorkommende lästige Erbrechen, die Übelkeit und die vermehrte Schleimabsonderung. Zu dem gestattet das Halothan dem Narkotiseur die Anwendung eines kleinen Tricks, der auch ganz besonders empfindlichen Kindern den letzten Rest einer Narkoseangst erspart. Manche Kinder wehren sich nämlich noch im Halbschlaf gegen das Aufsetzen einer Narkosemaske. Bei Halothan kann man für die Narkoseeinleitung auf eine Maske verzichten. Es genügt Halothan in Kopfnähe des Kindes aus einem Schlauch ausströmen zu lassen, um es so weit einzuschläfern, daß es das Aufsetzen der Maske nicht mehr bewußt erlebt. Praktisch geht man so vor, daß man das Schlauchende an einem Teddybären befestigt, den man dem Kinde in die Hand drückt. Mit dem Teddy spielend schläft es ein (siehe Abb. 97c).

c) Adenoide Vegetationen

Die vergrößerte und entzündete Rachenmandel — Wucherung oder (fälschlicherweise) auch Polyp genannt — ist im Kindesalter eine sehr häufige Erscheinung und der Kern vieler typischer Kinderkrankheiten.

Ursache: Bei allen Kindern ist die Rachenmandel relativ größer als beim Erwachsenen (physiologische Schrumpfung nach der Pubertät). Bei den dazu veranlagten „Drüsenkindern" (Lymphatismus, exsudative Diathese) fallen sie besonders groß aus. Zudem sind sie noch durch die andauernden katarrhalischen Infekte, zu denen gerade diese Kinder neigen, immer mehr oder weniger entzündet, so daß sie noch zusätzlich anschwellen. Andererseits verhindern gerade die Wucherungen eine endgültige Abheilung der Katarrhe (Circulus vitiosus), und das Kind kommt nie zur Ruhe.

Symptome: Die Wucherung kann so groß werden, daß sie fast den ganzen Nasenrachen einnimmt und die Nasenatmung vollständig blockiert. Die so erzwungene Mundatmung und deren Folgen formen in der Hauptsache das Krankheitsbild. Der offen-

[1]) Auch *Fluothane* genannt.

stehende Mund, die verstrichenen Nasen-Lippen-Falten und die etwas vorstehenden Zähne geben dem adenoiden Typ den charakteristischen stumpfen Gesichtsausdruck. Dieser Eindruck wird noch dadurch verstärkt, daß das Kind müde, nervös und fahrig erscheint, kloßig spricht und in der Schule nicht so recht mitkommt; es gilt oft als geistig etwas zurückgeblieben. In Wirklichkeit ist es nur nicht recht ausgeschlafen, weil eine schnarchende, unphysiologische Mundatmung tiefen Schlaf verhindert. Es hört schlecht (verstopfte Ohrtrompete) und ißt wenig und ohne Appetit (Verdauungsstörungen durch herunterfließenden Eiter, Geschmacksverlust und Eßbehinderung durch verstopfte Nase). Schließlich wird es noch in seiner Entwicklung durch die dauernden schleimig-eitrigen Katarrhe der oberen Luftwege, der Ohren und der Bronchien — die keuchhusten- oder asthmaähnliche Formen annehmen können — gehemmt.

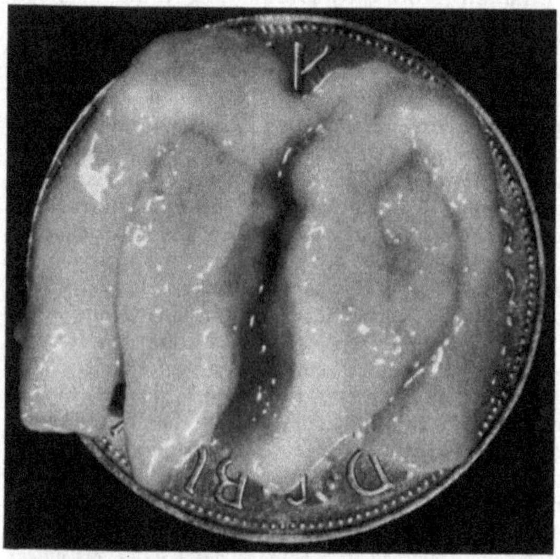

Abb. 97d. Hyperplastische Rachenmandel (adenoide Vegetation) eines Fünfjährigen mit dem Ringmesser entfernt (Adenotomie). Darunter ein Fünf-Mark-Stück

Therapie: Die operative Entfernung der Wucherungen beseitigt oft schlagartig die Störungen. Der kleine Eingriff wird mit einem Ringmesser (Adenotom) im Chloräthyl-, Äther- oder Lachgasrausch ausgeführt. Um Zwischenfälle zu vermeiden, ist es ratsam, den Kindern ungefähr eine halbe Stunde vor dem Eingriff Atropin zu geben. Der Erfolg einer Adenotomie kann durch eine nachfolgende klimatische Kur (Seeluft) wirksam unterstützt werden (Abb. 97d).

2. Entzündungen der Rachenschleimhaut

Der **akute Rachenkatarrh** (Pharyngitis acuta). Der Rachenkatarrh ist eine diffuse, oberflächliche Entzündung der Rachenschleimhaut.

Ursache: Sie ist häufig eine Begleiterscheinung einer Infektionskrankheit (Grippe, Masern, Scharlach), einer Angina oder Nasennebenhöhleneiterung; auch durch überhitzte, staubige Luft (Zentralheizung), Industriegase, zu heiße, zu kalte oder stark gewürzte Nahrung, Alkohol und Nikotin kann sie ausgelöst werden.

Symptome: Der Rachen ist hochrot, manchmal wie glasiert. Brennen und Kratzen im Halse. Zähe und klebrige Schleimmassen zwingen zum Räuspern und unterhalten einen Reizhusten. Das Allgemeinbefinden ist nicht sehr gestört. Fieber besteht in der Regel nicht, wenn keine fiebrige Grunderkrankung vorliegt. Dieser Zustand kann auch *chronisch* werden.

Therapie: Leichte Kost, Alkohol- und Rauchverbot. Rachenpinselung (5% Silbernitrat), Lutschtabletten (Targophagin, Tyrosolvetten u. a.).

3. Fremdkörper

Im Rachenraum, in den Tonsillen, Gaumenbögen, Speiseröhrenmund und Kehlkopfeingang spießen und klemmen sich oft große, spitze und eckige Gegenstände ein. Bei Kindern, die ja alles in den Mund stecken, sind es meist Münzen, Nadeln, Pfeifen, Bleisoldaten usw., während Erwachsene bei der Nahrungsaufnahme Fischgräten, Knochen, große Fleischstücke und ganze Zahnprothesen unachtsam mit hinunterschlucken (Abb. 98, 99b). Der Großteil dieser Fremdkörper gelangt nach einigem Würgen in den Magen und geht meist ohne Schädigung des Darmes auf natürlichem Wege ab, wenn er nicht schon vorher herausgewürgt wurde. Beim Kind gelingt es oft, den Fremdkörper „herauszuschütteln“, wenn man es an den Füßen hochnimmt, den Kopf herunterhängen läßt und mäßig auf den Rücken klopft.

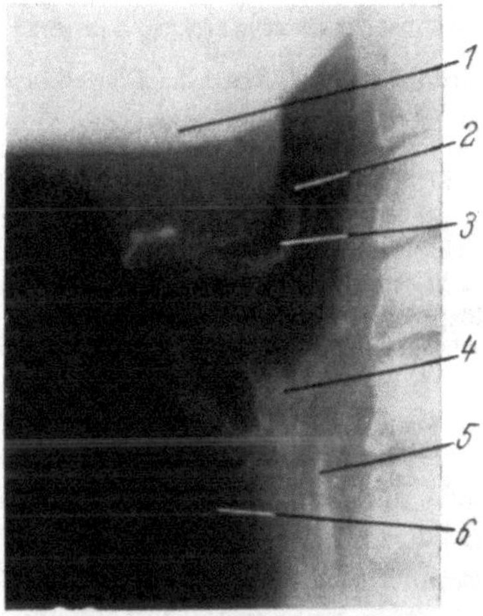

Abb. 98. Röntgenbild. Seitliche Halsaufnahme in Höhe des Kehlkopfes. Unterhalb des Speiseröhrenmundes der verschluckte, eingespießte Knochen

1 Unterkiefer
2 Rachen
3 Kehldeckel
4 Kehlkopf
5 Knochen in der Speiseröhre
6 Luftröhre

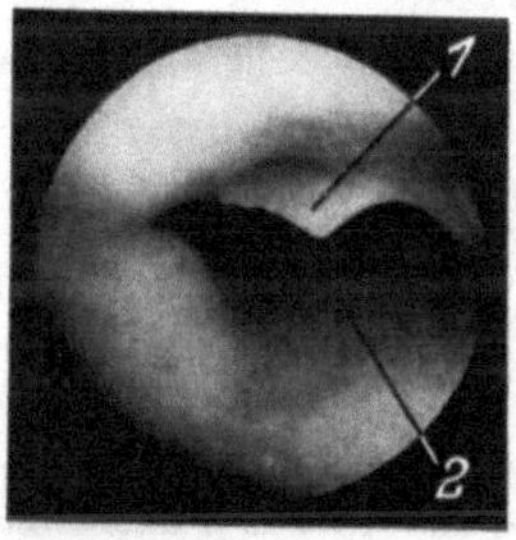

Abb. 99a. Derselbe Knochen wie auf der Abb. 98 im Ösophagoskoprohr eingestellt. Der untere Teil des Knochensist in die Schleimhaut eingespießt, sein oberer Teil ist sichtbar und liegt „griffgerecht“ für die Zange

1 Knochen
2 Lichtung der Speiseröhre

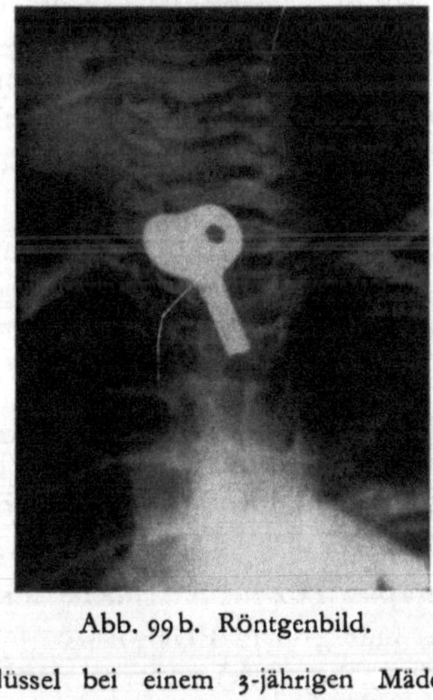

Abb. 99b. Röntgenbild.

Ein im Speiseröhrenmund eingeklemmter Spielzeugschlüssel bei einem 3-jährigen Mädchen

Symptome: Bleibt der Fremdkörper aber stecken, so kommt es zu einem beängstigenden Gefühl im Hals oder hinter dem Brustbein. Beim Schlucken heftiges Stechen an dieser Stelle. Beim Sitz im Kehlkopfeingang kommt es zu bedrohlichen Hustenanfällen, bei denen Kinder blau anlaufen können.

Therapie: Ist der Versuch, den Fremdkörper durch Wasser- oder Breischlucken hinunterzuspülen oder durch Rachenmassage herauszuwürgen, mißlungen, so muß der Arzt unter Sicht den Fremdkörper entfernen. Die oberflächlich liegenden Fremdkörper lassen sich leicht mit einer Pinzette fassen und entfernen. Der Sitz der tiefer liegenden wird mit einer Röntgenaufnahme ausgemacht, der Fremdkörper mit dem Ösophagoskop oder dem Bronchoskop eingestellt und mit einer langen Faßzange extrahiert (Abb. 99a).

Größere harte Gegenstände müssen dabei erst in der Speiseröhre mit Hilfe von Spezialinstrumenten zerkleinert werden.

Komplikationen: Wird der Fremdkörper nicht gleich entfernt, so kann es zu starken Entzündungen der Umgebung kommen, zu Kehlkopf- oder Ösophagusödemen mit Nekrosen. Der Fremdkörper sitzt dann in den Falten der entzündlich-geschwollenen Schleimhaut und kann durch die Speiseröhrenwand ins Mediastinum gelangen. Hohe, septische Temperaturen, heftige in den Rücken ausstrahlende Dauerschmerzen, die sich beim Schluckversuch steigern, weisen auf diese Komplikation hin. Hier muß das Mediastinum breit neben der Speiseröhre eröffnet, die Speiseröhre aufgeschlitzt und der Fremdkörper auf diesem Wege entfernt werden (*kollare Mediastinotomie*). Ein in die tieferen Bronchien verschlagener Körper täuscht wochenlang eine Pneumonie vor, bis endlich die Ursache gefunden und bronchoskopisch entfernt wird.

4. **Krebsgeschwulst** (Karzinom)

Die Rachenkrebse gehören zu den häufigsten bösartigen Geschwülsten der oberen Luft- und Speisewege. Es erkranken fast ausschließlich Männer im Alter von 50 bis 60 Jahren. Histologisch sind es Plattenepithelkarzinome. Sie werden häufig erst spät erkannt.

Der **Epipharynxkrebs** sieht am Anfang wie eine entzündliche Ohrerkrankung (einseitige Schwerhörigkeit, Ohrensausen, Schmerzen im Ohr) aus, da sein Wachstum in der Nähe der Tubenwülste beginnt und die Tubenöffnung dadurch abgeklemmt wird. Dabei etwas Schnupfen und Nasenbluten. Erst sein weiteres Wachstum in das Schädelinnere mit Hirnnervenverletzungen (Trigeminusneuralgien, Sehstörungen usw.) deckt die wahre Natur des Leidens auf.

Auch der **Tonsillenkrebs** kann lange Zeit wie eine gewöhnliche chronische Tonsillitis aussehen, bis die deutlich einseitige Vergrößerung und der kraterförmige Zerfall des Gewebes auffallen und eine Probeexzision veranlassen.

Auch beim **Hypopharynxkrebs** neben dem Kehlkopfeingang verspürt der Patient zunächst nur ein Kratzen und Brennen. Erst wenn der Tumor eine beträchtliche Größe erreicht hat, behindert er das Schlucken. Eine Spiegeluntersuchung klärt dann die Diagnose. Die Hypopharynxtumoren sind besonders bösartig. Dauerheilungen werden nur in 10% der Fälle erzielt.

Therapie: Möglichst schnelle und radikale Ausräumung und Nachbestrahlung. Die meist mitergriffenen Halsdrüsen müssen einschließlich des Nachbargewebes (Muskeln, Faszien, Fett usw.) entfernt werden (*Blockoperation*).

V. Der Kehlkopf (= Larynx)[1]

A. Anatomie *B. Physiologie* *C. Erkrankungen*

A. Anatomie

Der Kehlkopf bildet den oberen Abschluß der Luftröhre. Er besteht aus einem knorpligen Grundgerüst, Bändern und Muskeln. Fünf Einzelknorpel bauen sein Stützgerüst auf: der *Ring-*, der *Schildknorpel*, die beiden *Gießbeckenknorpel* und der *Kehldeckel*. Der siegelringförmige Ringknorpel ist mit der Luftröhre verwachsen und bildet die Unterlage. Nach vorn oben schließen sich die beiden Platten des Schildknorpels an; ihre unteren Hörner verbinden sich gelenkig mit dem Ringknorpel und ihre oberen hängen mit einem Band an dem Zungenbein. Die beiden Platten stoßen vorn in einem annähernd rechten Winkel zusammen. Der oberste Teil dieser Kante ist als Adamsapfel deutlich zu sehen. Zwischen den Schildknorpelplatten befinden sich die beiden Gießbeckenknorpel (Stell- oder Aryknorpel); diese sind gelenkig mit dem Ringknorpel verbunden, so daß sie um eine vertikale Achse nach vorn und hinten schwenken können. Die pyramidenförmigen Aryknorpel haben unten zwei Fortsätze, vorn den Stimmbandfortsatz (Processus vocalis) und hinten den Muskelfortsatz (Processus muscularis). Der Kehlkopfdeckel (Epiglottis) sitzt wie ein Blatt an einem Stiel (Petiolus) an der oberen Schildknorpelkante und überdacht das Kehlkopfinnere. Durch Muskeln und durch zu Bändern und Membranen formiertes Bindegewebe wird das Knorpelgerüst in einen geschlossenen Hohlkörper verwandelt und mit dem Zungenbein und der Luftröhre zu einer funktionellen und anatomischen Einheit verbunden. Die Lücke zwischen oberem Schildknorpelrand und Zungenbein wird von einer schlaffen Bindegewebswand überbrückt (Membrana hyothyreoidea). Sie besitzt zwei seitliche Durchtrittsstellen für die Kehlkopfarterie und den Kehlkopfnerv. Der Zwischenraum zwischen Ring- und Schildknorpel wird durch eine kräftige, elastische Membran geschlossen (Conus elasticus). Der Ringknorpel ist durch ein festes Band (Ligamentum cricotracheale) an den obersten Luftröhrenring geknüpft. Der ovale Kehlkopfeingang wird vorn vom Kehldeckel, hinten von den Höckern der Aryknorpel und seitlich von einer sich kräftig abzeichnenden Schleimhautfalte (Plica ary-epiglottica) gebildet. Nach innen zu vereingt sich die Kehlkopflichtung bis zur spaltförmigen Stimmritze (Glottis); unterhalb der Ritze verbreitert sie sich wieder, so daß der Kehlkopf im Schnitt die Form einer Sanduhr erhält. Der Raum oberhalb der Glottis heißt Vorhof (Vestibulum), unterhalb subglottischer Raum. Von dem Proc. vocalis der Aryknorpel zieht beiderseits in mittlerer Höhe des Schildknorpels das wahre Stimmband nach vorn zur inneren Schildknorpelkante. Es besteht aus einem kleinen Muskel und einem Bindegewebsband, die von einem widerstandsfähigen Plattenepithel überzogen werden. Darüber liegt beiderseits das kissenartige falsche Stimmband oder Taschenband. Zwischen Stimm- und Taschenband liegt ein langgezogener, taschenförmiger Schlitz (Ventriculus) (Abb. 100, 101, 102).

[1] Vgl. Band II.

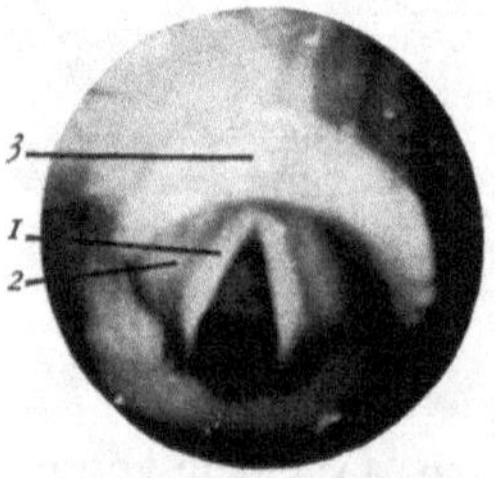

Abb. 100.
Normaler Kehlkopf (Foto)
(Inspirationsstellung)

1 Stimmband
2 Taschenband
3 Kehldeckel

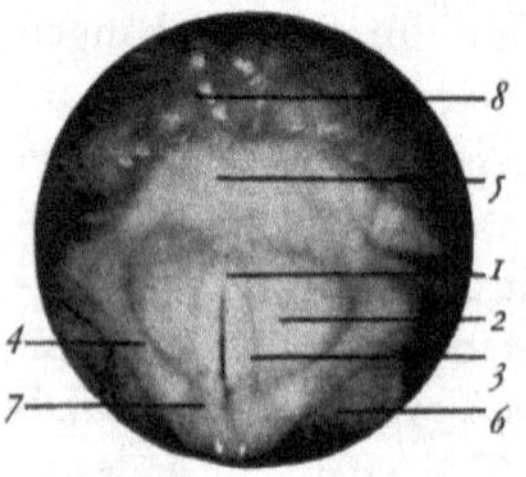

Abb. 100a.
Normaler Kehlkopf
(Phonationsstellung)

1 Plica vocalis (Stimmband)
2 Plica ventricularis (Taschenband)
3 Ventriculus laryngis
4 Plica ary-epiglottica
5 Epiglottis (Kehldeckel)
6 Sinus piriformis
7 Ary-Knorpel
8 Zungenwurzel

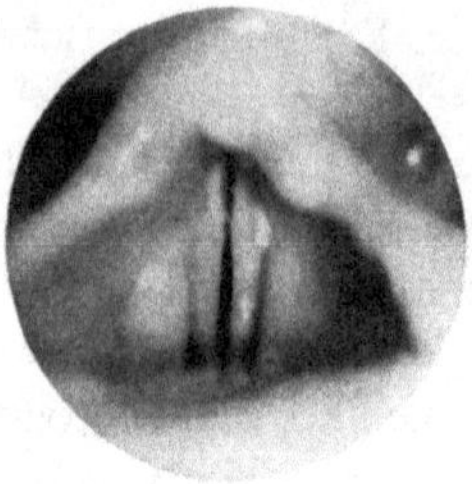

Abb. 101.
Derselbe Kehlkopf
beim Sprechen
(Phonationsstellung)

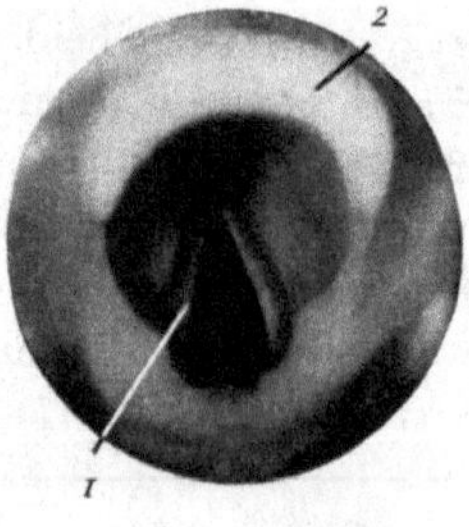

Abb. 102.
Kehlkopf eines Zehnjährigen.
Der Kehldeckel steht noch etwas steiler als bei den Erwachsenen

1 Stimmband
2 Kehldeckel

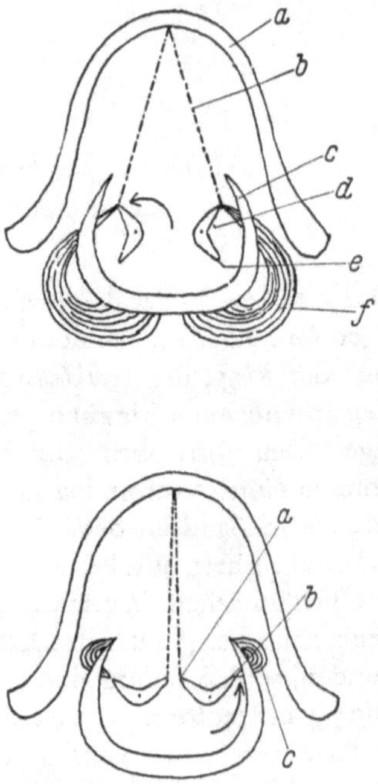

Abb. 103.
Bewegung der Stimmbänder durch die innere Kehlkopfmuskulatur (schematisch)

1 Öffnung der Stimmritze (Glottis)
   a) Schildknorpel
   b) Stimmband
   c) Ringknorpel
   d) Proc. vocalis des Stellknorpels
   e) Proc. muscularis des Stellknorpels
   f) Glottiserweiterer (M. crico-arytaenoideus posticus) in Aktion
2 Schließung der Stimmritze
   a) Proc. vocalis
   b) Proc. muscularis
   c) Glottisverenger (M. crico-arytaenoideus lateralis) in Aktion

Die *Kehlkopfmuskulatur*[1]) läßt sich in eine innere und äußere Gruppe unterteilen. Zu der *äußeren* Gruppe gehören die vorderen Halsmuskel, die wie kräftige Saiten vom Zungenbein zum Brustbein ziehen und den Kehlkopf eingespannt in seiner Lage halten. Dadurch kann er sich in gleitender Bewegung der jeweiligen Situation (Schlucken, Husten, Sprechen) anpassen. Die kleinen *Innenmuskel* bewegen die Stimmbänder. Die Bewegung der Stimmbänder wird durch Drehung des Stellknorpels erzielt, an dessen beiden Fortsätzen die Muskeln und das Stimmband ansetzen. Die Glottiserweiterer (Abduktoren) öffnen die Stimmritze (Atmung), die Glottisspanner (Adduktoren) schließen sie (Tonbildung). Die Verengung besorgt der „Posticus" (M. cricoarytaenoideus posterior), der von der Hinterfläche des Ringknorpels aus den Proc. vocalis nach hinten dreht; die Erweiterung macht der „Lateralis", der von der Seitenfläche des Ringknorpels aus den Muskelfortsatz des Stellknorpels nach innen dreht (Abb. 103).

Die *sensible* und *motorische Innervation* erfolgt durch den Nervus vagus. Seine motorischen Fasern zweigen vom Hauptstamm in Höhe der Brustöffnung ab, schlingen sich rechts um die Art. subclavia, links um den Aortenbogen und gelangen so rückläufig zum Kehlkopf. Der Nervenstrang heißt deshalb der „Rücklaufende" oder Nerv. recurrens. Wegen seines langen und gewundenen Verlaufs ist er — ähnlich wie der Nerv. facialis am Ohr — sehr empfindlich gegenüber mechanischen und entzündlichen Störungen von seiten der Nachbarorgane. Diese Schädigung äußert sich dann in einer Stimmbandlähmung der betroffenen Seite.

B. Physiologie

Der Kehlkopf hat *drei* Aufgaben: 1. Er beteiligt sich an der *Atemregulation*. 2. Er *beschützt* die tieferen Luftwege. 3. Er erzeugt die *Stimme* und ermöglicht die Sprache.

Der Kehlkopf dosiert die Menge der einströmenden Luft. Die Stimmbänder pendeln bei ruhiger Atmung dauernd in einer Mittelstellung, wobei sie beim Einatmen etwas auseinander weichen und beim Ausatmen sich einander nähern. Bei vermehrtem Luftbedarf (körperliche Anstrengung) erweitert sich reflektorisch die Stimmritzenöffnung. Je mehr Luft gebraucht wird, um so größer wird die Öffnung. Andererseits schließt sich die Stimmritze fest und schlagartig, wenn Fremdkörper (Staub, Speise, Gase usw.) die Kehlkopfschleimhaut berühren und in die tieferen Luftwege einzudringen drohen. Danach wird der krampfartige Glottisschluß durch einen Ausatmungsstoß explosionsartig gesprengt (Husten) und der Fremdkörper wird herausgeschleudert. Beim Sprechen und Singen werden die Stimmbänder willkürlich in die Phonationsstellung (Phon = der Ton) gebracht, d. h. die Stimmbänder werden gespannt und die Stimmritze wird spaltförmig verengt.

Die gespannten Stimmbänder werden dann durch die ausgeatmete Luft in feine vibrierende Schwingungen versetzt, wobei die vorbeistreichende Luftsäule periodisch unterbrochen wird bzw. abwechselnd verdichtet und verdünnt wird. Es bildet sich so eine longitudinale Luftwelle (periodische Verdichtungen und Verdünnungen), die unser Ohr als Ton wahrnimmt. Die Tonhöhe wird von der Anzahl der Schwingungen in der Sekunde bestimmt. Je kürzer das vibrierende Stimmband desto höher die Schwingungszahl und damit der Ton. Deshalb klingt die Stimme bei Kindern und Frauen höher als bei Männern; beim männlichen Geschlecht vergrößert sich der Kehlkopf nach der Pubertät um ein Drittel seiner ursprünglichen Länge. In dieser pubertalen Wachstums- und Umbruchsphase klingt die Stimme „brüchig" (Stimmbruch). Der Tonumfang der menschlichen Stimme beträgt 2 Oktaven, bei ausgebildeten Sängern 3 Oktaven. Die Stimmstärke wird durch die Menge und den Druck der Ausatmungs-

[1]) Vgl. Band II.

luft bestimmt. Der im Kehlkopf erzeugte Ton erhält durch das Ansatzrohr des Rachens, der Nase und des Mundes seine individuelle Klangfärbung und wird durch die Zunge geformt für die Sprache verwandt.

C. Erkrankungen

1. Entzündungen 2. Geschwülste 3. Lähmungen

Alle Erkrankungen des Kehlkopfes behindern seine Funktionen. *Stimm-* und *Atmungsstörungen* sind also die *Leitsymptome* dieser Krankheitsgruppe.

1. Entzündungen

a) Akuter Kehlkopfkatarrh b) Chronischer Kehlkopfkatarrh c) Eitrige Kehlkopfentzündungen

a) Akuter Kehlkopfkatarrh (akute Laryngitis)

Der akute Katarrh tritt als selbständige Erkrankung oder als Teilerscheinung eines Infektes der Luftwege (Grippe, Nasennebenhöhlenentzündung, Bronchitis) auf. **Ursache:** Strepto-, Staphylokokken oder Virusinfektion bei Erkältungen, meist durch nicht infektiöse Reize (überhitzte, staubige und chemisch verunreinigte Luft — besonders bei Mundatmung — Überforderung der Stimme, Alkohol und Tabak) vorbereitet und verstärkt.

Symptome: Kitzel und Brennen in der Kehlkopfgegend. Heiserkeit, mitunter völlige Stimmlosigkeit (Aphonie). Trockener, bellender Kehlkopfhusten, der sich später unter schleimig-eitrigem Auswurf „löst". Die Stimmbänder sind hochrot und aufgedunsen. Bisweilen erhöhte Temperatur und allgemeine Abgeschlagenheit.

Therapie: Schwitzkuren, Bronchitiskessel, Halswickel, Nasentropfen, Schonkost, Rauchverbot, Ruhigstellung der Stimmbänder (Sprechverbot, Hustendämpfung mit Codein oder ähnlichen Mitteln).

Sonderformen: Die Kehlkopfdiphtherie (Krup)[1]. Die **Kehlkopfdiphtherie** bevorzugt meist Kinder und tritt in der Regel als Komplikation einer Rachen-Di auf. Die Di kann aber auch nur den Kehlkopf befallen.

Symptome: Schnell zunehmende Heiserkeit bis zur Stimmlosigkeit. Bellender, später schwacher, tonloser Husten. Röcheln, Atemnot. Das Kind ringt nach Luft unter Anspannung aller Halsmuskeln. Hohlklingendes Reibegeräusch bei der Atmung (Inspiratorischer Stridor). Die Halsmuskulatur und der Zwerchfellring zeichnen sich deutlich ab. Zyanose, kalter Schweiß, kleiner Puls. Die Kehlkopflichtung wird von schmieriggrauen Membranen verlegt, die bis in die Bronchien hinabreichen können.

Therapie: Neben der internistischen Behandlung müssen schnell durch einen Luftröhrenschnitt (*Tracheotomie*) die Atemwege frei gemacht werden, um den Patienten vor dem Ersticken zu retten. Bei der Tracheotomie wird die knorplige Vorderwand der Luftröhre frei präpariert und durch einen kleinen senkrechten Schnitt eröffnet. In die Öffnung wird eine Trachealkanüle eingelegt, durch die der Patient jetzt frei atmen kann. Bei der oberen Tracheotomie liegt der Schnitt oberhalb des Schilddrüsenisthmus, bei der unteren unterhalb. In ganz eiligen Fällen wird der Arzt mit einem einzigen Stich durch die oberflächlichste Stelle der Luftröhre die Luftwege eröffnen. Diese Stelle liegt

[1]) Croup aus dem Schottischen, lautmalerische Nachahmung der heiseren Stimme. Vgl. Band I.

zwischen Ring- und Schildknorpel, wo nur die dünne Haut und der Conus elasticus zu durchtrennen sind (*Koniotomie*). Der Schnitt wird dann durch ein Spreizinstrument oder eine kleine Kanüle solange offengehalten, bis die jetzt in Ruhe durchzuführende Tracheotomie ausgeführt ist.

Die Kehlkopf-Di — der echte Krup — ist in den letzten Jahren sehr selten geworden. Dagegen sieht man bei Kleinkindern häufiger den **falschen Krup** (Pseudokrup).

Ursache: Einen speziellen Erreger wie beim echten Krup gibt es beim falschen Krup nicht. Alle Erreger der gewöhnlichen Erkältungskatarrhe der oberen Luftwege können einen Pseudokrup auslösen, wenn eine bestimmte Reaktionseigenart der Kehlkopfschleimhaut vorliegt, die gerade dem Kleinkindalter eigentümlich ist. Bei Kleinkindern zwischen 2 und 6 Jahren kann die zarte Kehlkopfschleimhaut schon bei kleinsten Katarrhen ödematös aufquellen und die Atemwege bedrohlich einengen. Vor allem die kleinen, nervösen Allergiker, in deren Vorgeschichte sich Hautekzeme, Milchschorf, Asthmabronchitiden finden, sind gefährdet.

Symptome: Die Kinder haben zunächst nur eine kleine Erkältung. Erwachen dann aber plötzlich in der Nacht mit bellendem Husten, ringen nach Luft und laufen blau an — ähnlich wie beim echten Krup —. Der Kehlkopfspiegel zeigt aber keine Di-Membran, sondern rote, kissenartig aufgetriebene Schleimhautwülste unter den Stimmbändern, die den Stimmritzenspalt beängstigend einengen.

Therapie: Trotz der dramatischen Erscheinungen ist der Anfall meist schnell zu beheben. Heiße Halswickel, Beruhigungstabletten, Calcistin i. v. und die neuen, schlagartig wirkenden i. v. zu spritzenden Cortison bzw. Prednison-Präparate (Solu-Decortin, Urbason u. a.). Gegen die Laryngitis Antibiotika. Bei dieser Behandlung kommt man fast immer ohne Tracheotomie aus.

b) Chronischer Kehlkopfkatarrh (chronische Laryngitis)

Ursache: Werden die bei der akuten Erkrankung schon genannten schädlichen Einwirkungen (Mundatmung, Nasenkatarrhe, Tabak usw.) nicht beseitigt, entwickelt sich das chronische Stadium, vor allem wenn der Kehlkopf sehr beansprucht wird (Redner, Sänger, Marktverkäufer usw.).

Symptome: Tonlose, belegte, schnarrende oder krächzende Stimme. Brennen und Kratzen im Hals, das zu dauerndem Räuspern zwingt. An der Kehlkopfschleimhaut kommt es zur Gewebswucherung oder zum Gewebsschwund. Bei der *hyperplastischen* Form bilden sich an den Stimmbändern Polypen und „hühneraugenartige" Verdikkungen (Pachydermien). Bei der *atrophischen Form* schrumpft die Schleimhaut zusammen, wird trocken und borkig.

Therapie: Stimmschonung und -schulung. Behandlung der Nasenerkrankung. Inhalationen, evtl. Abtragen der Polypen mit der Kehlkopfschlinge.

Eine chronische Kehlkopfentzündung kann auch **tuberkulös** oder **luetisch** sein. Die Kehlkopftuberkulose ist stets eine Komplikation einer Lungentuberkulose. Die Bazillen werden durch das Sputum in die Kehlkopfschleimhaut geimpft oder gelangen durch eine Blutstreuung dahin. Je nach Schwere und Stadium der Erkrankung bilden sich am Kehlkopf kleine Knötchen, Geschwüre, geschwulstartige Knorpelhautentzündungen oder Ödeme. Die tuberkulösen Geschwüre sind sehr schmerzhaft und behindern durch ihren Sitz an der Kehlkopfhinterwand das Schlucken (*Dysphagie*).

Therapie: Sprechverbot, Streptomycin und andere Tuberkulostatika, die sehr gut wirken, so daß heute die schweren Formen sehr selten geworden sind.

Die heute ebenfalls seltene Kehlkopflues zeigt ähnliche krankhafte Kehlkopfveränderungen.

c) Eitrige Kehlkopfentzündungen

Während sich die Entzündungen bei dem Katarrh in der oberflächlichen Schleimhautschicht abspielen, kommt es bei tiefergreifenden Entzündungen der Submukosa und der Knorpelhaut zu Ödemen, Abszessen und Phlegmonen, die die Atemwege lebensbedrohlich verlegen können.

Ursache: Infektionskrankheiten (Grippe, Sepsis, Erysipel), Fremdkörperverletzung, Entzündungen bei tiefsitzenden Peritonsillar-, Zungengrundabszessen und Parapharyngealphlegmonen.

Symptome: Schmerzen, Atemnot, Schluckbehinderung, hohe Temperaturen. Der Kehlkopf ist hochrot und diffus verschwollen oder zeigt umschriebene Ödeme und Abszesse meist am Kehldeckel (Abb. 103a) und in der Stellknorpelregion. Der Kehldeckel kann dabei unförmig aufgetrieben sein; der Kehlkopfeingang wird dann völlig verlegt.

Therapie: Behandlung des Grundleidens. Evtl. Abszeßspaltung und Tracheotomie.

Eine Sonderform des Ödems ist das nicht entzündliche allergische Ödem, das bei Insektenstichen, Serumreaktionen und bei Überempfindlichkeit gegen Arzneien und Speisen (ähnlich der Nesselsucht) plötzlich auftritt und ebenfalls zu hochgradiger Atemnot führen kann. Kalzium oder Cortison i. v. helfen schlagartig.

2. Geschwülste

a) Gutartige Geschwülste *b) Kehlkopfkrebs*

a) Gutartige Geschwülste

An den verschiedensten Stellen des Kehlkopfes können sich Fibrome, Lipome, Neurinome, Chondrome u. a. bilden. Typisch für den Kehlkopf und am häufigsten sind die Sängerknötchen, die Polypen und die Papillome.

Als Sänger- oder **Schreiknötchen** werden rundliche, rötliche Höckerchen am freien Stimmband bezeichnet. Je eins auf jeder Seite, genau gegenüberliegend. Sie behindern den Stimmritzenschluß und geben der Stimme einen rauhen Beiklang. Sie bilden sich bei übermäßigem oder falschem Stimmgebrauch. Bei Stimmschonung schwinden sie nach einiger Zeit von selbst, können aber auch mit der Stanze entfernt werden. Der **Polyp** bildet sich — ähnlich wie der Nasenpolyp — bei chronisch-entzündlichen Reizzuständen aus (Abb. 103b). Er hängt als glasig graurotes Gebilde breitbasig oder dünngestielt zwischen den Stimmbändern. Er wird mit einer Stanze abgetragen (Abb. 103c). Die Stimme wird dann wieder klar. Die **Papillome** sind warzenähnliche rötliche Wucherungen, die breitbasig auf den Taschen- und Stimmbändern sitzen. Wahrscheinlich werden sie — ähnlich wie die Hautwarzen bei Jugendlichen — durch ein Virus hervorgerufen. Befallen werden vorwiegend jüngere Kinder, deren schon ohnehin enge Kehlkopflichtung dadurch gefährlich verengt werden kann. Die Kinder werden fast stimmlos und leiden manchmal an so hochgradiger Atemnot, daß der Luftröhrenschnitt ge-

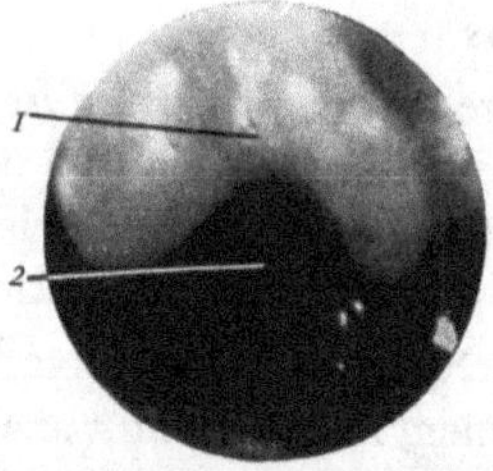

Abb. 103a. Akute Entzündung des Kehldeckels (Perichondritis)

1 Der unförmig angeschwollene glasig-rötliche Kehldeckel
2 Glottisspalt

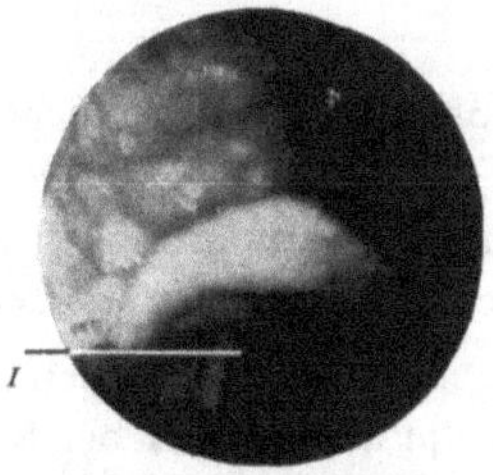

Abb. 103b. Kehlkopfpolyp

1 Polyp des rechten Stimmbandes (vorderes Drittel)

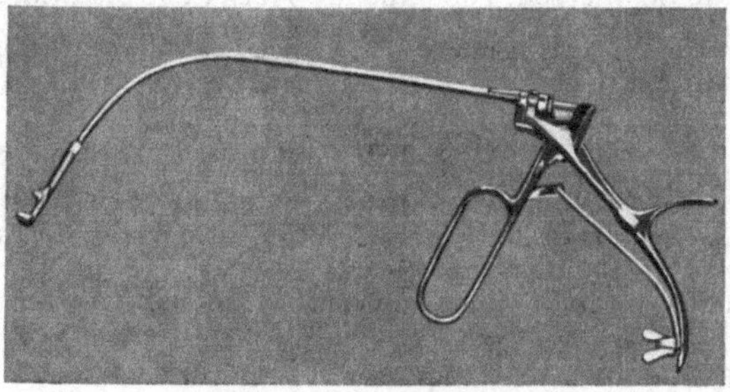

Abb. 103c. Kehlkopfstanze

macht werden muß. Glücklicherweise bilden sich die Papillome oft nach der Pubertät zurück. Bis dahin müssen sie mit der Stanze abgetragen werden; dieser Eingriff muß manchmal oft wiederholt werden, da sie immer wieder nachwachsen (Rezidive).

Im Gefolge der immer mehr angewandten Intubationsnarkosen wird das sog. Intubationsgranulom jetzt häufiger beobachtet. Es handelt sich hierbei um eine polypenartige Granulationsbildung im hinteren Drittel eines oder beider Stimmbänder. Als Ursache nimmt man Scheuer- und Druckwirkung des Narkosekatheters an. Auf etwa 1000 Narkosen kommt es — überwiegend bei Frauen — einmal zu dieser Komplikation. In der Mehrzahl der Fälle bildet sich das I.-Gran. spontan zurück. Es kann aber auch größer werden und führt dann in ein bis zwei Monaten nach dem Narkose-Eingriff zur Atemnot und Heiserkeit. Es wird wie ein Polyp mit der Stanze abgetragen (Abb. 103 d).

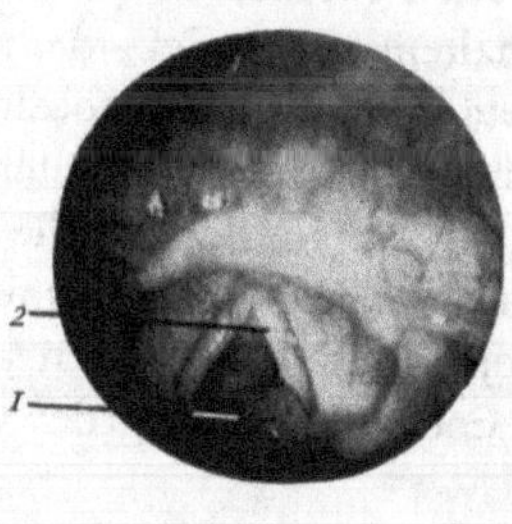

Abb. 103d. Intubationsgranulom

1 Das auf dem Proc. vocal. sitzende Granulom
2 Stimmband

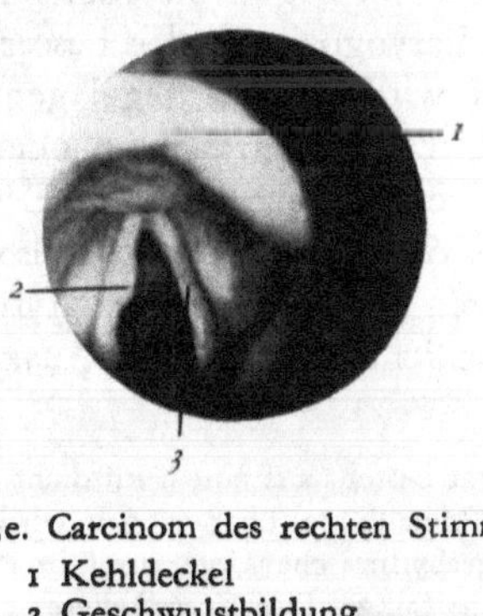

Abb. 103e. Carcinom des rechten Stimmbandes

1 Kehldeckel
2 Geschwulstbildung
3 Gesundes Stimmband

b) Kehlkopfkrebs

Der Kehlkopfkrebs ist eine verhältnismäßig häufige Erkrankung. Er ist durch die historische Gestalt Kaiser Friedrich III., der an diesem Leiden starb und nur 99 Tage regieren konnte, „populär" geworden. Fast ausschließlich Männer jenseits der fünfziger Jahre erkranken. Histologisch handelt es sich um einen Plattenepithelkrebs.

Ursache: Neben anlagebedingten Faktoren spielen chronische Reizzustände eine entscheidende Rolle wie chronischer Katarrh, Pachydermien, Alkohol und vor allem Tabak (fast alle an Kehlkopfkrebs Erkrankten sind starke Raucher).

Symptome: Zunächst nur wie beim chronischen Katarrh Kratzen und Heiserkeit. Am noch frei beweglichen Stimmband ist nur ein kleines Knötchen oder eine grau-rötliche warzige, flächenhafte Verdickung zu sehen (Abb. 103e). Nach Monaten oder Jahren (!) ins Ohr ausstrahlende Schmerzen, zunehmende Heiserkeit bis Stimmlosigkeit. Schließlich wird die Geschwulst so groß, daß die ganze Kehlkopföffnung verlegt wird und die normalen Formen des Kehlkopfes kaum mehr zu erkennen sind (Abb. 104). Die

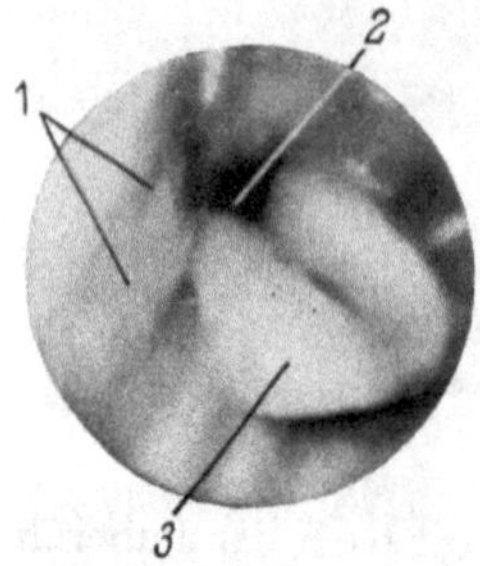

Abb. 104. Ausgedehnter Kehlkopfkrebs. Der Kehldeckel ist nach links verdrängt und deformiert, seine Wurzel von der Geschwulst „ummauert". Einzelteile sind vom übrigen Kehlkopf nicht mehr zu erkennen. Die Kehlkopflichtung ist so stark eingeengt, daß sie selbst bei angestrengter Einatmung sich nur bleistiftdick öffnet. Hochgradige Atemnot, die durch einen sofortigen Luftröhrenschnitt behoben werden mußte

1 Krebsgeschwulst
2 Glottisspalt beim Einatmen
3 Kehldeckel

Halsdrüsen werden krebsig infiltriert und schwellen stark an. Atemnot und Schluckbeschwerden quälen jetzt den Kranken. Unbehandelt verjaucht dann die Geschwulst und die Drüsen und der Patient muß qualvoll ersticken oder verhungern.

Diagnose: Hat der Arzt eine verdächtige Stelle am Kehlkopf entdeckt, so wird er aus dieser Region ein Gewebsteilchen herausstanzen, um es zur Klärung der Diagnose mikroskopisch histologisch untersuchen zu lassen.

Er macht diese Probeexcision entweder indirekt mit einer abgewinkelten Stanze unter Kehlkopfspiegelsicht oder direkt mit einer geraden Stanze, wobei der Kehlkopf mit dem Laryngoskop oder besser mit dem selbsthaltenden Modell, dem Autoskop eingestellt wird. In der Regel genügt eine Lokalbetäubung mit Pantocain. Bei sehr empfindlichen würgefreudigen oder kurzhalsigen „stiernackigen" Patienten — insbesondere, wenn es sich bei der PE um eine sehr schwer zugängliche Stelle handelt — wird man die Autoskopie in Relaxationsnarkose (Intubation oder Beatmungshemd[1]) durchführen (Abb. 104a). Die laryngoskopische Untersuchung wird ergänzt durch eine Röntgenschichtaufnahme, die Auskunft über Größe und Ausdehnung der Geschwulst gibt.

[1]) Das Gerät besteht aus einem luftdicht abgeschlossenen Plastikhemd, das dem Patienten über einen gegitterten Metallbügel übergezogen wird. Von einem Motor aus wird über eine Schlauchverbindung ein atmungsrhythmischer Unterdurck im Plastikhemd erzeugt. Das Gerät arbeitet also nach dem Prinzip der Eisernen Lunge. Der Vorteil dieser Narkose besteht darin, daß hier der Intubationskatheter fortfällt, der bei den endolaryngealen Eingriffen die Sicht behindert.

Therapie: Die Heilungsaussichten für den Stimmbandkrebs sind sehr gut. Im Anfangsstadium führen Röntgen-Betatron- oder Radiumbestrahlungen in etwa 90% zu Dauerheilungen bei Erhaltung des Kehlkopfes und der Stimme.

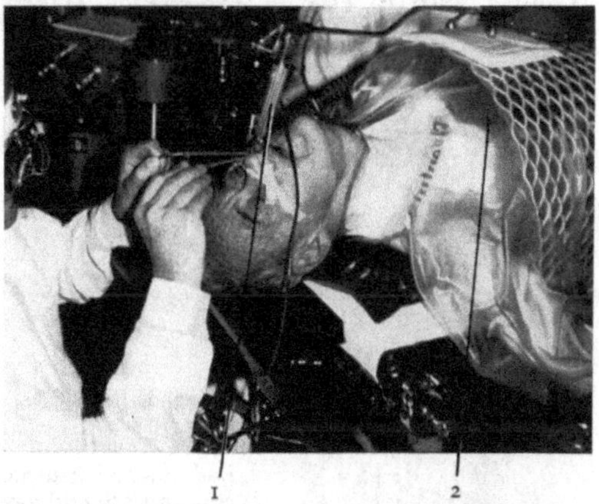

Abb. 104a. Entnahme einer Gewebsprobe (P. E.) aus dem Kehlkopf in Relaxationsnarkose

1 Autoskopiespatel
2 Beatmungshemd

Bei der Radiumbehandlung wird eine Radiumkassette mit 5—8 mg Radium nach subperichondraler Resektion des Schildknorpels der befallenen Seite ohne Eröffnung des Kehlkopflumens eingenäht. Die Kassette nimmt dann genau die Lage des entfernten Schildknorpels ein und hat so engen Kontakt mit dem erkrankten Stimmband (Abb. 104d). Nach ein paar Tagen wird die Kassette wieder entfernt, und der Hautschnitt vernäht. An Stelle des Schildknorpels bildet sich eine solide Bindegewebsplatte. Das Kehlkopflumen verengt sich nicht.

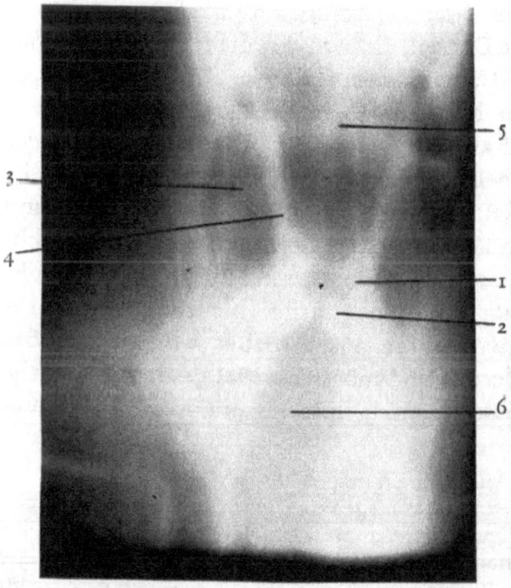

Abb. 104b. Röntgentomogramm eines normalen Kehlkopfes

1 Taschenband
2 Stimmband
3 Sinus piriformis
4 Schildknorpel
5 Zungenbein
6 Luftröhre

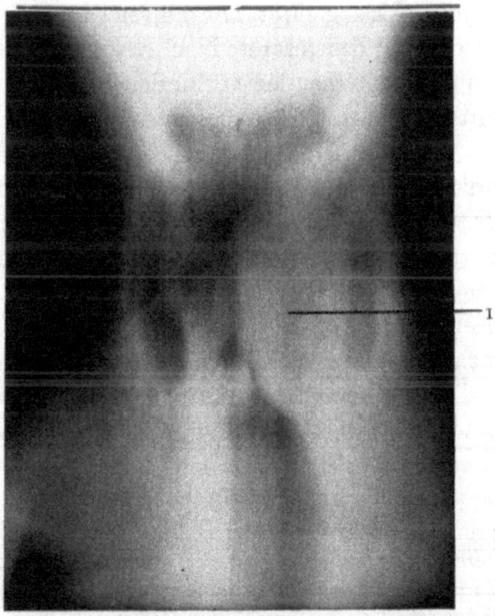

Abb. 104c. Röntgentomogramm eines ausgedehnten linksseitigen Kehlkopfkrebses

1 Krebsgeschwulst

Bei größerer Ausdehnung der Geschwulst kann der Patient nur durch eine vollständige Entfernung des ganzen Kehlkopfes gerettet werden (Totale Laryngektomie). Der Larynx wird von der Luftröhre abgesetzt. Die obere Öffnung des Luftröhrenstumpfes wird in eine entsprechende Hautöffnung eingenäht (Abb. 105). Natürlich

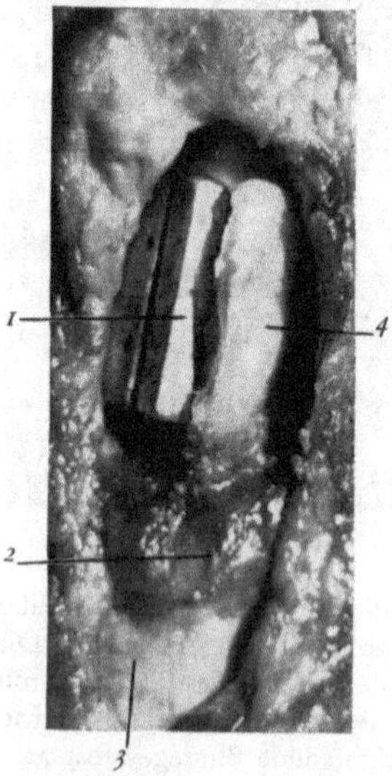

Abb. 104d. Radiumkassetteneinlage

1 Radiumkassette an Stelle des entfernten Schildknorpels eingelegt
2 Ringknorpel
3 Luftröhre
4 Schildknorpel der gesunden Seite

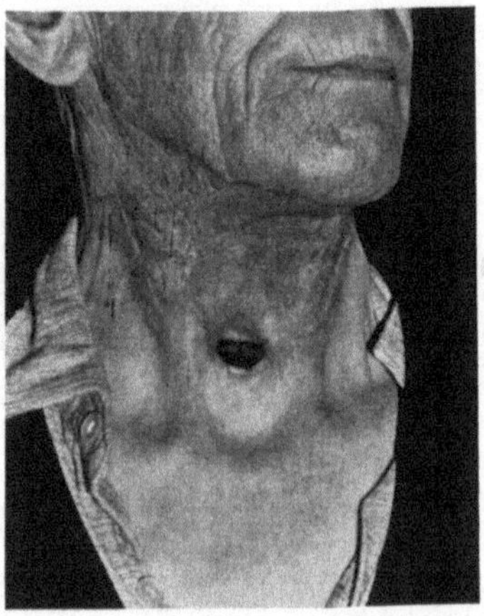

Abb. 105. Zustand nach vollständiger Entfernung des Kehlkopfes wegen Kehlkopfkrebs

müssen die in diesem Stadium krebsig infiltrierten regionären Halsdrüsen mit entfernt werden. Das gelingt mit hinreichender ein- oder beidseitiger Radikalität nur, wenn gleichzeitig das gesamte Nachbargewebe der Drüsen, das von den die einzelnen Drüsengruppen miteinander verbindenden feinen Lymphbahnen durchsetzt ist, mit entfernt wird. Mit den Drüsenpaketen werden also Muskeln, Gefäße, Faszien und Speicheldrüsen in einem zusammenhängenden Block herausgeschält (Blockoperation oder radical neck dessection). Nur die Halswirbelsäulenmuskulatur, der plexus brachialis, die arteria communis und der Vagus bleiben zurück. Auch nach diesem Eingriff sind die Heilungen gut und von Dauer, da der Larynxkrebs selten Fernmetastasen macht (50—70% Dauerheilung). Die Prognose des Hypopharynxkrebses (Sinus piriformis, Hinterwand des Ringknorpels) ist allerdings nicht so günstig. Neuerdings sind für geeignete Fälle eine Reihe von Operationsverfahren ausgearbeitet worden, die das Ziel haben, nur die erkrankten Teile zu entfernen und möglichst viel gesundes Gewebe zu schonen, um den Patienten in einem gewissen Umfang Sprache und normale Atmung zu erhalten (Teilresektionen).

Bei einigem Geschick erlernt der Kehlkopflose sogar eine Ersatzsprache. Schon nach Monaten oft vermag er eine größere Menge Luft zu verschlucken und im Magen und in der Speiseröhre zu speichern. Bei Bedarf kann er diesen Vorrat durch die Speiseröhre auspressen. Diese Luft streicht an den Wülsten des Speiseröhrenmundes vorbei, die die Stimmbandfunktionen übernehmen. Bei genügender Übung reicht die Luft zur Bildung längerer Sätze aus. Zwischendurch wird schnell neue Luft geschluckt. Die Stimme klingt tief und etwas belegt, ist aber weittragend und gut verständlich. Der Kranke ist so voll arbeits- und gesellschaftsfähig, dabei guter Technik seine Sprache von der Umwelt nur als „belegt" empfunden wird, und das Tracheostoma geschickt unter Schal oder Krawatte getarnt werden kann. Es gibt Laryngektomierte, die als Prediger oder Verkäufer weiter ihren Beruf ausüben. Bei älteren, gleichgültigen Kranken wird dieser Idealzustand natürlich nicht erreicht.

Für Kranke, die diese Ersatzsprache nicht erlernen, hat die Elektroindustrie Sprechhilfen geschaffen. Es sind Geräte, die ähnlich einem elektrischen Rasierapparat einen Dauersummton erzeugen (Abb. 105a). Der Kehlkopflose drückt sich diesen Tongenerator an die Halshaut — oder steckt ihn als Tabakspfeife getarnt in den Mund — und artikuliert stumm. Die fehlende „Stimme" gibt ihm dieses Gerät, dessen monotonen Grundton er mit seiner Mund- und Zungenbewegung zur Sprache moduliert. Allerdings gehört auch dazu einige Übung und das Resultat ist nicht so ideal wie das der eigenen Ösophagussprache.

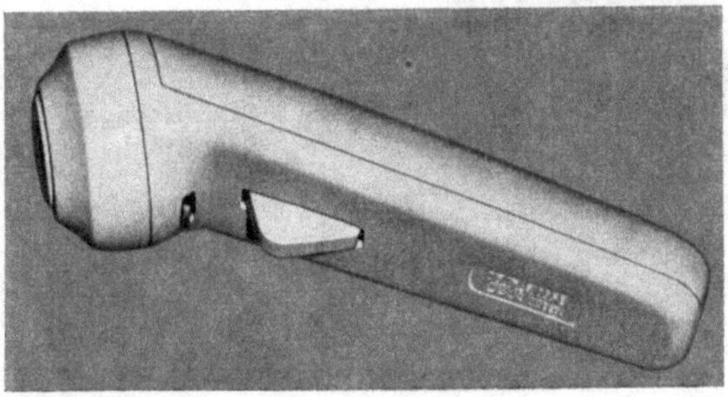

Abb. 105a. Elektrische Sprechhilfe für Kehlkopflose

3. Lähmungen (Recurrens-Paresen)

Die innere Kehlkopfmuskulatur hat — was Ursache und Häufigkeit ihrer Lähmungen angeht — vieles mit der mimischen Gesichtsmuskulatur gemeinsam. Beide Muskelgruppen werden von Nerven versorgt, die einen langen und verschlungenen Verlauf durch Knochen- und Weichteilengpässe haben. Der Nervus facialis muß sich durch das Schläfenbein winden; die motorischen Fasern für die Kehlkopfmuskeln müssen im Hauptstamm des Vagus durch das Foramen jugulare ziehen, den sie erst weit unterhalb des Kehlkopfes in Höhe der Brustöffnung verlassen, um rücklaufend (Nerv. recurrens um Aorta bzw. A. subclavia) zwischen Speiseröhre, Schilddrüse und Luftröhre geklemmt ihr eigentliches Ziel, den Kehlkopf, zu erreichen. Alle Entzündungen dieser Nachbarorgane, alle raumfordernden Prozesse in dieser Gegend müssen den Nerv schädigen und die Stimmbänder lähmen. Oft macht eine Stimmbandlähmung den Arzt erst auf solche Erkrankungen aufmerksam und veranlaßt ihn zum weiteren klärenden Suchen.

Ursache: Erkrankungen der oberen Hals- und oberen Brustorgane (Struma, geschwollene Halslymphknoten, Tumoren der Speiseröhre, der Schilddrüse und der Oberlappenbronchien. Tuberkulose, Pleuraschwarten, Aortenaneurysma, Vorhofsdilatition, Mediastinaltumoren, Narbeneinklemmung nach Strumaoperationen usw.). Selten sind Lähmungen durch eigene Entzündungen des Nerven (Rheumatische Neuritis oder bei Tabes oder anderen Infektionskrankheiten).

Symptome: Bei Ausfall der Glottisöffnermuskeln (Postikuslähmung): Die Stimmritze kann bei der Einatmung nicht geöffnet werden. Bei doppelseitiger Lähmung hochgradige Atemnot. Die Stimmbildung ist nicht gestört. Eine einseitige Lähmung macht kaum Störungen (Abb. 106). Bei der Lähmung der Stimmbandschließer können die Stimmbänder beim Sprechen nicht geschlossen werden. Daraus ergibt sich bei einseitiger Lähmung Heiserkeit, bei doppelseitiger völlige Stimmlosigkeit. Die Atmung ist nicht behindert.

Therapie: Behandlung des Grundleidens. Bei der doppelseitigen Postikusparese Tracheotomie und Dauerkanüle. In einem solchen Falle wird eine Sprechkanüle eingesetzt. Diese Kanüle unterscheidet sich von einer gewöhnlichen Trachealkanüle dadurch,

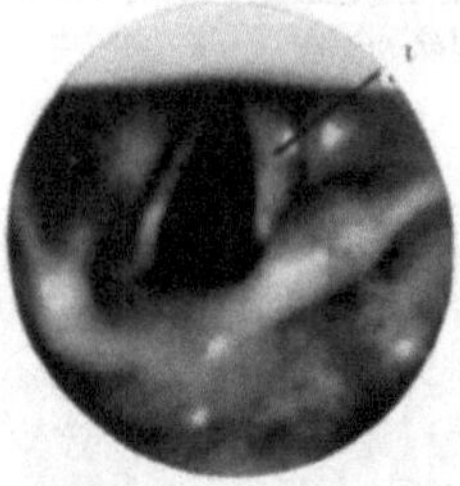

Abb. 106. Rechtsseitige Stimmbandlähmung (Postikuslähmung). Das rechte Stimmband bleibt bei der Einatmung unbeweglich in Mittelstellung. Es ist schlaff und lappig

1 Gelähmtes Stimmband

daß sie an ihrem oberen Ende einen Ventilschluß und an ihrem unteren Ende ein gerichtetes Fenster bzw. Sieb hat (Abb. 106a). Beim Sprechen schließt der Phonationsluftdruck das Ventil und die Sprechluft wird jetzt durch das Kanülenfenster zum Kehlkopf herausgeleitet, deren Stimmbänder ja in der sprechbereiten Phonationsstellung fixiert sind. Die gewöhnliche Ein- und Ausatmung, die durch die dauernde Phonationsstellung der Stimmbänder bei diesen Kranken behindert ist, geschieht durch die Kanüle (Abb. 106b).

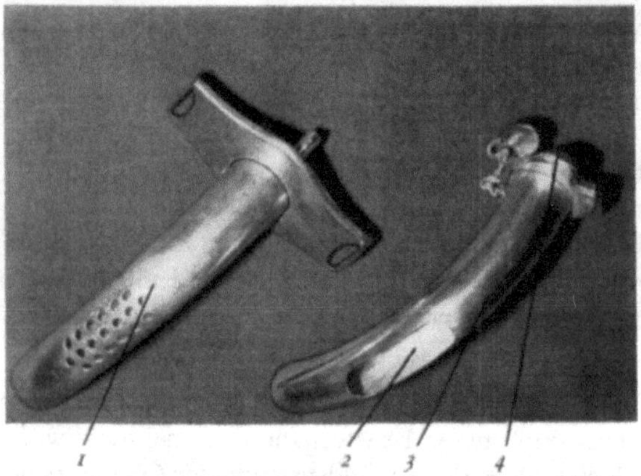

Abb. 106a. Sprechkanüle

1 Kanüle
2 Kanüleinsatz
3 Ventilverschluß
4 Fenster

Es gibt auch Operationsmethoden, bei denen die medianfixierten Stimmbänder ein oder beidseitig nach der Seite verlagert werden (Latero-fixation). Der Kranke braucht dann keine Kanüle mehr zu tragen. Die Stimme wird dann allerdings mehr oder minder heiser.

Bei der Lähmung der Stimmbandschließer wird umgekehrt vorgegangen: das seitlich stehende Stimmband wird mit Knorpel oder Kunststoff unterfüttert und so zur Mitte hin gedrängt.

Erkrankungen der weiblichen Unterleibsorgane und Geburtshilfe

H.-W. Boschann

I. Frauenheilkunde (Gynäkologie)

A. Anatomie und Physiologie
B. Regelstörungen
C. Entzündungen
D. Geschwülste
E. Lageveränderungen
F. Sterilität
G. Verletzungen
H. Mißbildungen

A. Anatomie

Die **großen Schamlippen** (großen Labien) sind fettreiche Hautfalten, die sich am **Schamberg** (Mons pubis, Mons veneris) teilen, so daß zwischen ihnen die **Schamspalte** (Rima pudendi) entsteht, und sich am **Damm** (Perineum) wieder vereinigen (hintere Kommissur). Der Damm reicht von dort bis zum After. Von diesem bis zur Steißbeinspitze erstreckt sich der **Hinterdamm.** Schamberg und große Labien tragen die Schamhaare (Pubes). Die **kleinen Schamlippen** (kleinen Labien) ziehen als dünne Hautfalten von der nervenreichen **Klitoris,** die von einer Vorhaut (Präputium) vorn und seitlich umgeben wird, zum hinteren Drittel der großen Schamlippen, von denen sie meist verdeckt werden. Zwischen ihnen liegt der **Scheidenvorhof** (Vestibulum vaginae). Die erbsgroßen **Bartholinschen Drüsen** liegen zwischen unterem und mittlerem Drittel der großen Labien. Ihr 1 bis 2 cm langer Ausführungsgang mündet an der Innenseite der kleinen Labien in den Scheidenvorhof. Sie bilden ein fadenziehendes Sekret. Unterhalb der Klitoris liegt die Mündung der **Harnröhre** (Urethra). Der **Scheideneingang** (Introitus vaginae) wird bei der Jungfrau (Virgo) durch eine ring- oder halbmondförmig geöffnete Hautplatte, das **Jungfernhäutchen** (Hymen) eingeengt. Es reißt bei der Defloration an mehreren Stellen ein und läßt nach einer Geburt nur noch knopfförmige Reste erkennen. Der Hymen bildet die Grenze zwischen äußeren **(Vulva)** und inneren Geschlechtsorganen (Abb. 107).

Die **Scheide** (Vagina) ist ein elastisches, 7 bis 10 cm langes Rohr mit muskulärer Wand und H-förmigem Querschnitt. Sie grenzt vorn an die Blase und Harnröhre, hinten oben an die Bauchhöhle (*Douglas*scher Raum) und hinten unten an den Mastdarm (Rektum). An Vorder- und Hinterwand finden sich zahlreiche Querfalten. Der empfindlichste Teil ist der unterhalb der Harnröhrenmündung gelegene Harnröhrenwulst. Die Scheide ist mit unverhorntem Plattenepithel ausgekleidet. Dieses enthält Glykogen. Hieraus entsteht durch die Einwirkung der *Döderlein*schen Scheidenbazillen Milchsäure. Diese verhindert das Wachstum von Krankheitserregern und deren Eindringen in höhere Genitalabschnitte (*Selbstreinigungsmechanismus der Scheide*). In den obersten Teil der Scheide, das Scheidengewölbe (Fornix vaginae), ragt zapfenförmig der unterste Teil des Gebärmutterhalses (Portio vaginalis uteri) hinein.

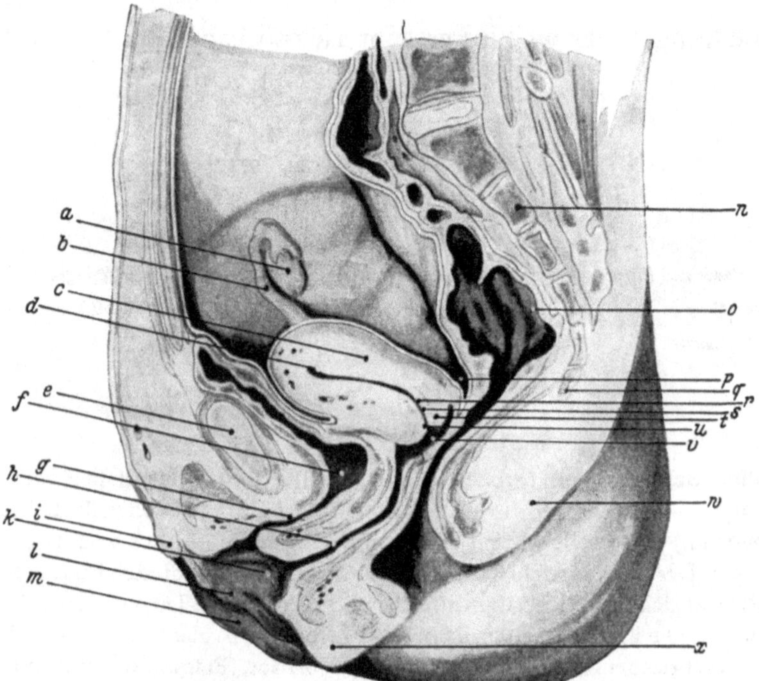

Abb. 107. Schnitt durch das weibliche Becken[1])

a Eierstock	g Harnröhre	n Kreuzbein	t Portio
b Eileiter	h Scheide	o Mastdarm	u Äußerer Muttermund
c Gebärmutterkörper	i Klitoris	p Douglasscher Raum	v Scheidengewölbe
d Uterushöhle	k Scheidenvorhof	q Steißbein	w Hinterdamm
e Symphyse	l Kleines Labium	r Innerer Muttermund	x Damm
f Blase	m Großes Labium	s Gebärmutterhalskanal	

Die **Gebärmutter** (Uterus) ist ein birnenförmiges, muskulöses Organ. Sie wiegt etwa 50 g und besteht aus dem *Gebärmutterhals* (Kollum, Zervix), dem Zwischenstück (Isthmus) und dem *Gebärmutterkörper* (Korpus). Sie ist vom Bauchfell (Peritoneum) überzogen und grenzt mit ihrem Hals an die Harnblase. Seitlich am Gebärmutterhals ziehen die **Harnleiter** (Ureteren) vorbei zur Blase. Die Gebärmutter ist gewöhnlich nach vorn geneigt (antevertiert), während ihr Körper gegen den Halsteil nach vorn stumpfwinklig gebeugt (anteflektiert) liegt. Der Eingang in den Gebärmutterhalskanal, der *äußere Muttermund* (Orificium externum), ist grübchenförmig, nach einer Geburt aber

[1]) Die Abb. 113 bis 148, 150 bis 160 und 162 bis 169 sind dem Buch „Praktische Geburtshilfe" von W. Pschyrembel, Verlag Walter de Gruyter & Co., Berlin 30, entnommen. Für die freundliche Überlassung möchte ich Herrn Prof. Dr. Dr. Pschyrembel an dieser Stelle herzlich danken. Die Abbildungen 107, 108, 109, 110, 111, 112, 149 und 161 des Beitrages entstammen der Feder von Dr. med. Adalbert Jahnke, Berlin-Lankwitz.

quergespalten, so daß man eine vordere und eine hintere Muttermundslippe unterscheiden kann. Im Gebärmutterhals wird der alkalische Zervixschleim von den Zervixdrüsen gebildet. Der 3 cm lange *Halskanal* (Zervikalkanal) mündet am *inneren Muttermund* (Orificium internum) in die 4 cm lange, dreieckige *Gebärmutterhöhle* (Cavum uteri, Korpushöhle). Sie ist von *Gebärmutterschleimhaut* (Endometrium) ausgekleidet. Diese wird jeweils nach einer Menstruation von neuem für die Aufnahme einer befruchteten Eizelle vorbereitet. Kommt es nicht zur Befruchtung, so wird die bis 2 mm dicke Schleimhaut in einer 3 bis 6 Tage dauernden, meist 4wöchentlich auftretenden Blutung abgestoßen (Menstruation). Vom oberen Teil der Gebärmutter (dem *Fundus*) ziehen die beiden knapp bleistiftdicken **runden Mutterbänder** (Ligamenta rotunda) durch den Leistenkanal bis in die großen Labien hinein. Seitlich gehen von den Fundusecken die 10 bis 12 cm langen Eileiter (Tuben) ab.

Die **Eileiter** ziehen zuerst als enge Rohre von der Gebärmutterhöhle durch die Gebärmutterwand (*interstitieller Teil*) und verlaufen dann, von einer Bauchfellfalte (Plica lata) umgeben, in Richtung auf die seitliche Beckenwand. Der enge Teil (*Isthmus*) erweitert sich (*Ampulle*). Die Mündung in die freie Bauchhöhle ist trichterförmig (*Infundibulum*) und von Fransen (*Fimbrien*) kranzförmig umgeben. Der Fimbrientrichter nimmt die Eizelle auf, die von den Ovarien alle 4 Wochen abgegeben wird. Im Eileiter wird das Ei durch Muskelkontraktionen und Flimmerstrom in wenigen Tagen in die Gebärmutterhöhle transportiert.

Die **Eierstöcke** (Ovarien) sind mandelförmige, etwa walnußgroße Gebilde, die zwischen Gebärmutter und Beckenwand elastisch aufgehängt sind. Sie enthalten die *Eizellen* (beim Neugeborenen 4 bis 500000). 4 bis 500 wachsen im Lauf des Lebens zum kirschgroßen *sprungreifen Eibläschen* (Bläschenfollikel, *Graaf*schen Follikel) heran (s. Bd. I). Nach dem Eisprung (Ovulation) bildet sich das Eibläschen in den *Gelbkörper* (Corpus luteum), eine Drüse mit innerer Sekretion, um. Dieser verblüht nach 2 Wochen, wodurch 14 Tage nach der Ovulation die Menstruation ausgelöst wird. Im Falle der Befruchtung der Eizelle bleibt der Gelbkörper erhalten, und die Menstruation tritt gewöhnlich nicht mehr ein, so daß sich die Frucht ungestört in der Gebärmutterschleimhaut entwickeln kann.

Durch Impulse des *Zwischenhirns* (Hypothalamus) wird der Vorderlappen der Hirnanhangdrüse (*Hypophysenvorderlappen*) angeregt, im rhythmischen Wechsel die sog. **gonadotropen** (d. h. auf die Keimdrüsen gerichteten) **Hormone** zu bilden:

1. Follikelreifungshormon = **f**ollikel**s**timulierendes **H**ormon = FSH,
2. Gelbkörperreifungshormon = **L**uteinisierungs**h**ormon = LH,
3. **L**uteo**t**rophes **H**ormon = LTH.

Die gonadotropen Hormone rufen im Eierstock das Heranwachsen des Eibläschens, den Eisprung und die Gelbkörperbildung sowie die Hormonabsonderung hervor.
Im Eierstock werden gebildet:

1. Eibläschenhormon = **Follikelhormon** = Östrogen,
2. **Gelbkörperhormon** = Corpus-luteum-Hormon = Progesteron = Gestagen.

Diese bewirken die Entwicklung der weiblichen Merkmale sowie das Wachstum der Gebärmutter und ihrer Schleimhaut.

Monatlich wiederholen sich

1. Aufbau der Gebärmutterschleimhaut durch Einwirkung des Follikelhormons = *Proliferationsphase.*
2. Anreicherung der aufgebauten Schleimhaut mit Nährstoffen für das erwartete befruchtete Ei durch zusätzliche Gelbkörperhormonwirkung = *Sekretionsphase.*
3. Zerfall und Ausstoßung der Schleimhaut, wenn das Ei nicht befruchtet worden ist = *Menstruation.*

Da diese Vorgänge immer wieder von neuem beginnen, spricht man vom *menstruellen Zyklus* (Kreis).

Blutversorgung:

Die *Ovarien* erhalten ihr Blut aus der Arteria ovarica, die aus der Bauchaorta entspringt (die linke zuweilen aus der linken Nierenarterie), und aus einem Ast (Ramus ovaricus) der Arteria uterina.

Die *Eileiter* werden durch je einen Ast der Arteria uterina und der Arteria ovarica versorgt.

Die *Gebärmutter* hat eine besondere Schlagader (Arteria uterina), die an der seitlichen Beckenwand aus der Arteria ilica interna entspringt, den Ureter überkreuzt, am Isthmus in den Uterus eintritt und sich dort in 2 Hauptäste teilt: die Arteria vaginalis zur Scheide und den Ramus tubalis zum Eileiter und zum Eierstock (Ramus ovaricus). Die Venen verlaufen mit den Arterien.

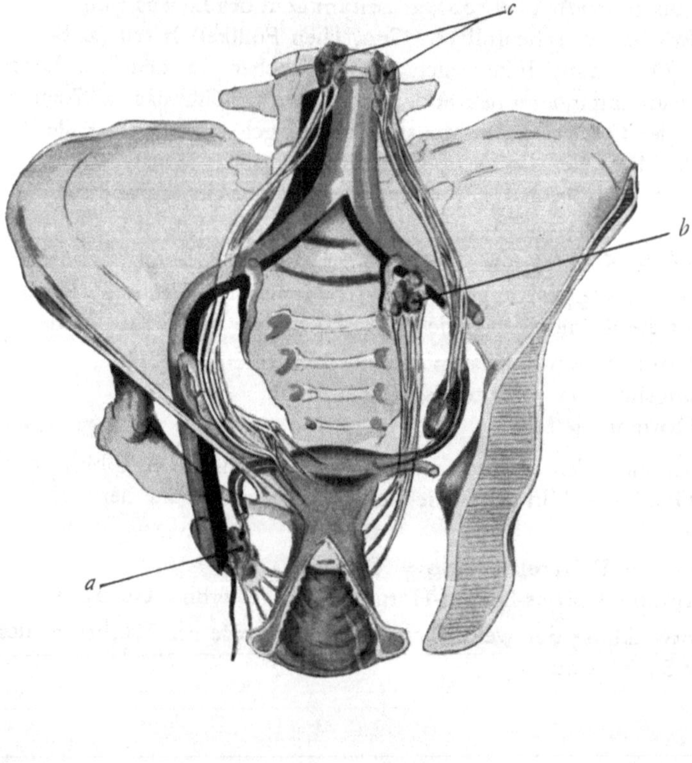

Abb. 108. Lymphabfluß aus den weiblichen Genitalorganen

a Leistenlymphknoten
b Iliakale Lymphknoten
c Paraaortale Lymphknoten

Der **Lymphabfluß** (Abb. 108) geschieht

von den äußeren Geschlechtsteilen und dem unteren Drittel der Scheide zu den *Leistenlymphknoten*,

von den oberen zwei Dritteln der Scheide und vom Gebärmutterhals zu den *iliakalen Lymphknoten* an der Gabelung der Arteria ilica an der seitlichen Beckenwand,

vom Gebärmutterkörper zu den paraaortalen und lumbalen *Lymphknoten*.

Das **Beckenbindegewebe** heißt zwischen Scheide und Beckenwand *Parakolpium*, zwischen Gebärmutter und Beckenwand *Parametrium*.

B. Regelstörungen

Die monatlichen Regelblutungen werden Menstruation, Regel, Periode, Unwohlsein oder Menses (Mehrzahlform von lat. mens = der Monat) genannt.
Menarche = erste Regelblutung (gewöhnlich zwischen 11. und 15. Jahr).
Menopause = letzte Regelblutung (gewöhnlich zwischen 45. und 50. Jahr).
Frühreife (Pubertas praecox) kann durch Geschwülste im Gehirn, in der Nebennierenrinde und im Eierstock hervorgerufen werden, aber auch ohne nachweisbare Organveränderungen auftreten.

1. Juvenile Blutungen

= zu starke Blutungen in der Entwicklungszeit bis zum 21. Jahr

Ursache: Störung des Zwischenhirn-Hypophysen-Systems. Als Folge bleibt gewöhnlich der Follikelsprung aus, so daß kein Gelbkörper entsteht **(monophasischer Zyklus).** Der Follikel kann über die Zeit der erwarteten Menstruation erhalten bleiben **(Follikelpersistenz).** Da in diesem Fall Follikelhormon lange Zeit ohne zusätzliches Gelbkörperhormon auf die Gebärmutter einwirkt, kommt es zur Wucherung der Schleimhaut mit zystischer Erweiterung der Drüsen, zur **glandulär-zystischen Hyperplasie.** Bildet sich der Follikel unter Nachlassen seiner Hormonbildung nach 6 bis 7 Wochen zurück, so kommt es zur Dauerblutung aus der krankhaft gewucherten Schleimhaut.

Außerdem besteht oft eine Unterwicklung des Uterus, so daß er sich schlecht zur Blutstillung zusammenziehen kann.

Therapie: Hormonbehandlung (Tabletten oder Mischspritze aus Follikel- und Gelbkörperhormon; danach Blutstillung innerhalb von 1—2 Tagen mit Abstoßung der krankhaften Schleimhaut nach 8 Tagen als Nachblutung = hormonale Kürettage); bei erfolgloser Hormontherapie Bluttransfusionen (besonders mit Schwangerenblut), Trasylol und Epsilonaminocapronsäure, Kalk, Vitamin C, Ausschabung (Kürettage) — wobei ein intakter Hymen nach Hyaluronidaseinfiltration ausreichend dehnbar wird —, Röntgenbestrahlung der Milz.

2. Klimakterische Blutungen = zu starke Blutungen in den Wechseljahren

Ursache: Wie bei den juvenilen Blutungen meist Follikelpersistenz mit folgender glandulär-zystischer Hyperplasie (s. o.).

Differentialdiagnose: Blutungen durch Myome, Polypen, Karzinome müssen durch Ausschabung (diagnostische Kürettage) ausgeschlossen werden.

Therapie: Hormonbehandlung (wie oben), Radiumeinlagen in die Gebärmutterhöhle (Verätzung der Schleimhaut durch β-Strahlen), operative Entfernung der Gebärmutter.

3. Amenorrhoe = Fehlen der monatlichen Blutung

Formen: 1. Primäre Amenorrhoe = von vornherein keine Menstruation aufgetreten.

Ursachen: Entwicklungsstörungen (Fehlen der Keimdrüsen oder des Uterus, Verlegung des Abflußweges für das Menstrualblut durch Fehlen oder Verschluß der Vagina) oder Störungen im Zwischenhirn-Hypophysen-System.

2. Sekundäre Amenorrhoe = Ausbleiben der Blutung nach bereits vorhandener Regel.

Ursachen: a) Physiologisch: Schwangerschaft, Stillzeit, Menopause.

b) Pathologisch: Ausschaltung der Ovarien durch Operation oder Bestrahlung (Kastration), schwere Allgemeinerkrankungen (akute Infekte, Lungentuberkulose, Nierenentzündung, Diabetes, Nervenkrankheiten), psychische Ursachen (gewünschte oder befürchtete Schwangerschaft), Milieuänderungen (Reisen, Kasernierung, Examen, Überarbeitung).

Behandlung: Möglichst durch Beseitigung der Ursachen, Hormontherapie (Zufuhr der fehlenden Hormone = *Kaufmann*-Schema).

4. Menorrhagie = verstärkte Monatsblutung [oft bei Myomen] und Metrorrhagien = Blutungen außerhalb des monatlichen Rhythmus

Sonderformen: 1. Zwischenblutung (zur Zeit der Ovulation), **2. Vorblutung** (schon vor dem eigentlichen Menstruationsbeginn), **3. Kontaktblutung** (Berührungsblutung z. B. nach schwerem Heben oder nach dem Verkehr: Frühzeichen des Gebärmutterhalskrebses).

Ursachen der Metrorrhagien: Gebärmutterhalskrebs, Entzündung der Gebärmutterschleimhaut (Endometritis), hoher Blutdruck, kardiale Stauung, Blutkrankheiten.

5. Dysmenorrhoe = schmerzhafte Regelblutungen

Ursachen: a) Unterentwicklung (Hypoplasie) der Gebärmutter und psychische Faktoren. Diese Dysmenorrhoen bestehen meist seit der Menarche.

b) Erworbene Dysmenorrhoen: Myomknoten, Entzündungen, vor allem Endometriose (s. d.).

Sonderform: Dysmenorrhoea membranacea = Ausstoßung der Gebärmutterschleimhaut als zusammenhängende Membran unter kolikartigen Schmerzen.

Therapie: Analgetika, Spasmolytika, Hormone zur vorübergehenden Ausschaltung der Ovulation (z. B. Anovlar tägl. 1 Tabl. vom 5. bis 25. Zyklustag), Wärme.

6. Endometriose

= gutartige Wucherung von Gebärmutterschleimhaut [Endometrium] außerhalb der Gebärmutterhöhle

Symptome: Erworbene Dysmenorrhoen.

Ursachen: Die Gebärmutterschleimhautherde nehmen unter dem Einfluß der Eierstockshormone an den menstruellen Veränderungen, z. B. auch den monatlichen Blutungen, teil und führen daher zu Beschwerden, die zur Zeit der Menstruation am stärksten sind.

Formen: a) Genitale Endometriose in der Gebärmutterwand (Adenomyosis uteri), im Eileiter (Tubenwinkeladenomyose = Salpingitis isthmica nodosa, Schokoladentube), im Eierstock (Teer- oder Schokoladenzyste), an der Uterushinterwand (Endometriosis retrocervicalis).

b) Extragenitale Endometriose in Narben nach Kaiserschnitt oder Schwangerschaftsunterbrechungen, in Blase, Darm, Lunge, am Ellenbogen usw.

Komplikationen: Sterilität (durch Tubenwinkelendometriose), Eileiterschwangerschaft (durch Tubenendometriose), Verklebung der Gebärmutter mit dem Darm (Retroflexio fixata) durch retrozervikale Endometriose.

Therapie: Hormonal, operativ oder durch Ausschaltung der Eierstocksfunktion mittels Röntgenstrahlen.

7. Prämenstruelles Spannungssyndrom

Symptome: *Vor* der Menstruation allgemeines Spannungsgefühl, Brustschmerzen (Mastodynie), Kopfschmerzen u. dgl.

Ursachen: Vermehrte Wasseransammlung im Gewebe durch hormonale Einflüsse.

Therapie: Gelbkörperhormon, Diuretika.

Weitere Bezeichnungen für Regelstörungen sind:

Oligomenorrhoe: zu selten	auftretende Regelblutungen
Hypomenorrhoe: zu schwach	
Polymenorrhoe: zu oft	
Hypermenorrhoe: zu stark	

Dabei wird gewöhnlich vom Zwischenhirn-Hypophysen-System und vom Ovar bestimmt, wie **oft,** von der Gebärmutterwand, wie **stark** und von der Gebärmutterschleimhaut, wie **lange** es blutet. Es kommen aber auch kombinierte und oft schwer erkennbare Ursachen in Frage.

C. Entzündungen

1. Vulvitis
2. Bartholinitis
3. Feigwarzen
4. Scheidenentzündung mit Sonderformen
5. Zervizitis
6. Endometritis
7. Adnexitis
8. Parametritis
9. Strahlenpilzerkrankung
10. Syphilis
11. Gonorrhoe
12. Genitaltuberkulose

1. Vulvitis = Entzündung der äußeren Geschlechtsteile

Ursachen: Verletzungen, Hautschädigung durch Wochenfluß oder Ausfluß bei Scheidenentzündung, ungenügende Sauberkeit, Diabetes, Blasen- und Darmfisteln, Scheuern der Oberschenkelinnenseiten bei starker Schweißabsonderung (Intertrigo = „Wolf"), Soorpilzerkrankung, Oxyuren, Filzläuse.

Therapie: Umschläge oder Sitzbäder mit Kamillentee oder Eichenrinde mit anschließendem Einpudern, Betupfen mit Höllensteinlösung 1:1000, bei Soor Moronalsalbe, Behandlung der Scheidenentzündung.

2. Bartholinitis = Entzündung der Bartholinschen Drüse

Ursachen: Eindringen von Staphylokokken, Gonokokken oder anderen pathogenen Keimen in den Ausführungsgang. Durch Eiteransammlung kommt es zu einer bis eigroßen schmerzhaften Schwellung mit Hautrötung.

Verlauf: Der Eiter kann nach außen durchbrechen. Häufig Rückfälle.

Therapie: Kamillenumschläge, Inzision, Tamponade der Wundhöhle.

Komplikation: Bartholinsche Zyste infolge Rückstauung des Drüsensekrets nach Verschluß des Ausführungsganges (wird nach Abklingen der Entzündung durch operative Ausschälung beseitigt).

3. Feigwarzen (spitze Kondylome = Condylomata acuminata)

Ursachen: Hautwucherungen bei starkem Ausfluß, auch bei Schwangerschaft.

Therapie: Beseitigung des Fluors, Abtragung mit dem elektrischen Messer.

4. Scheidenentzündung (Kolpitis) mit Sonderformen

a) Trichomonaden-Kolpitis
b) Soor-Kolpitis
c) Colpitis senilis maculosa
d) Gonorrhoische Kolpitis
e) Scheidendiphtherie

Ursachen: Schädigung des Selbstreinigungsmechanismus der Scheide (S. 159/160): Wird das saure Milieu der Scheide gestört, z. B. durch vermehrte Absonderung alkalischen Zervixschleims bei Zervizitis, von alkalischem Menstrualblut oder Sekret bei Endometritis, so können Eitererreger wachsen.

Symptome: Vermehrter Ausfluß **(Fluor vaginalis).**

Therapie: 1. Abtötung der Bakterien, 2. Wiederherstellung der normalen Döderleinkeimbesiedlung. Beides wird durch Spülungen und Medikamenteinlagen versucht.

Besondere Formen:

a) Trichomonaden-Kolpitis

Symptome: *Schaumiger* Fluor.

Erreger: Trichomonas vaginalis (Geißeltierchen), lebt auch in den Harnwegen (Trichomoniasis urogenitalis). Kann durch den Geschlechtsverkehr übertragen werden.

Therapie: Beseitigung sonstiger Fluorursachen, trichomonadentötende Medikamente, z. B. Clont. Mitbehandlung des Partners unerläßlich.

b) Soor-Kolpitis

Symptome: Heftig *juckender* Fluor, weißliche Stippchen.

Erreger: Soorpilz (Monilia albicans).

Therapie: Pinselung mit Borglyzerin, Moronal.

c) Colpitis senilis maculosa

Symptome: Gelblich-wäßriger Fluor, dünne Scheidenhaut mit kleinen Blutpunkten.

Ursache: Follikelhormonmangel.

Therapie: Follikelhormonhaltige Medikamente einlegen.

d) Gonorrhoische Kolpitis

Sie kommt nur bei kleinen Kindern, seltener auch bei Greisinnen und während der Schwangerschaft vor. Sonst können sich die Gonokokken auf dem vielschichtigen Plattenepithel nicht halten.

e) Scheidendiphtherie

Sie kann zu narbiger Verengung der Scheide führen.

5. Entzündung der Schleimhaut des Gebärmutterhalses (Zervizitis)

Ursache: a) Anatomische Veränderungen: Angeborene Auskrempelung der Schleimhaut aus dem Zervikalkanal auf die Portiooberfläche **(Ektropium)** oder Muttermundrisse nach Fehlgeburt oder Geburt **(Lazerationsektropium).** Die Schleimhaut kommt dabei mit der Scheidenflüssigkeit in Verbindung und wird dadurch zu vermehrter Schleimabsonderung gereizt **(Zervixkatarrh).** b) Gonorrhoe.

Symptome: Vermehrter schleimig-eitriger Ausfluß **(Fluor cervicalis),** oft zugleich Scheidenentzündung.

Verlauf: Als Folge des alkalischen zervikalen Fluors geht oft der Plattenepithelüberzug des Gebärmutterhalses, der auf das saure Scheidenmilieu angewiesen ist, verloren: echte Erosion **(Erosio vera).** Statt dessen wächst das den alkalischen Schleim bildende Drüsenepithel des Gebärmutterhalses vor und überhäutet die Erosion **(Pseudo-Erosion).** Lassen Entzündung und Schleimbildung nach, so kann das Plattenepithel zurückwachsen **(Epidermisierung, Erosionsheilung).** Dabei schnürt es Drüsenepithelnester ab. Diese bilden weiter Schleim, so daß stecknadelkopf- bis kirschgroße Zystchen entstehen. Sie werden als Nabothseier **(Ovula Nabothi)** bezeichnet, da sie der Leipziger Arzt *Naboth* (1675 bis 1721) irrtümlich für die menschlichen Eizellen gehalten hat.

Komplikationen: a) Sterilität; **b)** Neigung zu Fehl- und Frühgeburten (bei Muttermundsrissen); **c)** Aufsteigende Infektion.

Therapie: Ätzung des Halskanals mit 10- bis 20%iger Höllenstein-, Zinkchlorid- oder Formalinlösung (10%). Erosionen werden ebenfalls geätzt oder elektrokaustisch verschorft. Muttermundrisse werden operiert (Muttermundsplastik nach *Emmet* oder *Sturmdorf*). Ovula Nabothi werden gestichelt.

6. Entzündung der Gebärmutterschleimhaut (Endometritis)

Ursachen: a) Aufsteigende Infektion während der Menstruation, nach Fehlgeburt oder Geburt **(Endometritis post abortum, Endometritis puerperalis), b)** Fremdkörper, Intrauterinpessare; **c)** zerfallende Polypen oder Karzinome, submuköse Myome; **d)** Tuberkulose.

Symptome: Eitrige Absonderung aus dem Uterus (meist mit Blutbeimengung).

Verlauf: Durch Eiterverhaltung kann sich eine **Pyometra** bilden.

Therapie: Klärung der Ursache durch Kürettage.

Komplikation: Übergreifen der Infektion auf die Eileiter (Salpingitis).

7. Entzündung der Adnexe (Adnexitis)

Ursachen: Aufsteigende Infektion, besonders während der Menstruation, nach Fehlgeburt und Geburt; bei Tuberkulose Erkrankung auf dem Blutweg (hämatogene Streuung).

Erreger: Streptokokken, Staphylokokken, Gonokokken, Tuberkelbazillen, Pneumokokken, Koli, Enterokokken.

Symptome: *Plötzlicher Beginn*: Fieber, Schmerz im Unterbauch. Dieser ist druckempfindlich und gespannt. Bei der Untersuchung Schiebeschmerz des Gebärmutterhalses und Druckempfindlichkeit des Scheidengewölbes. Vermehrung der Leukozytenzahl, Beschleunigung der Blutkörperchensenkungsgeschwindigkeit. Die tuberkulöse Salpingitis verläuft schleichend.

Verlauf: Zuerst Entzündung des Eileiters **(Salpingitis).** Dabei verschließt sich oft das Fimbrienende durch Einrollung und Verklebung der Schleimhaut (häufigste *Sterilitätsursache!*). Eiteransammlung in der verschlossenen Tube: **Pyosalpinx,** Flüssigkeitsansammlung: **Hydrosalpinx,** Blutinhalt: **Hämatosalpinx.** Greift die Entzündung auf den Bauchfellüberzug der Tube über, spricht man von **Perisalpingitis,** bei Übergang auf den Eierstock von **Oophoritis.** Verschmelzen Eierstock und Eileiter zu einer entzündlichen Zyste oder zu einem Abszeß, spricht man von **Tuboovarialzyste bzw. Tuboovarialabszeß.** Salpingitis und Oophoritis werden zusammengefaßt als Entzündung der Gebärmutteranhänge (= der Adnexe) bezeichnet **(Adnexitis,** im Volksmund: Eierstocksentzündung). Isolierte Abszeßbildung im Eierstock heißt **Ovarialabszeß.** Übergreifen einer Adnexitis auf das Beckenbauchfell führt zur Beckenbauchfellentzündung **(Pelveoperitonitis)** und kann sich zur allgemeinen Bauchfellentzündung entwickeln (zur *diffusen Peritonitis*) oder sich als Eiteransammlung im Becken abkapseln **(Douglasabszeß)**. Als Restzustände entstehen oft Verwachsungen **(Adhäsionen)** und Verklebung der rückwärts gebeugten Gebärmutter mit dem Darm **(Retroflexio uteri fixata)**.

Komplikationen: Diffuse Peritonitis, Durchbruch eines Abszesses in die Blase oder den Darm mit Bildung einer Organfistel.

Therapie: a) Akutes Stadium: Bettruhe, Eisblase, Sulfonamide oder Antibiotika, Darmeinläufe, Schmerzbekämpfung und Stützung des Kreislaufs. **b) Subakutes Stadium:** Nach 2 bis 3 Tagen an Stelle der Eisblase feuchtwarme Umschläge. **c) Subchronisches Stadium:** Resorptionsbehandlung (Wärmflaschen, Lichtbogen, Sitzbäder, Kurzwellen, Moorpackungen und Moorbadekuren). **d) Chronisches Stadium:** Resorptivbehandlung. Nur bei Erfolglosigkeit der konservativen Behandlung, wenn ständig neue Entzündungsschübe Arbeitsfähigkeit und Wohlbefinden über Jahre ohne Heilungsaussichten beeinflussen, Operation: Entfernung des Uterus mit beiden Adnexen. Teiloperationen sind oft von Rückfällen gefolgt.

8. Entzündung des Beckenbindegewebes (Parametritis)

Ursache: Verletzungen bei Geburten, Fehlgeburten oder gynäkologischen Eingriffen, ungepflegte Pessare, Pfählungsverletzungen.

Verlauf: Ausheilung als *parametrane Schwiele*.

Komplikationen: Durchbruch eines parametranen Abszesses in die Scheide, die Blase oder den Darm, über dem Leistenband (*Dupuytren*scher Abszeß), Aufsteigen der Infektion bis in das Nierenlager.

Therapie: Wie bei Adnexitis. Parametrane Abszesse werden inzidiert und drainiert.

9. Strahlenpilzerkrankung (Aktinomykose)

Erreger: Actinomyces Israeli.

Verlauf: Chronische Vulvitiden, Adnexitiden und Parametritiden mit *Schwielen- und Fistelbildung*.

Diagnose: Mikroskopischer Nachweis der Erreger aus stecknadelkopfgroßen gelben Körnchen im Eiter (*Drusen*).

Therapie: Kombinierte Penicillin-Sulfonamid-Behandlung.

10. Syphilis (Lues)

Erreger: Spirochaeta pallida (von *Schaudinn* u. *E. Hoffmann* 1905 entdeckt).

Verlauf: 3 Wochen nach dem Eindringen der Erreger entsteht an der Infektionsstelle (Scheideneingang, Scheidenwand, Gebärmutterhals) der *Primäraffekt*: ein rundes, scharfrandiges, hartes Geschwür mit festhaftendem gelblichem Belag (Ulcus durum) und schmerzloser Schwellung der regionalen Lymphknoten. In der 9. Woche finden sich als Teilerscheinung des Sekundärstadiums *nässende Papeln* an der Vulva. Die *Gummiknoten* des Tertiärstadiums sind im Genitalbereich selten.

Therapie: Penicillin mit Wiederholung bei jeder Schwangerschaft **(Sicherheitskur)**.

11. Gonorrhoe

Erreger: Gonokokkus (von *Neisser* 1879 entdeckt).

Verlauf: Zuerst gewöhnlich Entzündung der Harnröhrenschleimhaut (*Urethritis*) und der Schleimhaut des Gebärmutterhalses (*Zervizitis*), seltener der paraurethralen Drüsen und der Bartholinschen Drüse. Die Scheide erkrankt nur bei Kindern, in der Schwangerschaft und bei Greisinnen, da ihre Haut sonst widerstandsfähig ist. Auch das Rektum kann infiziert werden. Während der Menstruation oder nach Geburt oder Fehlgeburt können Gonokokken aus der Zervix bis in die Eileiter hochwachsen. Dadurch kann es zur *Adnexitis* und *Pelveoperitonitis* mit späteren *Verwachsungen* und *Sterilität* durch Tubenverschluß kommen. Durch Verschleppung von Gonokokken auf dem Blutweg entstehen in seltenen Fällen *Gelenk*- und *Herzklappenentzündungen*.

Symptome: Brennen beim Wasserlassen (bei Urethritis), gelblich-grüner eitriger Ausfluß (bei Zervizitis), Fieber, starker Unterleibsschmerz (bei Adnexitis und Pelveoperitonitis).

Therapie: Penicillin.

12. Genitaltuberkulose

Entstehung: Auf dem Blutweg (hämatogen) gelangen Tuberkelbazillen aus einem Lungen- oder Darmherd in die Eileiter (in 85 bis 90% aller Fälle von Genitaltuberkulose). Außerdem können erkranken: das Endometrium **(Endometritis tuberculosa),** das Ovar, die Zervix und die Scheide.

Symptome: Blutungsstörungen, Dysmenorrhoe, Sterilität.

Verlauf: Entstehung von doppelseitigen entzündlichen Adnextumoren.

Diagnose **1.** Histologisch: Mikroskopischer Nachweis von Tuberkeln im Operations- oder Kürettagematerial, **2.** bakteriologisch: Nachweis der Tuberkelbazillen durch Züchtung, Meerschweinchenimpfung oder Fluoreszenzmikroskopie aus Eiter, Zervixsekret und Menstrualblut (im Okklusivpessar gesammelt). Bei gesicherter Diagnose besteht Meldepflicht. Das Menstrualblut ist als infektiös anzusehen (Binden verbrennen!).

Therapie: Allgemeinbehandlung (Heilstätten) und Chemotherapie (mit tuberkulostatischen Mitteln: Streptomycin, INH, TB I, PAS), in Ausnahmefällen Operation, Röntgenbestrahlung.

D. Geschwülste (Abb. 109)

1. Äußere Geschlechtsteile *2. Scheide* *3. Gebärmutter* *4. Eierstock*

1. Äußere Geschlechtsteile (Vulva)

a) Gutartige Geschwülste *b) Bösartige Geschwülste*

a) Gutartige Geschwülste

Atherome, Schweißdrüsengeschwülste, *Bartholin*sche Zysten (S. 156), Paraurethralzysten, Myome, Fibrome, Lipome, Hämangiome werden bei Beschwerden operativ entfernt.

b) Bösartige Geschwülste

Vulvakarzinom.

Symptome: Gewebeverhärtung, die später oberflächlich zerfällt und blutet; dabei häufig Schwellung der Leistenlymphknoten.

Verlauf: Oft vorangehend: weißliche Hautverfärbung **(Leukodermie),** weiße Hautverdickung **(Leukoplakie)** oder Schrumpfung **(Kraurosis)** mit Juckreiz **(Pruritus),**

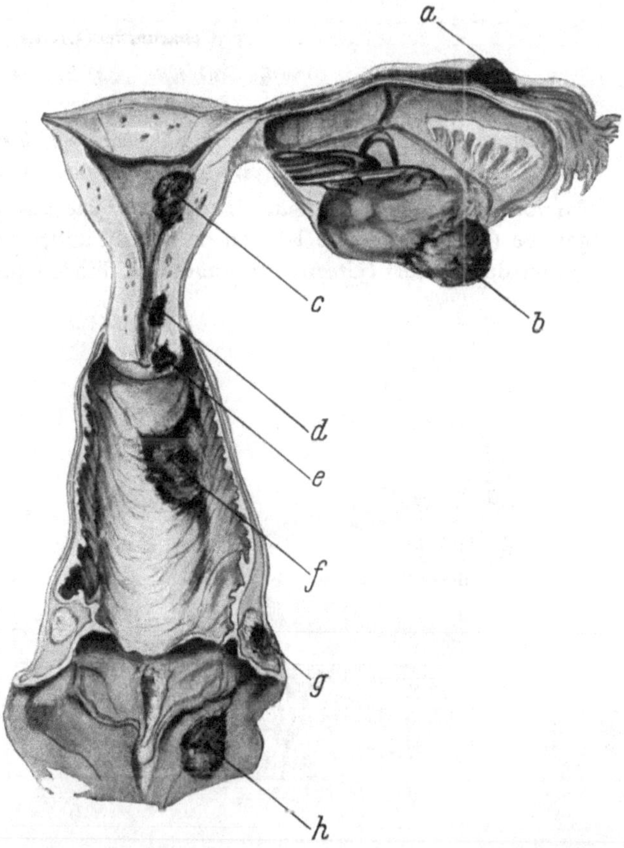

Abb. 109. Geschwulstlokalisationen am weiblichen Genitale

a Tubenkarzinom
b Ovarialkarzinom
c Korpuskarzinom
d Zervixhöhlenkarzinom
e Portiokarzinom
f Scheidenkarzinom
g Karzinom der Bartholinschen Drüse
h Vulvakarzinom

bräunliche Hautveränderungen mit flachen Wundflächen (**Bowensche Krankheit,** Dermatitis praecancerosa). Das Karzinom beginnt an der Klitoris, der Harnröhrenmündung oder an den kleinen Labien, breitet sich über die Leisten-, Schenkel- und Iliakallymphknoten an der inneren Beckenwand aus und kann Blase, Scheide und Darm ergreifen.

Therapie: Betratronbestrahlung, sonst Operation mit Röntgennachbestrahlung, Spickung mit Radiogoldseeds.

2. Scheide (Vagina)

a) Gutartige Geschwülste *b) Bösartige Geschwülste*

a) Gutartige Geschwülste

Scheidenzysten, Fibrome, Myome.

b) Bösartige Geschwülste

Scheidenkarzinom. Selten. Entstehung meist in der hinteren oberen Scheidenwand. Meist wird nicht operiert, sondern bestrahlt.

3. Gebärmutter (Uterus)

a) Gutartige Geschwülste *b) Bösartige Geschwülste*

Myom.

Vorkommen: Myome wachsen *nur während der Follikelhormonbildung* durch die Eierstöcke, also nicht bei Kindern und nach der Menopause.

Anatomie: Myome sind gutartige Geschwülste aus glatter Muskulatur und Bindegewebe (*Fibromyome*). Sie können in Einzahl auftreten oder in Mehrzahl die Gebärmutter durchsetzen **(Uterus myomatosus).** Finden sich Endometrioseherde in einem

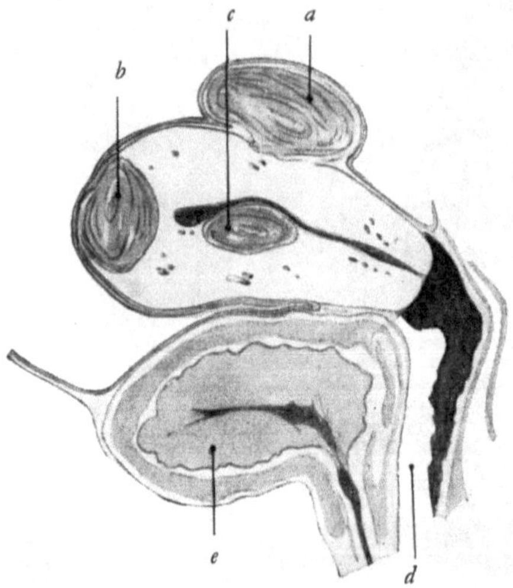

Abb. 110. Wachstumsarten der Uterusmyome

a) Subserös
b) Intramural
c) Submukös
d) Scheide
e) Harnblase

Myom, so bezeichnet man es als **Adenomyom.** Myome können *verkalken* und sind dann im Röntgenbild sichtbar.

Wachstumsarten (Abb. 110): **1. Subseröse** Myome: Wachsen aus der Uteruswand nach außen und können sich stielen. **2. Intramurale** Myome: Wachsen innerhalb der Wand. **3. Submuköse** Myome: Wachsen in die Uterushöhle vor, können sich stielen und geboren werden. **4. Intraligamentäre** Myome: Wachsen von der Seitenkante des Uterus im Beckenbindegewebe (im Ligamentum latum) vor. — Myome wachsen gewöhnlich im Gebärmutterkörper **(Korpusmyome),** selten im Gebärmutterhals **(Zervixmyome).**

Symptome: Nach dem Sitz verschieden: *subseröse Myome*: *Druckerscheinungen* seitens der Nachbarorgane (Darm, Blase, Ischiasnerv); *intramurale Myome*: außerdem verstärkte und verlängerte Regelblutungen (Menometrorrhagien, *Hypermenorrhoe*), da sich die myomdurchsetzte Gebärmutter schlechter zusammenziehen kann; *submuköse Myome*: Dauerblutungen (*Metrorrhagien*) durch Schädigung der Schleimhaut, *Dysmenorrhoe*.

Verlauf: Wachstum bis zur Menopause, danach Schrumpfung. Infolge der Blutungsstörungen zunehmende Anämie. Durch Druck auf den Harnleiter Hydronephrose, auf den Darm Verstopfung.

Komplikationen: 1. Stieldrehung: Plötzlicher Schmerz, Erbrechen, Pulsbeschleunigung („akuter Bauch"), 2. Erweichung, oft mit Infektion, 3. Kapselruptur: Symptome ähnlich wie bei Stieldrehung, 4. bei Schwangerschaft Fehlgeburt, Geburtshindernis, Nachblutung, Infektion im Wochenbett, 5. Sarkomentwicklung.

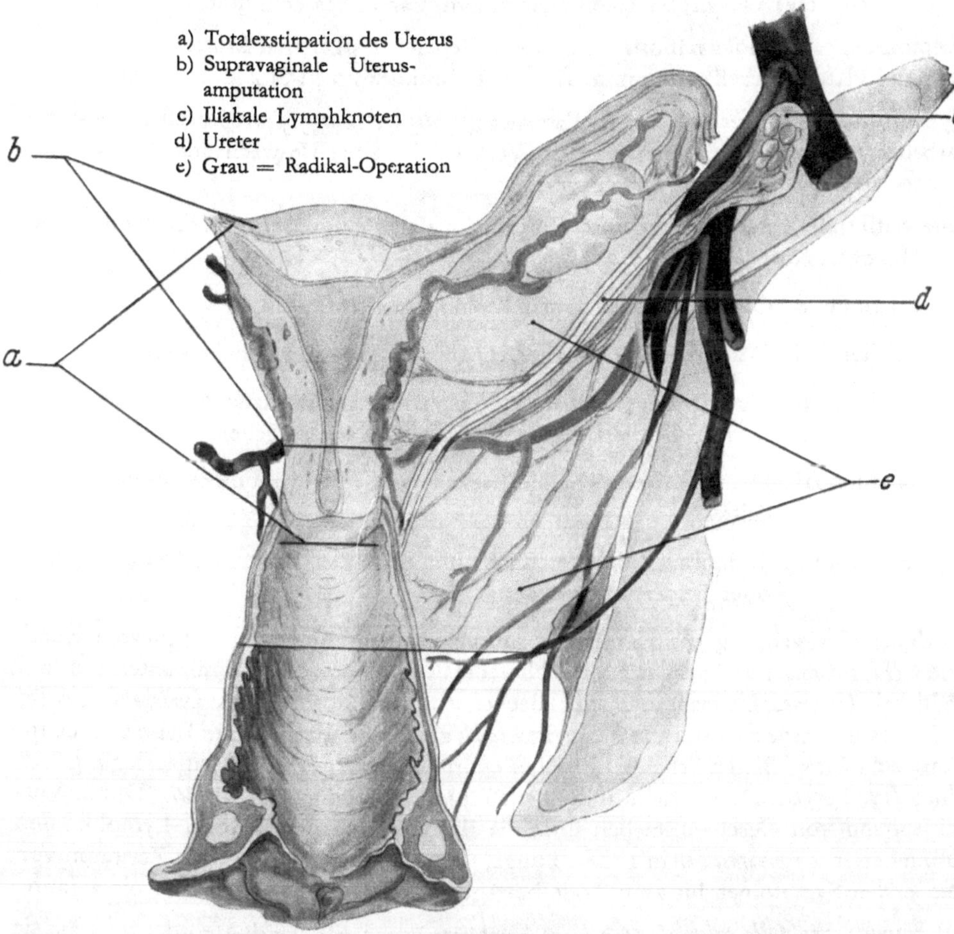

Abb. 111. Operationsarten: Supravaginale Uterusamputation, Totalexstirpation, Radikaloperation (nach *Wertheim* oder *Schauta*)

Therapie: Operation: *nur wenn Beschwerden bestehen.* Einzelne Myomknoten werden ausgeschält (konservative Myomoperation, *Myomenukleation*). Bei Uterus myomatosus wird die Gebärmutter im Ganzen entfernt: vom Leibschnitt (*abdominale Totalexstirpation* Abb. 111) oder von der Scheide her (*vaginale Totalexstirpation*). Die gesunden Adnexe können belassen werden. Verbietet sich eine Operation, so werden die Eierstöcke durch Röntgenbestrahlung ausgeschaltet (*Kastrationsbestrahlung*). Danach schrumpfen die Myome. Operation nach *Porro*: Entwicklung des lebenden Kindes durch Kaiserschnitt bei gleichzeitiger Entfernung des myomatösen Uterus.

Zervix- und Korpuspolypen sind Schleimhautwucherungen. Sie können *unregelmäßige Blutungen* hervorrufen und aus dem Muttermund *geboren* werden.

b) Bösartige Geschwülste

a) Gebärmutterhalskrebs (Kollumkarzinom, Carcinoma colli uteri).

Anatomie: 1. Portiokarzinom: Sitz in der Gegend des äußeren Muttermundes, vorwiegend Plattenepithelkarzinom. **2. Zervixhöhlenkarzinom:** Sitz in der Zervixhöhle.

Symptome: *Treten erst auf, wenn das Karzinom zerfällt und Blutgefäße eröffnet*: fleischwasserfarbener Ausfluß, Blutungen nach dem Verkehr. Erst bei Umwachsung der Nervenstränge an der Beckenwand Schmerzen!

Internationale Stadieneinteilung (Internationaler Kongreß für Geburtshilfe und Gynäkologie, New York City, 1950):

Stadium 0: Oberflächenkarzinom (Carcinoma in situ).

Stadium I: Der Krebs ist ausschließlich auf den Gebärmutterhals beschränkt.

Stadium II: Der Krebs geht über den Gebärmutterhals hinaus, erreicht aber noch nicht die Beckenwand oder das untere Scheidendrittel.

Stadium III: Der Krebs erreicht die Beckenwand oder das untere Scheidendrittel.

Stadium IV: Weiter ausgedehnter Krebs mit Befall der Blase, des Enddarms oder beider Organe.

Verlauf: Umwachsung des Harnleiters führt zur Rückstauung im erweiterten Harnleiter (*Hydroureter*) und ausgeweiteten Nierenbecken (*Hydronephrose*) mit Infektion und tödlicher *Urämie*. Ummauerung der Beckenwandgefäße hat *Stauungserscheinungen* im Bein, des Ischiasnerven stärkste *Schmerzzustände* zur Folge. Einbruch in Blase und Darm führt zu *Fisteln*: Blasen-Scheiden-Fistel, Rektum-Scheiden-Fistel. Darmverlegung ruft einen *Ileus* hervor, Durchbruch in die Bauchhöhle eine tödliche *Peritonitis*. Durch Verschleppung von Geschwulstzellen über die iliakalen und paraaortalen Lymphknoten kommt es zu *Fernmetastasen* in Leber, Lunge, Gehirn, Knochen usw. Der Zeitraum von den ersten Symptomen bis zum Tode beträgt bei unbehandelten Fällen 1 bis 2 Jahre.

Diagnose: *Frühfälle rufen oft noch keine Symptome hervor.* Sie werden entdeckt, *bevor* sie noch dem Auge erkennbar werden,

1. durch **Kolposkopie** (*Hinselmann*, 1924): Betrachtung der Portiooberfläche mittels Kolposkops bei 10- bis 20facher Vergrößerung,
2. durch **Zytodiagnostik** (*Papanicolaou*, 1941): Zellabstrich von der Portiooberfläche und aus dem Zervixkanal mittels Holzspatel und Platinöse. Bei Krebs treten charakteristisch veränderte Zellen auf. Eine Krebsvorsorgeuntersuchung ohne Papanicolaou-Abstrich selbst bei normalem kolposkopischem Befund ist unvollständig!

Verdächtige Bezirke sind bei der **Schillerschen Jodprobe** negativ: sie färben sich wegen Glykogenmangels mit Lugolscher Lösung nicht dunkel, sondern bleiben hell. Karzinomepithel bricht bei Sondendruck ein **(Sondenprobe nach Chrobak).**

Aus derartigen verdächtigen Bezirken muß eine **Probeexzision** entnommen werden. Das histologische Präparat entscheidet, ob ein Oberflächenkarzinom oder ein invasives (d. h. bereits in die Tiefe wachsendes echtes) Karzinom vorliegt.

Therapie: a) Oberflächenkarzinom: Entfernung im Gesunden (bei jungen Frauen Portioamputation, bei älteren einfache Uterusexstirpation abdominal oder vaginal). Entscheidung durch Stufen- oder Serienschnitte, ob kein invasiver Bezirk übersehen worden ist. Zytologische *Nachkontrolle.*

b) Invasives Karzinom: Falls noch operabel, Radiumvorbestrahlung, Radikaloperation und Röntgennachbestrahlung (evtl. veränderte Reihenfolge). Falls inoperabel, Radium- und Röntgenbestrahlung, evtl. Zytostatika, Radium-, Radiogold-, Radiokobaltspickung. Operationsarten (Abb. 112): **1. Abdominale Radikaloperation nach Wertheim:** Entfernung des Uterus mit einer Scheidenmanschette, mit dem Beckenbindegewebe und den Beckenwandlymphknoten. **2. Vaginale Radikaloperation nach Schauta:** Entfernung des Uterus mit einer Scheidenmanschette, dem Beckenbindegewebe und erreichbaren Beckenwandlymphknoten. Der nötige Raum wird durch einen Hilfsschnitt durch den Beckenboden (Schuchardtschnitt) geschaffen.

Nach Operation und Bestrahlung kann es in Einzelfällen infolge Ernährungsstörungen des Gewebes zu Blasenscheiden- und Ureterscheidenfisteln kommen.

b) Gebärmutterkörperkrebs (Korpuskarzinom, Carcinoma corporis uteri). Das Korpuskarzinom ist meist eine *Erkrankung älterer Frauen* und tritt auch auf, wenn keine Geburten erfolgt sind. Das Kollumkarzinom bevorzugt damit verglichen im Durchschnitt jüngere Frauen und befällt besonders diejenigen, die geboren haben. Beide Krebsarten aber können in jedem Lebensalter auftreten. Die *Heilungsaussichten* sind beim Korpuskarzinom *günstiger* als beim Kollumkarzinom.

Anatomie: Das Korpuskarzinom geht von den Endometriumdrüsen aus. Es ist daher ein *Drüsenkrebs* (Adenokarzinom) und nur selten ein Plattenepithelkrebs. Es kann in die Gebärmuttermuskulatur einwachsen, in das Beckenbindegewebe vordringen, den Gebärmutterhals und die Scheide erreichen oder durch den Bauchfellüberzug der Gebärmutterhöhle in die freie Bauchhöhle durchwachsen. Metastasen finden sich in den Adnexen und in den Lymphknoten neben der Aorta.

Symptome: 1. *Unregelmäßige Blutungen* (Metrorrhagien), 2. wehenartige Schmerzen (*Simson*sche Schmerzen), 3. Eiterverhaltung in der Gebärmutterhöhle (Pyometra).

Diagnose: Durch Ausschabung und mikroskopische Untersuchung des Geschabsels.

Therapie: Operative Entfernung der Gebärmutter mit beiden Adnexen (abdominale oder vaginale Totalexstirpation, bei Übergang auf den Gebärmutterhals Radikaloperation nach *Wertheim* oder *Schauta*) oder Bestrahlung (Radiumeinlage in die Gebärmutterhöhle).

c) Gebärmuttersarkom

Sarkome der Gebärmutter sind etwa 50mal seltener als Karzinome. Sie können in jedem Lebensalter vorkommen.

Anatomie: Sarkome gehen von den Zwischensubstanzen aus (Karzinome vom Epithel). 3 Formen lassen sich unterscheiden: **1.** Schleimhautsarkome, **2.** Wandsarkome, **3.** Sarkome im Myom.

Symptome: Schleimhaut- und Wandsarkome rufen Blutungen hervor, Sarkome im Myom bewirken rasches Wachstum getasteter Myome auch *nach* der Menopause (während Myome zu dieser Zeit schrumpfen). Auftreten von Lungenmetastasen.

Diagnose: Wie beim Korpuskarzinom.

Therapie: Radikaloperation und Röntgennachbestrahlung.

d) Chorionepitheliom

s. geburtshilflicher Teil, S. 213.

4. Eierstock (Ovar)

a) Gutartige Geschwülste *b) Bösartige Geschwülste*

a) Gutartige Geschwülste

Anatomie:

A. Vergrößerungen von Eierstockfollikeln ohne selbständiges Geschwulstwachstum (*Retentionszysten*):

1. **Kleinzystische Umwandlung:**
die Eierstöcke sind von zahlreichen vergrößerten Eibläschen durchsetzt. Dabei treten oft Regelstörungen und Sterilität auf: *Stein-Leventhal-Syndrom.*

2. **Follikelzyste:**
bis hühnereigroßes Wachstum eines nicht geplatzten Eibläschens (Follikelpersistenz, oft gefolgt von glandulär-zystischer Hyperplasie des Endometriums, S. 163).

3. **Corpus-luteum-Zyste:**
bis hühnereigroßer, zystisch aufgetriebener Gelbkörper (oft dabei Zeichen der Scheinschwangerschaft).

4. **Luteinzysten:**
entwickeln sich bei Blasenmole und Chorionepitheliom (S. 213) unter dem Einfluß des von diesen gebildeten Chorionhormons.

5. **Schokoladen- oder Teerzysten:**
mit altem Blut gefüllte bis über faustgroße, meist fest mit der Umgebung verbackene Zysten bei Endometriose des Eierstocks (S. 165).

6. **Tuboovarialzysten:**
posthornförmige Zysten bei chronischer Adnexitis (S. 168).

B. *Echte Geschwülste*
mit selbständigem Wachstum (zu 80% Zysten):

I. Vom Epithel ausgehende Geschwülste:

1. **Einfache seröse Zyste** (Cystoma serosum simplex): glattwandige Zyste mit wäßrigem Inhalt, die den ganzen Bauch ausfüllen kann und dabei aus einer oder mehreren Kammern besteht.
2. **Pseudomuzinkystom** ($^2/_3$ aller Zysten):
enthält gallertartiges Pseudomuzin (echtes Muzin wird durch Essigsäure gefällt, Pseudomuzin nicht). Durch Platzen kann ein *Gallertbauch* (Pseudomyxoma peritonei) entstehen, indem schleimbildende Drüsenzellen sich auf dem Bauchfell ansiedeln. Diese Komplikation kann durch Erschöpfung zum Tode führen, obwohl die Geschwulst selbst gutartig ist, also nicht zerstörend wächst.
3. **Papilläres Kystom:**
mit zottiger Oberfläche. Feingeweblich *oft fließender Übergang zum Karzinom.*

II. Vom Bindegewebe ausgehende Geschwülste:
Fibrome und Myome der Eierstöcke sind selten. Ihr gleichzeitiges Vorkommen mit serösen Ergüssen in der Bauch- und Brusthöhle (Aszites und Hydrothorax) wird als *Meigs*-Syndrom bezeichnet.

III. Embryonale Geschwülste
Dermoide (10% aller Eierstocksgeschwülste): enthalten Hautbestandteile wie Haare und Talg, aber auch Knochen-, Zähne, Darm- und andere Organteile. Der Talg ist im Innern des Körpers flüssig und bei der entfernten, erkalteten Zyste starr.

IV. Hormonbildende Geschwülste
Granulosazelltumoren
können durch Follikelhormonbildung bei Kindern Frühreife und bei alten Frauen Blutungen aus glandulär-zystischem Endometrium (S. 163) hervorrufen. Manche Formen sind bösartig.
Arrhenoblastome
bewirken durch Bildung männlichen Hormons Vermännlichung (tiefe Stimme, Bartwuchs, Rückbildung der Brustdrüsen, Amenorrhoe). Diese Symptome verschwinden wieder nach Entfernung der Geschwulst.

V. Geschwülste der Nebeneierstöcke
Parovarialzysten liegen unter dem Bauchfell (intraligamentär).

Komplikationen: Neben Druckerscheinungen und Aszitesbildung drohen 4 lebensgefährliche Komplikationen: **1.** Platzen, **2.** Stieldrehung, **3.** Vereiterung, **4.** bösartiges Wachstum ($^1/_5$ aller Fälle).

Therapie: Wegen der möglichen Komplikationen wird *jeder über eigroße Ovarialtumor operiert* und mikroskopisch untersucht.

b) Bösartige Geschwülste

Bösartige Geschwülste können im Eierstock selbst entstehen, sich in sonst gutartigen Eierstocksgeschwülsten entwickeln oder als Fernabsiedlungen (Metastasen) anderer Krebse, z. B. des Magen-Darm-Trakts oder der Brust im Eierstock auftreten. Bösartige epitheliale Geschwülste sind die **Eierstockskarzinome,** bösartige bindegewebige Geschwülste die **Sarkome,** bösartige embryonale Tumoren die malignen **Teratoblastome.** *Krukenbergtumoren* enthalten Siegelringzellen und sind oft Metastasen von Krebsen des Magen-Darm-Kanals. Bösartige Ovarialtumoren führen zu Absiedlungen auf dem Bauchfell und im Netz (Peritonealkarzinose), zu Leber- und anderen Metastasen. Gewöhnlich findet sich haemorrhagischer Aszites.

Therapie: Operative Entfernung so radikal wie möglich, Radiogoldinfusion in die Bauchhöhle, Zytostatika.

Krebsvorsorge: Halbjährliche Kontrolle (Spiegel- und Tastuntersuchung, Kolposkopie, Zellabstrich, Kontrolle der Brustdrüsen) zumindest ab 30. Lebensjahr.

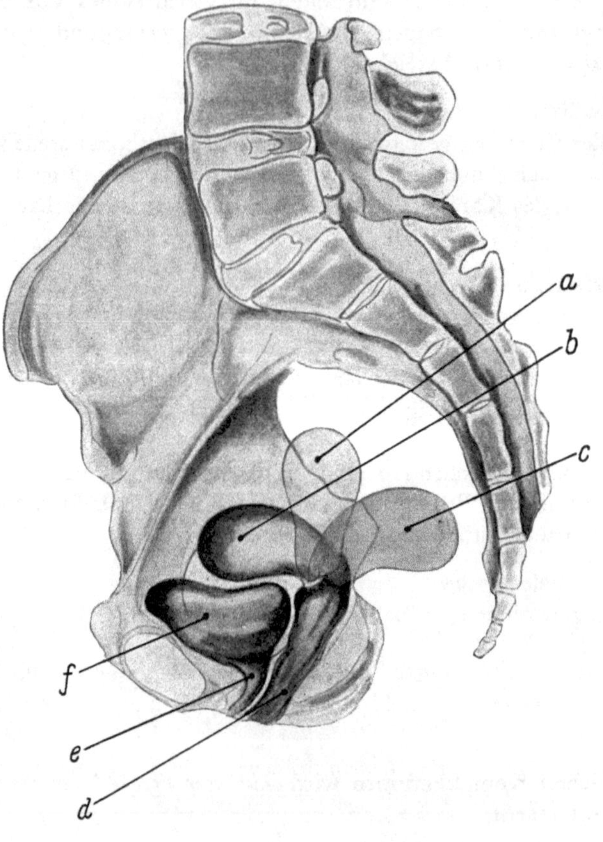

Abb. 112. Uteruslagen

a Streckstellung
b Anteflexion
c Retroflexion
d Scheide
e Harnröhre
f Blase

E. Lageveränderungen

1. Rückwärtsknickung der Gebärmutter *2. Spitzwinklige Vorwärtsknickung der Gebärmutter* *3. Gebärmutter- und Scheidensenkung*

1. Rückwärtsknickung der Gebärmutter (Retroflexio uteri)

= Abknickung des Gebärmutterkörpers gegen den Gebärmutterhals nach rückwärts (Abb. 112)

Formen: 1. Bewegliche Rückwärtsknickung **(Retroflexio mobilis):** die Gebärmutter läßt sich durch besondere Handgriffe aufrichten (evtl. erst in Narkose) und kann in dieser Lage durch ein besonderes Pessar festgehalten werden. 2. Unbewegliche Rückwärtsknickung **(Retroflexio immobilis):** die Gebärmutter läßt sich, auch in Narkose, nicht aufrichten. Oft handelt es sich dabei um eine 3. fixierte Rückwärtsknickung **(Retroflexio fixata):** die Gebärmutter wird durch Verwachsungen festgehalten.

Ursache: Bei Retroflexio mobilis Gewebeschwäche, bei Retroflexio fixata Verwachsungen nach Entzündung (S. 169) oder Endometriose (S. 165).

Symptome: 1. Schmerzen tief im Kreuz und beim Verkehr, 2. Behinderung der Darm- und Blasenentleerung, 3. Sterilität.

Alle diese Symptome können fehlen oder durch andere Ursachen, die neben einer Retroflexio bestehen, bedingt sein. Dieses gilt auch für die zuweilen auftretenden Blutungsstörungen.

Komplikationen: Bei Schwangerschaft im retroflektierten Uterus kann es zur Fehlgeburt oder Einklemmung kommen, wenn die Gebärmutter sich nicht aufrichtet oder aufgerichtet wird **(Retroflexio uteri gravidi incarcerati,** S. 209**).** Begünstigung der Senkung von Gebärmutter und Scheide.

Therapie: Eine Rückwärtsknickung wird *nur behandelt, wenn sie Beschwerden verursacht.* Bei beweglicher Retroflexio wird die Gebärmutter aufgerichtet und durch ein Hodge-Pessar in Normallage festgehalten. Sind dann die Beschwerden beseitigt, so ist die Rückwärtsknickung als Ursache der Beschwerden anzusehen. Sie wird dann durch Operation beseitigt:

1. Operation nach *Alexander-Adams*:
   Kürzung der runden Mutterbänder von den Leistenkanälen her (ohne Eröffnung der Bauchhöhle).
2. Operation nach *Webster-Baldy-Franke*:
   Vernähung der runden Mutterbänder in Schleifenform auf der Rückseite der Gebärmutter (Leibschnitt). Bei Retroflexio fixata wird die Gebärmutter zuvor aus ihren Verwachsungen gelöst.

2. Spitzwinklige Vorwärtsknickung der Gebärmutter (spitzwinklige Anteflexio)

Ursache: Unterentwicklung (genitale Hypoplasie) infolge unzureichender Ovarialfunktion.

Symptome: Oft als Symptome der allgemeinen Unterentwicklung, Schmerzen während der Menstruation (Dysmenorrhoe), Kreuzschmerzen, Ausfluß und Regelstörungen.

Therapie: Behandlung der Schmerzen und Anregung des Gebärmutterwachstums mittels Allgemein- und Hormonbehandlung.

3. Gebärmutter- und Scheidensenkung (Descensus uteri, Descensus vaginae)

Ursache: Allgemeine Gewebeschwäche oder Überdehnung und Zerreißung des Beckenbodens als Folge von Geburten und geburtshilflichen Operationen (z. B. Zangengeburten).

Formen: 1. Senkung (Deszensus): Herabsinken der Scheidenwände mit und ohne Gebärmutter bis zum Scheideneingang.

2. Vorfall (Prolaps): Hervortreten der Scheidenwände mit und ohne Gebärmutter aus dem Scheideneingang. Beim **Totalprolaps** ist die ganze Gebärmutter innerhalb der ausgestülpten Scheide vorgefallen.

Symptome: 1. Unwillkürlicher Harnabgang beim Husten, Niesen, Lachen usw. (relative Inkontinenz). 2. Kreuzschmerzen.

Komplikationen: Bei Senkung der vorderen Scheidenwand und Aussackung des Blasenbodens **(Zystozele)** aufsteigende Infektion der Blase und des Nierenbeckens. Bei Vorfall der Gebärmutter Dehnungsgeschwür am Muttermund.

Therapie: Operation: Blasenboden-, Beckenboden- und Dammplastik mit Scheidenraffung (Kolporrhaphie). Bei der *Manchester-Fothergill-Operation* wird der Gebärmutterhals gekürzt und der Uterus dadurch angehoben, daß seine Haltebänder auf der Zervixvorderwand fixiert werden. Die Operation nach *Neugebauer-Le Fort* besteht in Bildung einer Stütze durch Aneinandernähen der vorderen und hinteren Scheidenwand. Bei der *Labhardt*schen Operation wird der Scheideneingang bis auf einen bleistiftdicken Zugang zur Harnröhre vernäht. Die Interposition besteht darin, daß der Gebärmutterkörper zwischen Blase und vorderer Scheidenwand eingenäht wird und auf diese Weise eine Zystozele beseitigt (Interpositio vesico-vaginalis). Gleichzeitig müssen die Eileiter unterbunden werden, da Schwangerschaften nach Interposition nicht normal ablaufen können. Bei der Zügelplastik nach *Bracht* wird ein Catgutnetz unter dem Blasenhals durch Fäden befestigt, die an der Bauchfaszie befestigt sind. Dadurch werden Inkontinenzerscheinungen ohne gleichzeitige deutliche Senkung behoben. Darüber hinaus gibt es zahlreiche weitere Operationsmethoden zur Behebung von Senkung und Vorfall.

Die Behandlung durch *Einlegen von Ringen* (Pessaren) ist berechtigt, wenn Gegengründe eine Operation verbieten (z. B. hohes Alter, Herzschwäche, Thromboseneigung) und nur dann erfolgreich, wenn der Ring auf dem Beckenboden halt findet. Pessarträgerinnen müssen zweimal wöchentlich eine Scheidenspülung (z. B. mit Kamillentee) vornehmen und alle 4—6 Wochen den Arzt zum Ringwechsel und zur Kontrolle aufsuchen, da sich ein Druckgeschwür entwickeln, der Ring einwachsen und in Blase und Darm durchbrechen kann. Durch den Fremdkörperreiz kann im Geschwür ein Krebs entstehen. Eingewachsene Pessare werden mit der Knochenzange oder -säge zerteilt und dann entfernt.

Wenn nicht operiert werden kann und kein Pessar hält, muß die Gebärmutter mittels eines *Hysterophors* hochgehalten werden, das von Hüftbändern gehalten wird.

F. Sterilität

10 bis 20% aller Ehen bleiben ungewollt kinderlos.

Ursachen:

1. Vom Mann:

   a) Störungen der Spermienbildung: infolge angeborenen oder erworbenen Keimdrüsenschadens.
   Oligospermie: Zahl der Spermien unzureichend (nur 20 bis 40 Millionen im ccm, normal 60 bis 120 Millionen).
   Azoospermie: Fehlen beweglicher Spermien.
   Aspermie: Fehlen der Spermien.
   b) Verlegung der Ausführungsgänge (Verschluß-Aspermie): z. B. nach Gonorrhoe mit Nebenhodenentzündung.

2. Von der Frau:

   a) Störungen der Eierstocksfunktion: Fehlen der Ovulation.
   b) Verlegung der Transportwege für das Ei: Verklebung der Eileiterlichtung durch Entzündung oder Verlegung durch Endometriose oder Myome.
   c) Störungen im Bereich des Gebärmutterhalses und des Scheidengewölbes: Unverträglichkeit zwischen Zervixschleim und Spermien, Zervizitis (s. d.).

Therapie: Hat die Untersuchung des Mannes einen normalen Befund ergeben, so wird nach Ursachen bei der Frau gesucht:

1. Prüfung der Eierstocksfunktion durch Messung der **Aufwachtemperatur** und Kontrolle des **Zellabstrichs** nach *Papanicolaou.*

2. Prüfung der Durchgängigkeit der Eileiter:
   a) **Pertubation:** Tubendurchblasung mit Kohlensäure. Die Durchgängigkeit wird mittels Manometers, des aufgesetzten Hörrohrs (perlendes Geräusch) und rechtsseitigen Schulterschmerzes (Reizung des Nervus phrenicus durch Kohlensäure, die unter das Zwerchfell gelangt) diagnostiziert.
   b) **Hysterosalpingographie:** Darstellung der Gebärmutterhöhle und der Eileiterlichtungen durch Einspritzung eines Kontrastmittels in den Muttermund, Kontrolle durch Röntgendurchleuchtung und -bild. Auf diese Weise kann festgestellt werden, wo ein evtl. Hindernis sitzt.

3. Prüfung der Verträglichkeit zwischen Zervixschleim und Spermien:
   a) **Sims-Huhner-Test:** 4 bis 6 Stunden nach dem Verkehr wird Zervixschleim angesaugt und untersucht. Normalerweise finden sich zahlreiche lebende Spermien in lebhafter Bewegung im Zervixschleim.
   b) **Penetrationstest nach Kurzrok-Miller:** Normalerweise dringen Spermien in den Zervixschleim ein.
   c) Untersuchung des Inhalts des hinteren Scheidengewölbes nach dem Verkehr: erkennbar sind Aspermie und Azoospermie des Mannes und zu saures Milieu des Scheideninhaltes (lebende Spermien im Zervixschleim, unbewegliche Spermien im Scheidengewölbe).

Therapie: Je nach der Ursache verschieden.

a) Bei fehlender Ovulation Versuch der Behandlung mit allgemein kräftigenden Maßnahmen, gonadotropen Hormonen (S. 161) und Clomiphentabletten.

b) Bei Tubenverschluß Versuch der Neubildung einer Tubenmündung (Salpingo-Neostomie) oder Neueinpflanzung der Tube (Re-Implantation). Bei unzureichender Durchgängigkeit Durchspülung der Tuben mit Cortison-Antibiotikum-Lösungen (Hydropertubation).

c) Bei Störungen der Zervixfaktoren: entzündungswidrige und Hormonbehandlung.

d) Bei Störungen des Mannes Behandlungsversuch mit männlichem und gonadotropem Hormon, Vitamin A und E, bei Verschluß des Samenleiters Wiedereinpflanzung des durchgängigen Teils.

e) Bei normalem Befund beider Partner: Beachtung der für die Empfängnis günstigsten Zeit (des Konzeptionsoptimums), festgestellt mittels Messung der *Aufwachtemperatur*. Der Eisprung findet vor dem Anstieg der Temperaturkurve um etwa $^1/_2$°C, etwa 14 Tage vor der zu erwartenden nächsten Menstruation, statt. Die Aufwachtemperatur wird sofort nach dem Erwachen 5 Minuten auf der Zunge oder rektal gemessen. Die Eizelle ist vermutlich nur 3 bis 4 Stunden nach dem Eisprung, das Spermium 48 Stunden befruchtungsfähig. Demnach liegt das Konzeptionsoptimum bei vierwöchentlichem Zyklus etwa zwischen 11. bis 17. Tag (vom ersten Blutungstag an gerechnet).

Künstliche Befruchtung kann homolog (mit Spermien des Ehemannes) oder heterolog (mit fremden Spermien) vorgenommen werden. Besonders gegen die letztgenannte Form bestehen nicht nur ethische, sondern auch rechtliche Bedenken schwerwiegender Art.

G. Verletzungen

Ursachen: **1. Unfälle:** Besonders **Pfählungsverletzungen** durch Eindringen spitzer Gegenstände durch die Scheide und Quetschungen bei Beckenbrüchen. **2. Verletzungen beim Verkehr (Kohabitationsverletzungen):** Deflorationsblutungen (bei unnachgiebigem Hymen) und Risse (besonders im hinteren Scheidengewölbe). **3. Verletzungen durch den Geburtsvorgang:** Zervixrisse, Dammrisse, Scheidenrisse, Fisteln: Blasen-Scheiden-, Rektum-Scheiden-, Ureter-Scheiden-Fisteln (auch nach Operationen).

Symptome: Schmerz, Blutungen, Anämie, Kollaps, bei Pfählungsverletzungen mit Eröffnung der Bauchhöhle peritonitische Zeichen, bei Fisteln unwillkürlicher Harn- bzw. Stuhlabgang.

Therapie: Prüfung, ob Nachbarorgane verletzt sind, evtl. durch Laparotomie (bei Pfählungsverletzungen), sonst Naht. Bei Fistel Fistelplastik.

H. Mißbildungen

1. Verschluß von Scheide und Hymenalöffnung
2. Doppelbildungen der Scheide und des Uterus
3. Fehlen von Organen
4. Zwitterbildungen
5. Spaltbildungen
6. Verschluß oder falsche Mündung des Darms

1. Verschluß von Scheide und Hymenalöffnung (Gynatresie)

Ursache: a) Verschluß der Scheide **(Atresia vaginalis)** beruht meist auf Vernarbung nach Scheidendiphtherie, Pfählungsverletzungen oder Verätzungen. **b)** Verschluß des Hymen **(Atresia hymenalis)** ist angeboren.

Symptome: Erst nach der Menarche treten Beschwerden auf. Da das Menstrualblut nicht abfließen kann, staut es sich in der Scheide **(Hämatokolpos),** in der Gebärmutter **(Hämatometra)** und in den Eileitern **(Hämatosalpinx)** zurück und verursacht zunehmende monatliche kolikartige Schmerzen, ohne daß es nach außen blutet **(Molimina menstrualia).**

Therapie: Bei Verschluß oder Fehlen der Scheide Operation zur Herstellung einer künstlichen Scheide. Bei Verschluß des Hymen Inzision und Dehnung mit Ablassen der gestauten Blutmassen. Zum Schutz gegen aufsteigende Infektion mit Peritonitis Antibiotika.

2. Doppelbildungen der Scheide und des Uterus

Ursache: Da die inneren Geschlechtsorgane aus den zwei *Müller*schen Gängen z. T. durch Verschmelzung entstehen, kann es zu Doppelbildungen kommen, wenn diese Vereinigung ausbleibt. Sie sind als Trennwände **(Septen)** oder als Bestehen zweier halber Organteile zu erkennen, z. B. als doppelte Scheide **(Vagina duplex)** oder doppelte Gebärmutter **(Uterus duplex).**

Klinische Bedeutung: Ursache von Sterilität oder Fehlgeburten.
Therapie: Operative Vereinigung der beiden Hälften (am Uterus: *Straßmannsche Operation*), Abtragung der Trennwände.

3. Fehlen von Organen

Scheide, Uterus und Eileiter können angeboren fehlen **(Aplasie).** Fehlen der Keimdrüsen **(Agenesie, Turner-Syndrom)** führt zu primärer Amenorrhoe, Ausbleiben der Pubertätsentwicklung und oft zu Zwergwuchs. Das chromosomale Geschlecht ist oft dabei nicht weiblich.

4. Zwitterbildungen

Ursache: Das Geschlecht wird im Augenblick der Vereinigung von Ei und Samenzelle festgelegt. Wenn die weitere Entwicklung aber zum anderen Geschlecht umschlägt, entstehen Merkmale des anderen Geschlechts, und zwar um so mehr, je früher der Umschlag erfolgt ist.

Formen: a) Echte Zwitter (Hermaphroditen): Es sind gleichzeitig männliche und weibliche Keimdrüsen vorhanden. **b) Scheinzwitter** (Pseudo-Hermaphroditen):

männliche: Keimdrüsen männlich, Geschlechtsmerkmale weiblich,
weibliche: Keimdrüsen weiblich, Geschlechtsmerkmale männlich.

Männliche Scheinzwitter sind 10mal häufiger als weibliche. Daher wird in unklaren Fällen ein neugeborener Zwitter am besten als männlich angemeldet. Oft bringt die mikroskopische Beurteilung des sog. Geschlechtschromatins der Zellkerne des Mundabstrichs oder der Leukozyten die Entscheidung **(chromosomale Geschlechtsdiagnose).** *Weibliche Scheinzwitterbildung* kann durch krankhaft vermehrte Bildung männlichen Hormons durch die oben erwähnten Arrhenoblastome der Eierstöcke oder durch Nebennierenrindenvergrößerung (Hyperplasie) oder -geschwülste zustande kommen **(adrenogenitales Syndrom),** indem sich Schwund der Brustdrüsen, männliche Behaarung, Wachstum der Klitoris und tiefe Stimme einstellen. Diese Symptome bilden sich nach Entfernung der Geschwülste zurück, während Überfunktion der Nebennierenrinde hormonal behandelt wird.

5. Spaltbildungen

Sie können die Harnröhre und die Blase betreffen **(Epispadie:** Spaltung der vorderen Harnröhrenwand, evtl. Spaltblase, **Hypospadie:** Spaltung der hinteren Harnröhrenwand).

6. Verschluß oder falsche Mündung des Darms

Verschluß des Darmausgangs **(Atresia ani)** muß sofort nach der Geburt operiert werden. Falsche Mündungen werden zu Beginn des Schulalters beseitigt.

II. Geburtshilfe

A. Normale Schwangerschaft

15 Tage vor der zu erwartenden nächsten Menstruation, bei 28tägigem Zyklus also am 14. Tag seit Beginn der letzten Menstruation, platzt in einem der beiden Eierstöcke ein Eibläschen, das seit der vergangenen Menstruation zu etwa Kirschgröße herangewachsen ist. Dieser Vorgang wird als **Follikelsprung,** Eisprung oder Ovulation bezeichnet. Manche Frauen spüren ihn als kurzdauernden sog. *Mittelschmerz* zwei Wochen vor Beginn der nächsten Regelblutung. Beim Follikelsprung gelangt die 0,1 bis 0,3 mm große *Eizelle* in den Eileiter. Sie ist wahrscheinlich nur wenige Stunden befruchtungsfähig. Die *Samenzellen* sind etwa 250000mal kleiner als die Eizelle. Sie können 2 bis 3 mm in der Minute schwimmen und brauchen daher für den rund 20 cm langen Weg durch Gebärmutter und Eileiter etwa $1^1/_2$ Stunden. Nur eine von den vielen Millionen vorhandener Samenzellen kann in die Eizelle eindringen. Diese **Befruchtung** findet im Eileiter statt. Die befruchtete Eizelle wird durch den Eileiter mit Hilfe von dessen Muskelzusammenziehungen transportiert und bettet sich nach einigen Tagen in der Schleimhaut der Gebärmutterhöhle ein (*Nidation*). Das vom Ei abgesonderte Hormon (Chorion-Gonadotropin) verhindert den Eintritt der nächsten Menstruation, indem es die Gelbkörperdrüse in Blüte erhält und zum Schwangerschafts-Gelbkörper umwandelt. Auf dem Nachweis des Chorion-Gonadotropins beruhen die *Verfahren zur Frühdiagnose der Schwangerschaft*: die **Aschheim-Zondek-Reaktion** (AZR) an der Maus und der **Frosch-** oder **Krötentest** sowie die modernen immunologischen Verfahren (z. B. Gravindex-, Pregnosticontest).

Das Ei vergrößert sich durch Zellteilung zum **Embryo** und entwickelt ein eigenes Ernährungsorgan, mit dem es Nährstoffe aus dem mütterlichen Blut entnimmt (Trophoblast). Hieraus bildet sich die **Plazenta** (Mutterkuchen, Nachgeburt). Sie besteht aus mütterlichen und kindlichen Anteilen und ist ab 4. Schwangerschaftsmonat voll entwickelt. Sie enthält ein schwammartiges Zottengerüst. In den Zotten kreist kindliches, zwischen den Zotten (im sog. intervillösen Raum) mütterliches Blut. Der Stoffaustausch findet durch das Zottengewebe statt. Mütterlicher und kindlicher Kreislauf sind aber voneinander getrennt, so daß *keine Blutvermischung* stattfindet. Am Ende der Schwangerschaft besitzt die Plazenta einen Durchmesser von 16 bis 20 cm, eine Dicke von 2 bis 3 cm und wiegt etwa 500 g. Von der Plazenta gelangt das kindliche Blut durch die Nabelschnur zum Fetus (wie man die Frucht von der 8. Woche an nennt).

Die **Nabelschnur** ist durchschnittlich 60 cm lang und 15 bis 20 mm dick. In ihr führen die beiden *Nabelarterien* Stoffwechselschlacken und Kohlensäure vom Kinde zur Plazenta, während in der *Nabelvene* sauerstoff- und nährstoffhaltiges Blut von der Plazenta zum Kinde fließt.

Die Frucht heißt in den ersten 8 Wochen der Schwangerschaft Embryo, von der 9. Woche an **Fetus.** Zu dieser Zeit sind bereits die menschlichen Körperformen erkennbar: der

Kopf mit Augen, Ohren, Mund und Nase, der Rumpf mit beginnender Herztätigkeit und die Gliedmaßen mit beginnender Finger- und Zehenbildung. Erst nach der 12. Woche ist das Geschlecht eindeutig erkennbar. Im 5. Schwangerschaftsmonat werden die Bewegungen so kräftig, daß sie von der Mutter gefühlt werden können. Die Haut bedeckt sich mit flaumartigen Wollhärchen (Lanugohärchen) und bildet aus abgestoßenen Zellen und Hauttalg die weißliche Vernix caseosa (Käseschmiere). *Die 28. Woche stellt die Grenze zwischen Unreife und Frühreife dar*: einzelne derartige Früchte können bereits am Leben erhalten werden. Atmung, Verdauung und Wärmehaushalt sind jedoch noch unzureichend, so daß die Lebensaussichten erst ab 9. Schwangerschaftsmonat besser werden. Die durchschnittliche **Kindeslänge** errechnet man nach der *Formel von Haase*:

Am Ende des 1. Schwangerschaftsmonats:		0,2 cm
am Ende des 2. Schwangerschaftsmonats:		2 cm
am Ende des 3. Schwangerschaftsmonats:	$3 \times 3 = 9$	cm
am Ende des 4. Schwangerschaftsmonats:	$4 \times 4 = 16$	cm
am Ende des 5. Schwangerschaftsmonats:	$5 \times 5 = 25$	cm
am Ende des 6. Schwangerschaftsmonats:	$6 \times 5 = 30$	cm
am Ende des 7. Schwangerschaftsmonats:	$7 \times 5 = 35$	cm
am Ende des 8. Schwangerschaftsmonats:	$8 \times 5 = 40$	cm
am Ende des 9. Schwangerschaftsmonats:	$9 \times 5 = 45$	cm
am Ende des 10. Schwangerschaftsmonats:	$10 \times 5 = 50$	cm

Meldepflicht: Die Geburt *jeder Frucht ab 35 cm Länge* muß dem Standesamt gemeldet werden, auch wenn sie nicht gelebt hat. Früchte unter 35 cm Länge müssen gemeldet werden, wenn sie lebend geboren sind, d. h. natürliche Lungenatmung gezeigt haben. Zur Meldung verpflichtet sind der Ehemann, die Hebamme oder sonstige bei der Geburt anwesende Personen. Lebend geborene Früchte unter 35 cm Länge gelten als Frühgeburt. Der Geburtsvorgang wird von den Krankenkassen wie eine Entbindung behandelt.

Die **Reifezeichen** sind:

1. Länge: 49 bis 52 cm.
2. Gewicht: 3000 bis 3500 g.
3. Die Nägel überragen die Finger- und Zehenkuppen.
4. Lanugohärchen finden sich nur noch an den Schultern, den Streckseiten der Oberarme und am oberen Rücken.
5. Die Kopfhaare schneiden mit der Stirn scharf ab.
6. Bei Knaben sind die Hoden aus dem Leistenkanal in das Skrotum eingetreten, bei Mädchen bedecken die großen Labien die kleinen Labien und die Klitoris.
7. Am Kopf finden sich normale Längsdurchmesser und Umfänge. (Abb. 113, 114, 115, 116, 117, 118).

Abb. 113. Die drei Längsdurchmesser des Kopfes (gemessen mit dem Beckenzirkel): Kleiner schräger Durchmesser (vom Nacken bis zur Mitte der großen Fontanelle) = Diameter suboccipitobregmaticus = 9,5 cm, gerader Durchmesser (von der Glabella bis zum entferntesten Punkt des Hinterhauptes) = Diameter fronto-occipitalis = 12 cm, großer schräger Durchmesser (vom Kinn bis zum entferntesten Punkt des Hinterhauptes) = Diameter mento-occipitalis = 13,5 cm)

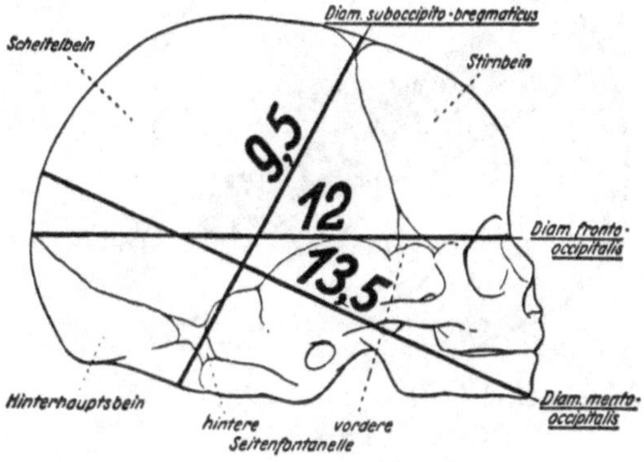

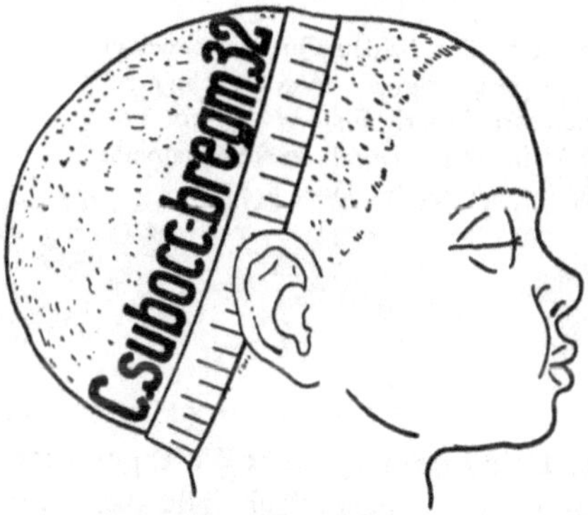

Abb. 114. Circumferentia suboccipito-bregmatica = 32 cm

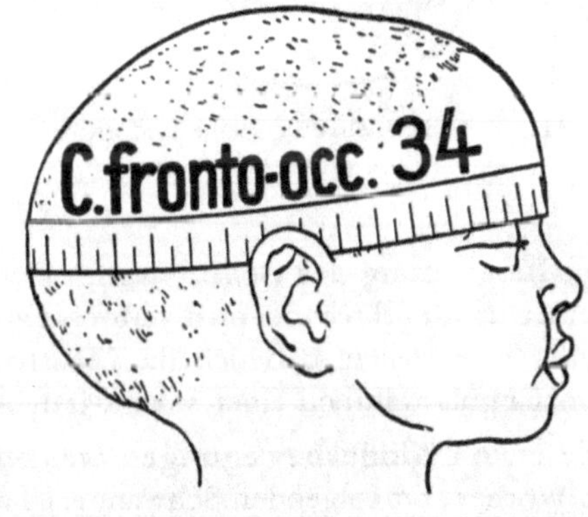

Abb. 115. Circumferentia fronto-occipitalis = 34 cm

Tote Kinder sind infolge Erschlaffung 1 bis 2 cm größer. Kinder mit über 55 cm Länge und 4000 g Gewicht gelten als *überreif*, ab 5000 g als *Riesenkinder*, unter 2400 g als *Frühgeburten*.

Die **Schwangerschaftsdauer** beträgt vom 1. Tag der letzten Menstruation bis zur Geburt durchschnittlich 280 Tage = 40 Wochen = 10 Schwangerschaftsmonate (Mond-

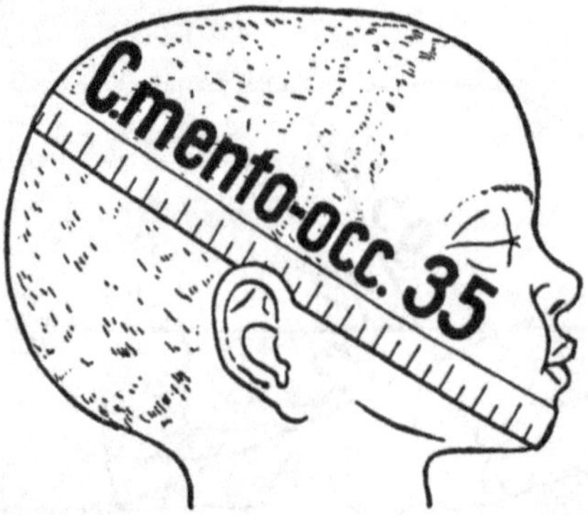

Abb. 116.
Circumferentia mento-occipitalis = 35 cm

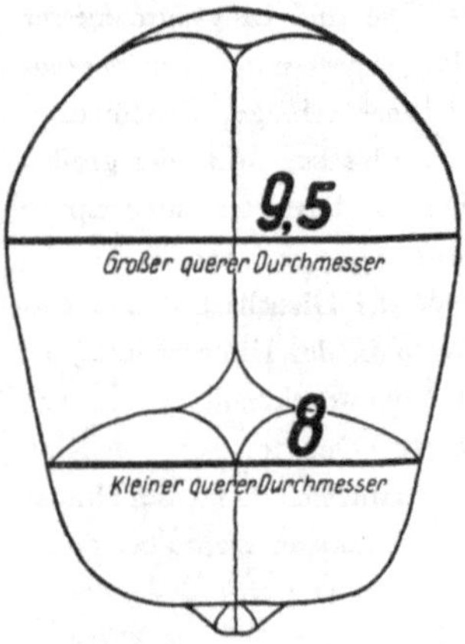

Abb. 117. Die beiden Querdurchmesser des Kopfes, der große quere Durchmesser (Diameter biparietalis) = 9,5 cm und der kleine quere Durchmesser (Diameter bitemporalis) = 8 cm

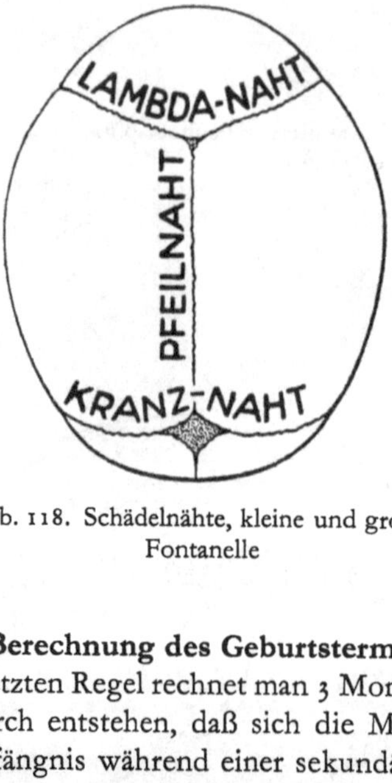

Abb. 118. Schädelnähte, kleine und große Fontanelle

monate, Lunarmonate) zu je 28 Tagen bzw. 4 Wochen. Nach dieser Zeit gilt das Kind als *ausgetragen*. Von **Übertragung** spricht man, wenn der Geburtstermin um 2 Wochen überschritten ist. Die **gesetzliche Empfängniszeit** liegt zwischen 181. und 302. Tag vor der Geburt (§ 1592 BGB).

Die **Berechnung des Geburtstermins** erfolgt nach der *Naegeleschen Regel*: Vom 1. Tag der letzten Regel rechnet man 3 Monate zurück und zählt 7 Tage hinzu. Irrtümer können dadurch entstehen, daß sich die Menstruation noch mehrmals zeigen kann oder eine Empfängnis während einer sekundären Amenorrhoe (S. 164) erfolgt.

Die **ersten Kindesbewegungen** werden bei der ersten Schwangerschaft meist nach 20 Wochen, bei folgenden Schwangerschaften schon nach 18 Wochen deutlich empfunden. Man zählt daher 5 bzw. $4^1/_2$ Monate hinzu, um den Geburtstermin annähernd zu erhalten.

Die einzelnen Schwangerschaftsmonate können nach dem Höhenstand der oberen Gebärmutterkante **(Fundusstand)** erkannt werden (Abb. 119).

3 bis 4 Wochen vor der Geburt tritt die **Leibessenkung** ein, bei der sich der Fundus von seinem höchsten Stand am Rippenbogen auf den Stand am Ende des 8. Monats

herabsenkt. Der Nabel verstreicht und kann sich vorwölben. Der **Leibesumfang** beträgt am Ende des 10. Monats 100 bis 105 cm. Größere Zahlen lassen eine Mehrlingsschwangerschaft (S. 202) vermuten.

Die **kindlichen Herztöne** haben normalerweise eine Frequenz von 120 bis 160 in der Minute. Beschleunigung über 160 bedeutet ein Warnsignal, Verlangsamung unter 100 in 3 aufeinanderfolgenden Wehenpausen Gefahr für das Leben des Kindes.

Der Uterusfundus steht

am Ende des 4. Schwangerschaftsmonats: 1—2 Querfinger oberhalb der Symphyse,

am Ende des 5. Schwangerschaftsmonats: 2—3 Querfinger unterhalb des Nabels,

am Ende des 6. Schwangerschaftsmonats: in Nabelhöhe,

am Ende des 7. Schwangerschaftsmonats: 2—3 Querfinger über dem Nabel,

am Ende des 8. Schwangerschaftsmonats: in der Mitte zwischen Nabel und Schwertfortsatz,

am Ende des 9. Schwangerschaftsmonats: hart am Rippenbogen,

am Ende des 10. Schwangerschaftsmonats: 1—3 Querfinger unterhalb des rechten Rippenbogens.

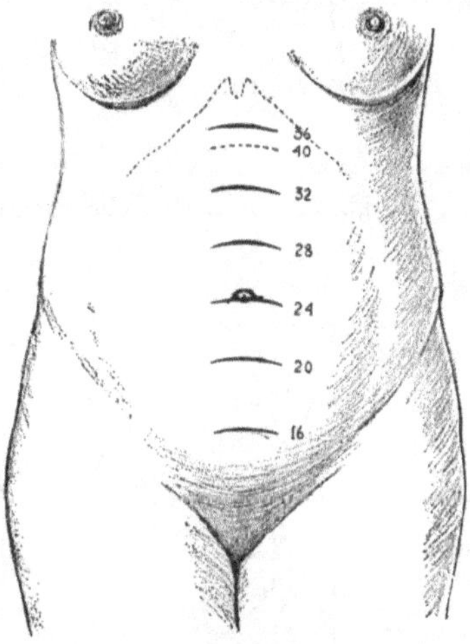

Abb. 119. Stand des Fundus uteri am Ende der einzelnen Lunarmonate (nach Beck-Rosenthal)

Bei der **Schwangerenuntersuchung** werden folgende Feststellungen getroffen:

1. Fundusstand (Abb. 120).
2. Lage des kindlichen Rückens (Abb. 121).
3. Vorangehender Teil (Abb. 122, 123).
4. Leibesumfang (Abb. 124).
5. Beckenmessung (Abb. 125, 126, 127, 128).
6. Herztöne.
7. Urinuntersuchung auf Eiweiß und Zucker (erlaubt bis $1^1/_2\,^0/_{00}$ Eiweiß).
8. Gewichtskontrolle (erlaubte Zunahme wöchentlich bis 400 g, während der Schwangerschaft insgesamt 10 bis 15 kg).
9. Blutdruckmessung (Höchstgrenze: 140/90 mm).
10. Blutentnahme zur *Wassermann*schen Reaktion und Bestimmung der Blutgruppe, des Rhesusfaktors sowie evtl. vorhandener Antikörper (bei Gefährdung: Kind sofort nach der Geburt der Austauschtransfusion zuführen, evtl. vorzeitige Geburtseinleitung). Möglichst auch Untersuchung auf Toxoplasmose (S. 209).

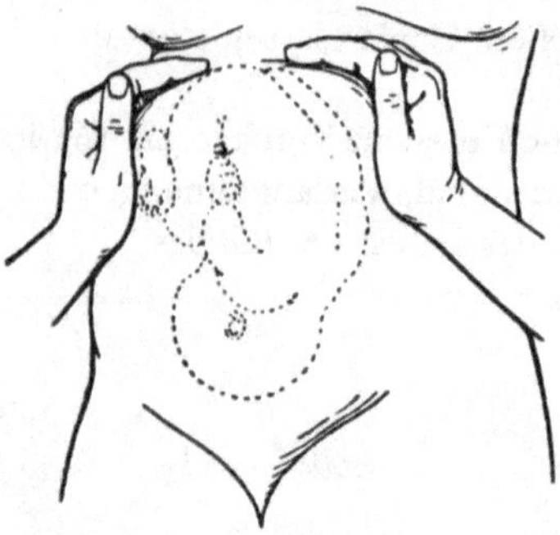

Abb. 120. 1. *Leopold*scher Handgriff

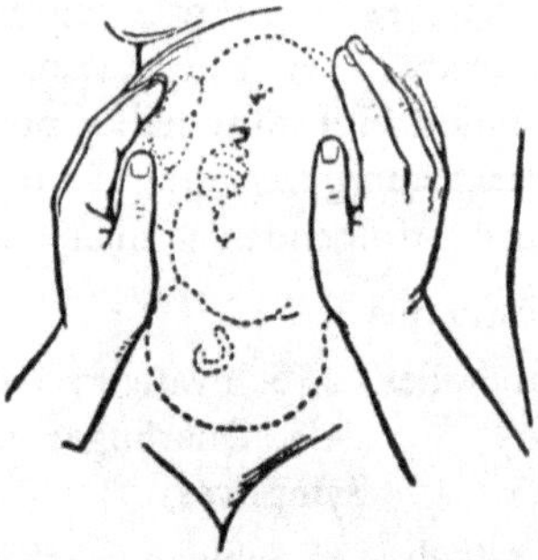

Abb. 121. 2. *Leopold*scher Handgriff

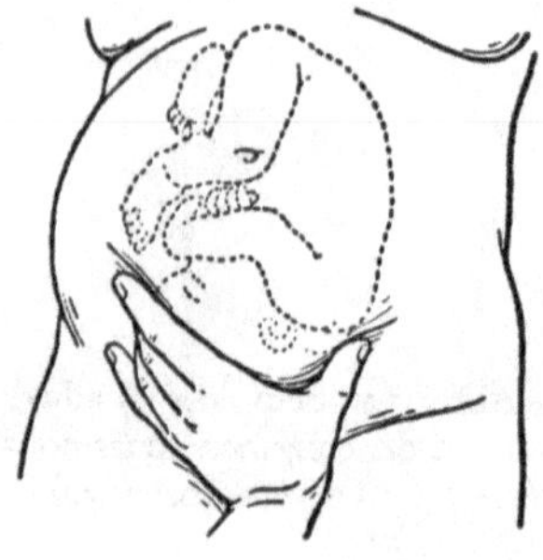

Abb. 122. 3. *Leopold*scher Handgriff

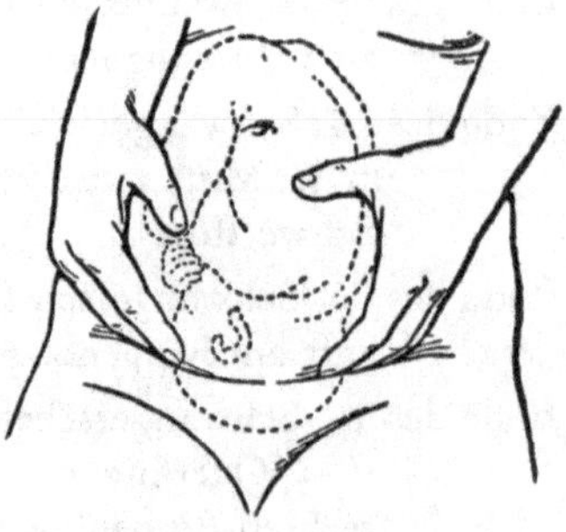

Abb. 123. 4. *Leopold*scher Handgriff

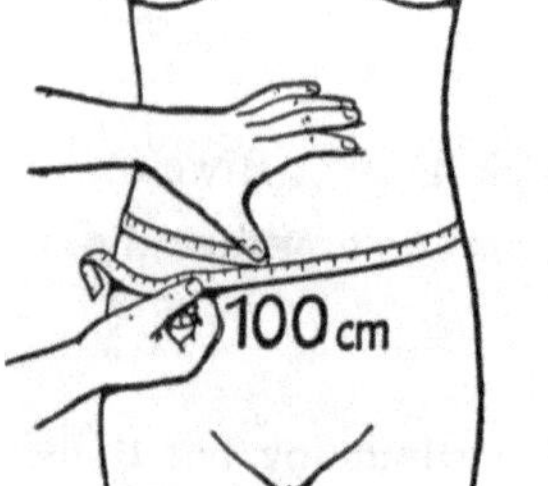

Abb. 124. Messung des Leibesumfanges am Ende der Schwangerschaft

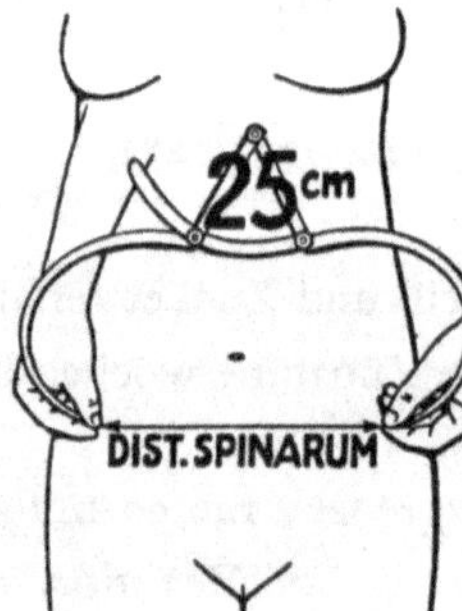

Abb. 125. Distantia spinarum

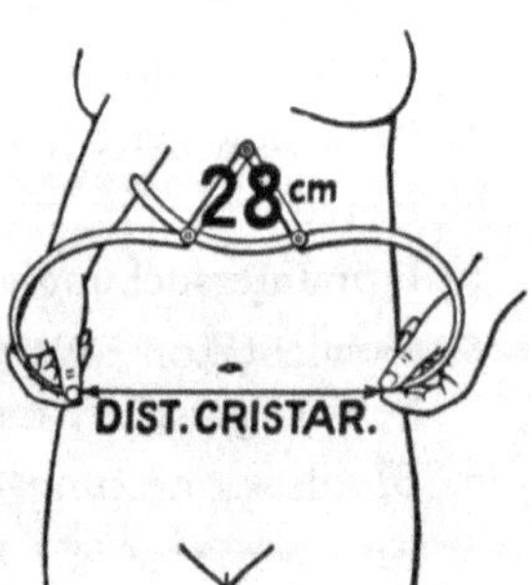

Abb. 126. Distantia cristarum

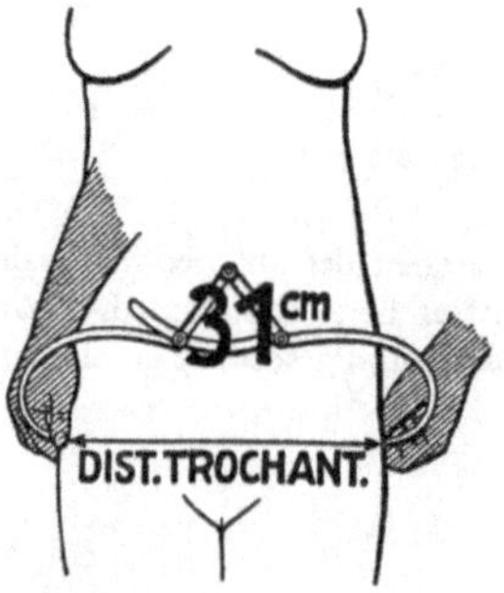

Abb. 127. Distantia trochanterica

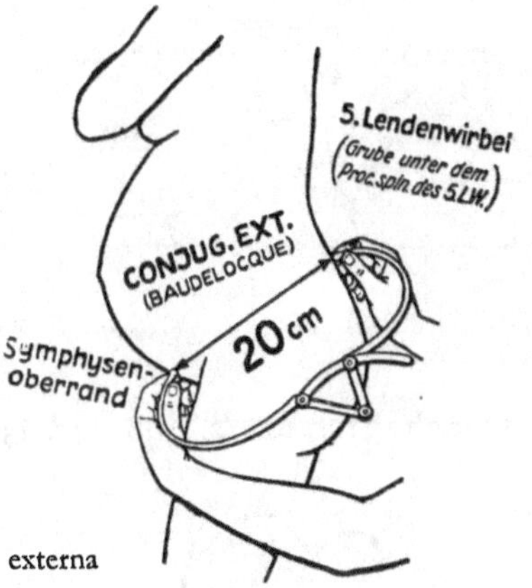

Abb. 128. Conjugata externa

B. Normale Geburt

Geburtsbeginn

Die Geburt hat begonnen, wenn 1. regelmäßig alle 10 Minuten Wehen auftreten, wenn 2. die Fruchtblase gesprungen ist oder wenn 3. Blut und Schleim abgehen (wenn „es zeichnet"). In jedem dieser 3 Fälle muß die Klinik aufgesucht oder bei Hausentbindung die Hebamme gerufen werden.

Vorbereitung zur Geburt

Die Harnblase wird entleert, der Darm durch hohen Einlauf mit $^1/_2$ Liter lauwarmen Seifenwassers gereinigt und der ganze Körper im Bad durch Abseifen gesäubert. Vulva und Oberschenkelinnenseite werden besonders sorgfältig geseift und durch Abspülen desinfiziert (Abb. 129).

Geburtsverlauf

Die Geburt verläuft in drei Hauptabschnitten: 1. Eröffnungsperiode, 2. Austreibungsperiode, 3. Nachgeburtsperiode.

1. Die Eröffnungsperiode

beginnt mit den Eröffnungswehen und endet mit der vollständigen Eröffnung des äußeren Muttermundes. Die *Eröffnungswehen* bewirken die Eröffnung des Halskanals. Sie treten zuerst alle 15, dann 10 und schließlich alle 5 Minuten auf. Dabei rückt der Kopf tiefer. Die Fruchtblase wölbt sich vor und springt.

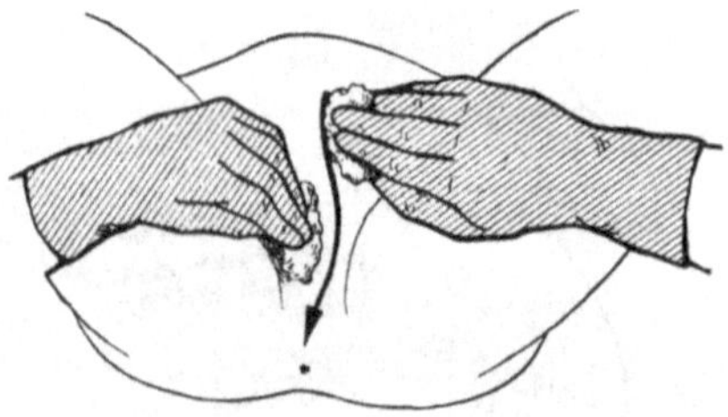

Abb. 129. Abwaschen der äußeren Genitalien. Nicht an den After herankommen! Der After wird stets zuletzt und gesondert gereinigt!

Geburtsmechanismus (s. Abb. 130, 131, 132, 133, 134).

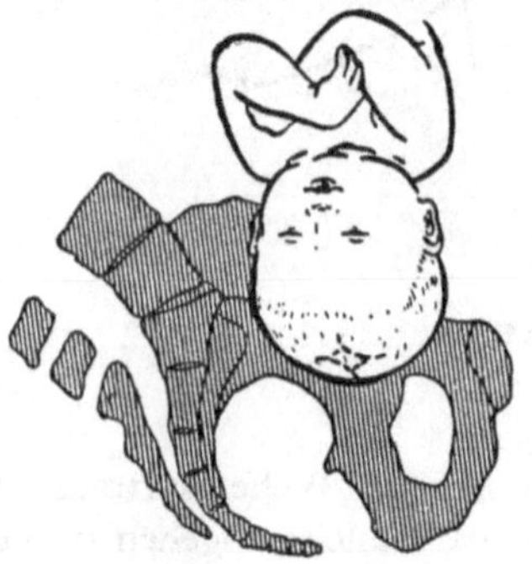

Abb. 130. Der Kopf tritt quer oder etwas schräg in das Becken ein

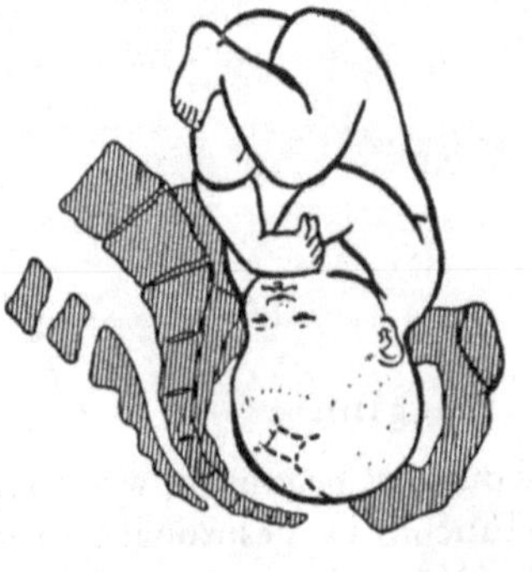

Abb. 131. In der Beckenhöhle dreht sich das Hinterhaupt nach vorn

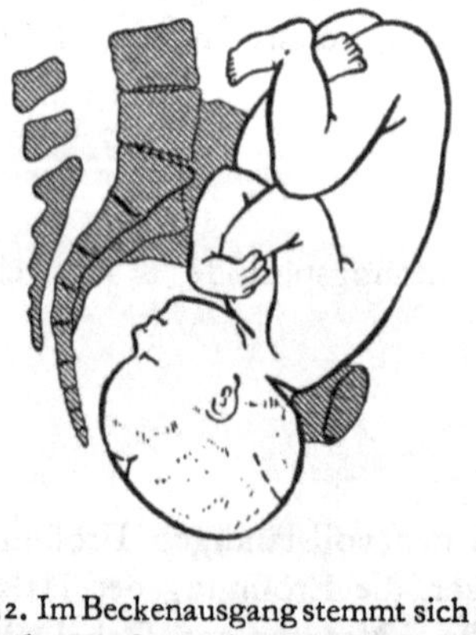

Abb. 132. Im Beckenausgang stemmt sich der Nacken des Kindes an den unteren Rand der Symphyse an

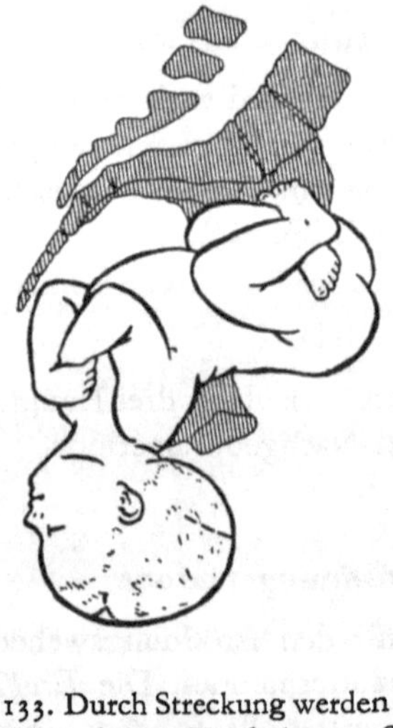

Abb. 133. Durch Streckung werden nacheinander Hinterhaupt, Vorderhaupt, Stirn und Gesicht geboren

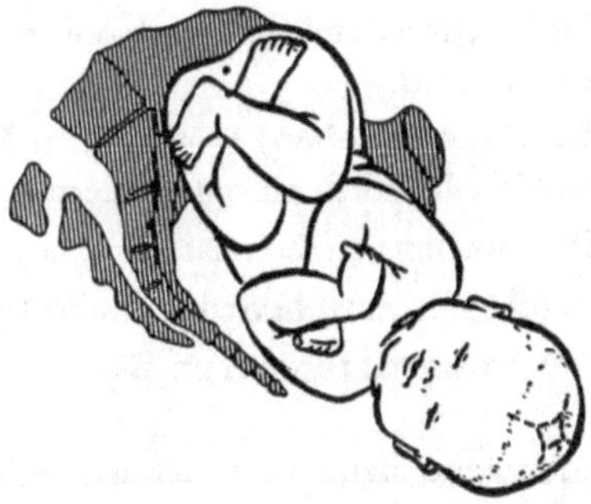

Abb. 134. Die Schultern werden geboren, indem das Gesicht des Kindes zu einem Oberschenkel der Mutter gedreht wird

Arten des Blasensprungs:

Vorzeitiger Blasensprung: vor oder bei Wehenbeginn.

Frühzeitiger Blasensprung: während der Eröffnungsperiode.

Rechtzeitiger Blasensprung: bei vollständig eröffnetem Muttermund.

Verspäteter Blasensprung: einige Zeit nach Eröffnung des Muttermunds.

Hoher Blasensprung: oberhalb des unteren Eipols.

Doppelter Blasensprung: wenn sich nach dem ersten Blasensprung zum zweiten Male eine Fruchtblase stellt.

Falscher Blasensprung: Abfluß von Flüssigkeit aus dem Raum zwischen den Eihäuten.

Beim Blasensprung fließt ein Teil des Fruchtwassers, das Vorwasser, ab. Das Hauptwasser wird durch den Kopf des Kindes zurückgehalten und entleert sich erst bei der Geburt des Rumpfes. Nach dem Blasensprung darf die Gebärende nicht mehr aufstehen (Gefahr des Nabelschnurvorfalls).

Während der Eröffnungsperiode werden die Wehen, die kindlichen Herztöne (mindestens alle 10 bis 15 Minuten) sowie Temperatur und Blutdruck der Mutter kontrolliert. Durch *rektale* Untersuchung wird verfolgt, wie sich der vorangehende Kindsteil einstellt und wie er weiterrückt, ferner, wie sich der Muttermund erweitert. In unklaren Fällen wird *vaginal* untersucht, wobei streng aseptisch vorgegangen wird.

Wehen

entstehen durch Zusammenziehung des Gebärmutterkörpers. Man fühlt sie mit der aufgelegten Hand als Hartwerden der Gebärmutter.

Arten:

1. **Schwangerschaftswehen:** schmerzlos.
2. **Senkwehen:** 3 bis 4 Wochen vor der Geburt während der Leibessenkung.
3. **Vorwehen:** in den letzten Tagen und Wochen vor der Geburt.

4. **Stellwehen:** stellen den Kopf bei der Erstgebärenden in den Beckeneingang ein.
5. **Eröffnungswehen:** eröffnen den Muttermund (treten zuerst alle 15, dann 10 bis 5 Minuten auf und dauern etwa $^1/_2$ Minute).
6. **Preßwehen:** treiben das Kind aus (alle 4 bis 2 Minuten).
7. **Nachgeburtswehen:** lösen und treiben die Nachgeburt aus.
8. **Nachwehen:** fördern im Wochenbett die Rückbildung der Gebärmutter.

Wehenschwäche kann von Geburtsbeginn an bestehen (**primäre** Wehenschwäche) oder im Verlauf eintreten (**sekundäre** Wehenschwäche = Ermüdungswehenschwäche).

Wehenfördernd wirken:

1. Entleerung von Darm (Einlauf!) und Blase.
2. Erschütterungen, Herumlaufen, Treppensteigen.
3. Wärme: heiße Bäder, heiße Leibumschläge.
4. Chinin: kleine Dosen.
5. Hypophysenhinterlappenextrakte: eigentliche Wehenmittel. Sie enthalten das wehenanregende Oxytocin und das blutdrucksteigernde Vasopressin. Bei Blutdruckanstieg über 140 darf nur reines Oxytocin gegeben werden. Die Dosierung geschieht nach Voegtlin-Einheiten (VE): während der Eröffnungsperiode höchstens 1 VE halbstündlich intramuskulär. Zu hohe oder intravenöse Dosen, auch unvorsichtig dosierte intravenöse Dauertropfinfusionen führen zur Uterusruptur. Wehenmittelmißbrauch bewirkt außerdem Absterben des Kindes und atonische Blutungen in der Nachgeburtsperiode.
6. Krampflösende Mittel (z. B. Dolantin, Erantin) erleichtern die Eröffnung des Muttermunds.
7. Mutterkornpräparate: bewirken Dauerkontraktion des Uterus und nicht wie die Hypophysenhinterlappenpräparate rhythmische Wehen mit Wehenpausen. Sie dürfen daher *erst nach der Geburt* des Kindes und der Plazenta gegeben werden (wenige Ausnahmen!).

Entbindung mit dem Vakuumextraktor: Eine metallene Saugglocke mit Schlauch und Zugkette wird auf die kindliche Kopfhaut aufgesetzt. Durch eine Vakuumpumpe wird ein Unterdruck bis 0,9 kg/cm² erzeugt. Die Kopfschwarte des Kindes wird hierdurch fest angesaugt, und der Kopf kann nunmehr synchron zu den Wehen kräftig heruntergezogen und schließlich entwickelt werden. Die Saugglocke darf jedoch nicht länger als 30—35 Minuten angelegt bleiben. Indikation: Wehenschwäche, Abkürzung der Geburt bei Gefährdung der Mutter oder des Kindes, Ersatz für Beckenausgangszangen.

Bei **Übertragung** (die sehr schwer diagnostiziert werden kann) wenden viele Geburtshelfer eine *Geburtseinleitung* mittels Wehenmittelschemas oder durch Amniotomie mit intravenöser Oxytocin-Dauertropfinfusion an.

2. Die Austreibungsperiode

dauert von der vollständigen Eröffnung des Muttermunds bis zur Geburt des Kindes. Die Wehen des Uterus werden durch die Bauchmuskeln unterstützt (*Preßwehen*, Austreibungswehen). Zu frühes Mitpressen (schon in der Eröffnungsperiode) ist schädlich. *Die Herztöne werden nach jeder Wehe abgehört.* Um Einreißen des Dammes zu verhindern, wird der **Dammschutz** vorgenommen (Abb. 135).

Droht Zerreißung des Dammes, wird ein **Dammschnitt** (Episiotomie) mit der Schere gelegt (Abb. 136).

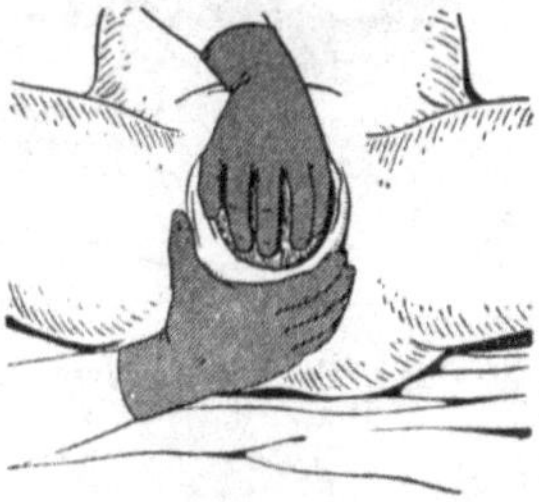

Abb. 135. Dammschutz: Der Kopf darf nur ganz langsam „durchschneiden" und wird daher mit der linken Hand zurückgehalten. Kopfumfang: 32 cm!

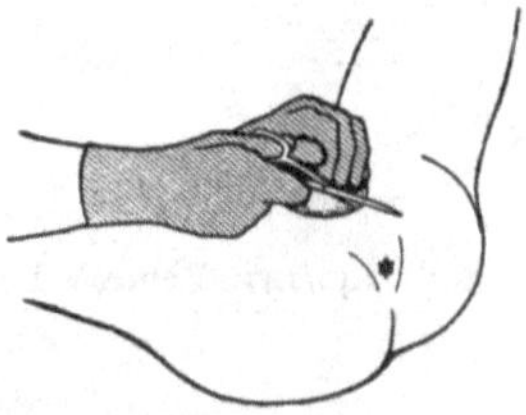

Abb. 136. Laterale Episiotomie

Die Geburt der Schultern und des Rumpfes erfolgt von selbst mit einer der nächsten Wehen. Anderenfalls wird erst die vordere, dann die hintere Schulter entwickelt (Abb. 137, 138).

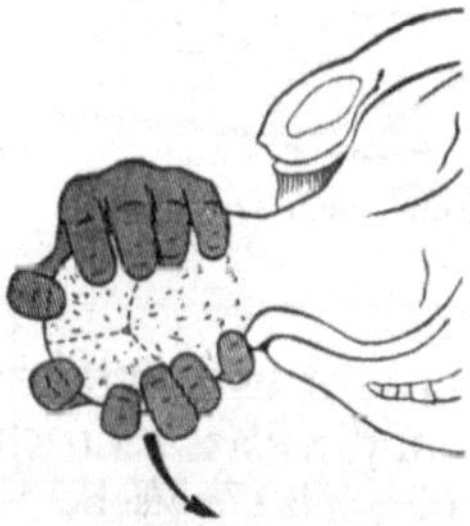

Abb. 137. Entwicklung der vorderen Schulter durch Senken des Kopfes

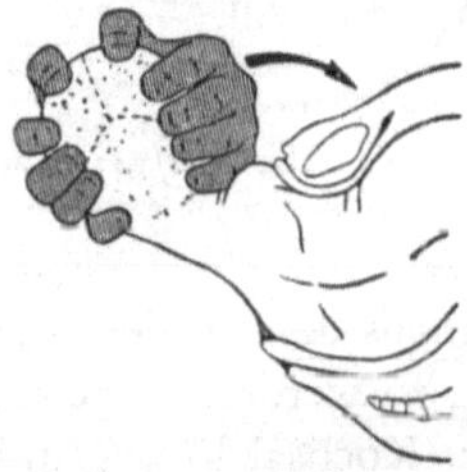

Abb. 138. Entwicklung der hinteren Schulter durch Heben des Kopfes

3. Die Nachgeburtsperiode

dauert von der Geburt des Kindes bis zur Geburt der Plazenta. Die Gebärende wird nach *Fritsch* gelagert (Abb. 139), damit Blutungen rechtzeitig erkannt werden können.

Abb. 139. Lagerung nach *Fritsch*: Das ausfließend Blut kann sich kontrollierbar zwischen den Ober schenkeln sammeln

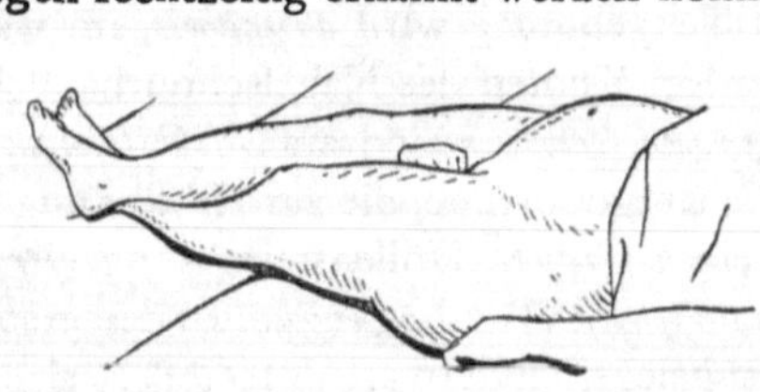

Die normale *Lösungsblutung* beträgt 100 bis 500 ccm. Man wartet ab, bis sich die Plazenta durch Wehen gelöst hat (Abb. 140, 141, 142 u. 143), wie man aus den *Lösungszeichen* erkennen kann. Dann wird sie mittels Bauchpresse geboren und auf *Vollständigkeit* unter-

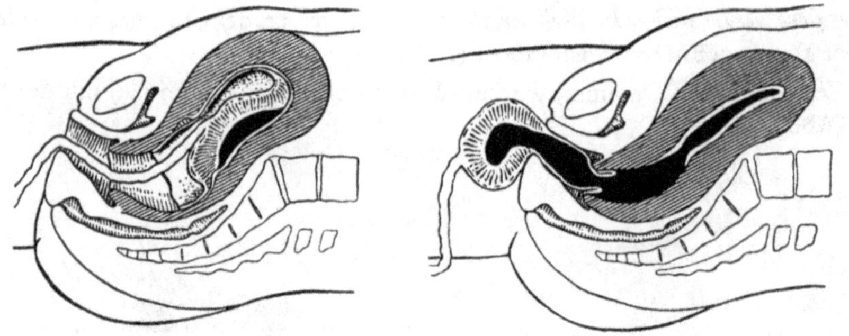

Abb. 140/141. Zentrale Lösung der Plazenta, Modus nach *B. S. Schultze*

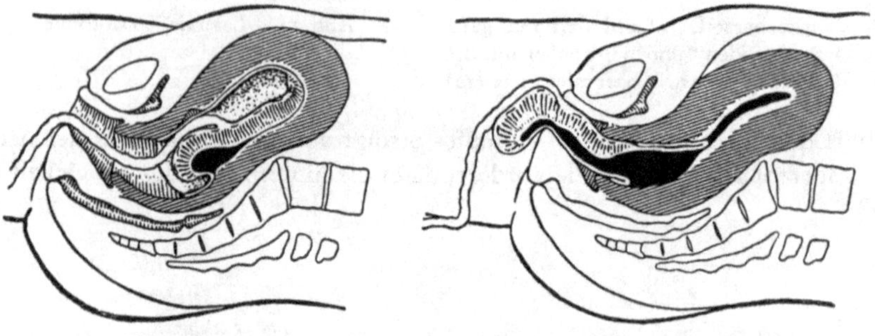

Abb. 142/143. Laterale Lösung der Plazenta, Modus nach *Duncan*

sucht. Niemals darf an der Nabelschnur gezogen werden. Löst sich die Plazenta nicht von selbst, so werden nacheinander Wehenmittel gegeben, die Plazenta nach *Gabastou* mit steriler Kochsalzlösung durch die Nabelvene aufgefüllt, mit *Credé*schem Handgriff ohne und mit Narkose ausgedrückt und schließlich manuell gelöst.

Geburtsdauer: Bei Erstgebärenden 16 bis 24, bei Mehrgebärenden 8 bis 12 Stunden.

Die Sonne darf nicht zweimal über einer Gebärenden untergehen.

C. Neugeborenes

Das Neugeborene wird *abgenabelt*, im warmen Bad (36° C) gesäubert und erhält nach erneutem Knoten des Nabelschnurbändchens einen sterilen *Nabelverband*. Sodann wird es *gewogen*, *gemessen* und auf *Mißbildungen* untersucht. Zum Schutz gegen eine Augenbindehautgonorrhoe, die zur Erblindung führen könnte, erhält es in jedes Auge 1 Tropfen einer 1%igen Höllensteinlösung (*Prophylaxe nach Credé*). Sodann wird das Neugeborene *gewickelt* und *angezogen*. In den ersten 12 bis 24 Stunden wird es noch nicht an die Brust gelegt, sondern erhält teelöffelweise gesüßten *Tee*. Zwischen dem 2. und 4. Lebenstag tritt physiologischerweise Gelbfärbung der Haut, Schleimhäute und Skleren auf **(Ikterus neonatorum).** Bei stärkerer Gelbfärbung ist wiederholte Bilirubinbestimmung aus dem kindlichen Serum unerläßlich. Werte ab 20 mg $^0/_0$ erfordern eine oder mehrere Austauschtransfusionen, da es sonst zum Eindringen des Bilirubins in die Stammhirnkerne (**Kernikterus**, vgl. auch S. 199) und zu Dauerschäden kommen kann.

Unter dem Einfluß der Plazentarhormone können Brustdrüsenschwellung mit milchähnlicher Absonderung **(Hexenmilch)** und bei Mädchen *Uterusblutungen* auftreten.

In den ersten Tagen nach der Geburt sondert die Brustdrüse der Mutter Vormilch (*Kolostrum*) ab. Sie ist besonders reich an Nährwert. Zwischen 3. und 5. Tag *„schießt die Milch ein“*, wobei die Brustdrüsen schmerzhaft gespannt sein können. Bei ausreichender Milchmenge wird ein gesundes Kind *5mal täglich* (6, 10, 14, 18, 22 Uhr) mit 4stündigem Abstand und 8stündiger Nachtpause angelegt. Die Verweildauer der Muttermilch beträgt $2^1/_2$, der Kuhmilch 3 bis $3^1/_2$ Stunden. Bei Bedarf wird mit dem Teelöffel zugefüttert („Die Flasche ist das Grab der Mutterbrust“). Die vollständige Entleerung der Brust ist der wichtigste Anreiz für die Milchbildung. Daher wird in den ersten Tagen auf beiden Seiten, dann abwechselnd links und rechts angelegt. Die *Stilldauer* soll zur Mastitisprophylaxe nicht länger als 15 bis 20 Minuten dauern. $^2/_3$ der Nahrungsmenge werden innerhalb der ersten 5 Minuten, fast der ganze Rest in den nächsten 5 Minuten getrunken.

Schnupfen ist ein Stillhindernis. Daher träufelt man dem Kind vor der Mahlzeit ein schleimhautabschwellendes Medikament in die Nase (z. B. 1 Tropfen Suprareninlösung 1:1000). Bei **Tuberkulose** darf nicht gestillt werden. Syphilitische Mütter sollen ihre Kinder stillen.

Der *durchschnittliche Nahrungsbedarf* wird nach folgender Formel errechnet: Zahl der Lebenstage weniger 1, diese Zahl mal 70. Z. B. erhält ein 5 Tage alter normalgewichtiger Säugling (5 minus 1) × 70 = 280 ccm. Am Ende der ersten Lebenswoche soll die Gesamtmenge $^1/_5$ bis $^1/_6$ des Körpergewichts erreichen. Überschreitung dieser Mengen ist bei Muttermilchnahrung bedeutungslos, bei Kuhmilchnahrung schädlich.

Bei Umstellung von Muttermilch- auf künstliche Ernährung darf höchstens bis zu $^1/_3$ der Gesamtnahrungsmenge an einem Tag durch Kuhmilch ersetzt werden, da es sonst zur Abstillungs- oder **Umstellungsdyspepsie** kommt. Anderenfalls müssen besonders fettarme und mit leichter verdaulichem Eiweiß versehene Nahrungsgemische verfüttert werden.

Kinder unter 45 cm Länge und unter 2500 g Gewicht werden als **Frühgeburt** bezeichnet. Ebenso bezeichnet man als Frühgeburt eine Geburt, die zwischen 29. und 39. Woche erfolgt. (Geht eine Schwangerschaft davor, also bis zur 28. Woche zu Ende, so spricht man von *Fehlgeburt.*) Frühgeburten sind infolge der Unreife ihrer Funktionen (Atmung, Wärmehaushalt, Verdauungssystem) besonders gefährdet und brauchen besonders erfahrene Pflegepersonen und Spezialeinrichtungen, z. B. Couveusen.

D. Asphyxie der Neugeborenen

Definition: Ausbleiben der Spontanatmung.

Ursachen: Druckschädigung des Kindes (z.B. Zangengeburt, verlängerte Austreibungsperiode), Abdrosselung der Nabelschnur (Nabelschnurumschlingung, Beckenendlage), vorzeitige Plazentalösung, Unreife oder Lähmung des Atemzentrums (z. B. durch Opiate), Übertragung, Fruchtwasseraspiration.

Formen: Blaue und weiße Asphyxie.

Therapie: 1. Autotransfusion: vor dem Abnabeln Ausstreichen der Nabelschnur von der Mutter zum tiefer gelagerten Kind, Abklemmung der Nabelarterien (Ausnahme: Erythroblastose).

2. Absaugen der Luftwege mit dem Trachealkatheter (Abb. 144a u. b), am besten unter Leitung des Auges mit dem Laryngoskop (Abb. 144c, d, e).

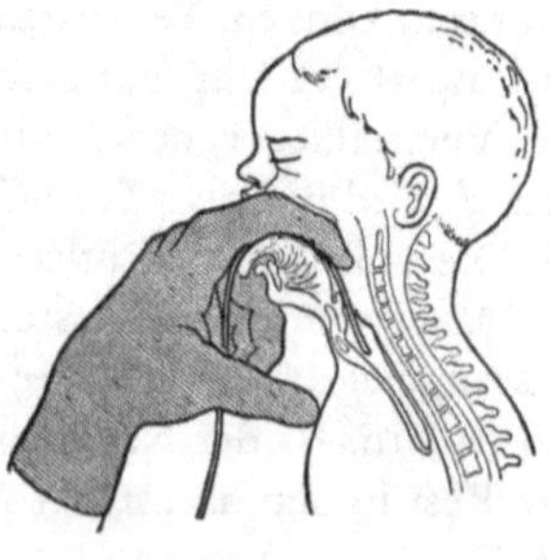

Abb. 144a. Richtiges Einführen des Trachelkatheters in die Trachea. Zeigefinger oder kleinen Finger so tief in den Rachen einführen, bis man den Kehldeckel fühlt

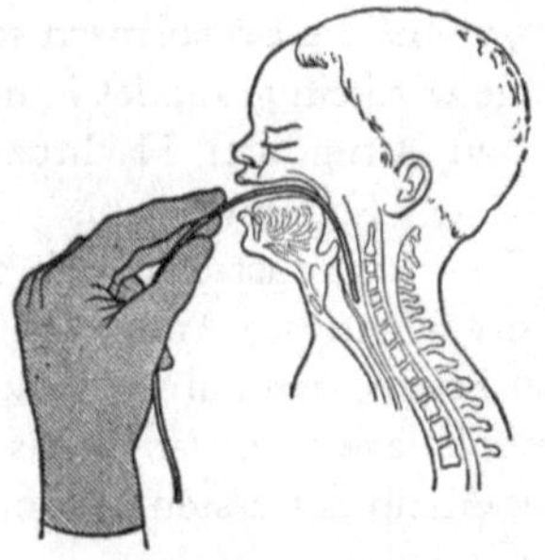

Abb. 144b. Falsches Einführen des Trachealkatheters. Kehldeckel geschlossen, Katheter gleitet in die Speiseröhre

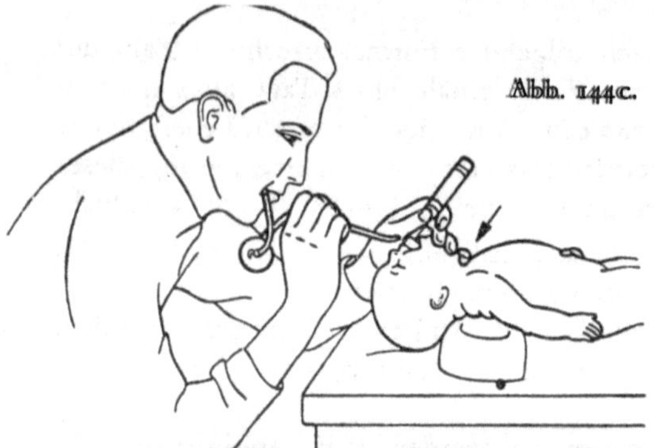

Abb. 144c.

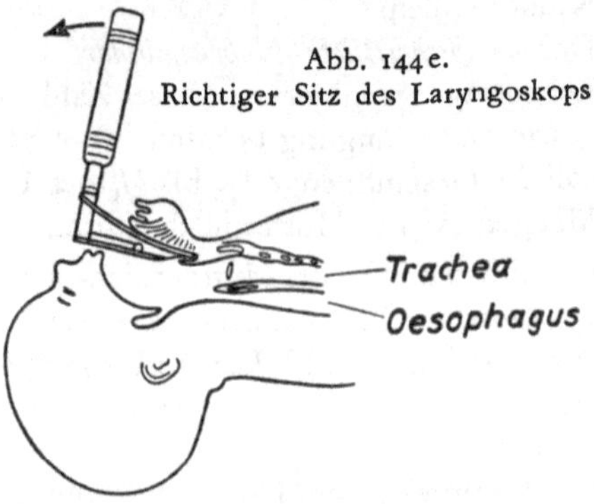

Abb. 144e. Richtiger Sitz des Laryngoskops

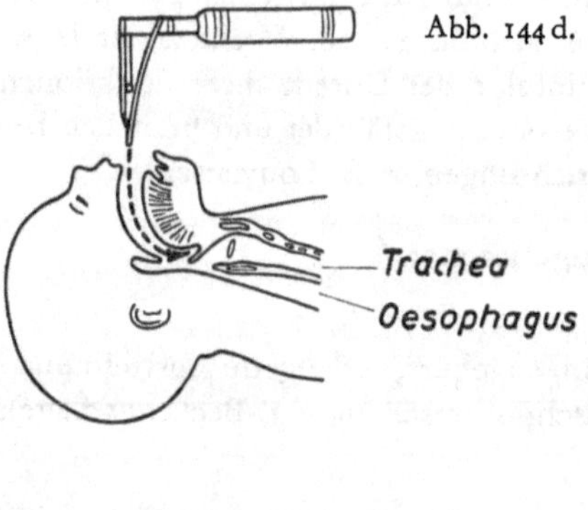

Abb. 144d. Richtige Haltung des Laryngoskops vor dem Einführen

3. **Wechseldruckbeatmung** mit reinem Sauerstoff nach endotrachealer Intubation (Abb. 144d, e).

Das Kind wird schonend wie ein Hirnverletzter behandelt: Schwingen, Schlagen, Schaukeln und Kneifen sind verboten, da sie zu Hirnblutung führen können.

E. Erythroblastose

Häufigkeit: 1 Fall auf 2 bis 300 Geburten. 15 bis 30% der kranken Kinder werden tot geboren.

Ursache: Infolge Unverträglichkeit mit dem Rhesusfaktor oder der ABO-Blutgruppe des Fetus entstehen im mütterlichen Blut **Antikörper,** die den Zerfall der roten Blutkörperchen des Kindes bewirken (Hämolyse).

Verlaufsformen: 1. Anämie der Neugeborenen (leichteste Form), **2. Ikterus gravis:** schwere Gelbsucht, **3. Hydrops universalis** (führt zum Tode): schwerste Ödeme und Ergüsse, Leber- und Milzschwellung.

Symptome: Das Neugeborene wird innerhalb 36 Stunden gelb oder wird schon gelb mit gelbem Fruchtwasser geboren. Positiver Race-Coombs-Test und hoher Serumbilirubinwert (20 bis 50 mg%).

Komplikationen: Kernikterus = Schädigung der Stammhirnkerne durch das bei der Hämolyse freiwerdende Bilirubin. Symptome: Muskelstarre, Streckung des Rückens nach hinten (Opistotonus), Augenstörungen: Phänomen der untergehenden Sonne. Nach Monaten als Dauerfolge Bewegungs- und geistige Störungen (vgl. S. 197).

Therapie: Austauschtransfusion innerhalb der ersten Lebensstunden.

Prophylaxe: Untersuchung jeder Schwangeren auf Antikörper, damit gegebenenfalls die Austauschtransfusion vorbereitet werden kann.

F. Nachgeburtsblutung

Definition: Blutung *über* $^1/_2$ l während der Nachgeburtsperiode oder während der ersten 2 Stunden nach der Geburt (normaler Blutverlust: unter $^1/_2$ l).

Ursachen: 1. Atonische Blutung (aus der Plazentastelle bei schlaffem Uterus), besonders nach falscher Leitung der Nachgeburtsperiode; **2. Rißblutung** (meist aus einem Zervixriß).

Bedeutung: Jede Blutung über 1 l ist lebensgefährlich.

Therapie: Bei bedrohlicher Blutung Kompression der Aorta mit der Faust (Abb. 145). Sodann je nach der Ursache verschiedenes Vorgehen.

1. Atonische Blutung: *Plazenta aus dem Uterus entfernen* durch Anregung von Wehen (Wehenmittel i. v., Massage des Uterus, *Credé*scher Handgriff ohne und mit Narkose, am besten nach Turgeszierung der Plazenta mit 5 bis 800 ml steriler Kochsalzlösung nach *Gabastou,* manuelle Plazentalösung) (Abb. 146, 147). Bei bereits ausgestoßener Plazenta *Kontrolle der Plazenta auf Vollständigkeit* oder auf verbliebene *Nebenplazenten* (zerrissene Gefäße am Eihautriß). *Nachtasten,* sobald ein über bohnengroßes Stück fehlt (sonst 4 tödliche Gefahren: Atonie, Wochenbettblutung, Sepsis, Chorionepitheliom). Bei sicher vollständiger Plazenta Wehenmittel, Uterusmassage, heiße Uterusspülung (1000 ml) bei Rumpfhochlagerung, Nachtasten zur Entfernung von Koagula, Uterustamponade für 3 bis 6 Stunden (Abb. 148), Uterus einbinden. Auffüllen des Kreislaufs durch Blut und Infusionslösungen. Für den Notfall Blutkonserven orh im Kühlschrank

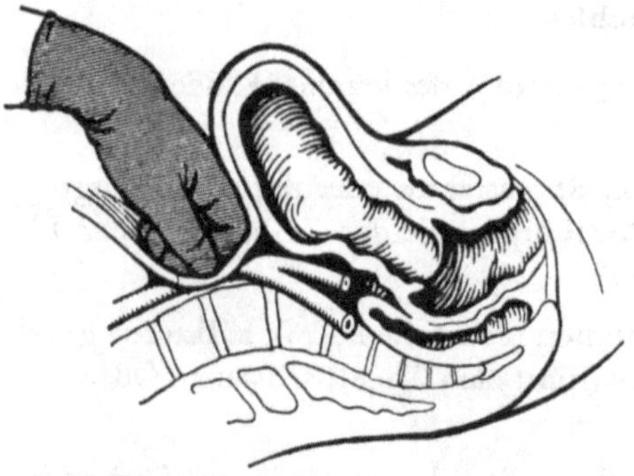

Abb. 145

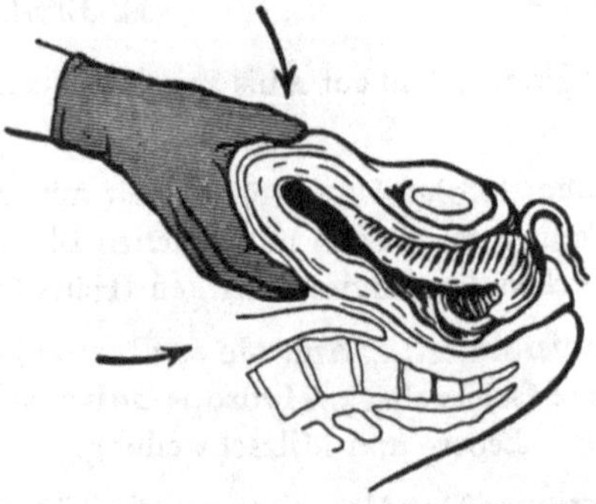

Abb. 146

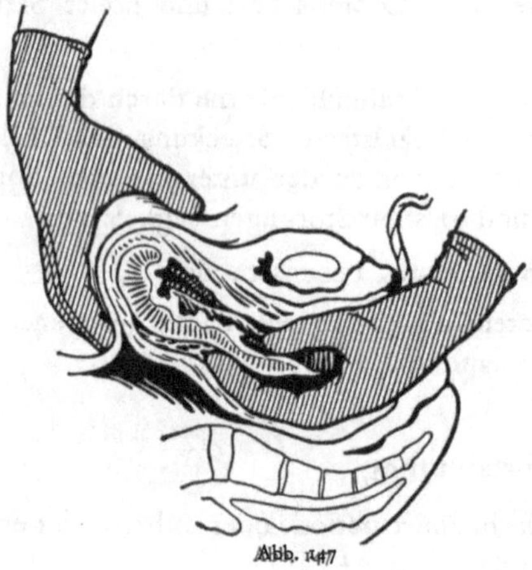

Abb. 147

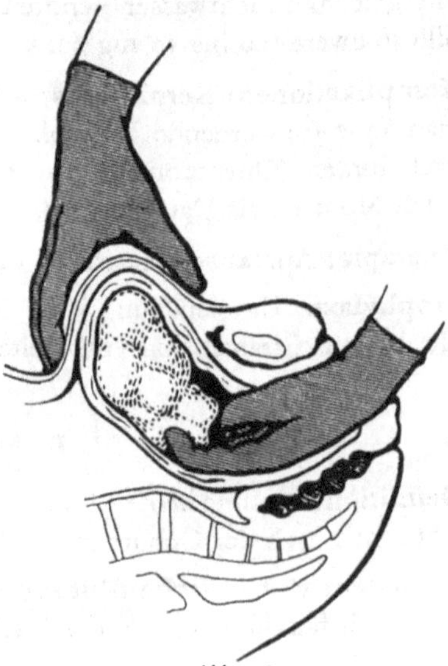

Abb. 148

Abb. 145. Aortenkompression (nach *De Lee*)
Abb. 146. *Credé*scher Handgriff (nach *De Lee*)
Abb. 147. Manuelle Plazentalösung
Abb. 148. Feste Tamponade des Uterus und der Scheide

bereithalten! Bei Gerinnungsstörungen Trasylol und Epsilonaminocapronsäure intravenös und als Dauertropfinfusion, um die Fibrinolyse zu normalisieren!

2. Rißblutung: Naht des Zervixrisses mit *Umstechung der blutenden Arterie.*

G. Dammriß

Häufigkeit: Jede 4. bis 5. Geburt.

Formen: Dammriß I. Grades: Hautriß,
II. Grades: Riß bis in die Damm-Muskulatur,
III. Grades: Afterschließmuskel durchrissen.

Therapie: Naht (möglichst bald).

H. Normales Wochenbett (Puerperium)

Die *Rückbildung* der Schwangerschafts- und Geburtsveränderungen dauert etwa 6 bis 8 Wochen. Während dieser Zeit entwickelt sich der 1000 g schwere Uterus zu seinem

Normalgewicht von 50 g zurück. Die Rückbildung wird durch das Stillen des Kindes gefördert. Der *Uterusfundus* steht nach der Geburt der Plazenta in der Mitte zwischen Nabel und Symphyse, am Abend des 1. Wochenbett-Tages wieder in Nabelhöhe, am 5. Tage in der Mitte zwischen Nabel und Symphyse, am 10. Tag in Symphysenhöhe. Die Wunden im Uterus heilen allmählich ab und sondern während dieser Zeit Wundsekret ab (*Lochialsekret*, Lochien): anfangs rein blutig (Lochia cruenta), ab 4. bis 5. Tage bräunlich (Lochia rubra), dann gelbweiß (Lochia alba) und ab 10. Tag wäßrig (Lochia serosa). Die Lochien sind hochinfektiös. Der normale *Puls* im Wochenbett ist oft verlangsamt (Bradykardie). Pulsbeschleunigung kann das erste Zeichen einer Wochenbettinfektion sein, ebenso wie ein *Temperaturanstieg* über 37,9 (38,4 rektal). Die Inkubationszeit für das Wochenbettfieber dauert gewöhnlich 3 Tage. Daher ist der 3. Tag oft ein kritischer Tag. In der Pflege ist auf regelmäßige *Harnentleerung* zu achten. Beim Katheterisieren muß wegen der keimhaltigen Lochialabsonderung besonders schonend vorgegangen werden. Die Wöchnerin soll spätestens am 3. Tag abführen. Für die Pflege der Wöchnerin gilt die Regel, daß *erst das Kind, dann die Mutter besorgt* wird. Die Vorlagen dürfen niemals mit den Fingern berührt werden, sondern müssen stets mit einer Pinzette angefaßt werden. Anderenfalls können Keime auf das Kind (Nabelinfektion, Hauteiterung) oder auf die Brust der Wöchnerin (Mastitis) übertragen werden. Die Spülung erfolgt immer in der Richtung zum Damm hin. Nach 14 Tagen darf die Wöchnerin wieder baden. *Frühaufstehen* verhindert weitgehend Thrombose und Embolie im Wochenbett.

I. Wochenbettfieber (Puerperalfieber)

Das Wochenbettfieber ist selten geworden, seitdem *Semmelweis* (gestorben 1865) erkannt hat, daß seine Ursache durch Hände und Instrumente übertragbar ist, und seitdem man es gelernt hat, antiseptisch und aseptisch zu arbeiten. Wochenbettfieber ist meldepflichtig.

Ursache: Eindringen von pathogenen Keimen (Staphylokokken, Streptokokken, Gasbranderregern) durch die frischen Wunden der Geburtswege.

Symptome: Fieber bis über 40° C, Schüttelfrost, Pulsbeschleunigung.

Verlauf: Als aszendierende Genitalinfektion oder septische Thrombophlebitis, Pyämie oder Sepsis (s. Bd. II).

Therapie: Vor allem Antibiotika.

Harmlos und nicht meldepflichtig ist **Fieber im Wochenbett** durch **Lochialstauung:**

Ursache: Verlegung des Zervikalkanals durch Blutgerinnsel oder zurückgebliebene Eihäute führt zur Rückstauung von Lochialsekret.

Symptome: Temperaturanstieg bis 38° C axillar für 2 bis 3 Tage, langsamer Puls, gutes Allgemeinbefinden, geringer Lochienfluß, zu hoher Fundusstand.

Therapie: Mutterkornpräparate zur Anregung der Uteruskontraktionen.

J. Brustdrüsenentzündung im Wochenbett (Mastitis puerperalis)

Ursachen: Infektion durch Mundkeime des Säuglings, die meist vom Pflegepersonal auf ihn übertragen werden und daher oft resistent gegen Antibiotika sind.

Symptome: Schmerzhafte Schwellung der Brustdrüse, Hautrötung, Fieber.

Verlauf: **a)** Hochwachsen der Keime in mangelhaft entleerten Milchgängen bis in das Drüsengewebe (*Stauungsmastitis*). **b)** Eindringen der Keime von einem Epitheldefekt oder einer Schrunde in den Lymphbahnen in das Bindegewebe zwischen den Drüsen (*interstitielle Mastitis*, Abb. 149), Phlegmone und Einschmelzung. **c)** Entzündung der

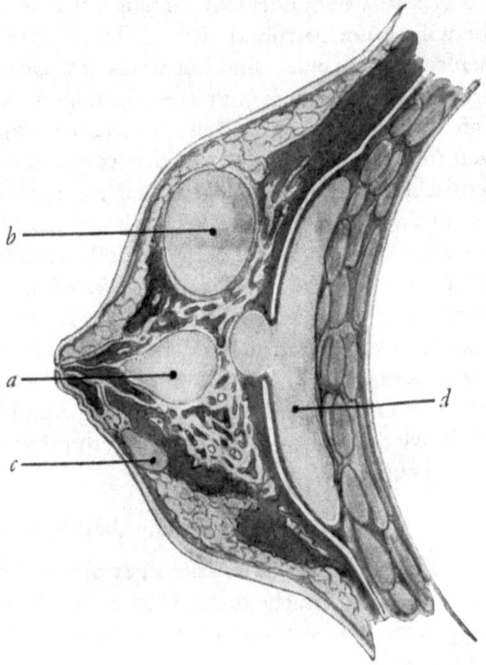

Abb. 149. Mastitisformen

a Intrakanalikuläre Mas[illegible] [Stauungsmastitis]
b Interstitielle Mastitis
c Subareolärer Abszeß
d Retromammärer Abszeß

Talgdrüsen des Warzenhofs (*Furunkulose* und *subareolärer Abszeß*). **d)** *Retromammärer Abszeß* nach Vordringen der Keime bis zur Pektoralisfaszie. — Die einzelnen Formen gehen oft ineinander über.

Therapie: Ruhigstellung der Brust, Antibiotika, frühzeitige Röntgen-Schwachbestrahlung, nach Einschmelzung Inzision und Drainage.

Prophylaxe: **1.** Verhinderung der Übertragung von Keimen auf die Brustwarzen: Brustwarzen nie berühren, vor dem Anlegen Händedesinfektion, bei Erkältung Gesichtsmaske tragen. **2.** Richtige Stilltechnik zur Verhinderung der Rhagadenbildung: Stilldauer nicht über 20 Minuten (ein gesunder Säugling trinkt $^2/_3$ seiner Nahrungsmenge innerhalb der ersten 5 Minuten). **3.** Behandlung evtl. auftretender Rhagaden (Trockenbehandlung mit Puder, Ätzen mit 1%iger Argentum-nitricum-Lösung, antiseptische und antibiotikumhaltige Salben).

K. Zwillingsgeburt

Häufigkeit: 1 mal auf 80 bis 90 Geburten (Drillinge 1 mal auf 7000 bis 8000 Geburten).

Ursachen: Erbliche Einflüsse („Zwillingsfamilien"). Eineiige Zwillinge gehen aus einer, zweieiige aus zwei verschiedenen Eizellen hervor. Zweieiige Zwillinge können daher im Gegensatz zu eineiigen erbverschieden und unterschiedlichen Geschlechts sein.

Diagnose: Anhaltspunkte: Übergroßer Leibesumfang, zu hoher Fundusstand, viele Kindesbewegungen zugleich an verschiedenen Stellen, viele Kindesteile. — **Sichere Zeichen:** 1. Fühlen von mehr als 2 großen Teilen (z. B. 2 Köpfen und einem Steiß). 2. Hören von 2 Herztonfrequenzen, die sich mindestens um 10 je Minute unterscheiden. 3. Röntgenbild (ab 5. Monat). 4. Nachweis von 3 Herzaktionen im Elektrokardiogramm.

Geburtsleitung: Spontangeburt des ersten Kindes abwarten. Liegt der zweite Zwilling in Querlage oder ist er nach spätestens 2 Stunden trotz Wehenmittel und Blasensprengung noch nicht geboren, so wird er operativ entbunden (Wendung auf den Fuß und Extraktion oder Zange bzw. Vakuumextraktion).

Komplikationen: Toxikosen, vorzeitiger Blasensprung, Frühgeburt, Nabelschnurvorfall, Verhakung der Zwillinge, primäre Wehenschwäche, lange Geburtsdauer, Erstickungsgefahr für den zweiten Zwilling infolge vorzeitiger Plazentalösung nach Geburt des ersten Zwillings, atonische Nachblutung.

L. Regelwidrige Geburt

Bei 100 Geburten findet man:

99 Längslagen
davon 96 Kopflagen: 94 regelrechte Hinterhauptslagen (Abb. 150)
2 regelwidrige Kopflagen
und 3 Beckenendlagen
und 1 Querlage

a) Bei den **regelwidrigen Kopflagen** (Abb. 151 bis 153) und bei der hinteren Hinterhauptslage dreht sich der Rücken nach hinten. Der Geburtsverlauf wird verzögert.

Kopfumfang:	*Hinterhauptslage:*	32 cm
	Vorderhauptslage:	34 cm
	Stirnlage:	35 bis 36 cm
	Gesichtslage:	34 cm

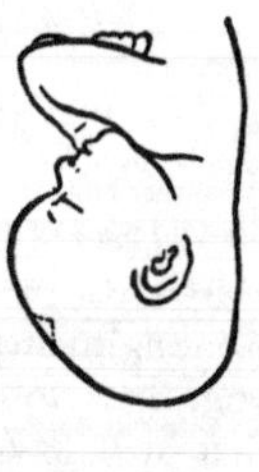

Abb. 150. Beugehaltung bei normaler Hinterhauptslage

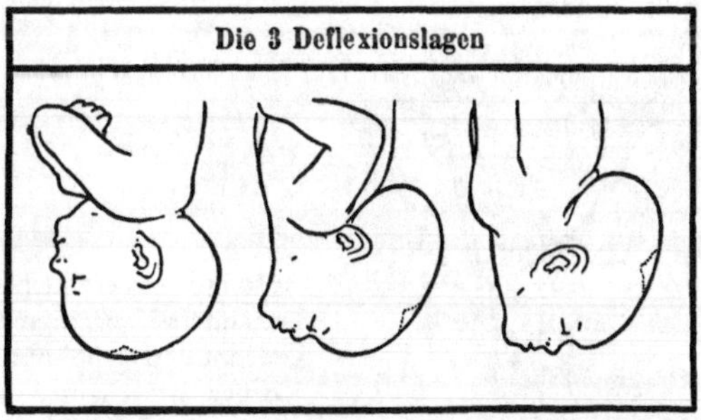

Abb. 151 Abb. 152 Abb. 153

Abb. 151. Vorderhauptslage. Abb. 152. Stirnlage
Abb. 153. Gesichtslage

Diese Lagen werden streng abwartend behandelt. Die Gesichtslage mit Drehung des Kinns nach hinten (*mentoposteriore Gesichtslage*) ist allerdings geburtsunmöglich (Abb. 154).

b) Bei den **Beckenendlagen** (Abb. 155) unterscheidet man vollkommene und unvollkommene *Steißlagen*, *Steißfußlagen*, *Knielagen* und *Fußlagen*. Man fühlt den harten, runden Kopf unter einem Rippenbogen (1), das weiche, unregelmäßige Beckenende über dem Beckeneingang (2, 4) und hört die Herztöne oberhalb des Nabels (3).

Zuerst wird abgewartet, bis das Kind bis zum Schulterblatt geboren ist. Jetzt beginnt die Gefahr für das Kind, da der nachfolgende Kopf die Nabelschnur abdrückt, indem er in das Becken eintritt (Abb. 156). Daher wird von diesem Augenblick an aktiv eingegriffen: Armlösung und Entwicklung des Kopfes (= halbe Extraktion).

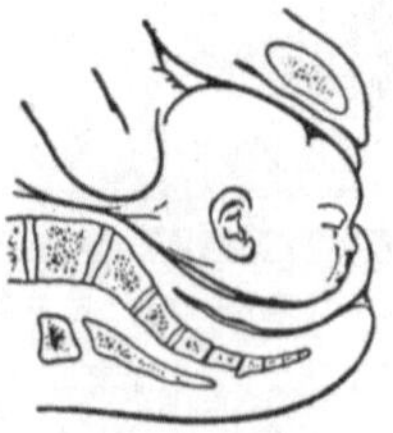

Abb. 154. Mentoposteriore Gesichtslage = geburtsunmögliche Lage

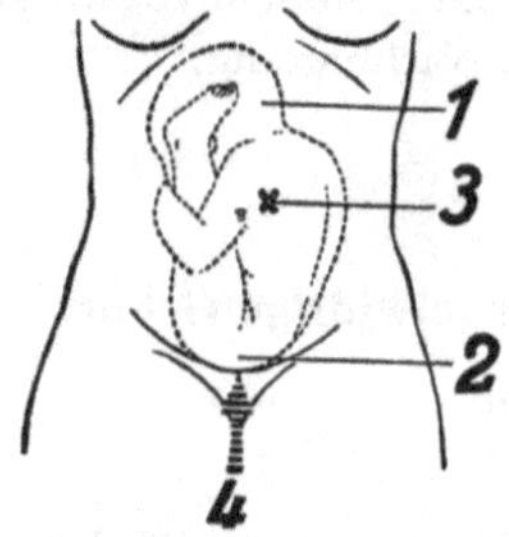

Abb. 155. Schema der Untersuchung der BEL

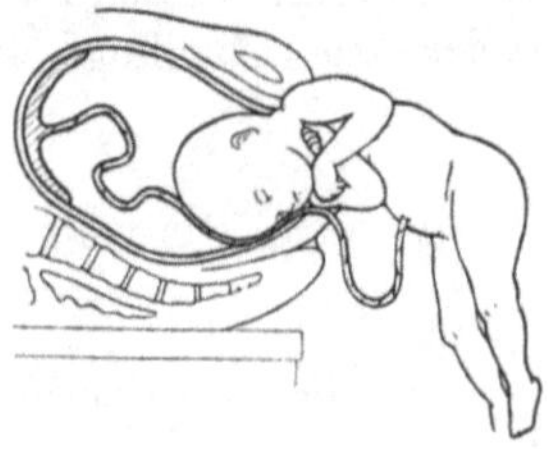

Abb. 156. Von dem Augenblick an, in dem der Kopf ins Becken eintritt, muß die Nabelschnur komprimiert werden

c) Bei der **Querlage** gehen Mutter und Kind zugrunde, wenn nicht sachgemäß eingegriffen wird. Die Gefahr beginnt mit dem Blasensprung. Es kommt zu Einkeilung der Schulter, zu Arm- und Nabelschnurvorfall. Sobald der Muttermund vollständig ist, entwickelt sich die *verschleppte Querlage* (Abb. 157). Der papierdünne, überdehnte Gebärmutterhals reißt ein (*Uterusruptur* mit tödlicher Verblutung oder Peritonitis). Daher

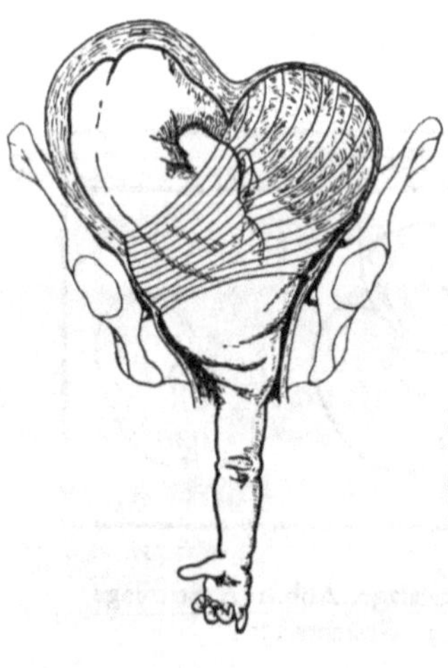

Abb. 157. I. Verschleppte Querlage mit Vorfall des rechten Armes. Das untere Uterinsegment ist zirkulär und longitudinal stärkstens gedehnt und steht kurz vor der Zerreißung. Der Hohlmuskel des Korpus ist maximal kontrahiert und hat sich hoch über dem Kindskörper zurückgezogen (nach *Bumm*)

wird das Kind bei jeder Querlage rechtzeitig durch Schnittentbindung entwickelt oder nach Wendung auf den Fuß extrahiert (= ganze Extraktion).

d) Weitere Anlässe zur operativen Entbindung können der **hohe Geradstand** und der **tiefe Querstand** sein (wenn der Kopf um 90° falsch auf dem Beckeneingang bzw. -ausgang stehen bleibt).

M. Enges Becken (Mißverhältnis zwischen Kopf und Becken)

Ursachen: a) Verengtes Becken:

1. *Allgemein verengtes Becken*: verkleinerte Form eines sonst normal gestalteten Beckens. Kommt meist bei kleinen Frauen vor.

2. *Platt-rachitisches Becken*: Beckeneingang durch Verkürzung des geraden Durchmessers verengt (Abb. 158).

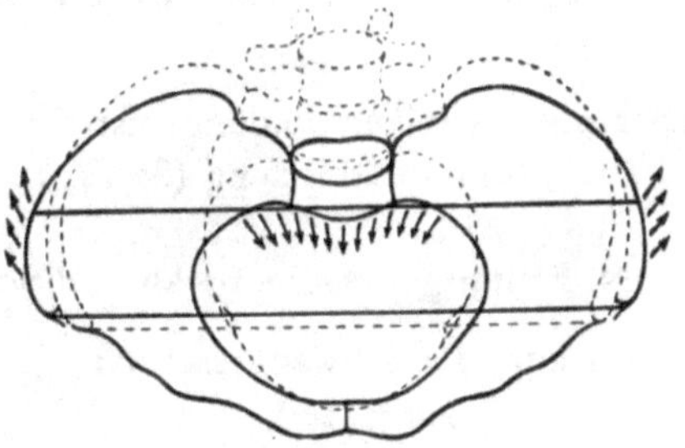

Abb. 158. Vergleich eines normalen Beckens (gestrichelt) mit einem platt-rachitischen (ausgezogen)

3. *Allgemein verengtes und plattes Becken*: Kombination von 1 und 2.

4. *Schräg verengtes Becken*: z. B. nach Rachitis, Koxitis, Luxation.

5. *Trichterbecken*: Beckenausgang verengt.

6. *Langes Becken*: knöcherner Geburtskanal verlängert mit Fehlen der Kreuzbeinhöhlung.

b) Wasserkopf (*Hydrozephalus*) = Auftreibung des Schädels durch vermehrten Liquor, oft verbunden mit anderen Mißbildungen.

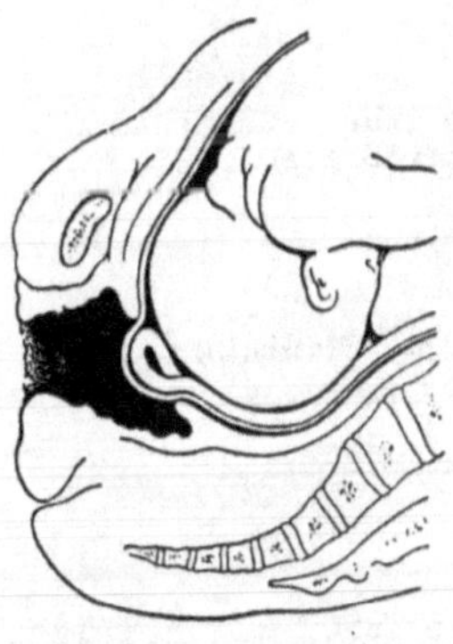

Abb. 159.
Vorliegen der Nabelschnur

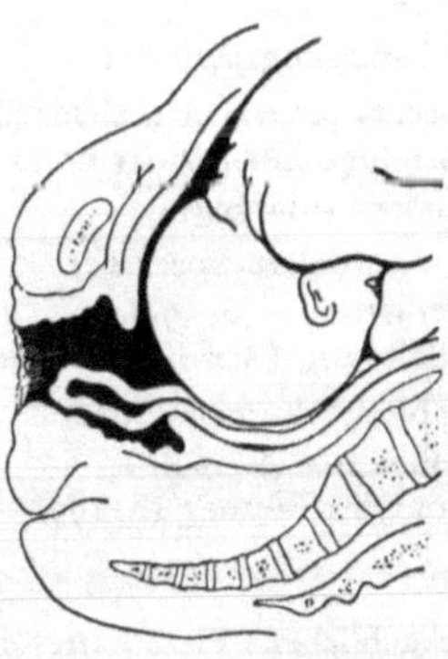

Abb. 160.
Vorfall der Nabelschnur

Komplikationen:

1. Vor- oder frühzeitiger Blasensprung, also vor Eröffnung des Muttermundes, da der Kopf das Becken nicht abdichtet. Daher auch
2. Vorliegen und Vorfall der Nabelschnur (Abb. 159, 160). Diagnose: Herztöne werden nach dem Blasensprung schlecht.
3. Vorliegen oder Vorfall kleiner Teile (Arm, Bein).
4. Regelwidrige Lagen: Schräg-, Quer-, Beckenend-, Vorderhaupt-, Stirn-, Gesichtslagen.
5. Schädigung des Kindes: Hirnblutung durch langanhaltenden Kopfdruck.
6. Schädigung der Mutter:
   a) aufsteigende Infektion infolge langer Geburtsdauer,
   b) Uterusruptur bei Geburtsunmöglichkeit,
   c) Blasen-Scheiden- oder Blasen-Zervix-Fistel infolge langanhaltenden Kopfdrucks.

Therapie: Klinikentbindung. Ist Spontangeburt eines gesunden Kindes nicht zu erwarten, Schnittentbindung (Sectio caesarea).

N. Blutungsursachen während Schwangerschaft, Geburt und Wochenbett

Erste Hälfte der Schwangerschaft:

1. Fehlgeburt (S. 207),
2. Eileiterschwangerschaft (S. 208),
3. Blasenmole (S. 212),
4. Chorionepitheliom (S. 213),
5. Gebärmutterhalskrebs (S. 174).

Zweite Hälfte der Schwangerschaft:

1. Placenta praevia (S. 211),
2. Vorzeitige Lösung der normal sitzenden Plazenta (S. 212),
3. Blutungen aus Krampfadern,
4. Gebärmutterhalskrebs (S. 174).

Unter der Geburt:

1. In der Eröffnungsperiode:
   a) Placenta praevia oder tiefer Sitz der Plazenta (S. 211),
   b) Vorzeitige Lösung der normal sitzenden Plazenta (S. 212),
   c) Randsinusblutung
2. In der Austreibungsperiode:
   a) Uterusruptur (S. 204),
   b) Rißblutung (Zervix-, Scheiden-, Damm-, Labien-, Klitorisriß) (S. 199).
3. In der Nachgeburtsperiode:
   a) Rißblutung (S. 199).
   b) Atonische Blutung (S. 199).

Im Wochenbett:

1. Zurückgebliebene Plazentarreste, Plazentarpolyp (S. 200),
2. Endometritis puerperalis (S. 168, 201),
3. Chorionepitheliom (S. 213).

O. Fehlgeburt (Abort)

Definition: Abbruch der Schwangerschaft vor Ablauf der 28. Woche.

Ursachen: **1.** *Mütterliche Störungen* (z. B. Mißbildungen, Myome, Zervixrisse, Hormonmangel, Blutgruppenunverträglichkeit, akute Infektionskrankheiten, seelische Erschütterungen). **2.** *Entwicklungsstörungen der Eianlage* (z. B. Windei). **3.** *Eingriff von außen* (künstlicher = artefizieller Abort: als Abtreibung oder als ärztliche Schwangerschaftsunterbrechung [Interruptio], wenn das mütterliche Leben nicht anders gerettet werden kann).

Symptome: Blutungen mit oder ohne Wehen.

Verlauf: **1.** *Frühabort* (1. bis 3. Monat): Ausstoßung des ganzen Eies (einzeitiger Verlauf). Unvollständige Ausstoßung ist auf künstliche Auslösung verdächtig. **2.** *Spätabort* (4. bis 7. Monat): Verlauf wie bei einer Geburt, d. h. nacheinander Wehen, Fruchtwasserabgang, Ausstoßung des Fetus und später der Plazenta (zweizeitiger Verlauf).

Verlaufsformen:

1. **Fieberfreier Abort** (Temperatur unter 38° C axillar).
2. **Fieberhafter Abort** (Temperatur ab 38° C axillar);
   a) unkompliziert: Adnexe und Parametrien frei,
   b) kompliziert: Adnexe und Parametrien entzündet.
3. **Septischer Abort** (Schüttelfröste und anhaltendes hohes Fieber über 39° C).

Weitere Formen:

a) **Drohende Fehlgeburt** (Abortus imminens): Blutungen mit oder ohne Wehen (Kreuzschmerzen!) bei *geschlossenem* Gebärmutterhalskanal.

b) **Beginnende Fehlgeburt** (Abortus incipiens): Blutungen und Wehen bei *sich öffnendem* Halskanal.

c) **Unvollständige Fehlgeburt** (Abortus incompletus): Fetus und Plazenta unvollständig ausgestoßen.

d) **Vollständige Fehlgeburt** (Abortus completus): sicher vollständige Ausstoßung von Fetus und Plazenta.

e) **Reihenfehlgeburt** (Abortus habitualis): mindestens 3 spontane Fehlgeburten folgen aufeinander.

f) **Verhaltene Fehlgeburt** (Missed abortion): Verbleiben der abgestorbenen Frucht in der Gebärmutter über Wochen und Monate (nach Jahren: Steinkind = Lithopädion).

Therapie:

a) Drohender Abort: Versuch der Schwangerschaftserhaltung mit strengster Bettruhe und Ruhigstellung der Gebärmutter. Bei ungenügendem Verschluß (Zervixinsuffizienz) wird ab 3. Monat ein Kunststoffaden in den oberen Teil des Gebärmutterhalses eingenäht (Cerclage) und bis zum Geburtsbeginn belassen.

b) Beginnender Abort: Bis Anfang des 3. Monats Erweiterung des Zervikalkanals mittels Hegarstiften und Ausräumung mittels Abortzange und stumpfer Kürette. Ab Mitte des 3. Monats medikamentöse Austreibung der Frucht mittels Wehenmittelschemas und Nachkürettage.

c) Unvollständiger Abort: Nachkürettage.

d) Vollständiger Abort: Bis 5. Monat Nachkürettage, ab 6. Monat nur, wenn die dann bereits gut abgrenzbare Plazenta unvollständig war.

e) Fieberhafter Abort: Ausräumung erst nach mehrtägiger Entfieberung, bis dahin Sulfonamide, Antibiotika, Bluttransfusionen. Sofortige Ausräumung nur, wenn lebensbedrohliche Blutung. Wehenmittelschema, damit der infizierte Uterusinhalt möglichst bald ausgestoßen wird.

Komplikationen:

a) *Zervixriß* mit Verblutung aus der eingerissenen Arteria uterina bei instrumenteller Ausräumung ohne ausreichende Erweiterung des Halskanals.

b) *Perforation* mit innerer Verblutung, Verletzung innerer Organe und Peritonitis bei Durchstoßung der Gebärmutterwand mit Instrumenten.

c) *Aufsteigende Infektion* (Adnexitis, Parametritis, Pelveoperitonitis, *Douglas*abszeß, septische Thrombophlebitis) meist nach unsauberen, kriminellen Eingriffen.

d) *Urämietod* bei Seifenabort infolge Verstopfung der Nierenkanälchen bei Hämolyse nach Einspritzung von Seifenlösung zu Abtreibungszwecken.

P. Eileiterschwangerschaft (Tubargravidität)

Ursache: Das befruchtete Ei wird durch entzündliche Verklebungen, blind endende Gänge oder Endometriose der Tubenschleimhaut aufgehalten und bettet sich dort ein, sobald es seine Einnistungsreife erreicht hat.

Hauptformen (Abb. 161): **1. Tubarruptur:** Bei Ansiedlung im engen Teil (Isthmus) durchwächst das Ei zerstörend die Tubenwand mit ihren Gefäßen, so daß es zur Blutung in die freie Bauchhöhle kommt (äußerer Fruchtkapselaufbruch). **2. Tubarabort:** Im weiten Teil (Ampulle) wächst das Ei innerhalb der Tubenschleimhaut und bricht in die Eileiterlichtung durch, so daß es in die Tube hinein blutet (innerer Fruchtkapselaufbruch). 8 bis 10mal häufiger als 1.

Symptome: Tubarruptur: 1. Plötzlicher Schmerz im Unterbauch, der bis in Schulter und Oberarm ausstrahlt. **2.** Kreislaufkollaps (zunehmend rascher Puls, Blutdruckabfall, Ohnmacht). **3.** Rasch zunehmende Blässe. **Tubarabort: 1.** Dauerblutung aus der Gebärmutter, eventuell mit Ausstoßung der ganzen Schleimhaut als dreizipfliges Säckchen, nachdem die Menstruation 2 bis 4 Wochen überfällig war. **2.** Wehenartige Schmerzen in einer Unterbauchseite. **3.** Allmählich zunehmende Anämie.

Verlauf: Tubarruptur: Verblutungstod. **Tubarabort:** Das Ei wird umblutet und durchblutet (Hämatommole) und durch die Wehentätigkeit der Tube in die Bauchhöhle ausgestoßen. Dabei kann sich zunächst um die Eileitermündung ein großer Bluterguß bilden (peritubares Hämatom). Schließlich sammelt sich das Blut im *Douglas*schen Raum an (retrouterine Hämatozele).

Diagnose: Nachweis von Blut mit Gerinnseln im *Douglas*schen Raum mittels „Douglaspunktion“ vom hinteren Scheidengewölbe aus.

Therapie: Nur operativ: Leibschnitt mit Entfernung des betroffenen Eileiters.

Komplikationen: Vereiterung einer nicht diagnostizierten Hämatozele mit monatelangem, fieberhaftem Verlauf.

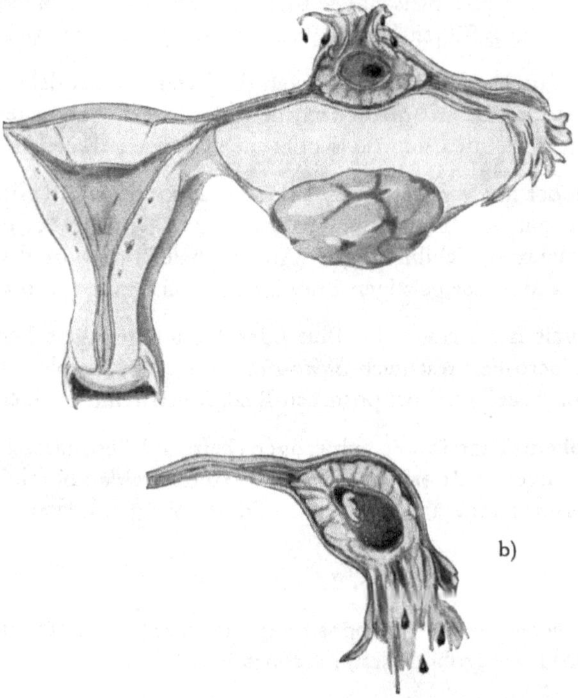

Abb. 161. Tubarruptur a) und Tubarabort b)

Q. Schwangerschaft im retroflektierten Uterus (Retroflexio uteri gravidi)

Symptome: Zunehmende Erschwerung der Blasenentleerung.

Verlauf: Meist Selbstaufrichtung der Gebärmutter ab 3. Monat.

Komplikation: Einklemmung der Gebärmutter infolge Ausbleibens der Harnentleerung **(Retroflexio uteri gravidi incarcerati)** mit den Folgen a) Fehlgeburt, b) Abklemmung der Harnröhre (Abb. 162) führt zu dauerndem Harnträufeln bei übervoller Blase und infolge Infektion zu schwersten Zystitisformen, evtl. zur *Blasenruptur* und *Peritonitis.*

Therapie: Wöchentliche Kontrolle ab 3. Monat, ob Spontanaufrichtung eintritt. Anderenfalls rechtzeitige Aufrichtung der Gebärmutter und Einlegen eines Pessars. Notfalls operative Aufrichtung.

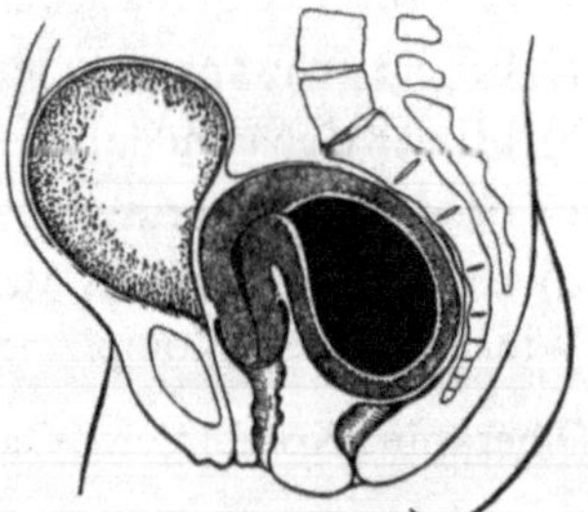

Abb. 162. Retroflexio uteri gravidi incarcerati

R. Toxoplasmose

Erreger: *Toxoplasma gondii* (bei dem nordamerikanischen Nagetier Gundi 1908 zuerst nachgewiesen). Übertragung durch Schmierinfektion durch Hunde, Kaninchen, Katzen, Vögel oder Genuß von rohem Fleisch. Die Erreger vermehren sich innerhalb der Zellen. Zerfall der mit ihnen angefüllten Zellen (Pseudozysten) führt zur weiteren Streuung.

Übertragung: Bei frischer Infektion gelangen die Parasiten aus dem Blut der Mutter *durch die Plazenta* in den Feten (meist nach dem 4. Monat). Bei weiteren Schwangerschaften braucht sich die Infektion des Kindes nicht zu wiederholen.

Symptome: a) bei der Schwangeren: meist keine charakteristischen Hinweissymptome. *Grippeähnliches Bild* mit Fieber und Lymphknotenschwellung. Daher meist unerkannt. b) beim Kind: Fruchttod, Fehlbildungen (Anenzephalus, Hydrozephalus, Augenmißbildungen), Rückstand in der geistigen Entwicklung, Krämpfe, spastische Lähmungen.

Diagnose: Nachweis der Erreger im Blut oder Liquor gelingt selten, daher serologische Verfahren: Sero-Farbtest nach *Sabin-Feldmann* und Komplementbindungsreaktion nach *Westphal.* Aber: auch bei positiven Reaktionen Kind oft nicht erkrankt.

Therapie: Bei hohem Titer in der Schwangerschaft und besonders bei Verdacht auf während der Schwangerschaft erfolgte Infektion Sulfonamide kombiniert mit Malariamitteln wie Daraprim. Kinderärztliche Kontrolle des Neugeborenen.

S. Listeriose

Erreger: *Listeria homocytogenes* (grampositives Stäbchen). Übertragung durch Haustiere oder deren Produkte (rohe Milch, Milchprodukte, Fleisch).

Übertragung: Durch die Plazenta (meist erst ab 5. Monat).

Symptome: Bei der Schwangeren als *fieberhafter grippaler Infekt*, *Pyelitis*, Meningitis.

Verlauf: Fehl- oder Frühgeburt eines geschädigten Kindes, das in seinen Organen kleine Knötchen hat (Granulomatosis infanti-septica).

Diagnose: Erregernachweis

a) bei der Schwangeren: aus dem Blut oder Urin,

b) bei der Gebärenden: aus dem Fruchtwasser,

c) bei der Wöchnerin: aus dem Lochialsekret,

d) beim Kind: aus dem Mekonium (Ausstrich, Gramfärbung). Serologisch: Listerien-Widal ab 1:200, Komplementbindungsreaktion).

Therapie: Kombinierte Gabe hoher Dosen von Sulfonamiden und Antibiotika.

T. Nierenbeckenentzündung (Pyelitis gravidarum)

Ursachen: Hormonale Weiterstellung von Nierenbecken und Harnleiter mit Infektion des gestauten Harns.

Symptome: Fieber, Druck- und Klopfschmerz der betroffenen Nierengegend, Bakterien und Leukozyten im Urin.

Verlauf: Oft Miterkrankung der Niere **(Pyelonephritis)** mit Eiweiß- und Zylinderausscheidung im Urin, Erhöhung des Rest-Stickstoffs und Absinken der Harnmenge auf 6 bis 800 ml. Gefährdung des Kindes, evtl. Frühgeburt.

Therapie: Bettruhe, Antibiotika und Chemotherapeutika. In hartnäckigen Fällen Nierenbeckenspülung oder Ureterdauerkatheter. Ausschließen von Nierensteinen (Röntgenbild, Urogramm) oder Nierentuberkulose.

U. Placenta praevia (Abb. 163, 164, 165, 166 u. 167)

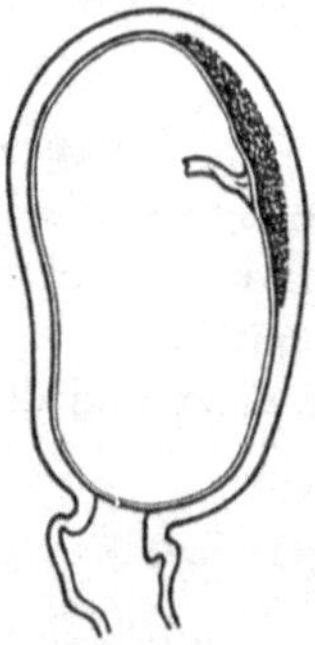
Abb. 163

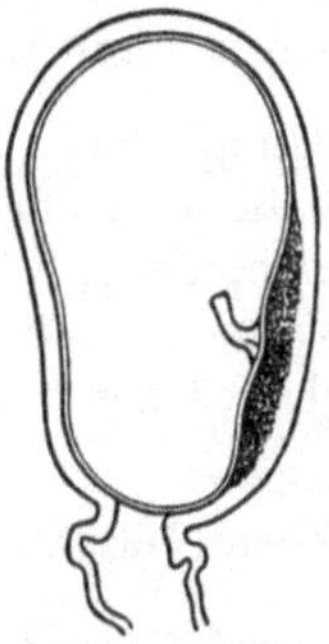
Abb. 164

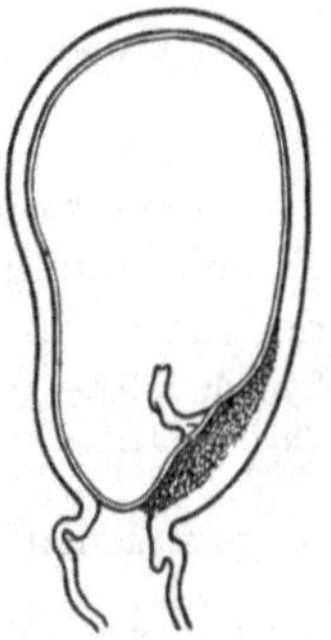
Abb. 165

Abb. 163. Normaler Sitz der Plazenta
Abb. 164. „Tiefer Sitz“ der Plazenta
Abb. 165. Placenta praevia marginalis
Abb. 166. Placenta praevia partialis (= lateralis)
Abb. 167. Placenta praevia totalis (= centralis)

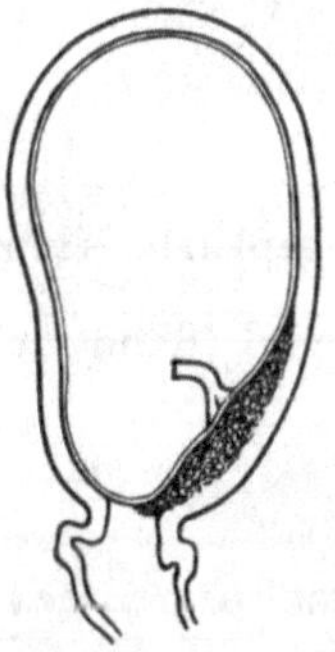
Abb. 166

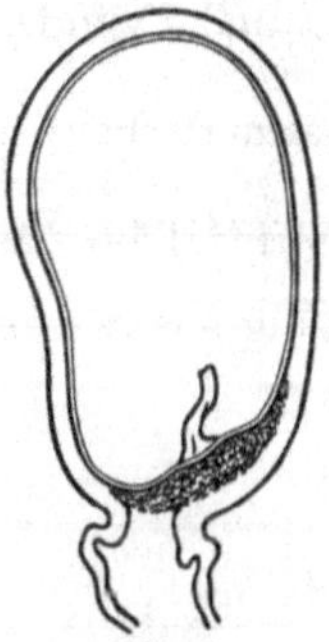
Abb. 167

Definition: Falscher Sitz der Plazenta im unteren Teil der Gebärmutter

a) Placenta praevia *marginalis*: Plazenta reicht bis an den inneren Muttermund heran.

b) Placenta praevia *partialis*: Plazenta bedeckt einen Teil des inneren Muttermundes.

c) Placenta praevia *totalis*: Plazenta bedeckt den ganzen Muttermund.

d) Placenta praevia *centralis*: Die Mitte der Plazenta liegt über dem Muttermund.

e) *Tiefer Sitz* der Plazenta: Übergangsform zwischen normalem Sitz und Placenta praevia marginalis.

Häufigkeit: 1 Fall auf 500 bis 600 Geburten.

Ursachen: Meist viele vorausgegangenen Geburten oder Kürettagen, so daß sich das Ei erst tiefer als gewöhnlich ansiedeln kann.

Symptome: Blutungen in den letzten Monaten der Schwangerschaft und bei Geburtsbeginn (vor dem Blasensprung).

Verlauf: Verblutungstod der Mutter und Absterben des Kindes infolge zunehmender Ablösung der Plazenta von der Gebärmutter bei fortschreitender Eröffnung des Zervikalkanals. Weitere Gefahren: Infektion und Luftembolie.

Therapie: Sofortige Klinikeinweisung ohne vorherige innere Untersuchung und Tamponade. Bei starker Blutung und unvollständigem Muttermund sowie bei Placenta praevia totalis und centralis Schnittentbindung, bei mäßiger Blutung und marginalem, partialem oder tiefem Sitz zuerst Versuch der Blutstillung mit Hilfe des kindlichen Kopfes, der nach Blasensprung und Wehenmittelgabe tiefer rückt und die abgelöste Plazenta wieder andrückt.

Andere Blutungsursachen in der zweiten Hälfte der Schwangerschaft:

1. **Vorzeitige Lösung der normal sitzenden Plazenta.** Während der Geburt nach plötzlichem Schmerz innere Verblutung. Holzhart gespannter Uterus und Absterben des Kindes. Ursache: Schwangerschaftsvergiftung (erhöhter Blutdruck, im Harn Eiweiß und Zylinder, evtl. Anurie).

2. Gebärmutterhalskrebs.

3. Zervixpolypen, Erosionen, geplatzte Krampfadern.

4. Blutung aus dem Plazentarrand (Randsinusblutung).

V. Erkrankungen der Plazenta

1. Blasenmole (Abb. 168 u. 169)

Ursache: Verdickung und blasige Quellung der Zotten bis zu Weinbeerengröße (Traubenmole), möglicherweise durch Infektion.

Symptome: Blutungen mit Bläschenabgang aus zu großem Uterus.

Verlauf: Der Fet stirbt ab. Daher sind ***keine Herztöne*** hörbar und ***keine kindlichen Skelettteile*** im Röntgenbild zu sehen, obwohl sie nach der Größe des Uterus zu erwarten wären. Infolge der starken Chorionhormonbildung entwickeln sich in 10% der Fälle doppelseitige *Lutein-Zysten* der Ovarien.

Therapie: Vorsichtige Ausräumung (höchste Perforations- und Verblutungsgefahr!).

Komplikationen: Krebsige Entartung (Chorionepitheliom). Daher Nachkontrolle mittels Schwangerschaftsreaktionen (S. 185) (normal: nach 8 bis 10 Tagen negativ; Chorionepitheliom: Reaktion bleibt oder wird wieder positiv).

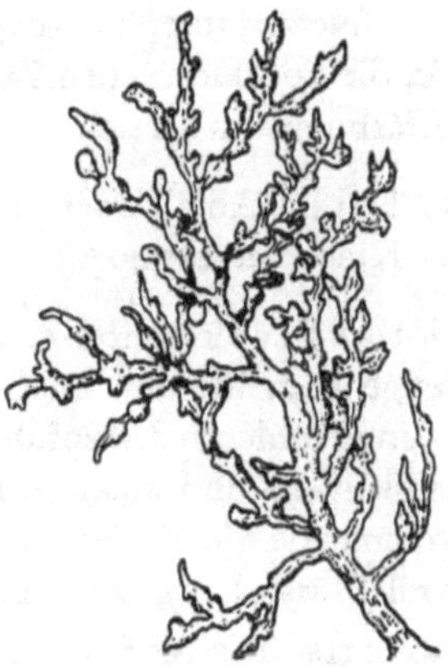

Abb. 168. Normales Zottenbäumchen

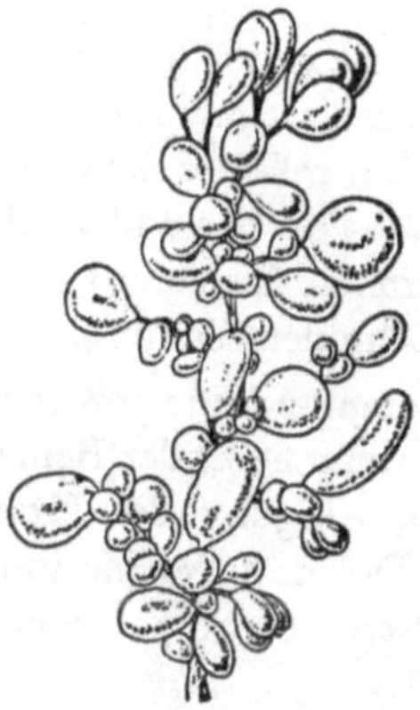

Abb. 169. Entartetes Zottenbäumchen bei Blasenmole

2. Chorionepitheliom = fetaler Zottenkrebs

Vorkommen: Meist nach Aborten, seltener nach Geburten, sehr selten nach Tubargravidität.

Verlauf: Gewöhnlich sehr bösartig: Metastasierung auf dem Blutweg (Vagina, Lunge, Leber, Gehirn, Nieren). Sehr selten Spontanheilung.

Symptome: Unregelmäßige Blutung, Wachstum des Uterus, positive Schwangerschaftsreaktion.

Therapie: Totalexstirpation des Uterus mit beiden Adnexen, Röntgennachbestrahlung.

W. Eklampsie

Häufigkeit: 1 auf 500 bis 1000 Geburten; 85% bei Erstgebärenden; 22% in der Schwangerschaft, 60% unter der Geburt, 18% im Wochenbett.

Ursachen: Zusammenbruch des Stoffwechsels infolge Überlastung durch die Schwangerschaft. Leber, Niere und Gehirn sind schwer geschädigt. Oft ältere Grundleiden (Aufpfropf-Gestose).

Symptome: a) Drohende Eklampsie (Präeklampsie = Eklampsismus):

1. **Hochdruck** (diastolischer Druck über 90 mm Quecksilber)
2. **Eiweiß im Urin** (über 1‰ nach Esbach)
3. **Ödeme** (Schwellung der Knöchel, der Unter- und Oberschenkel, der Finger, im Gesicht)

Hinzu kommen, besonders kurz vor dem Anfall, Kopfschmerz, Übelkeit und Sehstörungen (Netzhautveränderungen). **b)** Eklampsie. Blitzartig auftretende tonische **Krämpfe,** die von klonischen Zuckungen gefolgt werden. Dabei Zungenbiß und bläuliche Verfärbung des Gesichts. Tiefe **Bewußtlosigkeit** (Koma).

Verlauf: Tod im Anfall oder in tiefem Koma möglich (Sterblichkeit der Mütter 8 bis 13%, der Kinder 20 bis 40%).

Therapie: a) Präeklampsie. Klinikaufnahme bei Blutdruckwerten über 140/90 mm Hg. Strenge Bettruhe und Diät (kochsalzarme, eiweißreiche Kost mit Einschränkung der Fett- und Kohlenhydratzufuhr; Obst-, Saft-, Reistage). Kontrolle des Blutdrucks und der Flüssigkeit ein- und -ausfuhr. Erforderlichenfalls blutdrucksenkende und flüssigkeitsausschwemmende Medikamente. In schweren Fällen Hungern und Dursten (1 bis 2 Tage nur 500 ml Flüssigkeit), bei Therapieresistenz vorzeitige Schnittentbindung.
b) Eklamptischer Anfall. *Aktive Therapie:* Schockbekämpfung und sofortige Entbindung (Schnitt-, gegebenenfalls Zangenentbindung) mit anschließender Behandlung der Eklampsiesymptome. *Konservative Therapie:* Zuerst Beseitigung des Krampfzustandes (Ruhigstellung mit Barbituraten, Phenothiazinen, Dolantin, Magnesiumsulfat) und Normalisierung des Blutdrucks (z. B. mit Puroverin, Nepresol, Serpasil), erst dann bei lebensfähigem Kind Schnittentbindung.

Komplikationen: Kollaps, Lungenödem, Anurie und Urämie, Bronchopneumonie.

Prophylaxe: Regelmäßige Kontrolle der Schwangeren (Blutdruck, Urin, Ödeme, Gewicht), zweckmäßige Ernährung (Einschränkung der Nahrungsmenge, Flüssigkeits-, Kochsalz- und Fettzufuhr, dafür reichlich hochwertiges Eiweiß — täglich 70 bis 80 g — und Vitamine).

Erkrankungen der Niere und der ableitenden Harnwege

H. Götz

Die engen gegenseitigen Beziehungen der Harn- und Geschlechtsorgane in entwicklungsgeschichtlicher, anatomischer und funktioneller Hinsicht weisen auf die Zusammengehörigkeit beider Organsysteme hin. Die Entwicklung der Urologie zum Spezialfach erfolgte zwangsläufig aus der Notwendigkeit, die jeweils auftretenden Erkrankungen der Harn- und Geschlechtsorgane in ihrer vielseitigen Auswirkung auf das gesamte Urogenitalsystem zu betrachten und zu behandeln.
Dazu sind besondere diagnostische und therapeutische Verfahren erforderlich, die nur in fachkundigen Händen erfolgreich sind.
Zu den Harnorganen gehören:

1. Niere (Ren),
2. Harnleiter (Ureter),
3. Harnblase (Vesica urinaria),
4. Harnröhre (Urethra).

I. Erkrankungen der Nieren

A. Anatomie *B. Physiologie* *C. Erkrankungen*

A. Anatomie der Nieren

Die Nieren haben meist eine bohnenförmige Gestalt. Ihre Größe beträgt im Mittel $11 \times 6 \times 3$ cm. Man unterscheidet einen oberen und einen unteren Nierenpol sowie eine Vorder- und eine Hinterfläche. Sie liegen hinter dem Bauchfell (retroperitoneal) zu beiden Seiten der Wirbelsäule in Höhe vom 12. Brust- bis 3. oder 4. Lendenwirbel. Die rechte Niere liegt gewöhnlich etwas tiefer. Die konvexe Fläche der Niere ist nach lateral gerichtet.
In der Mitte der nach medial gerichteten, konkaven Fläche befindet sich die Nierenpforte (Hilus renalis). Blutgefäße und Nerven werden hier an die Nieren heran- bzw. von ihr weggeführt (Gefäß-Nervenstiel). Hinter ihnen im Bereich des Nierenhilus liegt das mehr oder weniger bauchige Nierenbecken (Pelvis renalis). Auf dem Längsschnitt zeigt die Niere eine deutliche Teilung in eine dunklere Rinden- und eine hellere Marksubstanz. In der Rindensubstanz liegen die Nierenkörperchen (*Malpighi*schen Körperchen). Sie bestehen aus einem Knäuel von Gefäßen (Glomerulus) und einer becherförmigen Kapsel (*Bowmann*sche Kapsel), welche den Glomerulus umgibt. Eine kleine, blutzuführende Arterie (vas afferens) teilt sich in ein Netz von verschlungenen Kapillaren (kleinste Arterien) auf, bildet so ein Gefäßknäuel, um sich dann wieder zu einem einzigen arteriellen Gefäß (vas efferens) zu vereinigen, welches das Blut aus dem Glomerulus wegführt. Die den Glomerulus umfassende Kapsel (*Bowmann*) stellt den Beginn des Harnkanälchens dar. Dieses verläuft in verschiedenen Windungen. Das etwa 5 cm lange röhrenförmige Kanälchen hat in seinen verschiedenen Abschnitten, je nach der dem Abschnitt obliegenden Funktion ein entsprechendes Kaliber und einen entsprechenden anatomischen Aufbau. Mehrere solcher Harnkanälchen vereinigen sich

schließlich zu den Sammelkanälchen, die in der Marksubstanz an der Spitze der Papille münden. Die Papillen werden von Nierenkelchen (Calices renalis) umgeben. Kleine Kelche können sich zu einem größeren Kelch vereinigen. Die Kelche münden in einen mehr oder weniger konischen Sack, das Nierenbecken (Pelvis renalis), welches nach unten in den Harnleiter mit einem Durchmesser von 4 bis 7 mm übergeht. Der Harnleiter, ein muskulös-hautiger Schlauch, verbindet das Nierenbecken mit der Harnblase.

Die Niere ist von einer bindegewebigen Kapsel fest umgeben und in Fettgewebe eingebettet. Letzteres wird als Fettkapsel bezeichnet.

B. Physiologie der Nieren

Die Nieren regulieren den Wasserhaushalt des Körpers, sie scheiden den Urin aus und darin eine Reihe von chemischen Substanzen, sog. Abbauprodukte. Diese Endprodukte des Eiweißstoffwechsels werden hauptsächlich im Körper gebildet und den Nieren durch das Blut zugeführt. In den *Malpighi*schen Körperchen (Glomerulus und *Bowmann*scher Kapsel) wird der sog. Primärharn filtriert. Auf dem Wege durch die Harnkanälchen muß dieser Primärharn noch einige Veränderungen durchmachen, bevor er sich in das Nierenbecken ergießt, um von dort aus durch den Harnleiter in die Blase zu gelangen. Durch die Ausscheidung dieser sog. Abbauprodukte leisten die Nieren eine für den Organismus lebenswichtige Funktion: die Entgiftung des Organismus. Zur Erfüllung dieser Aufgabe muß die gesamte Blutmenge des Körpers immer wieder die Nieren durchströmen (Blutkreislauf). Auf diese Weise passieren etwa 15000 l Blut täglich die Nieren, wobei etwa 1,5 l Urin ausgeschieden werden. Die Menge des Urins schwankt natürlich, sie ist abhängig von der Flüssigkeitsaufnahme und der Schweißsekretion (Abgabe von Flüssigkeit durch die Haut).

Das spezifische Gewicht des Harns schwankt zwischen 1015 und 1030. Bei reichlicher Flüssigkeitsaufnahme kann das spezifische Gewicht des Harns auf 1002 absinken und bei Durst bis auf Werte um 1040 ansteigen. Die Nieren können also verdünnen und konzentrieren. Auch die einzelnen harnpflichtigen Substanzen können in verschiedenen Mengen ausgeschieden werden. Die Ausscheidung dieser Stoffe läuft ihrer Konzentration im Blutplasma parallel.

Die wichtigsten Untersuchungen des Urins sind:

1. spezifisches Gewicht
2. Reaktion (sauer, alkalisch, neutral).
3. Eiweiß (Albumen)
4. Zucker (Saccharum)
5. Gallenfarbstoffe (Bilirubin, Urobilin, Urobilinogen).

Bei der mikroskopischen Untersuchung des Sedimentes (Schleudersatz) ist zu achten auf:

1. Leukozyten (Eiter).
2. Erytrozyten (Blut).
3. Epithelien (aus der Blase oder den übrigen Harnwegen).
4. Zylinder (Ausgüsse der Harnkanälchen, Hyaline-Z., granulierte Z., Epithel-Z., Blutkörperchen-Z., Hämoglobin-Z., Leukozyten-Z.

5. Salze (Kristalle verschiedener Art).
6. Mikroorganismen (Bakterien, Kokken, Bazillen).

Zur Prüfung der Nierenfunktion stehen zahlreiche Methoden zur Verfügung. Die wesentlichsten sind:

1. Verdünnungs- und Konzentrationsversuch nach Volhard.
2. Farbstoffausscheidungsprobe nach intravenöser Injektion von 3 bis 5 ml Indigokarmin (sichtbare blaue Verfärbung des Urins).
3. Farbstoffausscheidungsprobe nach intravenöser Injektion von 10 ml Phenolrotlösung (Nachweis durch photometrische Untersuchung des Urins im Labor).
4. Bestimmung des Rest-N (Reststickstoff) im Blutserum.
5. Bestimmung des Kreatininspiegels im Blutserum.
6. Röntgenuntersuchung der Nieren. Röntgenologisch darstellbare Kontrastmittelausscheidung der Nieren (Ausscheidungspyelographie oder Urographie).
7. Clearance-Test (Clearance = Entharnungsvermögen). Unter Clearance versteht man diejenigen Blutplasmamenge, in ml ausgedrückt, welche je Minute durch die Nierentätigkeit von einer Testsubstanz (Harnstoff, Insulin, Kreatinin) befreit sind. Aus dem Verhältnis zwischen Testsubstanzausscheidung je Minute und Konzentration der Stoffe im Plasma lassen sich rechnerisch Rückschlüsse auf die Funktion der Nierenkörperchen (Glomerulusfiltrat) und Harnkanälchen (Tubulusresorption) ziehen. Die Methode ist nur klinisch durchführbar und ist von gewisser Bedeutung für die Beurteilung der vorhandenen Nierenfunktion.

C. Erkrankungen der Nieren

1. Unspezifische Entzündungen der oberen Harnwege und der Niere
2. Spezifische Erkrankungen der Niere
3. Nierensteine
4. Nierengeschwülste
5. Nierenechinokokkus
6. Nierenaktinomykose
7. Nierenbeckengeschwülste
8. Hydronephrose
9. Wanderniere
10. Nierenverletzungen
11. Entwicklungsanomalien

Die Darstellung erfolgt unter Ausschluß der hämatogenen und degenerativen Nierenerkrankungen (Nephritis und Nephrose), die bereits im Bd. I abgehandelt worden sind.

1. Unspezifische Entzündungen der oberen Harnwege und der Niere

a) Nierenbeckenentzündung
b) während der Schwangerschaft
c) mit Übergreifen auf die Niere
d) Nierenvereiterung
e) Nierenkarbunkel
f) Entzündliche Erkrankungen der Nierenhüllen

a) Nierenbeckenentzündung (Pyelitis)

Ursache: Die Entzündung des Nierenbeckens entsteht durch eine bakterielle Infektion seiner Schleimhaut. Die Bakterien können von der Blase aus das Nierenbecken erreichen (aszendierende oder urogene Infektion). Sie können ferner auf dem Blutwege die Niere erreichen und durch dieselbe in das Nierenbecken ausgeschieden werden (deszendierende oder hämatogene Infektion). Ferner können die Bakterien auch durch die Lymphbahnen in die Nierenbeckenwand eindringen (lymphogene Infektion). Die Nierenbeckenentzündung kann in einer Niere, aber auch beidseitig auftreten. Fokale Infekte, Schleimhautschädigungen durch Stauungen, Steinbildung und entzündliche Erkrankungen der Umgebung begünstigen die Entstehung einer Nierenbeckenentzündung. Die Erreger sind meist Kolibakterien, Streptokokken und Staphylokokken.

α) Akute Nierenbeckenentzündung (Pyelitis acuta)

Symptome: Hohes Fieber, oft mit Schüttelfrost, manchmal heftige dumpfe Schmerzen in der Nierengegend, Druck- und Klopfempfindlichkeit der befallenen Nierenseite. Der Urin ist trübe durch seinen Gehalt an Schleim, Eiter und Epithelien. Rote Blutkörperchen finden sich in wechselnden Mengen.

Therapie: Bettruhe, warm-feuchte Umschläge, vermehrte Flüssigkeitszufuhr. Medikamentös werden Sulfonamidstöße und Antibiotika verabfolgt. Zur Schmerzlinderung krampflösende Mittel (Spasmolytika). Beseitigung von Harnstauungen (ebentuell instrumentiell. Weitere längere Beobachtung ist nach Besserung des Allgemeinbefindens erforderlich (Urinuntersuchung).

β) Chronische Nierenbeckenentzündung (Pyelitis chronica)

Ursache: Aus der akuten Form entwickelt sich mitunter nach ungenügender oder falscher Behandlung die chronische Nierenbeckenentzündung. Begünstigend wirken Urinstauungen, die durch Abflußhindernisse im Bereich des Nierenbeckenabganges, des Harnleiters und der Blase hervorgerufen werden. Angeborene Mißbildungen am Harnleiter, Abknickung des Harnleiters durch kreuzende Blutgefäße (sog. akzessorische und aberrierende Gefäße), Harnleiterverengung durch entzündliche Prozesse der Umgebung, Steine im Harnleiter usw., Bakterienherde in Mandeln, in Nebenhöhlen, Zähnen und in der Prostata können den entzündlichen Nierenbeckenprozeß unterhalten. Die chronische Nierenbeckenentzündung geht fast immer mit einer Erkrankung auch des Nierenparenchyms einher (Pyelonephritis).

Symptome: Häufig bestehen keine wesentlichen Beschwerden. Gelegentlich finden sich diffuse Rückenschmerzen oder ein geringer Druckschmerz in der Nierengegend. Lediglich der Leukozyten- und Bakteriengehalt des Urins deuten auf die noch bestehende Erkrankung hin.

Therapie: Im Vordergrund steht die Feststellung der Krankheitsursache und die eventuelle Beseitigung aller Faktoren die ursächlich zur Stauung bzw. Behinderung des Urinabflusses geführt haben. Resistenzprüfungen der Harnbakterien und gezielte Therapie mit Sulfonamiden und Antibiotika sind erforderlich. Entsprechende Diät und lange Überwachung des Kranken sind weitere wesentliche Maßnahmen. Von guter Wirkung ist ein Kuraufenthalt in einem entsprechenden Nierenbad (Trink- und Badekur, Balneotherapie). Oft bringt auch die örtliche Behandlung der Nierenbeckenschleimhaut durch Nierenbeckenspülungen mittels Harnleiterkatheter den entzündlichen Prozeß zum Abklingen.

b) Nierenbeckenentzündung während der Schwangerschaft (Pyelitis gravidarum)

Ursache: Durch Wirkung von Follikel- und Corpus luteum-Hormon kommt es zu einer Weitstellung des Harnleiters und des Nierenbeckens während der Schwangerschaft. Die Folge davon kann eine Störung des Urinabflusses sein, wodurch eine Harnwegsinfektion leichter entstehen und unterhalten werden kann. Solche Infektionen werden meist nur während der ersten Schwangerschaft beobachtet.

Symptome: Die Erkrankung beginnt mit Rückenschmerzen, meist im 4. bis 8. Schwangerschaftsmonat. Bei einseitigem Befall ist die rechte Seite bevorzugt. Fieber mit Schüttelfrösten und vielfach ein leichter Blasenkatarrh vervollständigen das Bild.

Im Urin finden sich weiße Blutkörperchen und Bakterien (Koli).

Therapie: Meist genügen einfache Harndesinfektionsmittel. Bei starken Beschwerden infolge hochgradiger Stauung ist Entlastung der Niere durch Einlegen eines Harnleiterkatheters erforderlich, der ohne Risiko einige Tage belassen werden kann (Harnleiterverweilkatheter).

c) Nierenbeckenentzündung mit Übergreifen auf die Niere (Pyelonephritis)

Ursache: Jede Nierenbeckenentzündung kann je nach Virulenz der Erreger und Abwehrlage des Organismus rasch und unvermittelt auf das Nierenparenchym übergreifen. Oft handelt es sich aber auch um einen auf hämatogenen Wege entstandenem Infekt.

Symptome: Anfangs bestehen die gleichen Erscheinungen, wie bei der akuten Nierenbeckenentzündung. Hohes Fieber, Schüttelfrost und Schmerzen in der Nierengegend. Die Nierenfunktion ist gestört bezüglich der Wasserausscheidung. Im Urin finden sich Eiweiß, Eiter, Blutkörperchen und oft auch Harnzylinder. Nach einigen Tagen tritt bei anhaltendem Fieber eine Verschlechterung des Allgemeinzustandes ein. Es bestehen Widerwillen gegen Nahrungsaufnahme und starkes Durstgefühl. Die Zunge ist trocken und von erdbeerroter Farbe. An der Oberfläche der Niere können sich kleine Abszesse bilden. Liegt gleichzeitig ein Diabetes mellitus vor, dann ist der Verlauf der Entzündung besonders schwer und hartnäckig. Es kommt zu tiefgreifenden nekrotisierenden Prozessen an den Nierenpapillen (Papillennekrose).

Therapie: Hier gelten die gleichen Behandlungsgrundsätze wie bei der Nierenbeckenentzündung: intensive Behandlung mit Antibiotika. Wichtig ist eine strenge Nierenschondiät. Bei lebensbedrohlichen Krankheitserscheinungen ist die operative Freilegung der Niere zwecks Entfernung ihrer Kapsel notwendig, unter welcher sich oft kleine Abszesse gebildet haben (Dekapsulation).

Chronische Pyelonephritis

Ursache: Sie entwickelt sich aus der akuten Form der Erkrankung und ist das häufigste Nierenleiden. Nach längerem Vorliegen der Erkrankung, oft auch nach ungenügender Behandlung, kommt es infolge Vernarbung abgeheilter Entzündungsherde zum Verlust von funktionstüchtigem Nierengewebe, das Organ wird kleiner (entzündliche Schrumpfniere).

Symptome: Der Verlauf ist sehr langsam und schleichend, im Anfang mitunter sehr symptomarm, so daß die chronische Verlaufsform oft übersehen wird. Im fortgeschrittenen Stadium der Erkrankung ist eine mangelnde Konzentrationsfähigkeit der Nieren zu beobachten. Im Urin finden sich ständig Eiweiß, weiße Blutkörperchen und auch Harnzylinder. Allgemeine Mattigkeit, Gewichtsabnahme. Blutdruckerhöhung oft vorhanden, auch wenn nur eine Niere erkrankt ist. Später sind die Nieren nicht mehr in der Lage, die harnfähigen Substanzen auszuscheiden (Erhöhung des Rest-N im Blut). Es kommt zur Harnvergiftung (Urämie).

Therapie: Nierendiät, Fokussanierung. Medikamentöse Behandlung mit Sulfonamiden und Antibiotika, ebentuell Langzeittherapie, unterstützt durch Trinkkuren (Balneotherapie). In fortgeschrittenen Stadien der Erkrankung sind alle therapeutischen Maßnahmen ohne Erfolg. Bei einseitiger chronischer Pyelonephritis Entfernung der erkrankten Niere.

d) Nierenvereiterung (Pyonephrose)

α) Primäre Pyonephrose

Ursache: Durch eitrige Einschmelzung von Nierengewebe, insbesondere der Papillen, bilden sich eitergefüllte Hohlräume, die mit dem Nierenbecken in Verbindung stehen. Nach chronischer Pyelonephritis und bei Steinbildung im Nierenbecken.

Symptome: Oft recht wenig Beschwerden. Mattigkeit, Fieberattacken und Appetitlosigkeit. Schmerzen sind nicht regelmäßig vorhanden. Im Urin findet sich Eiter (Pyurie).

Therapie: Bei Einseitigkeit des Prozesses wird die Nephrektomie durchgeführt. Bei Funktionsschwäche der anderen Niere wird zunächst eine Nierenfistel angelegt, bis die Funktion der anderen Niere sich gebessert hat. Die vereiterte Niere kann dann in einer zweiten Sitzung entfernt werden.

β) Sekundäre Pyonephrose (vereiterte Wassersackniere = Hydropyonephrose)

Ursache: Der Inhalt einer Wassersackniere (s. d.) kann durch Eindringen von Bakterien vereitern. Es findet keine Gewebseinschmelzung statt.

Symptome: Die Erscheinungen sind die gleichen wie bei der primären Pyonephrose.

Therapie: Der Versuch einer konservativen Behandlung mit Harnleiterverweilkatheter, Nierenbeckenspülung usw. ist erlaubt, wenn es gleichzeitig gelingt, die Ursachen der Hydronephrosenbildung zu beseitigen (Harnleiterverengung, -abknickung, -abklemmung usw.). Sonst ist Nephrektomie oder bei Doppelseitigkeit Nephrostomie (Nierenfistel) erforderlich.

e) Nierenkarbunkel

Ursache: Der Nierenkarbunkel entsteht metastatisch als Folge eines Eiterherdes übriger Körperteile. Er entwickelt sich in der Nierenrinde und steht mit dem Nierenbecken nicht in Verbindung. Die Nierenhüllen sind an dem Entzündungsprozeß bald mit beteiligt durch Ausbildung einer Perinephritis bzw. eines paranephritischen Abszesses.

Symptome: Hohes Fieber, häufig Schüttelfrost. Heftiger Schmerz in der Nierengegend ist nur dann vorhanden, wenn der Karbunkel sich zum Hohlsystem der Niere (Kelche und Nierenbecken hin entwickelt). Im Urin finden sich rote Blutkörperchen. Leukozyten und Eitererreger fehlen.

Therapie: Chirurgisch, operativ.

f) Entzündliche Erkrankungen der Nierenhüllen

1. *Paranephritis* 2. *Perinephritis*

1. Paranephritis

Ursache: Ein entzündlicher Nierenprozeß kann auf das die Niere umgebende Gewebe übergreifen und zu einer Peri- bzw. Paranephritis führen. Meist entstehen solche Entzündungen ohne Miterkrankung der Niere als Folge eines Abszesses, Ekzems oder anderweitigen Infektes anderer Organe oder Körperteile. Eine eitrige Einschmelzung der Nierenhüllen wird als paranephritischer Abszeß bezeichnet.

Symptome: Auf der befallenen Nierenseite wird ein dumpfer Dauerschmerz empfunden. Die Schmerzen verstärken sich beim Anwinkeln des Beines gegen den Leib (Psoassymptom). Manchmal kann das Bein auch nicht völlig gestreckt werden. Die Lendengegend ist vorgewölbt und weist bei Abszeßbildung Fluktuation auf. Meist bestehen Fieber mit Schüttelfrösten und eine Leukozytose im Blutbild. Der Urinbefund ist oft uncharakteristisch.

Therapie: Bei den geringsten Anzeichen einer Abscedierung muß operativ vorgegangen werden: Breite Abszeßspaltung mit Drainage.

2. Perinephritis

Ursache: Infolge jahrelanger Entzündung kommt es zu einer Verhärtung, Verdickung, Verschwartung der die Niere umgebenden Kapsel (Capsula propria.) Auch nach einer chronischen Pyelonephritis mit oder ohne Steinbildung.

Symptome: Druckgefühl oder Schmerzen im Bereich der erkrankten Niere. Krankhafte Urinbefunde fehlen.

Therapie: Bei stärkeren Beschwerden operative Behandlung: Freilegung der Niere und Dekapsulation.

2. Spezifische Erkrankungen der Niere

a) Nierentuberkulose b) Luetische Nierenerkrankungen

a) Nierentuberkulose

Ursache: Die Tuberkulose der Harnorgane muß als eine Allgemeinerkrankung mit örtlicher Manifestation in den entsprechenden Organen (Nieren, Samenblase, Prostata) angesehen werden. Von einem streuenden Primärkomplex der Lunge oder der Lymphdrüsen kommt es auf dem Blutwege zum Eindringen von Tuberkelbazillen in das Nierengewebe. Der eigentliche Lungenprozeß ist dabei gewöhnlich längst zum Stillstand gekommen. In den Nieren bilden sich meist doppelseitige, tuberkulöse Kleinstherde, die spurlos spontan ausheilen können. Wenn an einer Stelle der Einbruch des tuberkulösen Prozesses in die Harnkanälchen erfolgt, so entsteht die einseitige Nierentuberkulose. Zwischen der Streuung (Tuberkelbazillen) und der Entstehung der Marktuberkulose der Niere liegen oft mehrere Jahre (Latenzzeit schwankt zwischen 1 und 8 Jahren). Von den Kelchnieschen ausgehend, werden die Papillenspitzen in den tuberkulösen Prozeß mit einbezogen (Papillentuberkulose). Ein in der Markpyramide entstehender tuberkulöser Prozeß führt zur käsig-kavernösen Marktuberkulose, die in das Nierenbecken einbrechen kann. In der Nierenbeckenschleimhaut kommt es zur Geschwürsbildung. Der Harnleiter erkrankt häufig mit und kann sich durch Entzündung des umgebenden Gewebes zu einem starren, stellenweisen verengtem Rohr umwandeln. Käsige Pyonephrose und tuberkulöse Kittniere sind die Endstation der völligen Zerstörung von funktionsfähigem Nierenparenchym.

Symptome: Der Beginn der Erkrankung ist symptomlos. Erst die Erscheinungen eines Blasenkatarrhs als Ausdruck des Übergreifens des tuberkulösen Prozesses auf die Blase deuten auf eine Erkrankung der Harnwege hin. Die Blasenbeschwerden nehmen ständig zu, der Kranke muß auch nachts mehrmals urinieren. Die Miktion wird äußerst schmerzhaft. Das Fassungsvermögen der Blase wird ständig geringer und damit die Miktion häufiger. Bei fortgeschrittener Tuberkulose der Blase kommt es infolge ausgedehnter entzündlicher Veränderungen zur Schrumpfblase. Es kann auch zu Störungen des Allgemeinbefindens kommen: Appetitlosigkeit, Müdigkeit und Gewichtsabnahme. Im Urin finden sich reichlich Leukozyten und fast ständig Erythrozyten. Gewöhnliche Eitererreger fehlen. Im Sediment lassen sich Tuberkelbazillen nachweisen (Ziehl-Nedson-Färbung). Die Hohnsche Kultur und der Tierversuch (Meerschweinchenimpfung) sind positiv. Zunächst keine Beschwerden von seiten der erkrankten Niere, oft jedoch Koliken (wie beim Vorhandensein eines Steines) und Blutungen (Hämaturie). Am Röntgenbild (Kontrastdarstellung) zeigen sich typische Veränderungen an den Konturen des Nierenbeckens und vor allem am Kelchsystem (Bildung von Kavernen).

Therapie: In jedem Fall der Erkrankung wird mit einer medikamentösen Behandlung begonnen. Die gebräuchlichsten Tuberkulostatika sind Isoniazid (INH), Para-ammosalicylsäure (PAS), Thiosemicarbazon, Streptomyzin oder Dihydrostreptomycin. Bei der Behandlung werden 2 bis 3 verschiedene Medikamente gleichzeitig oder auch alternierend verabfolgt. Die Kombination verschiedener Medikamente ist besonders wirksam und verhütet eine Resistenzbildung. Bei fortgeschrittener Erkrankung der Niere, wo ein operativer Eingriff, sei es die Entfernung der ganzen Niere oder nur eine Teilresektion der Niere erforderlich ist, muß ebenfalls eine längere (4 bis 6 Monate) tuberkulostatische Vorbehandlung durchgeführt werden. Auch nach der Operation muß konsequent nachbehandelt werden. Bei fortgeschrittenen therapieresistenten Fällen und Einseitigkeit des Prozesses wird die operative Entfernung der Niere durchgeführt (Abb. 170). Die sog. Langlauftherapie wird am besten während einer klimatischen Heilstättenbehandlung durchgeführt. Auch nach dem klimatischen Heilverfahren ist weitere Beobachtung und Behandlung dringend erforderlich. Immer wieder müssen in Abständen von 3 bis 4 Monaten Tierversuche zur Kontrolle durchgeführt werden. Nach etwa fünf negativen Tierversuchen kann die Behandlung nach 2 Jahren abgeschlossen werden, jedoch soll sich auch dann noch eine etwa 5 Jahre dauernde Beobachtung anschließen. Beim Vorliegen einer tuberkulösen Schrumpfblase wird auch eine langjährige tuberkulostatische Behandlung oft zu keiner Besserung des Fassungsvermögens der Blase führen; es müssen dann operative Maßnahmen ergriffen werden.

b) Luetische Nierenerkrankungen

Ursache: Sehr seltene Folge einer früheren syphilitischen Infektion.

α) Fettige Degeneration der Nieren (Lipoide Degeneration)

Im Sekundärstadium der Lues kommt es mitunter zu einer schweren fettigen Degeneration des Nierenparenchyms. Gleichzeitig treten entzündliche Veränderungen an den Nierenkanälchen auf.

Symptome: Schwäche, Mattigkeit, Appetitlosigkeit, starke Ödeme. Im Urin finden sich Eiweiß, massenhaft Zylinder und einzelne Erythrozyten.

Therapie: Quecksilberpräparate, Kal. jod.

β) Syphilitische Schrumpfniere bei tertiärer Lues

An zahlreichen Stellen treten im Nierenparenchym entzündliche Prozesse auf, die zu einer Schrumpfung des Organs führen.

Symptome: Sie gleichen denen der pyelonephritischen Schrumpfniere.

Therapie: Jod-Kuren.

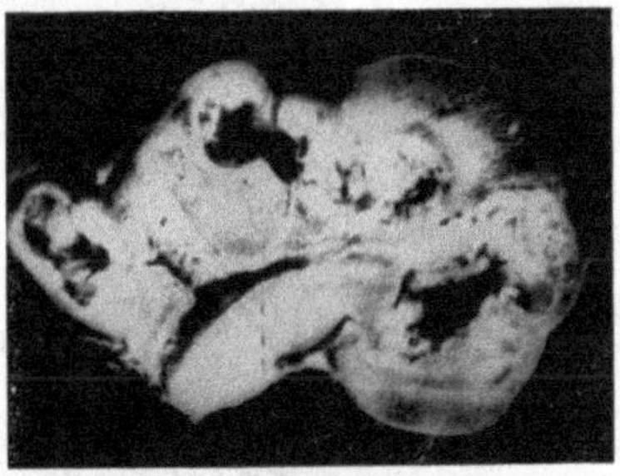

Abb. 170. Operations-Präparat: Die aufgeschnittene Niere zeigt eine kavernöse, schrumpfende Nierentuberkulose mit völliger Starre der Kelche und des Nierenbeckens

γ) Gummöse Nierensyphilis

Im dritten Stadium der Lues bilden sich mitunter einseitig tumorartige Gummiknoten an der Niere aus.

Symptome: Uncharakteristisch. Manchmal ist die vergrößerte Niere tastbar.

Therapie: Neosalvarsan.

3. Nierensteine (Nephrolithiasis)

Ursache: Der Harn ist eine übersättigte Lösung von Harnsalzen. Man nimmt an, daß die Salze durch bestimmte Stoffe, sog. Schutzkolloide, in Lösung gehalten werden. Unter gewissen Bedingungen, die in ihren Ursachen nicht restlos geklärt sind, kann es zu Änderungen der kolloidchemischen Verhältnisse im Urin kommen. Die Folge ist ein Auskristallisieren der gelösten Salze in der Niere und damit die Entstehung von Nierensteinen. Eine anormale Christalloidausscheidung kann durch einen krankhaften Erregungszustand des vegativen Nervensystems hervorgerufen werden. Es sind Harnsäuresteine, Oxalate, Phosphate, Urat, Karbonat- und Zystinsteine.

Symptome: Der plötzlich einsetzende heftige Schmerzanfall in der Nierengegend wird als Nierenkolik bezeichnet. Gleichzeitig besteht Brechreiz oder Erbrechen. Der Schmerz kann in die Blase und in den Oberschenkel, beim Mann in die Hodengegend, ausstrahlen. Manche Steine verursachen einen dumpfen Dauerschmerz in der Lendengegend. Häufig tritt Blut im Urin auf. Eitriger Urin ist das Zeichen einer hinzugetretenen Infektion. Oft besteht vermehrter Harndrang. Mitunter versiegt die Harnsekretion der Nieren (reflektorische Anurie). Oft verlaufen jedoch größere Steinbildungen in der Niere völlig symptomlos, so daß die Patienten durch Zufall von ihrer Steinbildung erfahren. Gerade in solchen Fällen finden wir den sog. Ausgußstein, wobei das ganze Hohlsystem (Nierenbecken und Kelche) von Steinmassen angefüllt ist (Abb. 171a u. 171b).

Therapie: Über Größe, Zahl und Sitz der Steine gibt die Röntgenuntersuchung die beste Aufklärung. Allerdings gibt es auch sogenannte strahlendurchlässige Steine, die im Rönt-

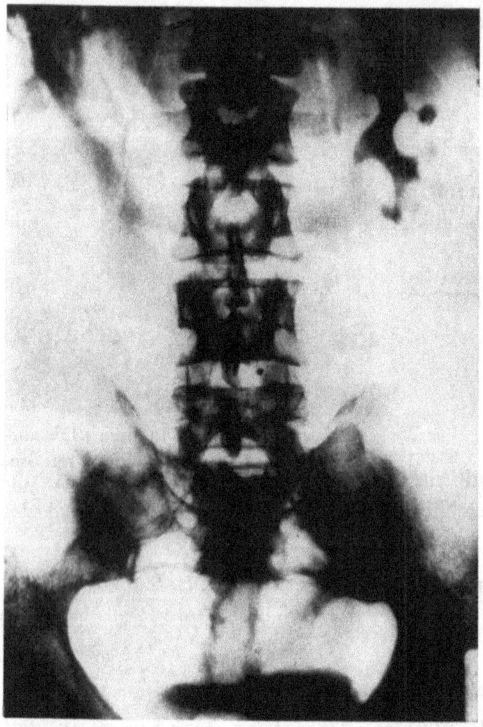

Abb. 171a. Zeigt auf der Rö.-Aufnahme (Nierenübersicht) einen Ausgußstein der linken Niere (Nierenübersicht, Leeraufnahme)

genbild gar nicht oder nur sehr schwer zu erkennen sind. Wenn es sich um einen kleinen Stein handelt, kann der Spontanabgang nach Beseitigung der Schmerzen abgewartet werden. Gegen den Kolikschmerz werden Novalgin, Papaverin i. v., Buscopan, Baralgin, Avafortan Spasmalfher u. a. verabfolgt, auch Rowatinex zeigt oft eine gute spasmolytische Wirkung. Morphium ist kontraindiziert und sollte nur ausnahmsweise appliziert werden. Heiße Umschläge und Flüssigkeitsstöße wirken günstig. Größere Steine, die immer wieder Schmerzen und Blutungen verursachen sowie Harninfekte unterhalten, werden operativ entfernt. Zur Verhütung einer Steinneubildung (Rezidiv) werden Trinkkuren und diätische Maßnahmen empfohlen. Nach Entfernung von Ausgußsteinen hat sich die Behandlung mit Aluminiumhydroxyd (Aludrox) zur Verhütung von Rezidiven bewährt. Die operative Entfernung eines Ausgußsteines ist nicht immer vollständig möglich, daher sollte man um die Niere zu erhalten, versuchen zurückgebliebene Steinreste in der Niere durch Spülungen zur Auflösung zu bringen. Ein Nephrostomiekatheter wird nach Entfernung des Ausgußsteines transrenal bis ins Nierenbecken reichend eingelegt. Das Nierenbecken wird nun einige Wochen lang mit „Subyscher Lösung“ gespült. (Subysche Lösung: Acid. citric. 32,3, Magn. Oxydat. anhydric. 3,84, Natr. carbonic. 4,37, Aqua dest. ad 1000,0.) Urat- und Oxalatsteine werden von der Subyschen Lösung nicht angegriffen.

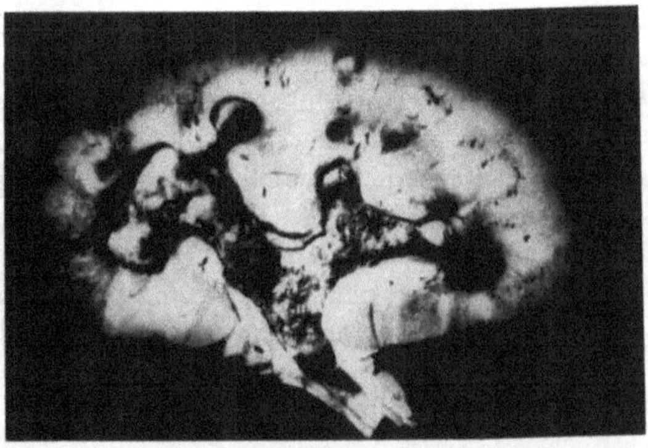

Abb. 171b. Op.-Präparat: Die entfernte aufgeschnittene Niere zeigt den Ausgußstein

4. Nierengeschwülste

In den Nieren gibt es gutartige und bösartige Neubildungen. Die gutartigen sind äußerst selten (Fibrome, Myome, Hämangiome, Lymphangiome usw.). Bösartige Geschwülste werden recht häufig beobachtet. Bei den bösartigen Tumoren unterscheidet man nach ihrem feingeweblichen Bau hypernephroide Tumoren (Grawitz-Tumoren), Karzinome und Sarkome. Bei Kindern kommen ferner embryonale Nierengeschwülste vor.

Symptome: Beginn oft völlig symptomlos. Hämaturie, palpabler Tumor und Schmerz in der Nierengegend sind die charakteristischen Begleiterscheinungen. Jedoch sind nicht immer alle drei Symptome vorhanden. Die Tumoren bilden schon recht frühzeitige Metastasen (Lunge, Leber).

Therapie: Möglichst frühzeitig durchgeführte Entfernung der gesamten Niere mit nachfolgender Röntgenbestrahlung bieten Aussicht auf Behandlungserfolg (Abb. 172).

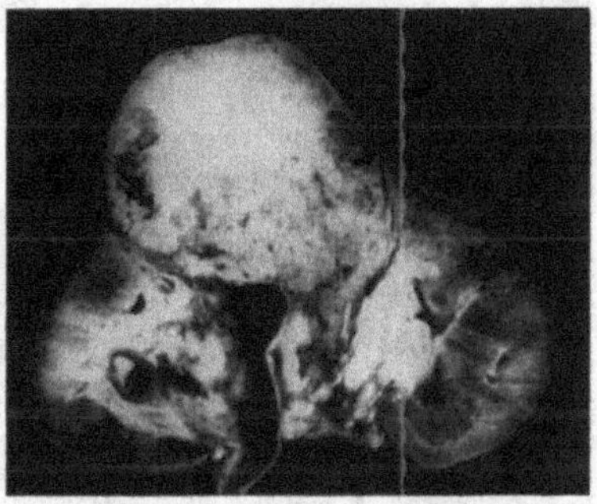

Abb. 172. Op.-Präparat: In der Mitte der aufgeschnittenen Niere erkennt man deutlich die Nierengeschwulst

5. Nierenechinokokkus (Hundebandwurm)

Ursache: Durch Speisen und Getränke gelangen die Eier des Hundebandwurms (Taenia echinococcus) in den Darmkanal und von dort über den Blutweg in die Niere. Dort wachsen sie zum Finnenstadium, der Echinokokkusblase, heran.

Symptome: Die Beschwerden sind gering und uncharakteristisch. Manchmal bestehen Druck- und Spannungsgefühl in der befallenen Nierengegend, und es läßt sich ein Tumor tasten.

Therapie: Operative Entfernung der Echinokokkusblase ist nur möglich, wenn noch genügend funktionstüchtiges Nierengewebe vorhanden ist. Sonst muß die Nephrektomie durchgeführt werden.

6. Nierenaktinomykose (Strahlenpilz)

Ursache: Der Pilz gelangt durch die Mundschleimhaut nach kleinen Verletzungen oder auch durch kariöse Zähne über den Blutweg in die Niere.

Symptome: Die Erscheinungen ähneln denen der Pyelonephritis. Mitunter besteht eine schmerzhafte Schwellung in der befallenen Nierengegend.

Therapie: Nur die frühzeitig durchgeführte operative Entfernung der Niere bietet Aussicht auf Heilung.

7. Nierenbeckengeschwülste

Am häufigsten sind die Papillome, Karzinome sind selten.

Symptome: Oft und relativ frühzeitig treten Blutungen aus der befallenen Niere auf. Kommt es durch die Geschwulst zur Verlegung des Harnleiterabganges am Nierenbecken, entstehen in der erkrankten Niere Koliken (Stauungsschmerz). Die sonstigen Beschwerden können die gleichen sein wie bei Nierengeschwülsten.

Therapie: Operative Entfernung der Niere ist fast immer notwendig. Meist muß der dazugehörige Harnleiter mitentfernt werden.

8. Hydronephrose (Harnstauungsniere)

Ursache: Unter dem Begriff der Hydronephrose werden die verschiedenen Grade der Erweiterung des Nierenbecken- und Kelchsystems zusammengefaßt. Der Endzustand ist die hydronephrotische Sackniere, bei welcher das Nierengewebe fast völlig zugrunde gegangen ist (Abb. 173a). Hydronephrosen können als fehlerhafte Nierenanlage angeboren werden. In der Mehrzahl sind sie Folge einer Harnstauung in den ableitenden Harnwegen durch Steineinklemmung, angeborene Harnleiterstenosen oder Kompression des Harnleiters von außen durch Geschwülste im Unterleib und oft auch durch atypische, den Harnleiter kreuzende, zusätzliche Nierengefäße (Abb. 173b). Bei Infektion und Eiterbildung in der Sackniere entsteht die Pyonephrose.

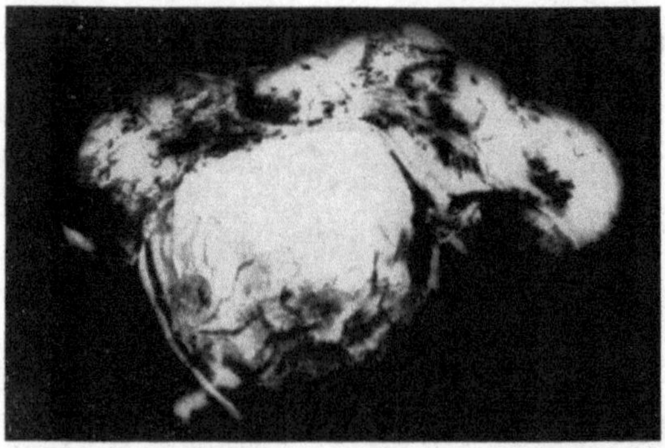

Abb. 173a. Op.-Präparat: Aufgeschnittene Niere. — Weitgehend hydronephrotisch veränderte Niere mit hochgradigem Verlust des Nierengewebes

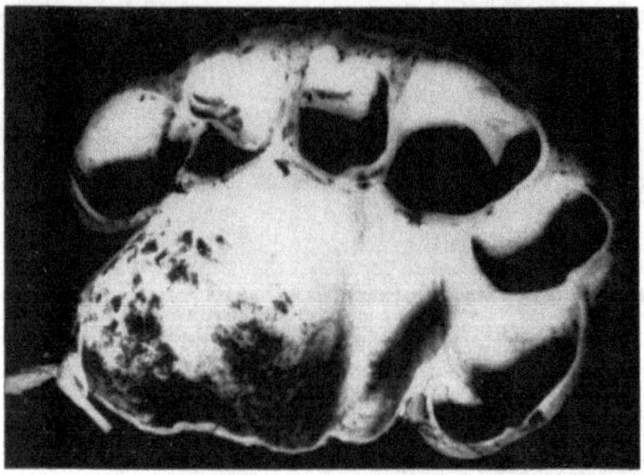

Abb. 173b. Op.-Präparat: Hochgradige Hydronephrose der Niere. Am unteren Rand des kugeligen Nierenbeckens erkennt man deutlich das den Harnleiter kreuzende Gefäß

Symptome: Lange Zeit bestehen kaum Beschwerden. Allmählich treten dumpfe Nierenschmerzen auf der befallenen Seite ein. Nicht selten sind Koliken und rote Blutkörperchen im Urin. Kommt eine sekundäre Infektion hinzu, dann können erhebliche Beschwerden auftreten: Schmerzen, Fieber, Schüttelfrost.

Therapie: Der Hauptgrundsatz der Behandlung besteht in der chirurgischen Beseitigung des Abflußhindernisses. Bei den angeborenen Formen zeigen rechtzeitig angewandte plastische Operationen gute Erfolge. Bei bereits weitgehenden Zerstörungen des Nierengewebes und Vereiterungen (Pyonephrosen) ist Nephrektomie erforderlich.

9. Wanderniere (Ren mobiles)

Ursache: Bei langem Gefäßstiel, angeborener Schwäche des Aufhängeapparates und hochgradiger Abmagerung (Fettkapel) besteht eine abnorme Beweglichkeit der Niere. Bei aufrechter Körperstellung kann die Niere um mehrere Wirbelkörperbreiten absinken: Wanderniere (Nephroptose). Sie ist meist Teilerscheinung einer allgemeinen Senkung der Eingeweide (Enteroptose) und tritt fast ausschließlich bei Frauen auf.

Symptome: Meist bestehen keinerlei Beschwerden. Allerdings können durch Zerrung des Gefäßsteils oder eine durch Harnleiterabknickung entstandene Stauung (Urin) mitunter starke Schmerzen (Koliken) auftreten. Daneben bestehen oft Verdauungsstörungen und vielfältige nervöse Beschwerden.

Therapie: Nur bei ständigen Schmerzen oder gehäuften kolikartigen Schmerzanfällen, insbesondere bei deutlichen Stauungszeichen am Nierenbeckenkelchsystem, ist eine operative Behandlung (Nephropexie) angezeigt. Sonst genügen Regelung der Lebensweise, evtl. Leibbinde und dämpfende medikamentöse Behandlung.

10. Nierenverletzungen

a) Nierenprellung b) Nierenzerreißung

Ursache: Äußere Gewalteinwirkung durch Stoß, Schlag, Fall, Quetschung usw. führen zu den nach Form und Schwere verschiedenen Nierenverletzungen.

a) Nierenprellung (Nierenkontusion)

Symptome: Das Nierenlager ist ausgesprochen druckempfindlich. Meist besteht deutliche Abwehrspannung der Muskulatur. Im Urinsediment finden sich fast immer rote Blutkörperchen. Manchmal ist der Harn blutig verfärbt. Blutergüsse in der Umgebung der Niere können mitunter tastbar sein (Perirenale Hämatome).

Therapie: Eingehende urologische Untersuchung (Urographie) ist unerläßlich. Wenn eine Nierengewebsverletzung mit Sicherheit ausgeschlossen worden ist, genügen Bettruhe und Eisblase. Größere perirenale Hämatome oder aus diesen durch Infektion entstandene Abszesse werden chirurgisch angegangen.

b) Nierenzerreißung (Nierenruptur)

Vom Einriß des Nierengewebes bis zum völligen Abriß der Niere finden sich alle Übergänge.

Symptome: Im Vordergrund stehen der Schockzustand, der Bluthärn und die Anämie.

Therapie: Genaue Puls- und Blutbildkontrolle! Bei begründetem Verdacht oder festgestellter Nierenzerreißung ist sofortige operative Freilegung der Niere erforderlich. Selten läßt sich der Nierenriß durch eine Nierengewebsnaht einwandfrei versorgen. Meist muß die verletzte Niere entfernt werden.

11. Entwicklungsanomalien

a) Nierenzyste b) Polyzystische Fehlbildung der Niere

Fehlbildungen der Nieren sind zahlreich und mannigfaltig. Manche sind bedeutungslos und erscheinen als Zufallsbefund im Laufe einer urologischen Untersuchung oder als Nebenbefund bei Sektionen. Andere wieder entwickeln sich zu lebensbedrohenden Krankheitsbildern.

Einseitige oder beidseitige Doppelnieren, Zwergnieren (Nierenhypoplasie), völliges Fehlen einer Niere (Nierenaplasie), Beckennieren (lumbale Dystopie), oder im Bereich der unteren Pole zusammengewachsene Nieren (Hufeisenniere) sind einige der wichtigsten Varianten aus dem Gebiet der Entwicklungsanomalien.

Wegen ihrer Häufigkeit und klinischen Wichtigkeit müssen zwei Erscheinungsbilder aus diesem Formenkreis gesondert besprochen werden.

a) Nierenzyste

Ursache: Als Hemmungsmißbildung anlagemäßig bedingt treten im Bereich der Nierenrinde mitunter solitäre Zysten (flüssigkeitsgefüllte von einer Kapsel umgebene Hohlräume) auf, die mehr als faustgroß werden können (Abb. 174).

Symptome: Kleine Solitärzysten bleiben symptomlos. Große verursachen unbestimmte Druckschmerzen in der betreffenden Nierengegend durch Verdrängung der Niere. Oft werden auch gastro-intestinale Beschwerden geäußert.

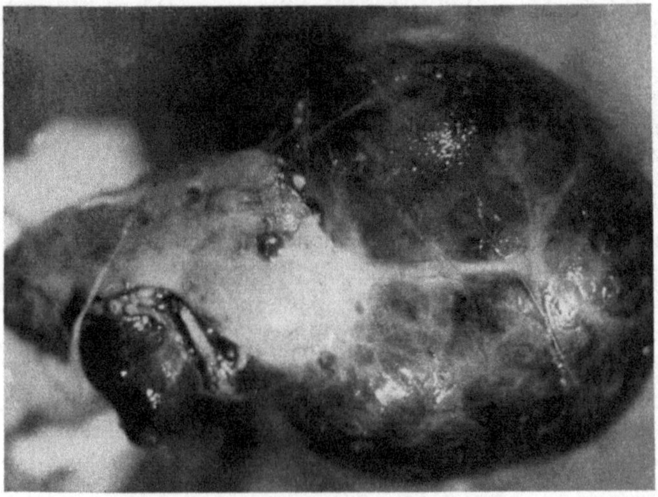

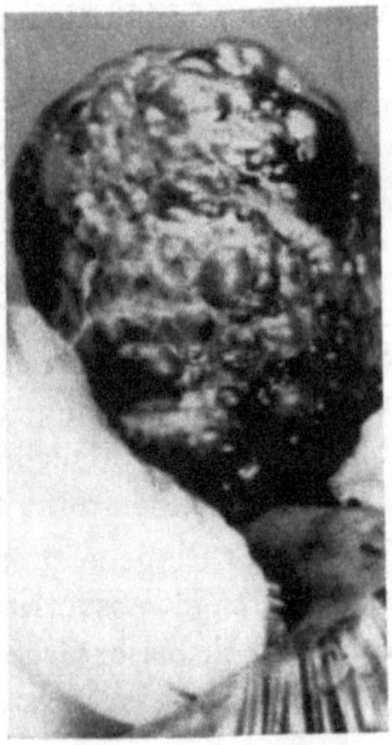

Abb. 174. Op.-Präparat: Die entfernte Niere läßt an ihrem oberen Pol eine sehr große kugelige Zyste erkennen

Abb. 175. Photographie einer Zystenniere während der Operation. Die Oberfläche der Niere ist von kleinen Zysten übersät

Therapie: In vielen Fällen ist eine Behandlung nicht erforderlich. Bei stärkeren Beschwerden wird die Niere freigelegt und die Zyste exstirpiert.

b) Polyzystische Fehlbildung der Niere (Zystenniere)

Ursache: Sie stellt ebenfalls eine Hemmungsmißbildung dar, wobei die Rinde (Glomeruli) sich nicht mit dem Mark (Tubuli) in gehöriger Weise vereinigt. Die Nieren sind von Zystenbildungen verschiedener Größe völlig durchsetzt. Diese Mißbildung ist in fast allen Fällen doppelseitig ausgebildet. Die Nieren sind insgesamt stark vergrößert. Eine familiäre Belastung findet sich häufig.

Symptome: Das Leiden verläuft lange Zeit symptomlos oder unter dem Bild einer chronischen Pyelonephritis. Später treten manchmal plötzlich Harnblutungen auf. Schwäche, Minderung der körperlichen Leistungsfähigkeit, Blutdruckerhöhung und schleichende Harnvergiftung (Urämie) sind weitere Zeichen des allmählichen Nierenversagens.

Therapie: Wegen der Doppelseitigkeit des Leidens ist lediglich eine konservative, diätetische Behandlung möglich. Bei starker Vergrößerung der Nieren und dadurch bedingter Verdrängung innerer Organe führt die operative Stichelung (Ignipunktur) und Eröffnung aller erreichbaren Zysten zur erheblichen Volumenverkleinerung der Nieren (Abb. 175).

II. Erkrankungen des Harnleiters

A. Anatomisch-physiologische Vorbemerkungen

Die Harnleiter ziehen als etwa bis bleistiftdicke, muskuläre Schläuche vom Nierenbecken retroperitoneal bis zur Blasenhinterwand. Unmittelbar unterhalb des Nierenbeckens, an der Kreuzungsstelle mit den Schenkelgefäßen und dicht vor der Blase liegen die drei physiologischen Engen der Harnleiter. Sie durchziehen in schräger Richtung die Blasenwand, wodurch bei Blasenfüllung ein Rückfluß des Urins in die oberen Harnwege verhindert wird.

B. Erkrankungen

1. Harnleitersteinleiden
2. Harnleitertuberkulose
3. Harnleitergeschwülste
4. Harnleiterverletzungen
5. Entwicklungsanomalien

1. Harnleitersteinleiden

Ursache: Die im Hohlsystem der Niere entstandenen Steine gelangen mit dem Harnstrom in den Harnleiter. Mit Vorliebe bleiben die Konkremente an den physiologischen Engen stecken und führen somit zum Steinverschluß des Harnleiters.

Symptome: Wie bei den Nierensteinen (s. d.) steht im Vordergrund die Steinkolik. Die Steineinklemmung im Harnleiter führt auch mitunter zum völligen Versiegen der Harnsekretion (reflektorische Anurie).

Therapie: Die schmerzlindernden und abtreibenden Maßnahmen sind die gleichen wie bei Nierensteinleiden. In vielen Fällen gelingt es, den Stein durch konservative Maßnahmen zum Abgang zu bringen. Der sachgemäß in der Klinik durchgeführte Harnleiterkatheterismus beseitigt durch Entlastung der gestauten Niere meist schlagartig die Schmerzen. Der über den Stein hinaus bis zum Nierenbecken hochgeführte Harnleiterkatheter kann mehrere Tage belassen werden. Eine große Zahl von Harnleitersteinen läßt sich mit einer Fadenschlinge nach Zeiß (Urologe aus Bad Wildungen, gestorben 1958) extrahieren. Bleibt ein Stein in der Blasenwand an der Harnleitermündung (Ostium) hängen, so läßt sich durch Schlitzung des Ostiums mit elektrischem Strom der Durchtritt des Steines in die Blase ermöglichen. Festsitzende Steine, die gehäufte Koliken, Fieber und röntgenologisch nachweisbare Stauungszeichen (Ausscheidungsurogramm) der oberen Harnwege verursachen, müssen operativ entfernt werden.

2. Harnleitertuberkulose

Ursache: Im Gefolge einer Nierentuberkulose kommt es mitunter zu einem Übergreifen des tuberkulösen Prozesses auf den Harnleiter. Eine isolierte Harnleitertuberkulose gibt es nicht.

Symptome: Da die Harnleitertuberkulose meist Teilerscheinung einer fortgeschrittenen Nierentuberkulose ist, steht letztere auch im Vordergrund des Krankheitsbildes. Stauungsschmerz auf der erkrankten Seite infolge Stenosierung des Harnleiters. Gelegentlich auch blutige Verfärbung des Urins (Hämaturie).

Therapie: Je nach Ausdehnung der Nierentuberkulose wird über den Versuch einer tuberkulostatischen Behandlung entschieden. Meist ist operative Entfernung von tuberkulöser Niere nebst Harnleiter erforderlich (Nephroureterektomie).

3. Harnleitergeschwülste

Isolierte, autochtone (primär im Harnleiter entstandene) Harnleitergeschwülste sind relativ selten. Sie entsprechen in ihrem feingeweblichen Bau den Nierenbeckengeschwülsten (Papillome und Karzinome).

Symptome: Häufig auftretende Harnblutungen und Schmerzen von kolikartigem Charakter auf der befallenen Seite (Harnstauung) sind alarmierende Krankheitszeichen. Mitunter ist die stark gestaute Niere zu palpieren.

Therapie: Das häufig gleichzeitige Vorkommen von Nierenbecken- und Harnleitergeschwülsten erfordert operative Entfernung von Niere und Harnleiter (Nephro-Ureterektomie) (Abb. 176). Bei geringer Ausdehnung und Sitz der Geschwulst im Mündungsbereich des Harnleiters und intakten oberen Harnwegen ist Harnleiter- und Blasenwandresektion mit Neueinpflanzung des Harnleiters in die Blase möglich.

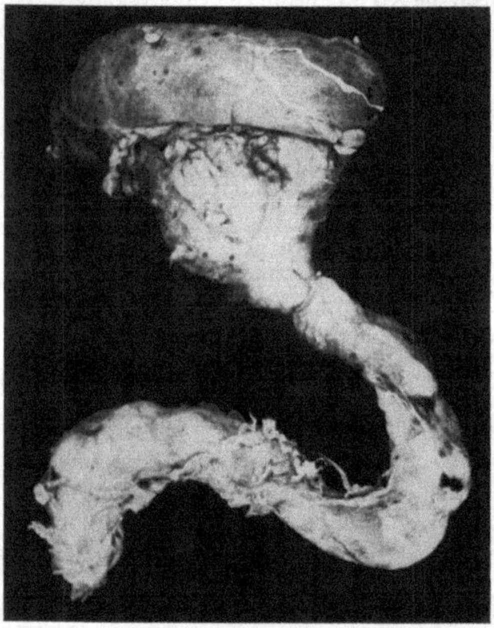

Abb. 176. Op.-Präparat: Eine in toto entfernte Niere mit enorm erweitertem Harnleiter (Nephro-Ureterektomie)

4. Harnleiterverletzungen

Ursache: Durch äußere Gewalteinwirkung (Schuß, Stich, Hieb usw. oder auch bei gynäkologischen Radikaloperationen) entstehen mitunter Harnleiterdurchtrennungen oder -zerreißungen.

Symptome: Meist stehen Verletzungen anderer Unterleibsorgane mit ihren Symptomen im Vordergrund. Die Hämaturie kann unbedeutend sein oder fehlen. Verdacht auf Harnleiterverletzung erfordert genaue urologische Diagnostik (intravenöse Pyelographie).

Therapie: Bei Verletzungen des oberen Harnleiteranteils wird der Versuch einer Harnleiternaht gemacht. Bei denen des unteren Harnleiters bestehen die Möglichkeiten der Harnleiterneueinpflanzung in die Blase, in den Darm oder in die Haut. Oft wird jedoch die Entfernung der Niere unumgänglich sein.

5. Entwicklungsanomalien

Harnleiteranomalien sind sehr häufig. Überzählige Harnleiter, unterentwickelte und blind endende oder auf einer Seite fehlende Harnleiter, falsch gelegene Harnleitermündungen (Vagina, Vulva, Uterus usw.), Harnleiterausstülpungen (Divertikel) und sackartig erweiterte Harnleiter (Megalureter) sind die wesentlichsten Formen der Harnleitermißbildungen.

Symptome: Oft bestehen keinerlei Beschwerden. Falls welche auftreten, sind sie von den Begleiterscheinungen abhängig (Urinstauung, Stein, Entzündung). Fehlerhaft mündende Harnleiter verursachen manchmal ständiges Harnträufeln und täuschen eine Inkontinenz vor.

Therapie: Wenn eine der Mißbildungen immer wieder Beschwerden verursacht, muß sie operativ beseitigt werden (Nephroureterektomie, Heminephrektomie, Harnleiterumpflanzung usw.).

III. Erkrankungen der Harnblase

A. Anatomische und physiologische Vorbemerkungen *B. Untersuchungsmethoden* *C. Erkrankungen*

A. Anatomische und physiologische Vorbemerkungen

Die Harnblase ist ein muskulöses Hohlorgan. Sie besteht aus längs und zirkulär verlaufenden Zügen glatter Muskelfasern. Die Innenfläche ist mit Schleimhaut ausgekleidet (vgl. Bd. I). Die Basis der Blase ist der Blasengrund (Fundus vesicae). Die Kuppe wird als Scheitel bezeichnet (Vertex vesicae). Der Blasenverschluß wird von einem komplizierten System glatter und quergestreifter Muskulatur gebildet, welches aus schlaufenförmigen Ausläufern des glatten Blasenmuskels selbst (M. detrusor vesicae) besteht. Sie werden als Lissosphinkter bezeichnet. Ihre Funktion ist nicht der Willkür unterworfen. Einen zusätzlichen willkürlichen Verschlußmechanismus bildet der ringförmige, quergestreifte Schließmuskel (Rhabdosphinkter), der bei absichtlicher Unterbrechung des Harnstrahls in Funktion tritt.

Die Blase ist das Sammelorgan für den Harn. Ihr normales Fassungsvermögen beträgt etwa 400 ml. Die Funktion der Blase wird durch Nervenreize ausgelöst. Die Hauptaufgabe kommt dabei dem parasympathischen Nervensystem zu. Der Innervationsanteil des N. sympathicus ist nur gering. Der willkürliche Ringmuskel erhält seine nervösen Impulse vom Schamnerv (N. pudendalis). Auch die Schmerzempfindung wird in erster Linie auf parasympathischen Nervenbahnen weitergeleitet. Ein großer Teil der Blase ist vom Bauchfell (Peritoneum) überzogen.

B. Untersuchungsmethoden

Zur Feststellung von Blasenerkrankungen dient die Zystoskopie (Blasenspiegelung). Die besondere Konstruktion des Zystoskops (Blasenleuchter), welches an der Spitze eine Lichtquelle hat, gestattet über ein optisches System die Besichtigung des Blaseninnern. Das Ureterenzystoskop sowie das Operationszystoskop sind verfeinerte Instrumente gleichen Prinzips. Sie ermöglichen unter Sicht des Auges die Einführung von Harnleiterkathetern (Ureterenkatheterismus) bis in das Nierenhohlsystem und die röntgenologische Darstellung desselben durch Luft- oder Kontrastmittelfüllung (Pneumopyelographie, retrograde Pyelographie) sowie Harnleitersteinextraktionen und endovesikale Eingriffe mittels elektrischer Schnitt- und Koagulationssonden.

Die Prüfung der Blasenfunktion erfolgt durch die Bestimmung des Resturins und des Blasendrucks (Blasenmanometrie) (Abb. 177). Der Resturin ist diejenige Harnmenge, die unmittelbar nach erfolgtem Harnlassen aus der Blase durch Katheterismus entleert werden kann. Allmählich ansteigende Resturinmengen deuten auf ein zunehmendes Hindernis am Blasenhals hin. (Prostatahypertrophie, -karzinom, Sphinktersklerose). Unter Blasendruck versteht man die tonometrisch in mmHg feststellbare Kurve des Druckablaufes in der Blase während der Füllungs- und Entleerungsphase (Zystometrogramm).

Von besonderer Bedeutung ist hierbei der im Zeitpunkt maximaler Füllung bei einsetzendem Pressen gemessene Miktionsdruck, der normal 80 bis 120 mmHg beträgt. Niedrige Werte finden sich bei Blasenhyptonie oder -atonie als Ausdruck einer neurogenen Blasenstörung.

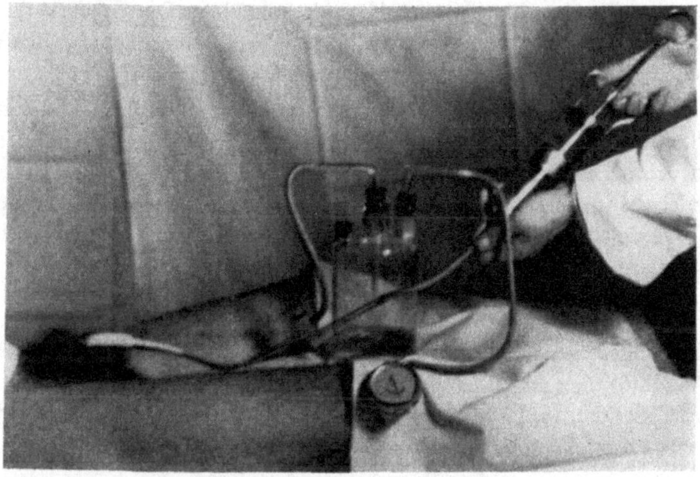

Abb. 177. Blasendruckmessung bei einem Mann. Das Druckgerät wird an einen in der Harnröhre und in der Blase liegenden Katheter angeschlossen. Die verschiedenen Druckwerte können an dem Tonometer (im Bild wie eine Uhr aussehend) abgelesen werden

Ständige hohe Resturinmengen über 500 ml bei fehlendem oder geringem Hindernis am Blasenhals deuten auf eine Schwäche oder Lähmung des Blasenmuskels hin.

Die Röntgendarstellung der Harnblase (Zystogramm) nach Kontrastmittelfüllung (Abrodil, Uroselectan, Natriumbromat) vermittelt weitere wichtige Aufschlüsse über krankhafte Blasenveränderungen. Sie ist vor allem wichtig, wenn eine Blasenspiegelung nicht durchführbar ist; z. B. das Zystoskop kann wegen einer Verengung der Harnröhre nicht eingeführt werden.

C. Erkrankungen

1. Blasenkatarrh
2. Röntgenzystites
3. Blasengeschwür
4. Blasentuberkulose
5. Blasensteine
6. Blasengeschwülste
7. Endometriose der Blase
8. Blasenverletzungen
9. Fremdkörper in der Blase
10. Entwicklungsanomalien und Mißbildungen
11. Nervös-funktionelle Blasenstörungen

1. Blasenkatarrh (Zystitis)

a) Akuter Katarrh *b) Chronischer Katarrh*

a) Akuter Katarrh (Zystitis acuta)

Ursache: Durch bakterielle Infektion (Coli, Staphylo- und Streptokokken, Proteus u. a.) entsteht eine Entzündung der Blasenschleimhaut. Oft ist sie fortgeleitet von einer Entzündung der oberen Harnwege, des Genitale oder der Harnröhre. Selten erfolgt die

Infektion auf dem Blut- oder Lymphwege. Chemische, mechanische und thermische Reize können ebenfalls einen Katarrh verursachen.

Symptome: Gesteigerter Harndrang (Pollakisurie), Schmerzen in Blase und Harnröhre beim Wasserlassen (Dysurie), eitriger Urin (Pyurie), manchmal mit Blutbeimengungen (Hämaturie), sind die charakteristischen Krankheitszeichen. Der Grad des Leukozyten- und Bakteriengehaltes des frisch gelassenen Urins (bei Frauen nur des Katheterurins) vermitteln ein Bild über die Schwere der Erkrankung.

Therapie: Keine instrumentiellen Untersuchungen im akuten Stadium. Bettruhe und Wärmeapplikationen auf die Blasengegend lindern die Beschwerden. Zusätzlich können die übrigen schmerzstillenden Mittel verabfolgt werden. Gegen die bakterielle Infektion werden heute meist Sulfonamide und Antibiotika verordnet, die den Krankheitsverlauf wesentlich abkürzen. Blasentee, milde Kost und Alkoholverbot unterstützen die Heilung.

b) Chronischer Katarrh

Ursache: Ein ungenügend oder unsachgemäß behandelter akuter Katarrh kann in das chronische Stadium übergehen. Infekte der oberen Harnwege (Pyelitis, Pyelonephritis), Blasensteine, Geschwülste, Divertikel, Prostatahypertrophie und Harnröhrenstrikturen sind nicht selten von einem chronischen Blasenkatarrh begleitet.

Symptome: Die dysurischen Beschwerden sind geringer als beim akuten Katarrh verschiedenartig von Kälteeinflüssen abhängig. Der Urin ist meist trüb und enthält Bakterien. Jeder therapieresistente, chronische Blasenkatarrh ist verdächtig auf Tuberkulose.

Therapie: Die Ursache muß erkannt werden, daher ist zur Feststellung derselben eine eingehende Untersuchung mit Spiegelung der Blase und Röntgenuntersuchung der Nieren erforderlich. Innerlich werden Harndesinfektionsmittel gegeben. Besser ist die lokale Behandlung. Sehr bewährt haben sich Spülungen oder Instillationen mit Silberlösung. Bei schmerzhafter chronischer Zystitis der Frau Ölfüllung der Blase zum Schutz der gesunden Blasenschleimhaut, dann werden hochprozentige Silberlösungen unter Zusatz von Pantocain instilliert (nach *Götz*). Örtliche Behandlung durch Instillation verschiedener Sulfonamidlösungen. Injektionen von Sulfonamiden und Antibiotika sind nach vorausgegangener Resistenzprüfung der Bakterien erfolgversprechender. Stark gewürzte Speisen und Alkohol sind zu vermeiden.

2. Röntgenzystitis

Ursache: Unmittelbar nach erfolgter Röntgen- oder Radiumbestrahlung der Unterleibsorgane, manchmal erst nach Ablauf eines beschwerdefreien Intervalls von Wochen oder Monaten, reagiert mitunter die von Strahlen getroffene, gesunde Blasenschleimhaut mit einer heftigen Entzündung.

Symptome: Durch die äußerst empfindliche und gereizte Blase sind die Erscheinungen des akuten Blasenkatarrhs bedingt. Das Fassungsvermögen der Blase ist stark reduziert, so daß schon bei geringer Füllung ein zwingender Harndrang einsetzt. Der Urin ist leukozytenhaltig und oft blutig. Der bakterielle Befund im Sediment ist gering oder fehlt völlig.

Therapie: Die Behandlung entspricht der einer akuten Zystitis. In manchen Fällen ist die vorübergehende Ruhigstellung der Blase mittels Dauerkatheter erforderlich. Regelmäßige Spülungen und Pantocain-Ölfüllungen lindern die Beschwerden. In hartnäckigen Fällen, besonders wenn das Leiden schon längere Zeit (mindestens 2 Jahre) unbeeinflußbar behandelt wird und ständig schmerzhafter Harndrang besteht, bleibt als letzte Möglichkeit die operative Durchtrennung der zur Blase führenden schmerzleitenden Nervenbahnen (N. erigentes und N. hypogastrici).

3. Das einfache Blasengeschwür (Ulcus vesicae simplex)

Ursache: Die Entstehungsursache ist noch nicht geklärt. Bei Frauen ist die Erkrankung häufiger als bei Männern. Zystoskopisch finden sich bei der sonst gesunden Blasenschleimhaut an der Hinterwand oder am Blasenscheitel ein oder mehrere kleine Geschwüre.

Symptome: Im Widerspruch zu dem geringen krankhaften zystoskopischen Befund stehen die heftigen Blasenschmerzen mit quälendem Harndrang. Der Harnbefund ist gering und uncharakteristisch.

Therapie: Das Leiden ist sehr hartnäckig. Eine Umspritzung des Geschwürs mit 1%iger Novocainlösung und Hydrocortison lindert manchmal die Beschwerden und führt zur Verkleinerung oder Heilung des Geschwürs. Bei therapieresistenten Fällen mit Neigung zur Schrumpfblase bessert oft die operative Schmerzausschaltung der nervösen Leitungsbahnen (Operation nach *Thiermann* oder *Cotté*) die Situation. Versuche, das Ulkus zu exzidieren oder den geschwürigen Blasenwandanteil zu resezieren, waren in ihren Ergebnissen unbefriedigend.

4. Blasentuberkulose

Ursache: Die Blasentuberkulose ist kein selbständiges Leiden, sondern nimmt ihren Ausgang von den Nieren oder Genitalen.

Symptome: Sie ähneln denen eines gewöhnlichen, heftigen, chronischen Blasenkatarrhs. Anfangs ist der Harnbefund nur gering, später wird der Harn trübe. Das Fassungsvermögen der Blase ist eingeschränkt. Der Drang zum Harnlassen (besonders auch nachts) ist von Bedeutung. Die Reaktion des Urins ist sauer. Der Tuberkelbazillennachweis ist positiv. Die üblichen Eitererreger fehlen. Die Blase ist äußerst empfindlich gegenüber Spülungen und instrumentellen Eingriffen. Zystoskopisch finden sich die typischen Knötchen mit rotem Hof in der Umgebung der Harnleitermündung. Sie können geschwürig zerfallen. Im fortgeschrittenen Fällen, die längere Zeit bestehen und völlig unbehandelt geblieben sind, ist das Fassungsvermögen der Blase äußerst gering (30 bis 50 ml). Der Endzustand ist die sog. tuberkulöse Schrumpfblase, wenn nicht rechtzeitig therapeutische Maßnahmen ergriffen wurden.

Therapie: Suche des Primärherdes (Niere?) Tuberkulostatische Behandlung nach den gleichen Richtlinien wie bei der Nierentuberkulose. Bei fortgeschrittener tuberkulöser Erkrankung einer Niere, führt die Entfernung der Niere meist zum Abklingen der Blasenbeschwerden. Im Endzustand der tuberkulösen Schrumpfblase sind medikamentöse Behandlungsversuche aussichtslos. Kapazitätserweiternde Blasenoperationen (Dünndarmringplastik nach *Scheele*) sind in Erwägung zu ziehen. Oft genügen auch neuro-chirurgische Eingriffe an der Blase, da mit Beseitigung der heftigen Schmerzen der Zustand für den Patienten wesentlich erträglicher wird.

5. Blasensteine

Ursache: Steine können aus den oberen Harnwegen (Niere, Harnleiter) in die Blase gelangen oder auch dort sich spontan bilden. Begünstigend wirken Entzündungen und Stauungen (Prostatahypertrophie, Sphinktersklerosen).

Symptome: Die Beschwerden sind sehr unterschiedlich. Es gibt Fälle völliger Symptomlosigkeit und solche, die als schwerer Blasenkatarrh mit Blutungen imponieren. Charakteristisch ist die häufig auftretende Unterbrechung des Harnstrahls.

Therapie: Der Stein wird instrumentell zerkleinert (Lithotripsie). Die Trümmer werden herausgespült oder abgesaugt. Bei großen Steinen und Hindernissen am Blasenhals wird der Stein operativ entfernt (Sectio alta) und der freie Urinabfluß wiederhergestellt (Prostatektomie, Sphinkterkeilexzision).

6. Blasengeschwülste

Ursache: Die Entstehung ist in den meisten Fällen ungeklärt. Manchmal bestehen Zusammenhänge mit chronischen Entzündungen und Farbstoffeinwirkungen (Blasenkrebs der Anilinarbeiter). Man unterscheidet:

1. Epitheliale Geschwülste:
   Gutartige Papillome, krebsig entartete Papillome, Karzinome.
2. Geschwülste des Bindegewebes:
   Fibrome, Myome, Hämangiome, Sarkome.

Symptome: Im Vordergrund steht die plötzlich auftretende Harnblutung ohne sonstige Blasenbeschwerden. Letztere treten erst auf, wenn Infektionen dazukommen oder die Geschwulst den Blasenausgang oder die Harnröhre verlegt.

Therapie: Papillome werden je nach Größe und Ausdehnung entweder mit Hilfe eines Spezialzystoskops elektrokoaguliert oder nach operativer Eröffnung der Blase (Sectio alta) exzidiert. Bei Karzinomen wird die tumortragende Blasenwand reseziert. Ein radikaler, aber schwerer Eingriff ist die Entfernung der gesamten Blase nach Umpflanzung der Harnleiter in den Darm (*Coffey*). Bei inoperablen Fällen werden Röntgenbestrahlungen angewandt. In jüngster Zeit wird auch von Erfolgen durch Behandlung mit radioaktiven Isotopen berichtet (Kobaltbombe).

7. Endometriose der Blase

Ursache: Durch anlagebedingte Verlagerung bzw. Umwandlung einzelner Bezirke der Blasenschleimhaut in drüsig-muskuläre, knotige Verdickungen vom Typ der Gebärmutterschleimhaut (Endometrium) entsteht dieses seltene Krankheitsbild.

Symptome: Bei Frauen treten mitunter nur kurz vor und während der Menstruation, zystische Beschwerden auf, die ungewöhnlich heftig und gelegentlich mit Hämaturie einhergehen.

Bei der Blasenspiegelung kann die Endometriose sehr leicht mit einer bösartigen Geschwulst verwechselt werden.

Therapie: Je nach Art der Beschwerden und Alter der Patientin wird die endovesikale Elektrokoagulation oder operative Exzision der betreffenden Blasenwandteile durchgeführt. Von guter Wirkung ist auch die Röntgenbestrahlung. Hohe Dosen von männlichen Keimdrüsenhormonen (Testoviron, Perandren) führen zum Abklingen der Beschwerden. Neuerdings werden Verabfolgerungen von hohen Dosen männlichen Keimdrüsenhormons empfohlen.

8. Blasenverletzungen

Ursache: Durch Schußverletzungen und Unfälle mit Beckenbrüchen können Blasenwandverletzungen entstehen. Gelegentliche wird die Blase auch einmal bei instrumentellen Untersuchungen und endovesikalen Eingriffen (Lithotripsie, Elektroresektion usw.) verletzt. Durchbohrungen (Perforationen) oder Zerreißungen (Rupturen) der Blase sind lebensgefährlich.

Symptome: Harndrang mit nur geringem Abgang von blutigem Urin und starke Druckempfindlichkeit der Blasengegend nach Trauma oder Unfall sowie allgemeiner Schockzustand sind die alarmierenden Zeichen der Blasenverletzung.

Therapie: Schon bei Verdacht auf Blasenverletzung muß die Blase operativ freigelegt werden. Die Verletzungsstelle wird vernäht. Wichtig ist die Erkennung und sofortige Versorgung evtl. weiterer Organ- und Knochenverletzungen.

9. Fremdkörper in der Blase

Ursache: Zu masturbatorischen Zwekken werden Fremdkörper verschiedenster Art (Haarnadeln, Bleistifte, Kerzen usw.) in die Harnröhre gebracht. Sie gleiten mitunter in die Blase.

Symptome: Durch den Fremdkörperreiz entstehen die Beschwerden eines Blasenkatarrhs. Manchmal ist das Wasserlassen erschwert oder unmöglich.

Therapie: Die meisten Fremdkörper lassen sich mit einem Spezialgerät (*Young*sche Zange) entfernen. Manchmal allerdings ist der hohe Blasenschnitt (Sectio alta) erforderlich (Abb. 178a u. b).

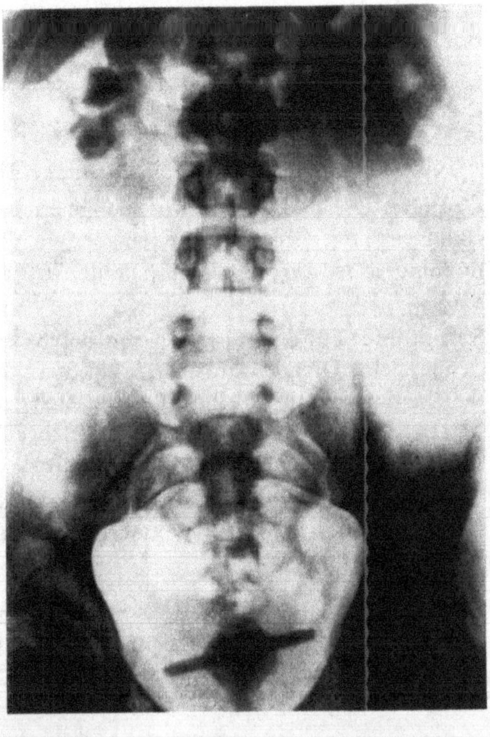

Abb. 178a. Das Rö.-Bild eines 18jähr. Pat. zeigt im Bereich des Beckens einen mindestens 8 bis 9 cm langen Stift, an dem sich größere Steinmassen angelagert haben

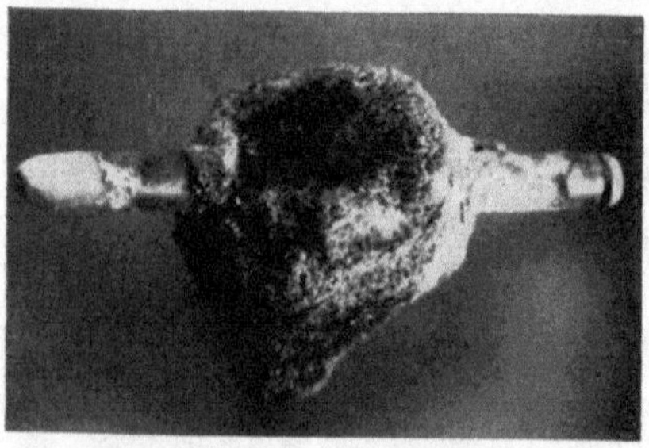

Abb. 178b. Präparat: Nach Eröffnung der Blase herausgenommener Fremdkörper, der stark von festen Steinmassen umgeben ist (etwa $^1/_2$ der natürlichen Größe)

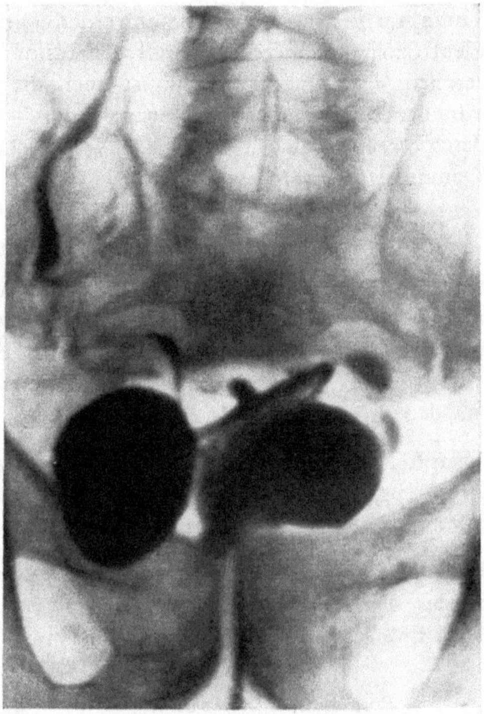

Abb. 179. Zystogramm: Die mit Kontrastmittel gefüllte Blase zeigt rechts ein fast ebenso großes Divertikel

10. Entwicklungsanomalien und Mißbildungen

a) Blasendivertikel b) Blasenspalte

a) Blasendivertikel

Ursache: Die als Divertikel bezeichneten, sackartigen Ausstülpungen der Blasenwand sind meist angeboren. Sie können aber auch bei chronischen Harnstauungen durch Abflußhindernisse (Prostatahypertrophie, -karzinom, Sphinktersklerose) entstehen (Abb. 179).

Symptome: Für das Auftreten von Beschwerden ist die Größe der Divertikel entscheidend. Kleine Divertikel bleiben völlig symptomlos. Große Divertikel unterhalten durch den in ihnen zurückbleibenden und sich zersetzenden Urin einen ständigen Blasenkatarrh. Typisch ist das Wasserlassen in zwei Zeiten. Die erste Portion stellt den Blaseninhalt dar, die zweite ist der Divertikelurin.

Therapie: Blasen- und Divertikelspülungen sowie Infektbehandlung lindern die Blasenbeschwerden. Bei großen Divertikeln bringt nur die Operation Besserung oder Heilung.

b) Blasenspalte (Extrophie bzw. Ektopie der Blase)

Ursache: Durch das angeborene Fehlen der Blasenvorderwand und Auseinanderklaffen des geraden Bauchmuskels und der Symphyse liegt die Blasenschleimhaut mit den Harnleitermündungen frei (Abb. 180).

Symptome: Aus dem freiliegenden Blasenbereich fließt ständig Urin ab und verursacht Entzündungen und Geschwürbildungen der Umgebung. Die Kinder sind stark infektionsgefährdet. Die Sterblichkeit ist sehr hoch.

Therapie: Die Behandlung besteht in plastischen, operativen Maßnahmen.

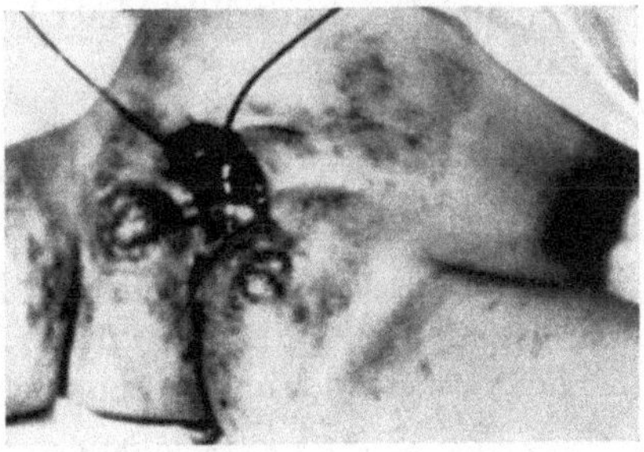

Abb. 180. Blasenspalte bei einem älteren Mädchen. In die Harnleitermündungen der offen daliegenden Blase sind Harnleiterkatheter zur Demonstration eingelegt

11. Nervös-funktionelle Blasenstörungen

a) Reizblase *b) Bettnässen* *c) Nachträufeln* *d) Unwillkürlicher Urinabgang*

a) Reizblase

Ursache: Das Leiden kann nervös bedingt sein. Bei Frauen spielt die hormonale Umstellung des Organismus im Klimakterium mitunter eine ursächliche Rolle (klimakterische Reizblase).

Symptome: Häufiger Harndrang, zeitweilig schmerz- und reizloser Harnabgang werden lästig empfunden. Der Harnbefund ist normal. Ein krankhafter Organbefund ist nicht vorhanden.

Therapie: Psychische Beruhigung und dämpfende Medikamente (Luminal, Bellergal) wirken günstig. Bei endokriner Reizblase wird Besserung mit weiblichen Keimdrüsenhormonen erzielt. Manche Fälle sprechen auf eine gegengeschlechtliche Hormonbehandlung gut an.

b) Bettnässen (Enuresis nocturna)

Ursache: Psychisch bedingte Fehlsteuerungen der Blaseninnervation führen bei neuropathischen Kindern zum nächtlichen Einnässen. Gelegentlich finden sich Entwicklungsstörungen am Kreuzbein (Spina bifida) oder Fettgeschwülste unter den Rückenmarkshäuten (epidurale Lipome).

Symptome: Regelmäßiges oder in wechselnden Zeitabständen auftretendes nächtliches Einnässen.

Therapie: Milieuwechsel und Flüssigkeitsentzug vom Nachmittag ab bessern den Zustand, Züchtigung und Strafen verschlimmern ihn. Die Erfolge einer medikamentösen Behandlung beruhen auf einer Suggestivwirkung.

Abendliches Wecken nach dem Einschlafen und Anhalten zum Wasserlassen sind wichtige erzieherische Maßnahmen. Der Wert einer operativen Behandlung (Duralysis, Laminektomie) ist sehr zweifelhaft.

c) Nachträufeln

Ursache: Das Nachträufeln ist Folge einer funktionellen Schließmuskelstörung.

Symptome: Nach Beendigung des Wasserlassens gehen noch einige Tropfen Urin ab.

Therapie: Da es sich um eine harmlose Erscheinung handelt, ist eine besondere Behandlung nicht erforderlich. Unter Umständen läßt sich die Erscheinung psychotherapeutisch beeinflussen.

d) Unwillkürlicher Urinabgang (Incontinentia urinae)

Ursache: Die Inkontinenz beruht auf einer unzureichenden Funktion der Blasenschließmuskulatur. Sie findet sich bei Erkrankungen des Zentral-Nervensystems (Tabes dorsalis, Multiple Sklerose) oder bei örtlichen Erkrankungen des Blasenausganges (Schließmuskelverletzungen, Senkungen und Vorfall).

Symptome: Bei der absoluten Inkontinenz besteht ständiges Harnträufeln, während bei der relativen Inkontinenz lediglich beim Heben, Treppensteigen, Lachen oder Husten Urin abgeht.

Therapie: Die Behandlung richtet sich nach der Art des Grundleidens. Eine Tonussteigerung des Schließmuskels ist durch Strychnin-Präparate, männliches Sexualhormon und elektrische Behandlung (Faradisation) möglich. Bei schweren Formen und hinfälligen Kranken ist die Anwendung eines Dauerkatheters oder Urinals nicht zu vermeiden. In geeigneten Fällen, vor allem bei Frauen, sind plastische Operationen angezeigt.

IV. Erkrankungen der Harnröhre

A. Anatomische Vorbemerkungen *B. Erkrankungen*

A. Anatomische Vorbemerkungen

Die männliche Harnröhre ist ungefähr 25 cm lang. Sie beginnt am Blasenhals und verläuft durch die Vorsteherdrüse (Prostata) und das Schwellkörpergebiet des Gliedes bis zur äußeren Harnröhrenmündung. Klinisch wichtig ist die Einteilung in die vordere und hintere Harnröhre, wobei der quergestreifte Schließmuskel (Rhabdosphinkter) die Trennung bildet. In die hintere Harnröhre münden die Ausführungsvorgänge der Vorsteherdrüse und der Samenblasen. Im vorderen Anteil befinden sich Schleimhautausbuchtungen (Lacunae urethrales) und Ausmündungen von Schleimdrüsen (paraurethrale Drüsen).

Die weibliche Harnröhre ist 3 bis 5 cm lang und verläuft vom Blasenhals bis zum Vorhof der Scheide.

Die Untersuchungsmethoden der Harnröhre bestehen in

1. Abtasten der Harnröhre,
2. Einführung von Bougies in die Harnröhre,
3. Ausleuchten der Harnröhre unter Sicht mittels Urethroskop.

B. Erkrankungen

1. Harnröhrenentzündung
2. Reitersche Krankheit
3. Tripper
4. Harnröhrengeschwülste
5. Fremdkörper in der Harnröhre
6. Harnröhrenverletzung
7. Harnröhrenverengung
8. Von der Harnröhre ausgehende Abszesse, Phlegmonen, Fisteln
9. Entwicklungsanomalien

1. Harnröhrenentzündung (Urethritis)

a) Akute Entzündung *b) Chronische Entzündung*

a) Akute Entzündung

Ursache: Abgesehen von der aszendierenden Form, Gonorrhoe (Tripper siehe dort), kann es zu heftiger Entzündung durch Katheterisierung, nach Dauerkatheterbehandlung und durch unsachgemäße Einführung von Instrumenten kommen; gelegentlich auch nach Erkältungen. Manchmal spielen mechanische Reize (Masturbation) oder der Koitus eine auslösende oder fördernde Rolle.

Symptome: Schmerzen in der Harnröhre, brennender Schmerz beim Wasserlassen. Eitriges, auch blutiges Sekret; mitunter Fieber und Schüttelfrost.

Therapie: Bettruhe, Antibiotika, Sulfonamide.

b) Chronische Entzündung

Ursache: Beim Manne oft Folge einer Entzündung der Vorsteherdrüse (Prostatitis). Mitunter durch Erreger (Mikrokokken) hervorgerufen. Meistens ohne Bakterien

(abakterielle oder unspezifische Urethritis). Bei Männern mit empfindlicher Harnröhre nach Genuß von scharfen Speisen, Bier und kalten Getränken.
Bei der Frau Folge einer Endomethritis und durch Trichomonaden hervorgerufen. Trichomonadeninfektion auf den Mann übertragbar (sexueller Infektionsweg).

Symptome: Beim Manne außer einem schleimigen oder glasigen Ausfluß, der besonders morgens vor dem Wasserlassen beobachtet wird, keine Beschwerden.
Bei der Frau Drang zum Wasserlassen, brennen beim Wasserlassen, mitunter auch leichter Dauerschmerz.

Therapie: Bei der Behandlung müssen Arzt und Patient oft große Geduld aufbringen, da die Harnröhrenentzündung sehr hartnäckig ist und sich medikamentös oft nicht sicher beeinflussen läßt. Versuche mit Sulfonamiden sind anzuraten. Mit Harnröhrenspülungen sollte man zurückhaltend sein. Sicherer Ausschluß einer Gonorrhoe oder sonstiger Herdinfektion (Prostata) ist unerläßlich. Bei Trichomonadeninfektion Verabfolgung von Clont in Tablettenform (bei der Frau Ergänzung durch örtliche Anwendung von Vaginaltabletten).

2. Reitersche Krankheit

Ursache: Wahrscheinlich Infektion mit noch unbekanntem Virus.

Symptome: Konjungtivitis, hochfieberhafte Polyarthritis, Urethritis, häufig mit Balanitis.

Therapie: Symptomatisch mit fiebersenkenden Mitteln. Hohe Dosen von Streptomycin. In hartnäckigen Fällen werden Fieberbehandlung und Bluttransfusionen empfohlen.

3. Tripper (Gonorrhoe, Urethritis gonorrhoica)

Da die Erkrankung von jeher in das Gebiet der Haut- und Geschlechtskrankheiten gehört (s. d.), wird sie nur der Vollständigkeit halber erwähnt.

Ursache: Gonokokkeninfektion der Harnröhre durch den Geschlechtsverkehr.

Symtome: Akut auftretend, Brennen in der Harnröhre, eitriger Ausfluß (meist drei Tage nach Geschlechtsverkehr, besonders beim Manne zu beobachten). Im Harnröhrenabstrich finden sich gramnegative, intrazellulär gelegene Diplokkoken (Gonokokken).

Therapie: Das souveräne Mittel in der Behandlung ist das Penicillin. Bei therapieresistenten Fällen werden die übrigen Antibiotika mit großer Wirkungsbreite angewandt.

4. Harnröhrengeschwülste

Ursache: Auf dem Boden einer chronischen Harnröhrenentzündung kann eine Harnröhrengeschwulst entstehen. Meist ist die Ursache jedoch unbekannt. Bei Frauen ist das Auftreten häufiger. Gutartige Tumoren sind Karbunkel, Kondylome und Polypen. Von den bösartigen Tumoren spielt praktisch nur das Harnröhrenkarzinom eine Rolle.

Symptome: Vermehrter Harndrang, gelegentlich erschwertes Wasserlassen durch Verlegung des Harnröhrenlumens und Blutungen aus der Harnröhre. Bei bösartigen Tumoren mitunter Schwellung der Leistendrüsen (Metastasen).

Therapie: Abtragung der äußeren Kandylome mit dem scharfen Löffel. Elektrokoagulation von Polypen auch in der Harnröhre. Bei Karzinomen, Penisamputation mit Ausräumung der verdickten Leistendrüsen und Röntgenbestrahlung.

5. Fremdkörper in der Harnröhre

Ursache: Die Einführung geschieht fast ausschließlich zu masturbatorischen Zwecken.

Symptome: Schmerzen beim Wasserlassen, blutiger Ausfluß, manchmal Harnsperre.

Therapie: Vorsichtiger Extraktionsversuch mit geeignetem Instrumentarium. Bei Schwierigkeiten ist der Harnröhrenschnitt vorzuziehen.

6. Harnröhrenverletzung

Ursache: Durch stumpfe oder scharfe Gewalteinwirkung von außen (Unfall, Beckenfraktur), sowie durch Fremdkörper, Katheterismus und andere instrumentelle Eingriffe können Harnröhrenverletzungen oder Zerreißungen entstehen.

Symptome: Harnröhrenschmerz, ständiges Abtropfen von Blut aus der Harnröhre und Brennen beim Wasserlassen sind die Zeichen einer Harnröhrenverletzung. Bei der kompletten Harnröhrenzerreißung findet sich häufig eine völlige Harnsperre.

Therapie: Die Verletzung der Harnröhre ist eine ernste Erkrankung. Die Behandlung ist abhängig von der Fähigkeit der Urinentleerung. Wenn die Miktion spontan erfolgen kann, sollte keinesfalls katheterisiert werden wegen der Gefahr einer Infektion. Eine Harnröhrenverletzung muß auf jeden Fall in das Krankenhaus eingewiesen werden. Dort ist bei sicherer Verletzung der Katheterismus angezeigt. Der eingeführte Katheter muß zunächst liegenbleiben. Bei vollständiger querer Durchtrennung (Abriß) der Harnröhre muß operativ vorgegangen werden (Naht). Harnröhrenverletzungen hinterlassen fast immer eine narbige Harnröhrenverengung (Striktur), die noch lange nach dem Unfall einer entsprechenden Behandlung bedarf.

7. Harnröhrenverengung (Harnröhrenstriktur)

Ursache: Es gibt angeborene, entzündliche und unfallbedingte Harnröhrenstrikturen. Die früher sehr häufigen Strikturen als Spätfolge des Trippers nach Spülbehandlung der Harnröhre mit Silberlösungen sind heute wesentlich seltener infolge der modernen Tripperbehandlung (Antibiotika).

Symptome: Das Harnlassen ist behindert und nur mit Hilfe der Bauchpresse möglich. Der Harnstrahl ist dünn, vielfach korkenzieherartig. Später vollzieht sich die Blasenentleerung nur tropfenweise. Gelegentlich besteht völlige Harnsperre.

Therapie: Bei sachgemäßem und kunstgerechtem Vorgehen läßt sich der größte Teil der Harnröhrenstrikturen aufdehnen (Bougierung). Wenn der Katheterismus zunächst nicht gelingt, wird die überfüllte Blase durch Punktion entleert. Das geschieht zwei Querfinger oberhalb der Symphyse in der Mittellinie mit langer, dünner Punktionskanüle.

Eine aufgedehnte Striktur muß in regelmäßigen Abständen weiterhin bougiert werden, da sie sich ohne Behandlung mit der Zeit wieder zusammenzieht. Bei Undurchgängigkeit der Striktur gelingt mitunter die Aufdehnung von der Blase her nach Eröffnung derselben (retrograde Bougierung). Weitere operative Eingriffe (Urethrotomia externa, Harnröhrenresektion) kommen nur für besondere Fälle in Frage.

8. Von der Harnröhre ausgehende Abszesse, Phlegmonen, Fisteln (Periurethrale Abszesse)

Ursache: Nach Entzündungen und Strikturen sowie instrumentellen Eingriffen können umschriebene entzündliche Infiltrate neben der Harnröhre auftreten. Nach eitriger Einschmelzung kann es zur Abszedierung kommen (Periurethraler Abszeß). Wenn eine Verbindung zur Harnröhre hin besteht, kann sich eine Urinphlegmone als ungewöhnlich ernste Komplikation ausbilden.

Symptome: An einer bestimmten Stelle des Gliedes findet sich eine druckschmerzhafte Anschwellung, die oft deutliche Fluktuation aufweist. Bei der Urinphlegmone ist das Glied in größerer Ausdehnung geschwollen. Die Harnröhre ist oft nicht durchgängig. Das Allgemeinbefinden ist bei hohem Fieber schwer gestört.

Therapie: Die Abszesse entleeren sich meist spontan in die Harnröhre oder werden möglichst bald durch Inzision eröffnet. Zurückbleibende Fisteln schließen sich gewöhnlich unter Dauerkatheterbehandlung. Die Urinphlegmone muß unverzüglich breit eröffnet werden, wobei die Anlage einer vorübergehenden Blasenfistel erforderlich ist.

9. Entwicklungsanomalien

a) Harnröhrenmündung an der Unterseite des Gliedes b) Harnröhrenmündung an der Oberseite des Gliedes

a) Harnröhrenmündung an der Unterseite des Gliedes (Hypospadie)

Ursache: Entwicklungshemmung.

Symptome: Je weiter die Harnröhrenmündung zur Gliedwurzel hin gelegen ist, um so häufiger ist die Beschmutzung des Körpers mit Urin. Bei sehr enger Harnröhrenöffnung entleert sich der Urin nur tropfenweise.

Therapie: Eine Beseitigung der Fehlbildung ist nur durch plastische Operationsverfahren möglich. Der günstigste Zeitpunkt für den Eingriff ist das 4. bis 7. Lebensjahr.

b) Harnröhrenmündung an der Oberseite des Gliedes (Epispadie)

Ursache: Entwicklungshemmung.

Es ist eine sehr seltene Mißbildung. Manchmal kann die Harnröhre gespalten und der Penis gekrümmt sein.

Symptome: Harnbeschmutzung, Inkontinenz. Die Ausübung des Beischlafes ist unmöglich.

Therapie: Plastische Operationen, deren Erfolge unsicher sind.

Hypospadie und Epispadie werden sehr selten auch bei der Frau beobachtet.

Symptome: Inkontinenz.

Therapie: Plastische Operation zur Behebung der Inkontinenz.

V. Geschlechtsorgane

A. Anatomisch-physiologische Vorbemerkungen
B. Erkrankungen der äußeren Geschlechtsorgane des Mannes
C. Erkrankungen der inneren Geschlechtsorgane des Mannes
D. Störungen der Geschlechtsfunktion

A. Anatomisch-physiologische Vorbemerkungen

Man unterscheidet die äußeren und inneren Geschlechtsorgane.

Äußere Geschlechtsorgane beim Mann:

Glied (Penis)
Hodensack (Skrotum)

Das Glied ist von zylindrischer Form. Es besteht aus den Schwellkörpern, die vorn in der Eichel endigen. An der Unterseite verläuft die Harnröhre. Die Haut des Gliedes ist über der Eichel in Form einer Hautfalte als Vorhaut (Präputium) bis zu einer Furche hinter der Eichel (Sulcus coronarius) zurückstreifbar. Die Schwellkörper bestehen aus schwammigem Gewebe, das sich mit Blut füllen und so zu einer Versteifung des Gliedes (Erektion) führen kann; sie sind von einer elastischen bindegewebigen Hülle umgeben. Der Hodensack ist ein beutelförmiges Anhängsel der Bauchhaut und enthält die Hoden (Testis).

Innere Geschlechtsorgane beim Mann:

Hoden (Testis),
Nebenhoden (Epididymis),
Samenleiter (Ductus deferens),
Samenblase (Glandula vesiculosa),
Vorsteherdrüse (Prostata).

Die Hoden sind 2 drüsige Organe von etwa Walnußgröße. In ihrem Inneren bestehen sie aus gewundenen Kanälchen, in denen die Samenfäden (Spermien) sich entwickeln.

Die Nebenhoden sitzen den Hoden kappenartig auf. Sie besitzen ein dickeres oberes Ende, den Kopf, und eine schmälere untere Partie, den Schwanz. Durch die in den Nebenhodenkopf führenden Ausführungsgänge des Hodens gelangen die Samenfäden in den Nebenhoden.

Die **Samenleiter** bilden in Form von muskulären Schläuchen die Fortsetzung des Nebenhodens von seinem Schwanzanteil durch den Leistenkanal und die Vorsteherdrüse und münden in der hinteren Harnröhre am Samenhügel.

Die Samenblasen stellen eine drüsige Abzweigung der Samenleiter unmittelbar vor ihrem Eintritt in die Prostata dar. Sie liegen zwischen dem Blasenboden und dem Mastdarm. Ihr Sekret ist für die Beweglichkeit der Spermien von Bedeutung, es ergießt sich ebenfalls am Samenhügel in die Harnröhre.

Die Vorsteherdrüse besitzt die Größe einer Kastanie und umgibt den hinteren Teil der Harnröhre. Dorsal liegt sie unmittelbar dem Mastdarm an, von wo sie gut zu tasten ist.

Sie besteht aus 2 Seitenlappen, zwischen denen sich im Alter ein Mittellappen entwickeln kann. Sie ist von einer festen, bindegewebigen Kapsel umgeben. Die Drüse selbst wird von glatten Muskelfasern und etwa 20 Einzeldrüsen durchzogen, die das spezifische Prostatasekret produzieren. Letzteres ist für den Befruchtungsvorgang von Bedeutung.
Die Anatomie und Physiologie der weiblichen Geschlechtsorgane wird im Zusammenhang mit der Gynäkologie und Geburtshilfe besprochen (s. d.).
Über die Geschlechtshormone und ihre Wirkung wird auf das Kapitel „Drüsen mit innerer Sekretion" verwiesen, (s. Bd. I).

B. Erkrankungen der äußeren Geschlechtsorgane des Mannes

1, Entzündungen von Vorhaut und Eichel
2. Vorhautverengung
3. Einklemmung der Vorhaut hinter der Eichel
4. Geschwülste des Gliedes
5. Verletzungen des Penis
6. Bindegewebige Entartung im Bereich der Schwellkörper

1. Entzündungen von Vorhaut und Eichel (Balanitis)

Ursache: Verschiedene Bakterienarten (Smegmabazillen) rufen bei Unsauberkeit eine Entzündung der empfindlichen Eichel und der Vorhaut hervor.

Symptome: Jucken und Brennen an der Eichel und Vorhaut. Letztere sind gerötet, geschwollen und sondern eitriges Sekret ab. In schweren Fällen findet sich Geschwürsbildung.

Therapie: Nach Ausschluß einer geschlechtlichen Infektion (Gonorrhoe, harter und weicher Schanker) genügen tägliche Bäder mit Kal.-hypermangan (1:10000). Die Vorhaut muß dabei vorsichtig zurückgezogen werden. Im vorgerückten Alter ist eine hartnäckige Balanitis krebsverdächtig.

2. Vorhautverengung (Phimose)

Ursache: Im Kindesalter überzieht die Vorhaut normalerweise die Eichel und endet mitunter rüsselförmig. In manchen Fällen besteht eine hochgradige angeborene Verengung der Vorhaut. Im Alter treten mitunter nach wiederholten Entzündungen von Vorhaut und Eichel Schrumpfungsprozesse an der Vorhaut auf (Altersphimose).

Symptome: Die Vorhaut läßt sich nicht über die Eichel zurückstreifen. Das Wasserlassen ist manchmal erschwert, wobei die Vorhaut durch den austretenden Urin aufgebläht wird. Häufig treten Entzündungen von Vorhaut und Eichel auf.

Therapie: Im Kindesalter ist vorsichtige Dehnungsbehandlung in Narkose und Lösung der evtl. vorhandenen Verklebungen zwischen Vorhaut und Eichel ausreichend. Im späteren Alter sind plastische Operationen erforderlich (Zirkumzision usw.).

3. Einklemmung der Vorhaut hinter der Eichel (Paraphimose)

Ursache: Bei einer bestehenden Verengung der Vorhaut kann es beim Zurückstreifen derselben hinter der Eichel zu einer Schnürfurche kommen, wodurch infolge Stauung der Blutgefäße eine erhebliche Anschwellung der Eichel auftreten kann.

Symptome: Eichel und Vorhaut sind geschwollen und dunkelrot verfärbt. Hinter der Eichel findet sich ein deutlicher Schnürring.

Therapie: In den meisten Fällen gelingt das Rückstreifen (Reposition) der Vorhaut über die Eichel in Narkose. Bei Mißerfolg muß der Schnürring dorsal inzidiert werden. Spätere plastische Operation ist oft erforderlich.

4. Geschwülste des Gliedes

a) Feigwarzen b) Krebs

a) Feigwarzen (Condylomata accuminata)

Ursache: Feigwarzen entstehen im Gefolge einer vernachlässigten Urethritis und Balanitis vorwiegend im Sulcus coronarius.

Symptome: Die Feigwarzen unterhalten eine hartnäckige Entzündung der Eichel und Vorhaut und damit Brennen und Jucken an der Spitze des Gliedes.

Therapie: Die Wucherungen werden mit scharfem Löffel abgetragen und verätzt.

b) Krebs (Peniskarzinom)

Ursache: Auf dem Boden einer langjährig bestehenden Altersphimose und Balanitis sowie durch krebsige Entartung von Feigwarzen ist die Entstehung eines Peniskarzinoms möglich.

Symptome: Eine umschriebene Verhärtung und Geschwürsbildung neben der Harnröhrenmündung oder im Sulcus coronarius, eine Verdickung der Vorhaut und die damit verbundene Einengung der Harnröhrenmündung bedingen mitunter Miktionsschwierigkeiten. Oft werden selbst in fortgeschrittenem Stadium wenig Beschwerden empfunden.

Therapie: Röntgenbestrahlung oder Amputation des Gliedes mit Ausräumung der Leistendrüsen (Emaskulation) kommen je nach Ausdehnung des Prozesses in Frage.

5. Verletzungen des Penis

Ursache: Durch ungestümen Geschlechtsverkehr und sonstige Unfälle können Verletzungen des Gliedes entstehen. Stöße oder Schläge gegen den erigierten Penis können eine sog. Penisfraktur zur Folge haben.

Symptome: Blutungen der Vorhaut und der Eichel, Bluterguß des Gliedes.

Therapie: Blutende Verletzungen werden chirurgisch versorgt. Blutergüsse des Gliedes gehen meist nach kühlen Umschlägen zurück. Mitunter müssen sie aber auch inzidiert und ausgeräumt werden. Bei Penisfraktur, Zerreißung der Schwellkörper, operative Freilegung und Naht der bindegewebigen Hülle.

6. Bindegewebige Entartung im Bereich der Schwellkörper (Induratio penis plastica)

Ursache: Unbekannt. Eine Entzündung spielt sicherlich ursächlich keine Rolle.

Symptome: Verhärtungen im Glied, an den Schwellkörpern deutlich tastbar, ohne Schmerzen. Die Erektion ist durch eine Abknickung des Gliedes im Bereich der Verhärtung gestört, so daß die Ausübung des Beischlafes unmöglich wird. Gelegentlich finden sich ähnliche bindegewebige Stränge in der Hohlhand, die zu einer allmählich zunehmenden Beugestellung der Finger führen (*Dupuytren*sche Kontraktur).

Therapie: Ein allmählich fortschreitendes Leiden, dessen Behandlung geringe Aussicht auf Erfolg bietet. Medikamentöse Verabreichung von hohen Dosen Vitamin E während mehrerer Monate. Versuch einer örtlichen Injektionsbehandlung mit Hyaluronidase und Hydrokortison. Bei sehr derber, bindegewebiger Entartung mit Verkalkungsherden können die Stränge unter Umständen exzidiert werden. Ein Versuch mit Röntgen- oder Radiumbestrahlungen zeigt mitunter einigen Erfolg.

Die Erkrankungen des Hodensackes stehen meist in engem, ursächlichen Zusammenhang mit den Erkrankungen des Hodens, so daß ihre Besprechung im Rahmen der letzteren erfolgt.

C. Erkrankungen der inneren Geschlechtsorgane des Mannes

1. Hoden 2. Nebenhoden 3. Samenblasen 4. Vorsteherdrüse

1. Hoden

a) Entzündung des Hodens
b) Hodentuberkulose
c) Hodensyphilis
d) Geschwülste des Hodens
e) Hodenwasserbruch
f) Krampfaderbruch
g) Verletzungen des Hodens und Hodensackes
h) Leistenhoden und abnorme Verlagerung des Hodens

a) Entzündung des Hodens (Orchitis)

Ursache: Infektionskrankheiten wie Mumps, Typhus, Influenza können durch Absiedelung von Erregern Hodenentzündungen hervorrufen. Die häufigste Ursache ist jedoch das Übergreifen einer Nebenhodenentzündung auf den Hoden.

Symptome: Oft mit hohem Fieber einhergehende schmerzhafte Schwellung des Hodens und starke Druckempfindlichkeit, besonders an seiner Vorderfläche.

Therapie: Bettruhe. Der befallene Hoden wird hochgelagert. Feuchte Umschläge und Antibiotika bringen die Entzündung bald zum Abklingen. Chronische Fälle sind verdächtig auf Tuberkulose oder Lues.

b) Hodentuberkulose

Ursache: Übergreifen des tuberkulösen Prozesses vom Nebenhoden auf den Hoden. Abszeß- und Fistelbildung sind nicht selten.

Symptome: Der Hoden ist vergrößert und druckempfindlich. Der Nebenhoden ist schlecht abgrenzbar, ebenfalls vergrößert, hart (vgl. Nebenhodentuberkulose).

Therapie: Semikastration, tuberkulostatische Behandlung.

c) Hodensyphilis

Ursache: Bei der tertiären Lues kann der Hoden tumorartige Knoten (Gummen) oder diffuse Bindegewebswucherungen aufweisen (Fibrosis testis). Der Prozeß kann vom Hoden auf den Nebenhoden übergreifen.

Symptome: Schmerzlose knotige Verdickung des Hodens bzw. gleichförmige Schwellung desselben.

Therapie: Salvarsan, Wismut, Jod.

d) Geschwülste des Hodens

Es sind fast ausschließlich sehr bösartige Neubildungen (Seminome, Adenokarzinome) oder embryonale Mischgeschwülste (Teratome). Sie besitzen eine außerordentliche Neigung zu Metastasenbildung in Lymphdrüsen und Lunge oder ins Knochensystem.

Symptome: Auffallende, ohne Schmerzen einhergehende Schwellung des Hodens.

Therapie: Frühzeitige Hodenentfernung und anschließende Röntgenbestrahlung.

e) Hodenwasserbruch (Hydrozele)

Ursache: Flüssigkeitsansammlung in den Hodenhüllen. Wenn die Flüssigkeit Samenfäden enthält, spricht man von Spermatozele. Bei der Hämatozele ist die Flüssigkeit blutig.

Symptome: Die eine Hodenhälfte, manchmal auch beide (doppelseitige Hydrozele), ist schmerzlos vergrößert und fühlt sich prall elastisch an. Charakteristisch ist ihre Transparenz.

Therapie: Im vorgerückten Alter genügt die regelmäßige Punktion. Bei jüngeren Männern ist die Operation vorzuziehen. (Methode nach *Winkelmann*, *Bergmann* u. a.)

f) Krampfaderbruch (Varikozele)

Ursache: Krampfaderbildung (Varizen) der Samenstranggefäße, die meist linksseitig zu beobachten ist.

Symptome: Oft werden kaum Beschwerden empfunden. Manchmal bestehen ziehende Schmerzen im Hodensack, der einseitig oder doppelseitig vergrößert ist und tief herabhängt. Die Venenknoten schimmern bläulich durch die Haut und sind gut tastbar.

Therapie: Bei leichteren Formen genügt das Tragen eines Suspensoriums. Bei entsprechender Größe und starken Beschwerden ist Operation zu empfehlen (Resektion der erweiterten Venen).

g) Verletzungen des Hodens und Hodensackes

Ursache: Vielfältige traumatische Einwirkungen (Stoß, Fall, Sportunfälle) haben einen Bluterguß in den Hodensack zur Folge (Skrotalhämatom).

Symptome: Einseitige oder doppelseitige schmerzhafte Schwellung und bläuliche Verfärbung des Hodensackes. Manchmal finden sich gleichzeitig auch offene Wunden.

Therapie: Bettruhe, Hochlagerung des Hodens, kalte Umschläge. Große Blutergüsse werden operativ ausgeräumt, da sie nicht selten vereitern. Bestehende Wunden werden chirurgisch versorgt.

h) Leistenhoden und abnorme Verlagerung des Hodens (Kryptorchismus)

Ursache: Unter diesem Sammelbegriff werden alle Entwicklungsanomalien der Hoden zusammengefaßt, die auf ein Ausbleiben des fetalen Absteigens der Hoden aus der Bauchhöhle durch den Leistenkanal in den Hodensack beruhen (Bauchhoden, Leistenhoden = retentio testis) oder durch eine Verlagerung des Hodens bedingt sind (z. B. am Damm, am Oberschenkel = ectopia testis).

Symptome: Eine oder beide Hälften des Hodensackes sind leer. Der Hoden ist an abnormer Stelle oder überhaupt nicht zu tasten.

Therapie: Der Versuch einer Hormonbehandlung soll vor Eintritt der Pubertät (11. bis 13. Lebensjahr) in jedem Fall gemacht werden. Das gilt jedoch nur für die Hodenretention. Bei Mißerfolg wird die operative Lagekorrektur durchgeführt (Orchidopexie). Bei der ungewöhnlichen Verlagerung des Hodens (Ectopia testis) muß möglichst bald nach Feststellung derselben die operative Lagekorrektur vorgenommen werden.

2. Nebenhoden

a) Akute Nebenhodenentzündung b) Chronische Nebenhodenentzündung c) Nebenhodentuberkulose

a) Akute Nebenhodenentzündung (Epididymitis acuta)

Ursache: Entzündungen der Harnröhre oder Vorsteherdrüse können auf den Nebenhoden übergreifen. In vielen Fällen ist die Entstehung traumatischer Natur (Schlag, Stoß). Die Erreger sind hauptsächlich Staphylokokken und Coli-Bakterien. Die gonorrhoische Infektion spielt heute ursächlich im Zeitalter der Antibiotika eine untergeordnete Rolle.

Symptome: Hohes Fieber, plötzlich auftretende schmerzhafte Schwellung des Nebenhodens und starke Beeinträchtigung des Allgemeinbefindens.

Therapie: Bettruhe, Hochlagerung des Hodens, kalte Umschläge, Antibiotika. Zur Linderung der Schmerzen ist Novocaininfiltration des Samenstranges zweckmäßig. Ein größerer Erguß (symptomatische Hydrocele) wird nach Abklingen des akuten Stadiums punktiert. Eitrige Einschmelzung macht Inzision oder Semikastration erforderlich.

b) Chronische Nebenhodenentzündung (Epididymitis chronica)

Ursache: Aus der akuten Form entwickelt sich mitunter die chronische.

Symptome: Geringe Verdickung des Nebenhodens und schlechte Abgrenzbarkeit gegenüber dem Hoden. Schmerzen bestehen kaum.

Therapie: Suspensorium, Diathermie, Jodkali oder Ichthyolsalbe. Bei alten Männern bestehen gegen eine operative Entfernung von Nebenhoden und Hoden (Semikastration) keine Bedenken.

c) Nebenhodentuberkulose (Epididymitis tuberculosa)

Ursache: Sie kann Teilerscheinung einer Genitaltuberkulose sein. Eine isolierte Nebenhodentuberkulose durch Verschleppung von Tuberkelbazillen auf dem Blutwege ist ebenfalls möglich.

Symptome: Der Nebenhoden ist an verschiedenen Stellen knotig verhärtet. Schmerzen bestehen nicht. Auffallend ist mitunter auch die Verhärtung des Samenstranges. Oft bilden sich spontan Eiterfisteln. Im Urin lassen sich manchmal Tuberkelbazillen nachweisen.

Therapie: Im Vordergrund steht die tuberkulostatische Behandlung (s. Nierentuberkulose). Eitrige Einschmelzung oder Fistelbildung erfordern chirurgische Therapie. (Epididymektomie, Semikastration).

3. Samenblasen

a) Entzündung der Samenblasen b) Samenblasentuberkulose

a) Entzündung der Samenblasen (Spermatozystitis)

Ursache: Ein entzündlicher Prozeß der Vorsteherdrüse kann auf die Samenblasen übergreifen. Eine primäre Samenblasenentzündung ist sehr selten.

Symptome: Druckgefühl in der Damm- und Mastdarmgegend in Verbindungen mit sexuellen Störungen beeinträchtigen das Allgemeinbefinden. Oft findet sich eine blutige Verfärbung der Samenflüssigkeit (Hämospermie) ohne jegliche sonstigen Beschwerden.

Therapie: Lokalbehandlung wie bei der Entzündung der Vorsteherdrüse (s. d.) zusätzlich Antibiotika. In besonderen Fällen Spülung der Samenblase durch Punktion des Samenleiters.

b) Samenblasentuberkulose

Ursache: Eine isolierte Samenblasentuberkulose hämatogenen Ursprungs ist möglich. Im allgemeinen ist sie jedoch Teilerscheinung einer Genitaltuberkulose.

Symptome: Oft bestehen keine eigentlichen Krankheitserscheinungen. Gelegentlich besteht Druckgefühl im Mastdarm. Knotige Verdickungen oder Einschmelzungsherde in der Samenblasengegend sind vom Mastdarm her nur äußerst selten tastbar.

Therapie: Tuberkulostatische Behandlung wird in jedem Falle eingeleitet. Günstig wirken auch die Durchtrennung und Unterbindung der Samenleiter (Vasektomie) oder die Nebenhodenentfernung (Epididymektomie). Auch wenn keine besonderen Beschwerden vorhanden sind, muß die Allgemeinbehandlung des Kranken im Vordergrund stehen (Sanatoriumsaufenthalt). Röntgenkontrastdarstellung der Samenblasen, evtl. operative Entfernung der Samenblasen.

4. Vorsteherdrüse

a) Akute Entzündung der Vorsteherdrüse
b) Chronische Entzündung der Vorsteherdrüse
c) Prostataneurose
d) Tuberkulose der Vorsteherdrüse
e) Altersvergrößerung der Vorsteherdrüse
f) Blasenschließmuskelstarre
g) Krebs der Vorsteherdrüse

a) Akute Entzündung der Vorsteherdrüse (Prostatitis acuta)

Ursache: Die bakterielle Infektion der Vorsteherdrüse erfolgt über die hintere Harnröhre bei Harnwegsinfektionen, auf dem Blutwege bei allgemeinen Infektionen oder lokalen entzündlichen Prozessen (Zähne, Mandeln, Nebenhöhlen usw.) und auf dem Lymphwege bei Entzündungen an den Bauch- oder Beckenorganen. Die Erreger sind mannigfaltiger Art. Am häufigsten sind es Kolibakterien. Die akute gonorrhoische Prostatitis wird kaum mehr beobachtet.

Symptome: Schmerzen in der Kreuzbeingegend, am Damm und im Mastdarm. Oft treten Fieber und Schüttelfröste auf. Die Miktionshäufigkeit ist gesteigert. Manchmal ist das Wasserlassen schmerzhaft erschwert oder unmöglich und mit Stuhlgangsschwierigkeiten verbunden. Die Abtastung der Vorsteherdrüse vom Mastdarm her (rektale Untersuchung) ist sehr schmerzhaft. Bei Abszeß ist eine Fluktuation palpabel.

Therapie: Hohe Dosen von Sulfonamiden wirken im akuten Stadium günstig. Sitzbäder, Kurzwelle und schmerzlindernde Zäpfchen mit Ichthyolzusatz unterstützen die Heilung. Stuhlgangsregelung ist wichtig. Abszeßbildung erfordert operative Behandlung.

b) Chronische Entzündung der Vorsteherdrüse (Prostatitis chronica)

Ursache: Die chronische Prostatitis ist Folge einer nicht ausgeheilten, akuten Form oder Begleiterscheinung einer chronischen Harnwegsinfektion. Chronisch entzündliche Prozesse im übrigen Körper unterhalten mitunter eine chronische, metastatische Prostatitis.

Symptome: Die Erscheinungen sind vielfältig. Häufiger Harndrang, Druckgefühl am Damm und in der Mastdarmgegend und unbestimmte Kreuzschmerzen stehen im Vordergrund. Mitunter bestehen auch vorwiegend sexuelle Störungen. Die Krankheit neigt zu Remissionen. Oft wird sie fälschlicherweise als Blasenentzündung angesehen.

Therapie: Sulfonamide und Antibiotika sind in vielen Fällen wirkungslos. Trotzdem sollte ein Versuch damit gemacht werden. Im allgemeinen sind die üblichen Harndesinfektionsmittel ausreichend. Sitzbäder, Kurzwelle, Ichthyol- und Jodkalisuppositorien sowie vorsichtige, sachgemäße Prostatamassagen vom Mastdarm aus sind bewährte Behandlungsmaßnahmen.

c) Prostataneurose

Ein schwer definierbares Krankheitsbild ist die Prostataneurose, die einen Teil des großen Komplexes der Sexualneurosen darstellt. Hier sind unangenehme Sensationen im Genitalbereich, Miktionsstörungen und Abnormitäten im Sexualleben durch krankhafte, nervöse Einflüsse bedingt.

Die Behandlung ist schwierig, weil sie sehr individuell und nicht selten psychotherapeutisch durchgeführt werden muß.

Ähnlich verhält es sich mit dem als Prostatismus bezeichneten Krankheitsbild, das auf Krampfzustände im Bereich der hinteren Harnröhre und des Blasenausganges zurückzuführen ist. Krankhafte Veränderungen an der Vorsteherdrüse fehlen. Der gehäufte Harndrang oder das erschwerte Wasserlassen werden durch krampflösende Medikamente günstig beeinflußt.

d) Tuberkulose der Vorsteherdrüse

Ursache: Die tuberkulöse Infektion der Prostata erfolgt auf dem Blutwege.

Symptome: Die Erkrankung bleibt lange Zeit symptomlos. Erst in fortgeschrittenen Fällen bestehen Miktionsschwierigkeiten. Vom Mastdarm her lassen sich harte oder weiche Infiltrate verschiedener Größe tasten. Häufig werden beim Samenerguß Schmerzen empfunden. Im Prostatasekret und im Urin lassen sich oft Tuberkelbazillen nachweisen.

Therapie: Antibiotische und tuberkulostatische Behandlung nach modernen Grundsätzen. Vasektomie oder Epididymektomie wirken günstig. Im allgemeinen zeigt die Erkrankung wenig Tendenz zur Ausheilung. Auch hier steht die Allgemeinbehandlung des Kranken (klimatische Kuren, Sanatoriumsaufenthalt) im Vordergrund.

e) Altersvergrößerung der Vorsteherdrüse (Prostatahypertrophie, Prostataadenom)

Ursache: Bei älteren Männern kann es durch hormonale Einflüsse zu einer Vergrößerung der Vorsteherdrüse kommen, die durch Wucherung der drüsigen, bindegewebigen und muskulösen Elemente der Drüse in wechselndem Ausmaß bedingt ist (Adenofibromyomatose). Die Vergrößerung kann nur einzelne Teile der Drüse betreffen (Seitenlappen, Mittellappen) oder allgemein sein. Die Folge ist eine Kompression der Harnröhre.

Symptome: Im Vordergrund stehen die Blasenentleerungsstörungen verschiedenen Grades infolge prostatischer Obstruktion.

Frühstadium: Mehrfaches nächtliches Wasserlassen, Pressen am Beginn des Wasserlassens, Nachlassen des Harnstrahls, gelegentlich auftretende Harnverhaltung.

Fortgeschrittenes Stadium: Stark erschwertes Wasserlassen, Restharnbildung über 100 ml, Harnwegsinfektion und Harnblutung (Restharn ist diejenige Harnmenge, die nach erfolgtem Wasserlassen durch Katheterismus aus der Blase entleert wird).

Spätstadium: Totale Harnsperre, Harnträufeln bei überfüllter Blase, sog. Überlaufblase (Ischuria paradoxa). Letztere wird oft fälschlicherweise als Inkontinenz bezeichnet. Blasenhochstand, Blasenschmerz, Durstgefühl, Appetitlosigkeit und schlechter Allgemeinzustand vervollständigen das Bild.

Therapie: Subjektive Beschwerden und Restharnmenge sind entscheidend für die Art der Behandlung, die vom Facharzt bestimmt wird.
Allgemeine Maßnahmen bestehen in Stuhlgangsregelung, Verordnung von reizloser Kost, körperlicher Bewegung und medikamentöser Behandlung der Miktionsbeschwerden.

Die Hormonbehandlung ist in geeigneten Fällen unter fachärztlicher Kontrolle in den Anfangsstadien der Erkrankung mitunter erfolgversprechend.

Im übrigen erstreckt sich die Behandlung auf regelmäßigen, sachgemäßen Katheterismus, Blasenspülungen und Verabfolgung von Harndesinfektionsmitteln. Einsichtige Kranke können unter entsprechender Anleitung den Selbstkatheterismus lernen. Bei ständigem Resturin über 100 ml, hohem Alter und reduziertem Allgemeinzustand ist Dauerkatheterbehandlung unumgänglich. Blutungen und Blasentamponaden durch Blutkoagel erfordern urologisch-chirurgische Blutstillung durch transurethrale oder operative Eingriffe.

Die operativen Maßnahmen sind:

1. Suprapubische Prostatektomie (Operation nach *Freyer*). Ausschälung des Prostataadenoms nach Eröffnung der Blase mit oder ohne Naht des Wundbettes (Naht nach *Harris-Hryntschak*).
2. Retropubische Prostatektomie (Operation nach *Millin*). Operative Entfernung der vergrößerten Drüse durch Inzision der Prostatakapsel unmittelbar hinter der Symphyse ohne Eröffnung der Blase.
3. Perineale Prostatektomie. Ektomie des Prostataadenoms vom Damm (Perineum) her (Abb. 181).
4. Ischiorektale Prostatektomie (Methode nach *Voelcker*). Entfernung des Prostataadenoms von einem Schnitt neben dem Steißbein.
5. Transurethrale Elektroresektion. Beseitigung des Abflußhindernisses am Blasenhals durch Schneiden einer Rinne in das Prostataadenom mittels eines elektrischen Resektionsinstrumentes. Dabei werden längliche (spagettiähnliche) Gewebsteile des Prostataadenoms unter Sicht des Auges herausgeschnitten, bis der ungestörte Harnabfluß gesichert ist.
6. Transurethrale Dilatation (Dehnung oder Sprengung). Auseinanderdehnen oder -sprengen beider die

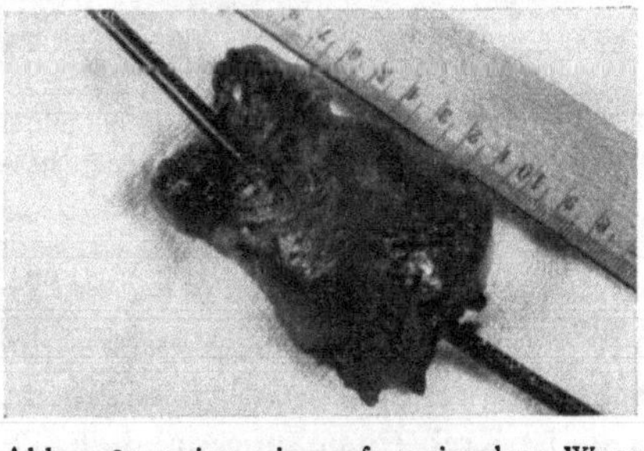

Abb. 181 zeigt ein auf perinealem Wege entferntes Prostata-Adenom mit einliegendem Katheter hintere Harnröhre einengenden Prostataseitenlappen mit Hilfe eines besonders konstruierten Instrumentes (Prostatadilatator).

Jedes dieser Verfahren erfordert eine sorgfältige Indikationsstellung unter Berücksichtigung des Allgemeinzustandes des Kranken, der Nierenfunktion, des zystoskopischen und röntgenologischen Befundes durch einen zuständigen Facharzt.

f) Blasenschließmuskelstarre (Sphinktersklerose)

Ursache: Auf dem Boden einer chronischen Prostata- und Samenblasenentzündung sowie infolge hypertoner Einstellung des Schließmuskels ohne Entzündungserscheinungen bildet sich mitunter eine bindegewebige Degeneration und Starre des Blasenausganges aus. Das Wesen dieser Erkrankung ist nicht restlos geklärt. Möglicherweise spielt eine innersekretorische Komponente dabei eine Rolle.

Symptome: Das Krankheitsbild ist dasselbe wie bei der Prostatahypertrophie, nämlich heftiger Harndrang mit oder ohne Resturinbildung. Bei der rektalen Untersuchung findet sich eine kleine unauffällige Vorsteherdrüse.

Therapie: Hier gelten die gleichen Grundsätze wie bei der Prostatahypertrophie. Operativ werden gute Ergebnisse durch transurethrale Elektroresektion oder Dilatation erzielt.

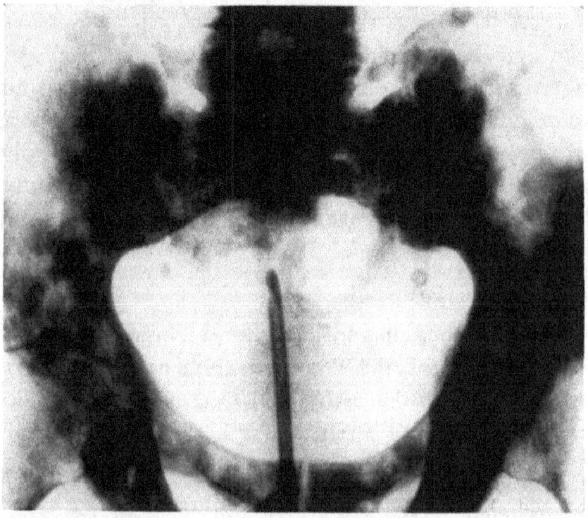

Abb. 182. Röntgenbild. Auf der Beckenübersicht erkennt man deutlich die meist rundfleckig dargestellten Metastasen im ganzen Knochenbereich

g) Krebs der Vorsteherdrüse (Prostatakarzinom)

Das Krebswachstum der Prostata nimmt seinen Ausgang meist von der sog. chirurgischen Kapsel der eigentlichen Prostata. Aber auch im Innern einer vergrößerten Prostata ist Krebsentstehung möglich. Der Krebs kann auf die Vorsteherdrüse beschränkt bleiben oder auf den Beckenboden und das übrige Becken übergreifen. Metastasen bilden sich mit Vorliebe im Skelettsystem und in den Lungen (Abb. 182).

Symptome: Als langsam wachsender und meist im vorgerückten Alter auftretender Krebs sind seine Anfangssymptome schwer erkennbar. Oft weisen hartnäckige Kreuzschmerzen und Ischiasbeschwerden auf ein krankhaftes Geschehen an der Prostata hin. Druck- und Klopfempfindlichkeit bestimmter Stellen des Skelettsystems und zunehmende Miktionsschwierigkeiten sind im Verein mit einer Verschlechterung des Allgemeinzustandes alarmierende Zeichen. Bei rektaler Untersuchung erweist sich die Prostata als derb, hart, höckerig und schlecht abgrenzbar gegenüber der Umgebung. Erhöhte Werte der sauren Phosphatase im Blutserum sind ein sicherer Hinweis für das Vorliegen eines Krebses der Prostata.

Therapie: Miktionsschwierigkeiten und Restharnbildung werden durch transurethrale Elektroresektion beseitigt. Zusätzlich ist die gegengeschlechtliche Hormonbehandlung (weibliches Sexualhormon) in ihrer Wirkung auf die Metastasenschmerzen und zur Besserung des Allgemeinzustandes eine allgemein anerkannte, gute Behandlungsmethode. Bei desolaten Fällen wird die Kastration (Entfernung beider Hoden) durchgeführt, nach welcher oft überraschende Erholung und Kräftigung zu verzeichnen ist. Die Erfolge einer Röntgenbestrahlung sind ebenso wie die des Versuchs der Radikaloperation unbefriedigend.

Sehr selten werden im jüngeren Alter Prostatasarkome beobachtet, die zu den gleichen Miktionsschwierigkeiten wie bei der Prostatahypertrophie führen. Transurethrale Elektroresektion und postoperative Röntgenbestrahlung sind die einzigen Maßnahmen, die für eine gewisse Zeit etwas Aussicht auf Erfolg bieten. In seinem ungünstigen Verlauf ist das Leiden durch seine frühzeitige und vielfache Metastasenbildung nicht aufzuhalten.

D. Störung der Geschlechtsfunktion

1. Fehlen der Zeugungsfähigkeit
2. Unfähigkeit, einen natürlichen Beischlaf auszuführen
3. Krankhafte, langanhaltende Steifheit des Gliedes

Der männliche Samen, das Sperma, besteht aus den Samenfäden (Spermien) und der Samenflüssigkeit. Letztere ist das Sekret aus Nebenhoden, Samenblasen und Vorsteherdrüse und dient dem Transport und Schutz der Samenfäden. Spermien und Samenflüssigkeit bilden das Ejakulat. Anzahl und Form der Spermien sowie physiologisch-chemische Reaktion der Samenflüssigkeit ändern sich unter krankhaften Bedingungen. Das Fehlen der Spermien (Azoospermie), Verminderung der Spermien (Oligospermie) und die Unbeweglichkeit der Spermien (Nekrospermie) im frischen Ejakulat sind mikroskopisch sichtbar. Chemisches Verhalten und Fermentgehalt der Samenflüssigkeit sind meßbar und spielen bei der Beurteilung der männlichen Befruchtungsfähigkeit eine wichtige Rolle.

1. Fehlen der Zeugungsfähigkeit (Impotentia generandi)

Ursache: Verschluß oder fehlende Anlage der Samenwege (Aplasie) sowie eine primäre Störung der Samenfädenbildung (Spermatogenese) kommen ursächlich in Frage.

Symptome: Normales sexuelles Verhalten. Ejakulat normal. Zeugungsunfähigkeit.

Therapie: Vorsichtige Behandlung mit männlichen Geschlechtshormonen (Testoviron) ist erfolgversprechend. Bei Verschluß der Samenwege ist Neueinpflanzung des Samenleiters (Vasoepididymostomie) in den Nebenhoden möglich.

2. Unfähigkeit, einen natürlichen Beischlaf auszuführen (Impotentia coeundi)

Ursache: Anomalien des Genitale, Diabetes, Fettsucht, Erschöpfungszustände, endokrine Störungen und psychogen bedingte Abarten der sexuellen Gewohnheiten führen zur Impotenz.

Symptome: Der Beischlaf kann nicht ausgeführt werden, da es nicht zu einer Steifheit (Erektion) des Gliedes kommt.

Therapie: Nach Ausschluß organischer Ursachen psychotherapeutische Behandlung.

3. Krankhafte, lang anhaltende Steifheit des Gliedes (Priapismus)

Ursache: Lokale Erkrankungen des Gliedes, Krankheiten des Nervensystems, Bluterkrankungen (Leukämin) können einen Priapismus zur Folge haben.

Symptome: Starke Schwellung des Gliedes durch pralle Blutstauung der Schwellkörper. Gelegentlich bestehen starke Schmerzen und eine Behinderung des Wasserlassens.

Therapie: Behandlung des Grundleidens. Lokale Inzisionen, Absaugen und Ausräumen der Blutkoagel aus den Schwellkörpern. Bei Erkrankungen des Nervensystems müssen im Notfall die zuführenden Nerven (Nervi erigentes) durchtrennt werden.

VI. Urologische Notfälle

A. Das Blutharnen — *B. Das Versiegen der Harnsekretion* — *C. Die Harnsperre oder Harnverhaltung* — *D. Die Harnvergiftung*

Die Erkrankungen der Harn- und Geschlechtsorgane sind in ihrer Auswirkung auf den Gesamtorganismus nicht selten lebensbedrohend. Sie können zu Krankheitszuständen führen, die sofortiges therapeutisches Handeln verlangen und daher als urologische Notfälle aufzufassen sind.

Die in diesem Sinne wichtigsten urologischen Krankheitsbilder sind:

1. das Blutharnen (Hämaturie),
2. die Harnverhaltung oder Harnsperre (Retentio urinae),
3. das Versiegen der Harnsekretion (Anurie),
4. die Harnvergiftung (Urämie).

A. Das Blutharnen (Hämaturie)

Ursache: Das Blutharnen ist keine eigene Erkrankung. Es ist lediglich ein Symptom, denn fast alle Erkrankungen der Harn- und Geschlechtsorgane können mit Blutungen einhergehen.

Symptome: Deutlich sichtbare blutige Verfärbung des Urins. Meist bestehen sogar bei stärkerer Blutung keinerlei Beschwerden. Bei Gerinnselbildung kommt es allerdings zur Verstopfung des Harnleiters und auch der Harnröhre mit entsprechenden kolikartigen Schmerzen und starken Beschwerden beim Wasserlassen (Miktionsbeschwerden). Die Blutung kann als massive Hämaturie den Kranken in unmittelbare Lebensgefahr bringen.

Therapie: Die Quelle der Blutung muß unverzüglich zystoskopisch festgestellt werden. Daher ist Einweisung des Patienten in ein Krankenhaus mit entsprechender Fachabteilung bei starker Blutung erforderlich. Erst nach erfolgter sicherer Klärung der Ursache werden therapeutische Maßnahmen getroffen, die je nach Art des Grundleidens verschieden sind. Die Verabfolgung von blutstillenden Mitteln ohne sichere Klärung des Krankheitsbildes ist ein Kunstfehler. Die Verstopfung der Blase mit Blutgerinnseln (Blasentamponade) erfordert die Ausräumung der Koagel durch Katheterismus oder nach operativer Eröffnung der Blase.

B. Das Versiegen der Harnsekretion (Anurie)

Ursache: Ein völliges Versiegen der Nierensekretion kann Folge einer ungenügenden Blutversorgung der Nieren sein (Hypotonie, Schock, Agonie). Hämatogene Nierenerkrankungen, exogene und endogene Vergiftungen (Sublimatnieren, Eklampsie),

Transfusionsschäden, schwere Gewebszertrümmerungen (Crush-Syndrom) sind weitere Ursachen einer Anurie. Steinverschluß der Harnleiter, Geschwulstbildung oder nervös-reflektorische Vorgänge bei endovesikalen Eingriffen können zum Krankheitsbild der Anurie führen.

Symptome: Es wird kein Urin ausgeschieden. Auch die Blase ist beim Katheterismus leer. Mitunter sind die anurischen Patienten tagelang fast völlig beschwerdefrei. Kopfschmerz, Erbrechen und schneller Anstieg der Reststickstoffwerte im Blut sind drohende Zeichen einer Allgemeinintoxikation.

Therapie: Bei Schock und Blutmangel werden Blut- und Plasmainfusionen nebst Kreislaufmitteln verabfolgt. Bei hämatogenen Nierenerkrankungen mit anurischen Zuständen gelten die Grundsätze der internen Therapie (Nahrungs- und Flüssigkeitsentzug, Wärmeapplikation, Kurzwelle usw.). Bei Vergiftungen wirken Aderlässe und intravenöse Infusionen (Natrium bicarb. und Traubenzucker) günstig. Anwendung der künstlichen Niere, Ureterenkatheterismus, paravertebrale Novocaininjektionen, Periduralanästhesie und evtl. operative Dekapsulation der Nieren sind weitere therapeutische Möglichkeiten, um die Nierensekretion wieder in Gang zu bringen.

C. Die Harnsperre oder Harnverhaltung (Retentio urinae)

Ursache:

a) Störungen der Blaseninnervation und Erkrankung des Nervensystems (Blasenatonie, multiple Sklerose, Tabes dorsalis, Hirntumoren, Apolexie, Querschnittslähmung).

b) Mechanische Abflußhinderung am Blasenhals (Prostatahypertrophie, -karzinom, Sphinktersklerose, Prostatitis, Prostataabszeß, Fremdkörper, Steineinklemmung, Harnröhrenzerreißung). **c)** Vorübergehende Harnsperre nach operativen Eingriffen an anderen Organen.

Symptome: Quälender Harndrang, Blasenhochstand.

Therapie: Die Wiederherstellung des Harnabflusses ist eine dringende Notwendigkeit. Der Katheterismus erfolgt mit einem Gummikatheter unter aseptischen Bedingungen. Bei Schwierigkeiten kann ein Versuch mit einem elastischen Seidenkatheter gemacht werden. Der Gebrauch eines Metallkatheters ist wegen der zusätzlichen Gefährdung des Kranken durch Verletzungen der hinteren Harnröhre und der Vorsteherdrüse verboten. Wenn der Katheterismus nicht möglich ist oder bei einer Harnröhrenverletzung nicht vorgenommen werden darf, wird die Blasenpunktion durchgeführt. Das geschieht nach örtlicher Betäubung in der Mittellinie zwei Querfinger oberhalb der Symphyse mit einer langen, dünnen Punktionskanüle.

Bei chronischer vollständiger Harnverhaltung legt man besser einen Dauerkatheter in die Blase ein, der entsprechend befestigt wird. Der Patient verträgt den Katheter meist ohne Beschwerden und kann. wenn dieser abgestöpselt wird, herumlaufen.

D. Die Harnvergiftung (Urämie)

Ursache: Das Unvermögen der Nieren, die harnpflichtigen Substanzen auszuscheiden, führt zur Harnvergiftung. Schwere Nephritis, Pyelonephritis, Steinverstopfung, Wassersacknieren, pyonephrotische Schrumpfnieren, kavernöse Nierentuberkulose und Zystennieren sind die häufigsten Krankheiten, die durch Funktionsausfall von Nierengewebe für die Entstehung der Urämie verantwortlich sind. Eine länger anhaltende Anurie führt ebenfalls zur Urämie. Sekundäre Nierenschädigung bei Prostatahypertrophie und -karzinom, Blasensteinerkrankung und Geschwülste sind wesentliche chirurgisch-urologische Ursachen der Harnvergiftung.

Symptome: Trockene Zunge, Kopfschmerzen, Unruhe, Muskelkrämpfe, Durstgefühl, Übelkeit, Erbrechen, Durchfälle, Blutdruckanstieg und Blutungsneigung, schließlich Benommenheit und Bewußtlosigkeit (Coma urämicum). Die Gesichtsfarbe der Kranken ist blaß-grau. Ihr Atem besitzt einen unangenehmen, urinösen Geruch.

Therapie: Die Behandlung ist vielseitig und wird durch das Grundleiden bestimmt. Aderlässe mit nachfolgenden Bluttransfusionen, Infusionen mit 1,4%iger Natrium bicarb. Lös. und Traubenzucker, Lumbalpunktion und evtl. operative Dekapsulation der Nieren sind bewährte Behandlungsmethoden. Abgrenzung der Urämie von der renalen Azidose (Bestimmung der Alkalireserve im Blut) ist für die Therapie von wesentlicher Bedeutung. Bei chirurgisch-urologisch Kranken muß der Harnabfluß durch Dauerkatheter oder Blasenpunktion hergestellt werden. Erst nach eingetretener Besserung des Zustandes werden weitere operative Maßnahmen getroffen (Blasenfistel, Nierenfistel usw.).

Urämische Zustände bei hämatogenen Nierenerkrankungen (chronische Nephritis) und Nephrosen lassen sich durch Darmwaschungen mit Hilfe einer Duodenalsonde oder Waschungen des Bauchfells bessern (Peritonealdialyse).

Die Blutdialyse oder sog. „künstliche Niere" wird in Deutschland nur an wenigen Kliniken angewendet. Sie ist bei urämischen Patienten oft lebensrettend, vor allem wenn die Anurie und Urämie nach Vergiftungen und Transfusionsschäden aufgetreten ist. Die Appatatur der künstlichen Niere arbeitet etwa nach folgendem Prinzip:

Das urämische Blut wird von der Arteria radialis durch einen Zellophanschlauch von etwa 11 m Länge geleitet. Letzterer befindet sich aufgerollt um einen Zylinder, der von einer Salzlösung bestimmter Konzentration umspült wird. Die Lösung wird ständig erneuert. Die Giftstoffe des Blutes werden herausdialysiert, d. h. sie vermischen sich durch Zellophanhaut hindurch mit der Salzlösung. Das gereinigte Blut gelangt über die Armvene wieder in den Kreislauf des Kranken.

Erkrankungen des Bewegungsapparates

H. Rettig

Einleitung

Die Aufgabe, einen Beitrag Orthopädie zum Lehrbuch für Krankenpflegeschulen zu schreiben, erfordert, den sehr umfassenden Stoff in eine gute Einteilung zu bringen und trotz eingehender Darstellung auf gedrängtem Raum auf weniger wichtige Krankheitsbilder zu verzichten. Dennoch wird sich nicht vermeiden lassen, daß einige Krankheitsbilder auch in anderen Abschnitten oder Bänden dieses Lehrbuches abgehandelt werden. Sie werfen als Erkrankungen aus den Grenzgebieten der medizinischen Fächer orthopädische Probleme auf und sollten denjenigen, die in orthopädischen Kliniken in der Pflege tätig sind, aus orthopädischer Sicht bekannt sein.

Die Bewertung einzelner Krankheitsbilder ist, der Auffassung einzelner orthopädischer Schulen entsprechend, unterschiedlich. Besonders schwierig erscheint die Einteilung des Stoffes, da sich für viele Krankheitsbilder pathologisch-anatomische Erkenntnisse, für andere die Ätiologie oder die Symptomatologie als Einteilungsrichtlinie glücklicher erweist. Eine befriedigende Lösung gibt es nicht. So werden außer den Erkrankungen, die im Rahmen der Grenzfälle mit anderen Fachdisziplinen doppelt erscheinen, immer wieder Hinweise auf die unterschiedliche Ätiologie und Pathogenese einzelner Krankheitsbilder notwendig.

Die allgemeine Einteilung wurde nach den Ursachen der Erkrankungen vorgenommen. Für einige Krankheitsbilder hat sich aber als günstiger erwiesen, ein kurzes Kapitel nach anatomischen Regionen anzufügen, um hier Fehlendes zwanglos einzugliedern. Ein nicht unwesentliches Kapitel im Fache Orthopädie als Grenzgebiet zur Chirurgie, stellt die Unfallheilkunde dar. Sie ist für den auf orthopädischen Abteilungen pflegerisch Tätigen so bedeutungsvoll, daß sie in ihren Grundzügen kurz abgehandelt werden soll.

Ebenso bedeutungsvoll erscheint auch ein kurzes Kapitel über die wichtigsten Gipsverbände, da diese Kenntnisse zum täglichen Rüstzeug der orthopädischen Klinik und Abteilung gehören.

Allgemeines

Geschichte der Orthopädie

Pitzen betont in seinem „Kurzgefaßten Lehrbuch der Orthopädie", daß die erste Schwierigkeit bei der Beschäftigung mit dem Fache Orthopädie bereits mit der Deutung des Namens beginnt. Die erste Hälfte des Namens zeigt einen Zusammenhang mit dem griechischen Wort für „gerade", die zweite Worthälfte läßt aber bereits drei Übersetzungen zu, von denen keine eine befriedigende Auslegung gibt, da keine der Auslegungen dem Wesen der Orthopädie voll gerecht werden kann.

Die Orthopädie ist ein junges und doch altes Fachgebiet der Medizin. Im Altertum — in den Schriften des griechischen Arztes *Hippokrates*, des „Vaters der Heilkunde" (460—377 v. Chr.) — wird über die Korrektur des Klumpfußes berichtet. Auch die redressierende Umformung des skoliotischen und spondylotischen Buckels wurde bereits von *Hippokrates* geübt. Ebenso zählten die angeborene Hüftluxation, Knochenbrüche und Verrenkungen zu den von ihm behandelten Erkrankungen.

Leider sind im Mittelalter die Arbeiten des *Hippokrates* auf orthopädischem Gebiet nicht weitergeführt worden. Zum Teil sind seine Erfahrungen verlorengegangen und in Vergessenheit geraten.

Die Waffenschmiede des späteren Mittelalters trugen mit der Herstellung künstlicher Hände zur orthopädischen Apparatetechnik bei. Ihre Arbeiten waren aber so wie der orthopädische Apparat des *Fabricius Aquapendente* (1619) nicht als Erfahrungen systematischer orthopädischer Forschungs- und Entwicklungstätigkeit anzusehen. *Glisson* brachte 1660 ein Buch über Pathologie und Therapie der Rachitis heraus. Unter den Arbeiten, die später zur wissenschaftlichen Fundierung der Orthopädie wesentlich beitrugen, sind die Werke des Engländers *Pott* über die Kyphosen (1779), diejenigen von *Scarpa* über die Anatomie des Klumpfußes und von *Dupuytren* (1826) über die Hüftverrenkung hervorzuheben.

Das 19. Jahrhundert brachte die Gründung einer Reihe orthopädischer Anstalten. Und um den Ausgang des 19. Jahrhunderts erfolgte eine glänzende Entwicklung des Faches Orthopädie. Sie baut auf den Erfahrungen mit den subkutanen Sehnenoperationen *Strohmeyers* auf und ist mit den Erkenntnissen der Bedeutung der Gymnastik (*Ling* 1813) und der Schaffung der Gipstechnik durch den Holländer *Mathysen* (1852) eng verbunden.

Namhafte Chirurgen wie *von Volkmann*, *Langenbeck*, *Ollier*, *Albert* und *König* beschäftigten sich mit orthopädischen Problemen.

Außerhalb und innerhalb der deutschen Grenzen kam es um die Jahrhundertwende und in den vorangehenden Jahrzehnten dazu, daß sich einzelne Ärzte immer ausschließlicher mit orthopädischen Erkrankungen beschäftigten. Wie im Falle *Adolf Lorenz* mag die Unverträglichkeit gegen den *Lister*schen Karbolspray der Antisepsis der Chirurgie, Anstoß für den Wechsel zur „trockenen Chirurgie" der Orthopädie gewesen sein. *Gustav Krauß* in Darmstadt, *Julius Wolff*, Berlin, *Adolf Lorenz*, Wien, *Albert Hoffa*, Würzburg, *Fritz Lange*, München, *Spitzy*, Wien, sind Männer im deutschen Sprachraum, die dem heutigen Fachgebiet Orthopädie mit ihren Arbeiten und Forschungen die Richtung gewiesen haben. Sie sind die Begründer orthopädischer Schulen, und in ihrem Geiste hat sich unser Fach bis zu seinem heutigen Stande entwickelt.

Das Wesen der Orthopädie ist mit den Worten *H. v. Baeyers* am besten zu umfassen. Die Orthopädie ist die Lehre von der Behandlung, Verhütung und Erforschung der dauernden Leistungsstörungen des Bewegungsapparates.

Derartige Störungen können vor der Geburt, unter der Geburt und schließlich nach der Geburt entstehen. Ihre Bedeutung liegt nicht allein in der Deformität, dem Fehlwuchs, sondern die Beeinträchtigung der Funktion, die verminderte Leistungs- und Arbeitsfähigkeit sind die Gründe, die den Betroffenen in die Sprechstunde des orthopädischen Facharztes bringen.

Um allen Aufgaben der Forschung, Behandlung und Verhütung dieser Schäden gerecht werden zu können, bedarf unser Fach der Zusammenarbeit zwischen Arzt, Pflegepersonal, Krankengymnastin, Orthopädiemechaniker, Bandagist und nicht zuletzt mit den staatlichen Einrichtungen der Krüppelfürsorge.

I. Angeborene Mißbildungen

A. Mißbildungen des gesamten Skelettsystems B. Lokalisierte Mißbildungen

Allgemeines: Bei Mißbildungen muß grundsätzlich zwischen 2 Gruppen unterschieden werden:

A. Mißbildungen, die das gesamte Skelettsystem betreffen und daher als Systemerkrankungen angesprochen werden müssen.

B. Mißbildungen, die auf eine Körperregion begrenzt sind.

Angeborene Mißbildungen müssen sich zum Zeitpunkte der Geburt noch keineswegs offenbaren. Erblichkeit von Mißbildungen kann, muß aber nicht vorhanden sein.

Ursachen: Endogene Schädigungen, Keimfehler und Spermaschäden führen zu erblichen Mißbildungen.

Exogene Schädigungen. Schädigungen der Frucht im Mutterleib durch Erkrankung der Mutter während der Schwangerschaft, Zwangshaltungen in utero, Tumoren, Fruchtwassermangel, Zwillingsschwangerschaften.

Symptome: Als **Abweichungen der Skelettanlage** sind bekannt:

a) **Mehrfachbildungen.** Sie erstrecken sich von einfachen Verdoppelungen einzelner Gliedmaßenabschnitte und zusätzlicher Finger- oder Zehenstrahlen bis zu Verdoppelungen von Händen und Füßen (Abb. 183).

b) **Rückläufige Entwicklungen von Gliedmaßenstrahlen.** Diese Mißbildungen zeigen teilweise bis vollständige Defekte einzelner Gliedmaßenabschnitte, partielle und totale Aplasie (Mangel) von Schienbein, Oberschenkel usw. Ähnliche Mißbildungen werden auch an den oberen Gliedmaßen beobachtet bis zur Phokomelie (Robbengliedrigkeit) (Abb. 184/185). Seit 1958/59 ist das Problem von Defektmißbildungen der Gliedmaßen besonders akut geworden. In Deutschland ist mit diesen Geburtsjahrgängen eine beträchtliche Steigerung schwerster Gliedmaßendefekte festzustellen. Vornehmlich sind die oberen Gliedmaßen betroffen. Arzneimittel einer bestimmten Zusammensetzung (Thalidomid), in den ersten Schwangerschaftswochen erscheinen mit Wahrscheinlichkeit hierfür verantwortlich zu sein.

c) **Störungen der Wachstumsfugen und der Gelenkentwicklung** führen zu charakteristischen Mißbildungen. Auch hierbei werden Überschußformen wie der 3gliedrige Daumen oder die 3gliedrige Großzehe beobachtet. Rückläufige Formen ergeben Verkürzung von einzelnen Gliedmaßenabschnitten, wie dies in der Brachymetakarpalie oder Brachyphalangie (kurze Mittelhand, Kurzfinger) gesehen wird.

Überzählige Knochenkerne, die sog. **akzessorischen Knochen,** an Hand und Fußskelett sind unter diese Gruppe von Mißbildungen einzuordnen. Sie haben im allgemeinen keine funktionelle Bedeutung.

Unter den **angeborenen Gelenkfehlentwicklungen** sind eine Reihe wichtiger Fehlbildungen hervorzuheben. Die wichtigste Gelenkmißbildung, die sog. angeborene Hüftluxation wird gesondert besprochen. Nicht allzu häufig wird die **angeborene Kniegelenkverrenkung** beobachtet, häufigere Leiden sind die **angeborene Kniescheibenverrenkung** und die angeborene **Verrenkung des Speichenköpfchens.**

Die genannten Mißbildungen können keinesfalls als vollständige Aufstellung der vielfältigen Mißbildungsmöglichkeiten gelten. Wichtigere und häufiger vorkommende Mißbildungen werden in eigenen Kapiteln abgehandelt.

Therapie: Schwerste Mißbildungen sind oft nicht lebensfähig. Überzählige Strahlen müssen operativ entfernt werden. Bei Defektmißbildungen sind Apparate und Prothesen häufig nach entsprechenden Voroperationen notwendig, um eine befriedigende Gliedmaßenfunktion für den Betroffenen zu erzielen.

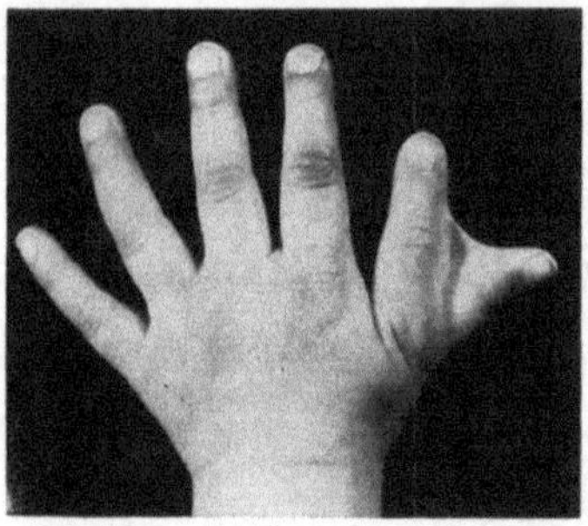

Abb. 183. Polydaktylie — überzähliger Daumenstrahl

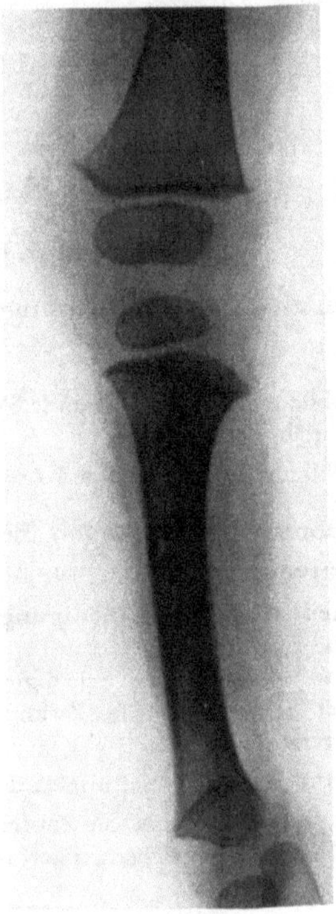

Abb. 184. Röntgenbild. Aplasie der Fibula — angeborener Wadenbeindefekt

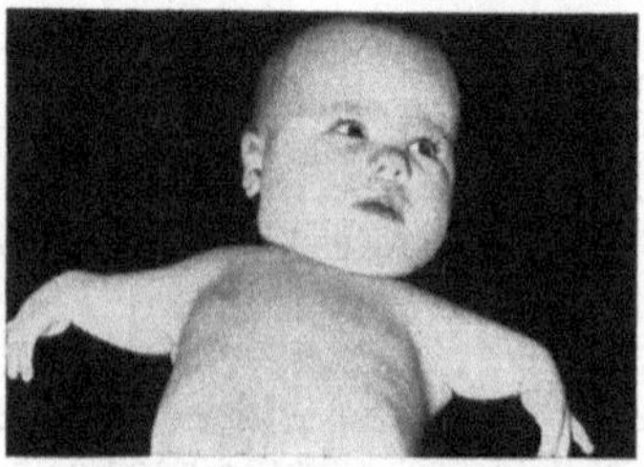

Abb. 185. 8 Monate — doppelseitige Peromelie

A. Angeborene Systemerkrankungen des Skeletts

1. Chondrodystrophie *2. Angeborene Knochenbrüchigkeit* *3. Myxödem- u. Dysostosis cleido cranalis*

1. Chondrodystrophie (Achondroplasie)

Ursache: Bei diesem Leiden besteht eine Störung der enchondralen Verknöcherung. Die Veränderungen sind erbbedingt. Die Erkrankung wird von manchen Autoren in die große Gruppe der enchondralen Dysostosen eingeordnet.

Symptome: Die Chondrodystrophie führt zu einem Zwergwuchs, der durch fehlende Proportionen charakterisiert ist. Die Knochenkerne entstehen langsam und die Epiphysen (Wachstumsfugen) bleiben lange offen. Die Diaphysen der langen Röhrenknochen sind kurz und dick. Das Wachstum ist unregelmäßig. So ergibt sich das klinische Bild kleiner Menschen mit unverhältnismäßig großem Kopf und kurzen Gliedmaßen. Wirbelsäulenfehlbildungen mit einer starken Neigung des Kreuzbeines ergeben eine Beckenkippung, die wieder ein vermehrtes Hohlkreuz (Lendenlordose) in Erscheinung treten läßt (Abb. 186).
Hände und Finger sind breit. Die Hand führt wegen des plumpen viereckigen Aussehens die Bezeichnung „Tatzenhand".
Die Intelligenz der chondrodystrophischen Zwerge ist gut.
Neben der Chondrodystrophie müssen weitere **enchondrale Dysostosen** erwähnt werden (*Morquio*, *Pfaundler-Hurler*). Sie besitzen charakteristische Veränderungen

die an der Wirbelsäule, den Epiphysen und Metaphysen des Skeletts lokalisiert sein können. Sie unterscheiden sich durch die Lokalisation der Erkrankung, die zu proportionierten und dysproportionierten Erkrankungsbildern führen.

Therapie: Symptomatisch. Einzelne Gliedmaßenverbiegungen erfordern operative Korrektur.

2. Angeborene Knochenbrüchigkeit (Osteogenesis imperfecta u. Osteopsathyrose)

Ursache: Das Leiden ist erbbedingt. Eine große Zahl Familienstammbäume dieser Erkrankung sind bekannt. Die Erkrankung tritt in verschiedenen Schweregraden auf. Die **Osteogenesis imperfecta congenita** ist die Form, die schon mit Totgeburten in Erscheinung tritt oder sehr frühzeitig zum Tode führt.

Die **Osteogenesis imperfecta tarda** oder **Osteopsathyrose** tritt erst im Laufe der ersten Lebensjahre mit zahlreichen Knochenbrüchen in Erscheinung.

Symptome: Beide Geschlechter werden gleich häufig befallen. Auffällig sind bei den Kranken blaue Skleren und sehr häufig eine Schwerhörigkeit auf dem Boden einer Otosklerose. Die nichtigsten Ursachen führen zu Knochenbrüchen. Die Frakturen heilen oft schlecht und ergeben gerne Fehlstellungen zum Teil monströser Art. Die Weichheit des Knochens kann auch ohne Fraktur schon Fehlstellungen der Gliedmaßen zur Folge haben. Zwanzig, dreißig Knochenbrüche und mehr sind keine Seltenheit. Die Knochenbrüchigkeit nimmt im Laufe des Lebens ab.

Therapie: Die Behandlung der Knochenbrüchigkeit selbst ist sehr schwierig. Frakturen müssen in achsengerechter Stellung fixiert werden. Ferner werden Schienen zur Vermeidung von Verbiegungen verordnet. Bei schwersten Verbiegungen können Skelettabschnitte durch „Serienosteotomien“ und Auffädelung auf einen Marknagel ausgegradet werden.

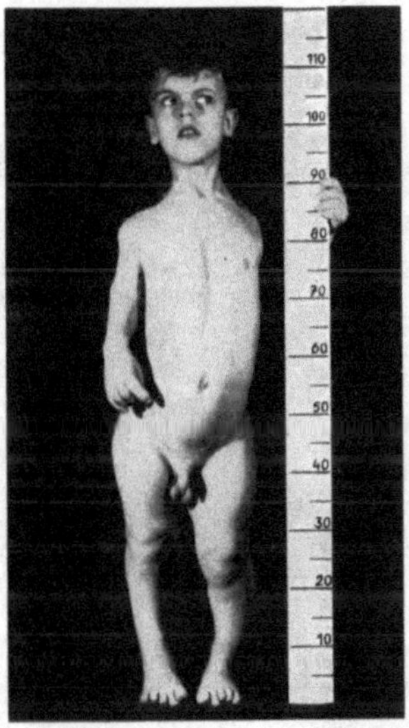

Abb. 186.
Chondrodystrophischer Zwerg

3. Myxödem und Dysostosis cleido cranalis

Weitere angeborene Systemerkrankungen stellen das angeborene **Myxödem** bei Fehlen der Schilddrüse und die **Dysostosis cleido cranalis** dar. Letzte Erkrankung führt zu einem Kleinwuchs mit charakteristischem Aussehen. Sie ist oft mit Schwachsinn verbunden.

B. Lokalisierte Mißbildungen

1. *Trichterbrust*
2. *Schiefhals*
3. *Sprengelsche Deformität*
4. *Angeborene Wirbelsäulenfehlbildungen*
5. *Syndaktylien*
6. *Madelungsche Deformität*
7. *Sogenannte angeborene Hüftverrenkung*
8. *Angeborene O-Verbiegung des Schenkelhalses*
9. *Angeborene Kniegelenkluxation*
10. *Angeborenes O-Bein*
11. *Volkmannsche Sprunggelenkdeformität*
12. *Angeborener Klumpfuß*
13. *Angeborener Plattfuß*
14. *Angeborener Spitzfuß*
15. *Angeborener Hackenfuß*
16. *Hohlfuß und Ballenhohlfuß*
17. *Angeborene O-Verbildung der Großzehen*
18. *Pes adductus*

1. Trichterbrust

Ursache: Die Auffassung, daß die Trichterbrust immer eine Folge der englischen Krankheit (Rachitis) und unter vermehrter Beanspruchung des Brustbeines entstanden ist oder sich zumindest verschlimmert hat, wird heute nicht mehr geteilt. Für Einzelfälle mag dieser Entstehungsmodus gültig sein. Im allgemeinen muß ein Keimfehler — eine echte Mißbildung — angeschuldigt werden.

Symptome: Es handelt sich um eine unterschiedlich tiefe Einziehung des Brustbeines mit den knorpeligen Rippenanteilen. Diese Fehlbildung spielt nicht nur eine kosmetische, sondern eine funktionelle Rolle, da sie die Atem-Kreislauftätigkeit nicht unerheblich beeinträchtigen kann (Abb. 187).

Therapie: Während die Therapie früher ganz auf konservative Behandlung unter Verwendung der Atemgymnastik ausgerichtet war, wird diese Mißbildung heute operativ beseitigt

2. Schiefhals

Ursachen: Für die Schiefstellung des Kopfes werden neben Keimfehlern Zwangshaltungen im Uterus und Blutungen mit Ergüssen im Kopfnickermuskel (M. sternocleidomastoideus) verantwortlich gemacht. Eine familiäre Häufung der Erkrankung wurde in einer Reihe von Fällen beobachtet.

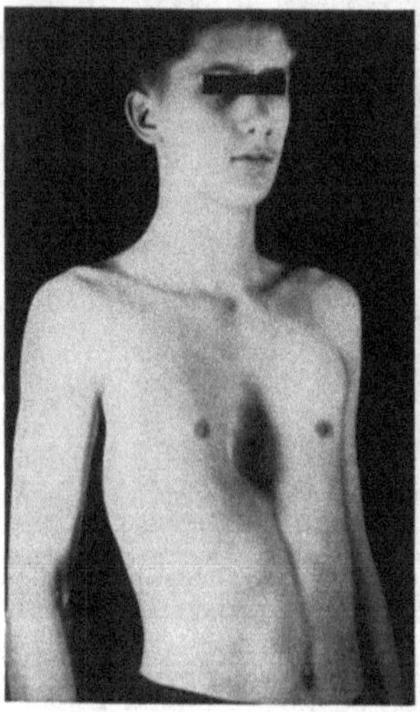

Abb. 187. Trichterbrust

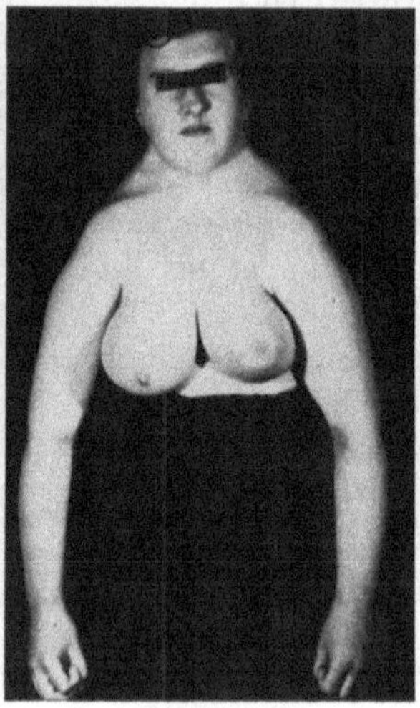

Abb. 188. Klippel-Feilsyndrom

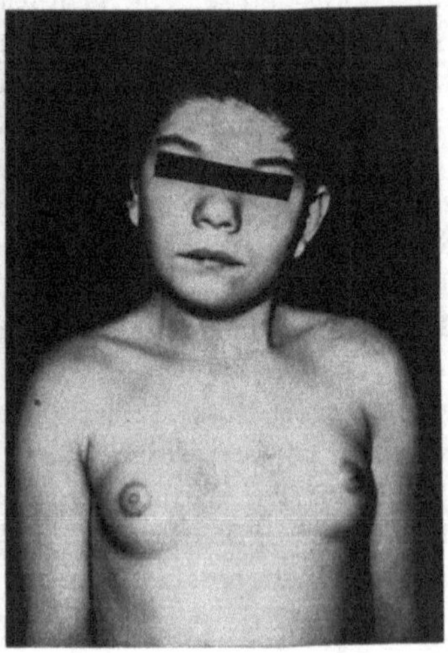

Abb. 189. Muskulärer Schiefhals. Der verkürzte Kopfnickermuskel li. springt deutlich vor

Symptome: Wir müssen zwischen 2 Formen des Schiefhalses unterscheiden:

a) Knöcherner Schiefhals—Kurzhals (Klippel-Feilsyndrom). Diese Mißbildung ist mit Fehlbildungen der Wirbelsäule in Form von Halb- und Keilwirbeln verknüpft. Sie kann mit der Sprengelschen Deformität (Schulterblatthochstand) kombiniert sein (Abb. 188).

b) Muskulärer Schiefhals. Bei dieser Fehlbildung handelt es sich um eine Verkürzung eines der beiden Kopfnickermuskel, so daß der Kopf nach der kranken Seite geneigt und zur gesunden Seite gedreht erscheint. Diese Mißbildung tritt bald nach der Geburt in Erscheinung. Sie besitzt Bedeutung, da sie die Entwicklung des Gesichtes und Schädels beeinflußt und zu einer Gesichtsasymmetrie führt (Abb. 189).

Therapie: Die Entwicklung des knöchernen Schiefhalses ist kaum aufzuhalten. Der Versuch durch korrigierende orthopädische Behelfe wird aber unternommen.

Der muskuläre Schiefhals wird operativ behandelt und zeigt dann gute Heilungsergebnisse.

3. Sprengelsche Deformität (angeborener Schulterblatthochstand)

Ursache: Keimfehler.

Symptome: Das Schulterblatt steht hoch, ist kleiner als dasjenige der gesunden Seite. Die Bewegungen des betroffenen Armes sind behindert und erlauben nur eine Erhebung bis zur Horizontalen. Kurzhals, Schädelasymmetrie und Fehlbildungen der Wirbelsäule wie der Rippen sind mit dieser Mißbildung häufig verknüpft.

Therapie: Der reine Schulterblatthochstand kann operativ behandelt werden. Bei Kombinationsmißbildungen ist eine Therapie ohne wesentlichen Erfolg.

4. Angeborene Wirbelsäulenfehlbildungen

Ursache: Keimfehler, Schädigungen im Mutterleib.

Symptome: Wie an den Gliedmaßen können auch an der Wirbelsäule Mißbildungen in Form von Defekten, Überschußbildungen u. ä. Fehlformen gesehen werden. Die Deformitäten können sich auf einzelne Wirbelkörper, auf Wirbelabschnitte und die ganze Wirbelsäule ausdehnen. Keilwirbelbildungen, Halbwirbel, Wirbelverschmelzungen und ausgedehnte Defekte in Verbindung mit schweren Störungen des Rückenmarkes (Myelocele, Meningocele usf.) werden in bunter Folge beobachtet (Abb. 190). Eine verstärkte Rückenbehaarung weist oft auf die Wirbelsäulendeformität hin.

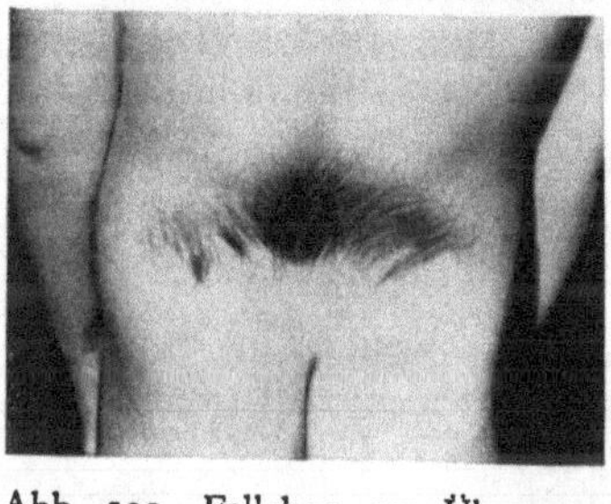

Abb. 190. Fellchen am Übergang Lendenwirbelsäule — Kreuzbein bei angeborenem Wirbelsäulendefekt

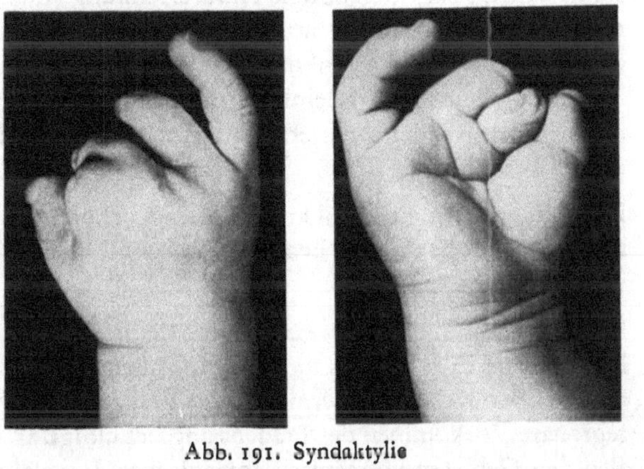

Abb. 191. Syndaktylie

Therapie: Während örtliche Schäden wie eine Wirbelverschmelzung nicht unbedingt zu klinischen Erscheinungen führen müssen, sind bei ausgedehnten Mißbildungen der Wirbelsäule die Lebensaussichten schlecht. Kombinationsmißbildungen im Urogenitalsystem, Wasserkopf, Rückenmarksdefekte, führen schon frühzeitig den Tod herbei. Die Behandlung erstreckt sich auf korrigierende Gipsschalen, orthopädische Behelfe und krankengymnastische Übungen.

5. Syndaktylien

Ursache: Keimfehler und Fruchtschädigungen also exogene und endogene Schädigungen, müssen als Ursache dieser Mißbildung benannt werden.

Symptome: Wir kennen Bilder mit Verschmelzung einzelner Finger und Zehen und solche mit Totalverschmelzung sämtlicher Finger. Die Totalverschmelzung heißt Löffelhand.

Mit den Weichteilverschmelzungen der Syndaktylien sind teilweise Defekte und Fehler der Skelettanlage verbunden (Abb. 191).

Diese Mißbildungen besonders an der Hand sind keineswegs als kosmetische Schäden anzusehen, solche Verschmelzungen stellen einen schweren funktionellen Ausfall der betroffenen Hand dar.

Therapie: Die Behandlung richtet sich nach dem Ausmaß der Verschmelzung und der Ausbildung des Skeletts. Mit Hautplastiken, zum Teil unter Opferung einzelner Finger- oder Zehenstrahlen, wird die Gliedmaßenfunktion leistungsgebessert.

6. Madelungsche Deformität

Ursachen: Eine familiäre Häufung spricht für ein Erbleiden oder zumindest eine konstitutionell bedingte Disposition (Anlage). Ferner werden innersekretorische Störungen wie exogene Schäden, Traumen und Rachitis für diese Fehlbildung angeschuldigt.

Symptome: Die Madelungsche Deformität stellt eine Wachstumsfugenstörung der Speiche dar, die eine Verrenkung des Handgelenkes vortäuschen kann. Charakteristisch ist die Bajonettstellung des Handgelenkes. Außer durch Funktions- und Greifbehinderung ist das Handgelenk von Abnützungsschäden und Schmerzen bedroht.

Therapie: Orhopädische Manschette, operative Korrektur.

7. Sog. angeborene Hüftverrenkung (Luxatio coxae congenita)

Allgemeines. Diese Mißbildung, die bei weitem wohl die häufigste Mißbildung darstellt, wird als sog. angeborene Hüftverrenkung (Luxation) bezeichnet, da nicht die Verrenkung selbst, sondern nur die minderwertige Anlage des Hüftgelenkes (Dysplasie) angeboren ist. Die Verrenkung tritt erst nach der Geburt auf. Beim Säugling muß der Muskelzug und beim Kleinkind die zusätzliche Belastung durch das Körpergewicht beim Gehen für das Austreten des Hüftkopfes aus der Hüftpfanne verantwortlich gemacht werden.

Das Leiden zeigt ein familiär gehäuftes Vorkommen. Einseitige Verrenkungen werden häufiger als doppelseitige beobachtet. Auf 6 Mädchen mit Luxationen wird 1 Knabe mit diesem Leiden gesehen.

Für diese Mißbildung ist eine regionäre Verbreitung bemerkenswert. So kommen in Deutschland in Sachsen, Oberhessen, Thüringen und Oberfranken sehr häufig Luxationen zur Beobachtung. Vermischungen einzelner Bevölkerungsstämme werden für das regionäre Vorkommen des Leidens angeschuldigt. In Oberitalien und in der Lombardei, also den Gebieten germanisch-romanischer Besiedelung ist die Hüftluxation weit häufiger zu sehen als im fast rein römischen Süden der italienischen Halbinsel.

Streng zu trennen ist von der sog. angeborenen Hüftverrenkung die echte angeborene Hüftverrenkung. Sie kommt wesentlich seltener vor. Sie ist eine teratologische Luxation und ist zumeist mit anderen schweren Mißbildungen vergesellschaftet.

Ursache: Die meisten Autoren vertreten die Auffassung, daß es sich bei der sog. angeborenen Hüftverrenkung um den Ausdruck eines Keimfehlers (Vitium primae formationis) handelt. Nur von wenigen Forschern werden die wesentlichsten Ursachen dieses Hüftschadens in raumbeengenden Prozessen im Mutterleib wie Fruchtwassermangel oder Zwillingsschwangerschaften und in ähnlichen Störungen gesehen.

Pathologische Anatomie. Das betroffene Hüftgelenk und das gesamte Bein sind in der Entwicklung geschädigt. Bei Einseitigkeit läßt sich die verminderte Entwicklung der Erkrankungsseite gegenüber der Vergleichsseite klinisch wie im Röntgenbild nachweisen.

Die dysplastische Pfanne ist flach und das Pfannendach steil (Abb. 192). Wenn der Hüftkopf die Pfanne verlassen hat, dehnt er die Kapsel nach oben aus. Sie liegt über dem Hüftkopf (Kapselhaube). Die eigentliche Pfanne (Urpfanne) wird von Kapselgewebe

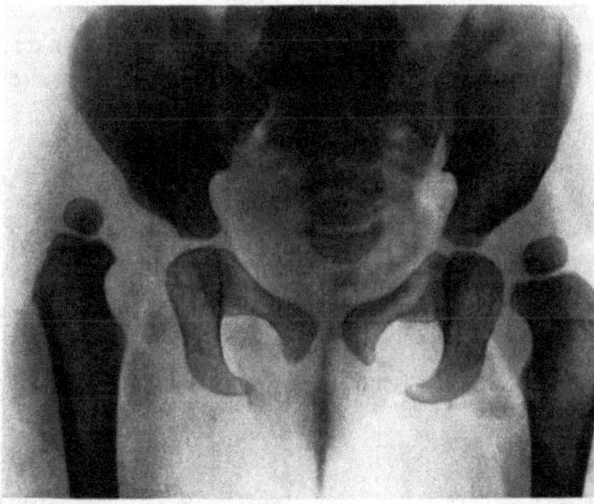

Abb. 192. ♀ 1 1/2 Jahre. sog. angeborene Hüftluxation. Rechts vollständige Verrenkung, links beginnende Verrenkung (Subluxation)

ausgefüllt (Kapseltasche). Zwischen Kapselhaube und Kapseltasche erstreckt sich der Isthmus (Kapselenge).

Der Hüftkopf der erkrankten Seite bleibt in seiner Entwicklung zurück. Er ist kleiner als derjenige der gesunden Seite. Unter der Belastung des Alltags tritt der Kopf langsam höher. Schließlich kommt es zu einem Hochwandern des Hüftkopfes, bis er an der Darmbeinschaufel einen Gegenhalt findet. Unter der Funktion entsteht an dieser Fehlstelle eine Hüftpfanne (Sekundärpfanne). Selbstverständlich geht diese Wanderung des Hüftkopfes nicht ohne Schädigung ab. Der Hüftkopf wird deformiert, abgeplattet und es entsteht schließlich eine Gelenkruine. Die deformierende Gelenkarthrose (Gelenkabnützung) ist die unausbleibliche Folge. Wegen Schmerzen und der Funktionsuntüchtigkeit solch geschädigter Gelenke droht frühzeitig für den Erkrankten die Invalidität.

Die Steilstellung des Schenkelhalses (Coxa valga) und eine Verdrehung des Schenkelhalses nach vorne (Antetorsion) stellen weitere wichtige pathologische Merkmale im Bereiche des hüftnahen Oberschenkelendes bei der sog. angeborenen Hüftverrenkung dar.

Symptome. Die Erscheinungen der sog. angeborenen Hüftverrenkung sind in den einzelnen Altersstufen verschieden ausgeprägt, und je nachdem, ob es sich um eine einseitige oder doppelseitige Hüftluxation handelt, sind die Symptome unterschiedlich augenfällig.

Bei **Säuglingen** fällt vornehmlich in Fällen einseitiger Dysplasie oder gar Luxation eine Außendrehstellung des betroffenen Beines in Ruhelage auf. Bewegungsarmut, eine unterschiedliche Beinlänge und eine Einschränkung der Abspreizung weisen auf den Hüftschaden hin. Die Beinlängendifferenz drückt sich außer im Kniescheibenhochstand in einem Unterschied der sog. Adduktorenfalten und schiefgestellten Glutäalfalten aus (Abb. 193). Der Hüftkopf läßt sich nicht in gelenkgerechter Stelle (Kreuzungspunkt des Leistenbandes mit der Oberschenkelschlagader) tasten. Die Unstabilität des Hüftgelenkes kann mit einer Verschiebung des gesamten Beines in seiner Längsachse (Glissement) nachgewiesen werden. In gleicher Weise zeigt auch ein Ein- und Ausrenkphänomen auf die Luxationsbereitschaft des erkrankten Gelenkes hin. Wenn auch nicht ganz so eindrucksvoll gelten ähnliche Symptome für das doppelseitige Krankheitsbild.

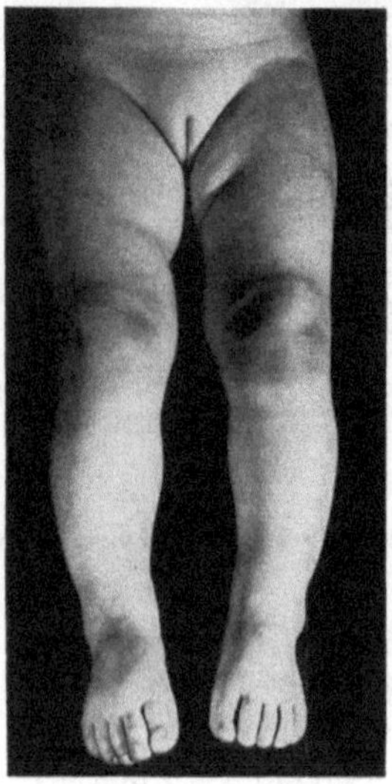

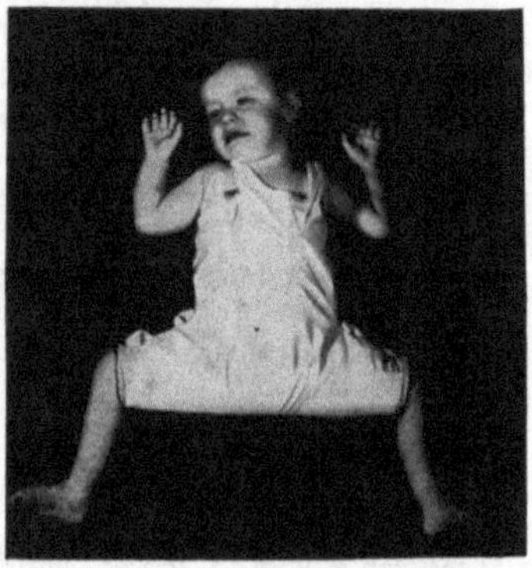

Abb. 194. Hüftspreizhöschen bei sog. angeborener Hüftverrenkung

Abb. 193. Asymmetrie der Adduktorenfalten bei sog. angeborener Hüftverrenkung

Im **Kindesalter,** wenn die Kinder bereits gehen, fällt bei einseitiger Erkrankung ein Hüfthinken durch die Unstabilität der Gesäßmuskulatur (Glutäalmuskulatur) auf — Zeichen nach Trendelenburg-Absinken des Beckens auf der erkrankten Seite bei einbeinigem Stand. Das doppelseitige Krankheitsbild ist durch den sog. Watschelgang gekennzeichnet. Durch die Verrenkung der Hüftgelenke ist das Becken maximal gekippt, so daß an der Lendenwirbelsäule eine mächtige Lordose (Hohlkreuz) imponiert.

Sicherheit in der Diagnose der sog. angeborenen Hüftluxation gibt nur das Röntgenbild, das aber in den ersten Lebenswochen wegen des noch unentwickelten und knorpeligen Skeletts sehr schwierig zu lesen ist. Zur Erleichterung der Beurteilung haben sich auf der Röntgenaufnahme eine Reihe Hilfslinien bewährt.

Wir unterscheiden 3 Stadien der Verrenkung:

Luxation I., II. und III. Grades (Iliaca). Die Einteilung richtet sich nach dem Ausmaß der Verschiebung des gesamten hüftnahen Oberschenkelendes.

Therapie: Die Prognose der sog. angeborenen Hüftluxation hängt von mehreren Faktoren ab. Unserem Einfluß nicht unterworfen ist der biologische Wert des

Gelenkes. Für die Normalentwicklung des Hüftgelenkes ist der Zeitpunkt entscheidend, zu dem das Kind in ärztliche Behandlung kommt. Je jünger der kleine Patient bei Beginn der Behandlung ist, desto günstiger gestalten sich im allgemeinen die Heilungsaussichten. In den ersten Lebensmonaten, bei denen erst eine Hüftdysplasie oder Subluxation vorliegt, genügt zumeist eine Spreizlagerung oder die Verordnung einer Luxationshose (*Gocht, Becker*) (Abb. 194) oder eine einfache Spreizschiene bzw. -bandage. Ist die Verrenkung eingetreten und der günstige Zeitpunkt der Behandlung verstrichen, werden die Gelenke in Narkose oder mit vorsichtigen Dauerstreckzuglagerungen eingerenkt. Das Einrichtungsergebnis wird nach *Lorenz* (Froschgips) oder *Lange* (Innenrotation und Abduktion) fixiert. Die Behandlung nimmt viele Monate, oft Jahre in Anspruch. An die mehrmonatige Ruhigstellung muß eine Nachbehandlung durch die Krankengymnastin angeschlossen werden. Die Belastung der Gelenke wird lange vermieden. Als guter Behelf zur Vermeidung einer frühzeitigen Belastung hat sich das Schedefahrrad — ein Laufrad — bewährt.

Kinder jenseits des 4. Lebensjahres und solche, bei denen die biologische Minderwertigkeit des Hüftgelenkes zu keinem guten Behandlungsergebnis führte, werden operativ behandelt (Blutige Gelenkeinstellungen, Pfannendachplastiken, Becken- und Drehosteotomien zur Beseitigung der Antetorsion).

Auch für diese Eingriffe ist eine Altersgrenze gesetzt. Im **Erwachsenenalter** wird man andere Behandlungswege teils konservativ, teils operativ, oft unter Verzicht auf die Gelenkbeweglichkeit (Arthrodesen) suchen müssen. Dies gilt u. a. für die Fälle unvollständiger Luxation (Subluxation) oder schlechter Gelenkentwicklung (Dysplasie) und Schenkelhalssteilstellung (Coxa-valga), die in der Jugend unerkannt verlaufen sind und erst im Alter zu Gelenkinsuffizienz und zu Schmerzen führten (Abb. 195).

8. Angeborene O-Verbiegung des Schenkelhalses (Coxa vara congenita)

Ursache: Eine fehlerhafte Keimanlage mit einer minderwertigen Ausbildung des Schenkelhalsgewebes. Unter der Belastung verkleinert sich der Schenkelhalswinkel.

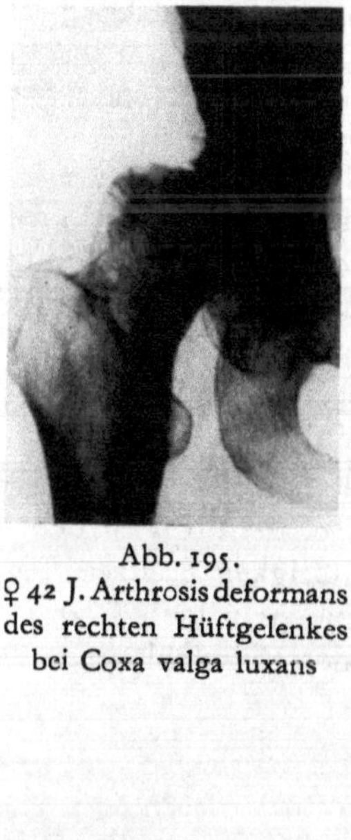

Abb. 195.
♀ 42 J. Arthrosis deformans des rechten Hüftgelenkes bei Coxa valga luxans

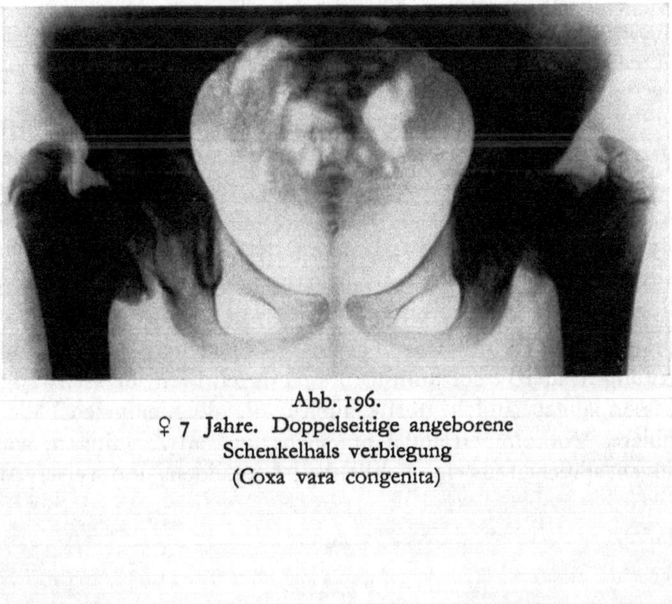

Abb. 196.
♀ 7 Jahre. Doppelseitige angeborene Schenkelhals verbiegung (Coxa vara congenita)

Symptome: Der Befund äußert sich in einem Watschelgang. Dieses Gangbild ist Ausdruck der Glutäalmuskelinsuffizienz. Das Zeichen nach Trendelenburg ist positiv. Klinisch läßt sich das Krankheitsbild oft nicht ohne weiteres von der sog. angeborenen Hüftverrenkung abgrenzen. Das Röntgenbild weist mit der Verbiegung des Schenkelhalses bei gelenkgerechter Hüftgelenkstellung den rechten Weg. Die Störung wird vielfach erst im Kindesalter durch das Gangbild offenbar (Abb. 196).

Therapie: Konservative Behandlung führt kaum zum Ziel. Die Schenkelhalsverbiegung muß operativ aufgerichtet werden, zumal Knochenumbauprozesse mit Falschgelenkbildung im Schenkelhals unter der Fehlbelastung drohen.

9. Angeborene Kniegelenksluxation

Ursache: Neben der sog. angeb. Hüftluxation handelt es sich um eine seltene Mißbildung. Auch für diesen Gelenkschaden müssen Keimfehler und erbliche Veranlagung verantwortlich gemacht werden.

Symptome: Eine maximale Überstreckbarkeit des Kniegelenkes (Rekurvation) oder Subluxation bis Totalluxation, kennzeichnen dieses Krankheitsbild.

Therapie: Die Deformität besteht häufig in Verbindung mit anderen Mißbildungen und hat dann eine schlechte Prognose. In anderen Fällen Einrenkung.

10. Angeborenes O-Bein (Crus varum congenitum)

Ursache: Fehlerhafte Anlage.

Symptome: Die Erkrankung ist vornehmlich auf ein Bein beschränkt. Sie geht mit einer sog. Antekurvation — einer Verbiegung des Unterschenkels nach vorne — einher. Bei Frakturen oder operativen Korrekturen der Verbiegung besteht die Neigung zur Falschgelenkbildung (Pseudarthrose). Die **angeborene Pseudarthrose** ist eine gefürchtete Komplikation dieser Mißbildung.

Therapie: Die Behandlung des angeborenen O-Beines ist rein konservativ unter Vermeidung einer Osteotomie oder Fraktur des Unterschenkels. Hat sich erst einmal ein Falschgelenk gebildet, bestehen große Schwierigkeiten, die Stabilität des Unterschenkels wieder zu erreichen. Fälle, bei denen zahlreiche Operationen durchgeführt wurden und schließlich die Apparatversorgung als einzige Rettung blieb, sind bekannt.

11. Volkmannsche Sprunggelenkdeformität

Ursache: Angeborene Störung, die auf einem Keimfehler beruht.

Symptome: Die angeborene Verrenkung des Sprungbeines ist zumeist mit einer Defektbildung des Wadenbeines oder des Außenknöchels verbunden.

Therapie: Orthopädischer Apparat. Bei älteren Kindern je nach dem Ausmaß der Veränderung eine Operation.

12. Angeborener Klumpfuß (Pes equino-varus)

Diese Mißbildung gilt als die zweithäufigste Fehlbildung überhaupt. Sie wird einmal unter etwa 1000 Geburten beobachtet. Schon *Hippokrates* kannte diese Fußverbildung und verstand ihre Behandlung. Als Teufels- oder Pferdefuß war sie auch im späteren Mittelalter wohlbekannt und mancherlei Behandlungsversuchen ausgesetzt. Auf 2 doppelseitige Fälle wird einmal einseitiges Vorkommen des Klumpfußes beobachtet. In diesen Fällen besteht oft die Kombination mit dem Knickhackenfuß.

Ursache: Die früher vielfach geäußerte Ansicht, daß es sich um die Folge einer Zwangshaltung in utero oder um Störungen durch Mehrlingsschwangerschaften bzw. Fruchtwassermangel handelt, dürfte nur für die allerwenigsten Fälle Gültigkeit besitzen. Familiäres Vorkommen und Untersuchungen an Zwillingen, wie die Arbeiten *Idelbergers* zeigen, sprechen für eine Erblichkeit des Leidens und weisen auf den Keimfehler hin.

Wenn auch häufig Störungen des Wirbelsäulenschlusses (Spina bifida occulta) bei Klumpfüßen gefunden werden, so konnte doch für den angeborenen Klumpfuß bislang eine Rückenmarkstörung nicht sicher nachgewiesen werden. Auf alle Fälle muß beim angeborenen Klumpfuß nach dem Vorhandensein weiterer Mißbildungen wie der sog. angeborenen Hüftluxation gefahndet werden.

Vom angeborenen Klumpfuß muß die **Klumpfußhaltung** getrennt werden. Während der Klumpfuß als Kontraktur auf einen Keimfehler zurückzuführen ist, handelt es sich bei der Haltung nur um eine Zwangsstellung nach der Geburt, die sich mit wenigen korrigierenden Maßnahmen in Normalstellung überführen läßt. Sie ist in der Voraussage

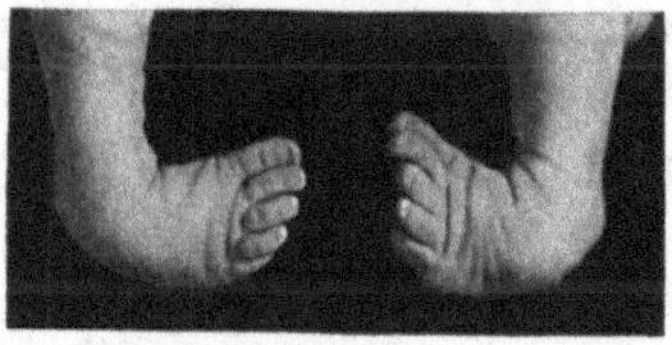

Abb. 197
Angeborene Klumpfüße bds.

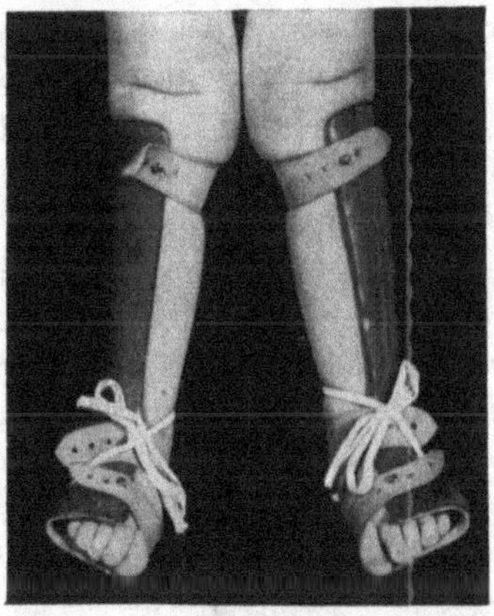

Abb. 198. Klumpfuß — Nachtaußenschienen

(Prognose) günstig und man kann Müttern, bei deren Säuglingen eine solche Fußhaltung vorliegt, dennoch für die Zukunft eine gute Fußentwicklung voraussagen.

Im Laufe des 8. bis 10. Lebensjahres wird häufig noch eine weitere Klumpfußform beobachtet. Sie tritt bei Kindern auf, deren Fußentwicklung zur Zeit der Geburt durchaus normal erschien. Es handelt sich um den **Neuromyopathischen Klumpfuß,** dessen Ursache in einer angeborenen Störung des Rückenmarks liegt (Myelodysplasie nach *Fuchs*).

Symptome: Das Krankheitsbild des Klumpfußes wird durch eine **Varusstellung des Rückfußes, Supination und Adduktion des Vorfußes, Spitzfußkomponente und Innenrotation des Unterschenkels** geprägt. Eine normale Belastung des Fußes auf der Fußsohle ist nicht möglich. Der Fuß wird nur auf der Fußaußenseite belastet, in allerschwersten Fällen ist die Verdrehung des Fußes derart, daß der Kranke mit dem Fußrücken auftritt und in die Fußsohle schauen kann (Abb. 197).

Die Unterschenkel- und Fußmuskulatur ist beim Klumpfuß verändert. Es besteht ein Mißverhältnis zwischen den schienbeinseitigen und den Wadenbein-Muskelgruppen. An der Innenseite des Fußes sind die Weichteile verkürzt, so daß sich unter dem Zwang dieser Gegebenheiten auch das Skelett fehlentwickelt.

Die fehlgestellten und fehlbelasteten Fußgelenke führen im Laufe des Lebens zu schmerzhaften Veränderungen (Arthrosis deformans).

Therapie: Die Behandlung des Klumpfußes soll möglichst frühzeitig beginnen, da nur bei Frühbehandlung die Aussicht einer normalen Lenkung des Fußwachstums besteht.

In den ersten Lebenstagen beginnt die Mutter oder Pflegerin bei der Körperpflege des Kindes mit umformenden (redressierenden) Maßnahmen, die ihr vom Arzt gezeigt werden. Wenn das Kind sein Geburtsgewicht wieder erlangt hat oder zumindest 3000 Gramm wiegt, wird die Umformung (Redression) durch den Arzt begonnen. Das erreichte Korrekturergebnis wird anschließend im Gipsverband festgehalten. Die Redressionen benötigen mehrere Sitzungen. Die Gipse müssen alle 8 bis 14 Tage gewechselt werden und bedürfen **regelmäßiger Überwachung der Fußdurchblutung.**

Außer der klassischen Redression des Klumpfußes werden noch Umstellungs- oder Keilgipse nach *Kite* verwendet. Vielfach wird die aktive Therapie mit dem „Strampelverband" nach *Denis Browne* primär oder als Nachbehandlung bevorzugt.

Die Gefahr des Klumpfußrückfalles (Rezidiv) ist groß, so daß bei Abschluß der Behandlung die Versorgung mit Schienen (Nachtaußenschienen) und Einlagen notwendig ist (Abb. 198). Die Überwachung Klumpfußkranker durch den Arzt ist über Jahre erforderlich.

Klumpfüße, die sich unseren Maßnahmen von vorneherein widersetzen, sind nicht selten. Sie werden als **„rebellische Klumpfüße"** bezeichnet. Sie müssen ebenso wie diejenigen Klumpfüße, die veraltet in ärztliche Behandlung kommen, operativ behandelt werden. Nach dem Alter des Patienten und dem Befund wird der Arzt im Einzelfall entscheiden müssen, ob er einen korrigierenden Eingriff an den Weichteilen (Sehnenverlängerung-Tenotomie; Sehnenverlagerung) oder Knochenoperation (Arthrodesen, Keilosteotomien) ausführen muß. (Abb. 199a u. b).

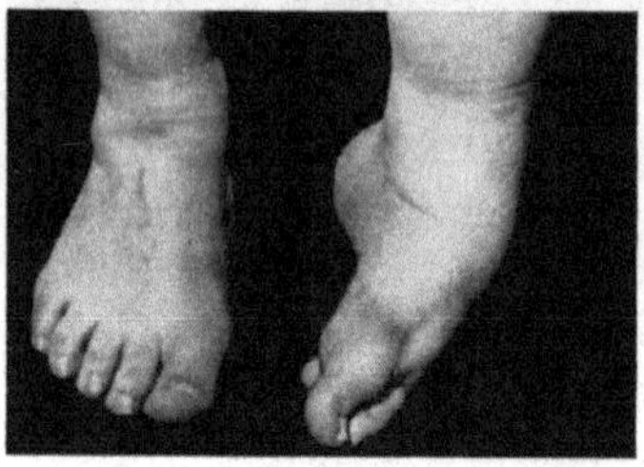

Abb. 199a. 48 J. Schwerer unbehandelter Klumpfuß.

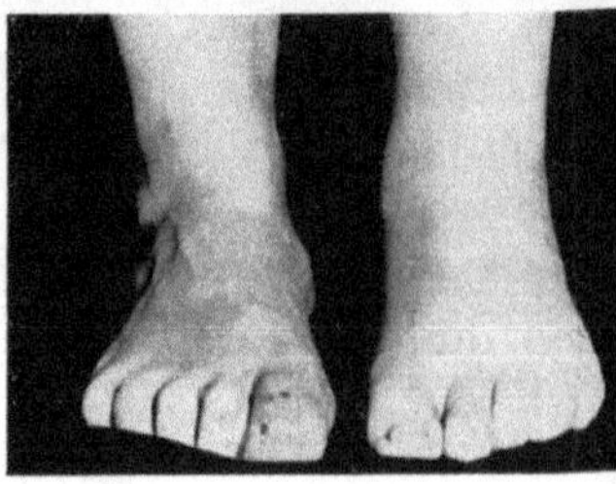

Abb. 199b. Der gleiche Fuß nach der operativen Korrektur.

13. Angeborener Plattfuß (Pes planus)

Der Plattfuß gilt als das häufigste orthopädische Leiden. Diese Fußfehlform ist zumeist erworben. Sie wird noch eingehend abgehandelt. Die angeborene Form ist seltener.

Ursache: Keimfehler.

Symptome: Aufgehobene Fußgewölbe und schwere Fußverformung mit Valgus-Knickung des Rückfußes, Abduktion und Pronation des Vorfußes sind die klinischen Erscheinungen. Die Diagnose wird an Hand des Röntgenbildes mit einer Fehlstellung des Sprung- und Fersenbeines gestellt.

Therapie: Redressionen und korrigierende Gipse bei jungen Patienten. Im späteren Leben wird man operativ behandeln müssen. Die Versorgung mit orthopädischen Behelfen (Schuh oder sogar Apparat) ist oft notwendig.

14. Angeborener Spitzfuß (Pes equinus)

Diese Fehlbildung ist selten angeboren.

15. Angeborener Hackenfuß (Pes calcaneus)

Es handelt sich um das Gegenstück des Spitzfußes.

Ursache: Keimfehler. Zwangshaltung und raumbeengende Prozesse.

Symptome: Das Fersenbein steht so, daß der Hacken zur Auftrittsfläche wird.

Therapie: Redression, Einlagen oder orthopädische Schuhe.

16. Hohlfuß und Ballenhohlfuß (Pes excavatus)

Diese Fußdeformitäten sind mit dem Klumpfuß in mancher Beziehung verwandt.

Ursache: Keimfehler, oft Myelodysplasie (Spina bifida).

Symptome: Das Längsgewölbe ist übermäßig betont. Der Ballenhohlfuß zeigt die Betonung des Mittelfußköpfchens I, das weit über das übrige Sohlenprofil sohlenwärts

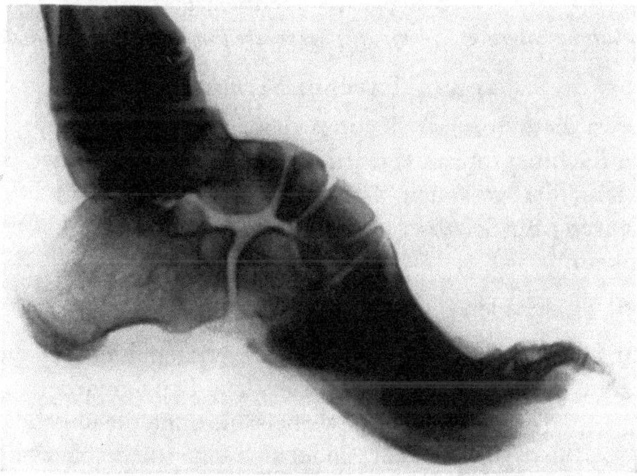

Abb. 200. ♂ 14 Jahre. Röntgenbild eines Ballenhohlfußes (beachte Überkreuzung der Mittelfußstrahlen)

hervorragt. Im Röntgenbild ergibt sich eine typische Überkreuzung der Mittelfußstrahlen (Abb. 200).

Therapie: Bei Beschwerden Entlastung des Ballens, in seltenen Fällen Operation mit dem Versuch der Abflachung des Gewölbes und der Verminderung des Ballens.

17. Angeborene O-Verbildung des Großzehen (Hallux-varus congenitus)

Ursache: Es handelt sich um eine fehlerhafte Anlage, die häufig mit der Zwischenschaltung von überzähligen Zehengliedern oder Keilverformung einzelner Zehenglieder verbunden ist.

Symptome: Abweichung der Großzehe im O-Sinne.

Therapie: Operative Korrektur.

18. Pes adductus (Metatarsus varus congenitus)

Ursache: Keimfehler.

Symptome: Bei dieser Fehlform ist die Adduktionsstellung des Vorfußes auffällig, zumeist ist damit eine Valgusstellung im Rückfuß verknüpft.

Therapie: In leichteren Fällen wird über dem Keil redressiert. Nachtschiene und Einlagen ergänzen die Behandlung. In schweren Fällen ist operative Korrektur angezeigt.

II. Erworbene Deformitäten

A. Fehlformen und Fehlhaltungen des Rumpfes B. Statische Fehlformen der unteren Gliedmaße C. Statische Fehlformen der oberen Gliedmaße

A. Fehlformen und Fehlhaltungen des Rumpfes

1. Kyphosen-Rundrücken 2. Skoliosen 3. Wirbelsäulenfehlhaltungen

1. Kyphosen-Rundrücken

a) Rachitischer Sitzbuckel b) Scheuermannsche Krankheit c) Alterskyphose

a) Rachitischer Sitzbuckel

Im Säuglingsalter ist diese Form der Kyphose leider noch sehr häufig. Trotz einer allgemein verbreiteten Rachitisprophylaxe wird ihr Entstehen beobachtet. Sie beeinflußt die weitere Entwicklung der gesamten Wirbelsäule entscheidend und trägt nach *Schede* wegen ihrer Bedeutung für Seitabweichungen der Wirbelsäule (Skoliosen) die Bezeichnung „Skoliosenkeim".

Ursache: Rachitis-Sitzschaden.

Symptome: Sehr charakteristisch ist bei den erkrankten Kindern die Buckelbildung beim Sitzen in Höhe des Überganges der Brust- zur Lendenwirbelsäule. Während die Lendenwirbelsäule ohne die übliche Lordose sich darstellt, findet sich eine solche oberhalb des Buckels im unteren Brustwirbelsäulenabschnitt (Abb. 201). Auch das Röntgenbild weist vor allem auf der Seitaufnahme Veränderungen auf.

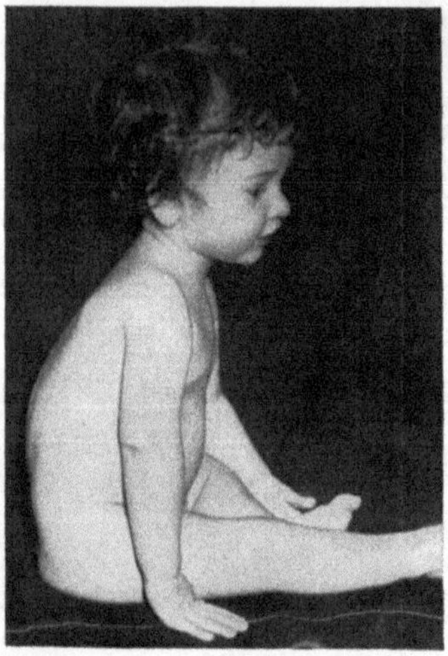

Abb. 201. Sitzbuckel

Therapie: Rachitisprophylaxe. Bauchlagerung und Vermeidung des allzu frühen Sitzens der Kinder.

b) Scheuermannsche Krankheit (Adoleszentenkyphose)

Diese Erkrankung beginnt zumeist nicht erst in der Adoleszenz, sondern sie wird durchaus schon in früheren Lebensjahren beobachtet. Wenn die *Scheuermann*sche Erkrankung auch bei Jungen häufiger gesehen wird, so ist sie doch bei Mädchen bekannt, und die Erfahrungen der letzten Jahre zeigten, daß nicht nur die Brustwirbelsäule, sondern auch die Lendenwirbelsäule von diesem Krankheitsbild betroffen wird.

Ursache: Volle Klärung der Krankheitsursache liegt noch nicht vor. Eine Reihe von Autoren bringen das Krankheitsbild mit Vitaminmangel (Vitamin A) oder Störungen der Drüsen innerer Sekretion in Verbindung. Wegen der Störungen an den Wirbelkörperdeckplatten, erfolgt aber zumeist die Einordnung des Krankheitsbildes in den Rahmen der sog. aseptischen Knochennekrosen (Malacien).

Symptome: Der Rücken ist in Form eines großbogigen Rundrückens gekrümmt. Bei den Erkrankten handelt es sich um junge Leute im Pubertätsalter. Das männliche Ge-

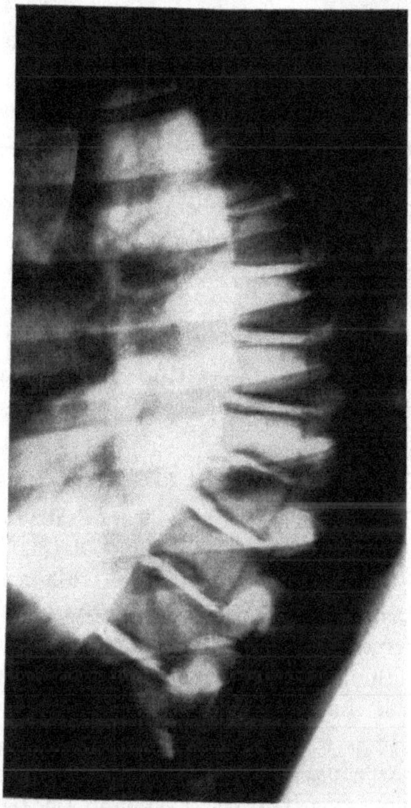

Abb. 202a. Floride *Scheuermann*sche Krankheit der B.W.S. (beachte die *Schmorl*schen Knorpelknötchen, die Wirbelverformung und die Umbaustörungen der Deckplatten der Wirbelkörper)

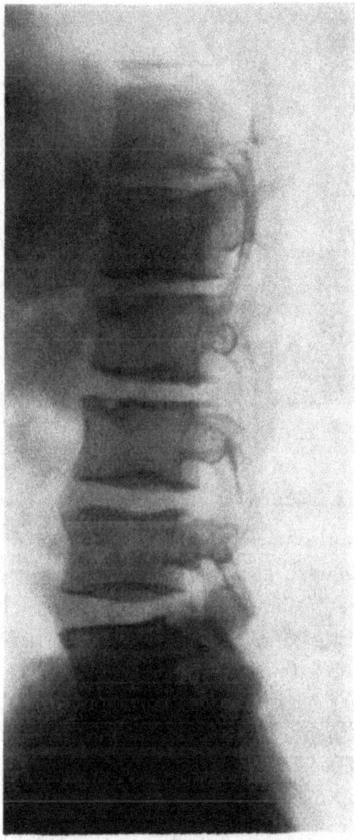

Abb. 202b. 16 J. L. W. S. ausgesprochene Schmorl'sche Knorpelknötchen am 2. u. 3. L. W. K.

schlecht ist bevorzugt. Zum Teil bestehen ausgesprochene Reizzustände im Rücken mit Schmerzen und Bewegungsbeschränkungen. Das **Röntgenbild** zeigt Verknöcherungsstörungen der Wirbelkörperdeckplatten, mit Einbruch von Bandscheibengewebe in die Wirbelkörper (Schmorl'sche Knorpelknötchen, Abb. 202a u. b). Die Veränderungen führen zu Verformungen der Wirbelkörper im Sinne von Keilwirbeln. Diese Keilwirbel lassen auch im späteren Alter die in der Jugend durchgemachte *Scheuermann*sche Krankheit noch erkennen.

Therapie: Im Reizzustand wird die Behandlung mit strenger Bettruhe und Lagerung in der Liegeschale begonnen. Daran schließen sich eine KG-Behandlung zur Aufrichtung des Rückens und Muskelkräftigung an. Die *Scheuermann*sche Erkrankung bedarf langjähriger, sorgfältiger ärztlicher Überwachung.

c) Alterskyphose

Ursache: Entkalkungsvorgänge (Osteoporose) der Wirbelkörper und Degenerationsprozesse der Bandscheiben, zum Teil mit Wirbelkörperverformungen führen im Alter zur Ausbildung eines Rundrückens.

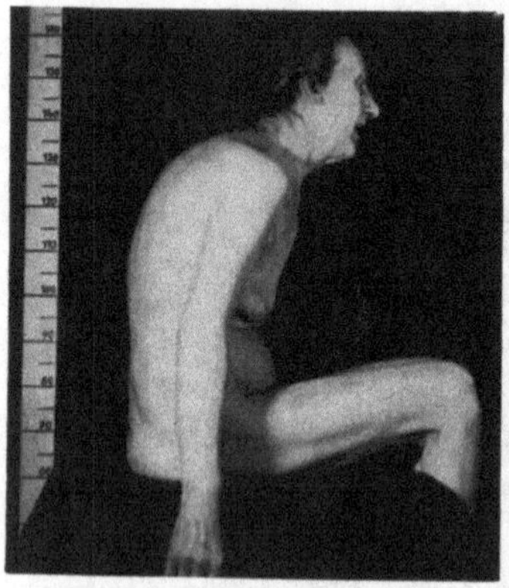

Abb. 203. Altersrundrücken

Symptome: Die großbogige meist weitgehend versteifte Kyphose ist das auffälligste Zeichen (Abb. 203). Im Röntgenbild zeigen sich Wirbelverformungen (Keilwirbel) bei Demineralisationsprozessen (Osteoporosen). Zum Teil sind die Wirbelkörper im Sinne sogenannter Fischwirbel schwerstens verändert.

Differentialdiagnose: **Krebsmetastasen** und **Myelom**

Therapie: Behandlung der Knochenentkalkung, symptomatische Therapie.

2. Skoliosen

a) Statische Skoliose *b) Lähmungsskoliose* *c) Idiopathische Skoliose* *d) Rachitische Skoliose*

Die seitliche Verbiegung der Wirbelsäule bezeichnet man als Skoliose. Voraussetzung ist die Dauerhaftigkeit des Zustandes, d. h. das Vorliegen einer Kontraktur. Die Skoliose wird in allen Lebensaltern beobachtet. Eine Reihe Skoliosen hat ihren Beginn im Säuglingsalter. Die Skoliose ist diejenige Deformität der Wirbelsäule, die das orthopädische Fachgebiet vor die schwierigsten Probleme stellt. Das Bild der Skoliose wandelt sich im Laufe des Lebens und die Problematik ihrer Prognose und Therapie ist keinesfalls allein von der Verbiegung der Wirbelsäule und dem Ausmaß ihrer Abweichung aus der Sagittalebene bestimmt.

Mit der Verbiegung der Wirbelsäule ist gleichzeitig eine schwere Verformung des Thorax verbunden, aus der beträchtliche Einengungen von Herzkreislauf- und Atemfunktion resultieren können. Mit der Seitabweichung der Wirbelsäule läuft eine Torsion der Wirbelsäule und eine Rotation der Wirbelkörper gleich. Sie hat zur Folge, daß die Rippen aus der Frontalebene herausgedreht werden (vorderer und hinterer Rippenbuckel). Die Wirbelgelenke und Bandscheiben werden unphysiologisch belastet, so daß sich Abnützungsprozesse der Wirbelsäulenanteile entwickeln. Die Wirbelkörper werden verformt. Die meisten Skoliosenformen sind progredient. Sie neigen zur Verschlechterung. Bestimmte Lebensabschnitte, wie die Pubertät scheinen einen nicht unbedeutenden Einfluß auf diesen Verschlechterungsprozeß zu haben.

Wir kennen eine Reihe Skoliosenformen. Sie lassen sich nach dem Ausmaß der Verbiegung in **einfache** oder **zusammengesetzte Skoliosen,** 2fach, 3fach gekrümmte Skoliosen und Totalskoliosen unterteilen. Einfacher ist die Einteilung der Skoliosen nach der Ursache (Abb. 204).

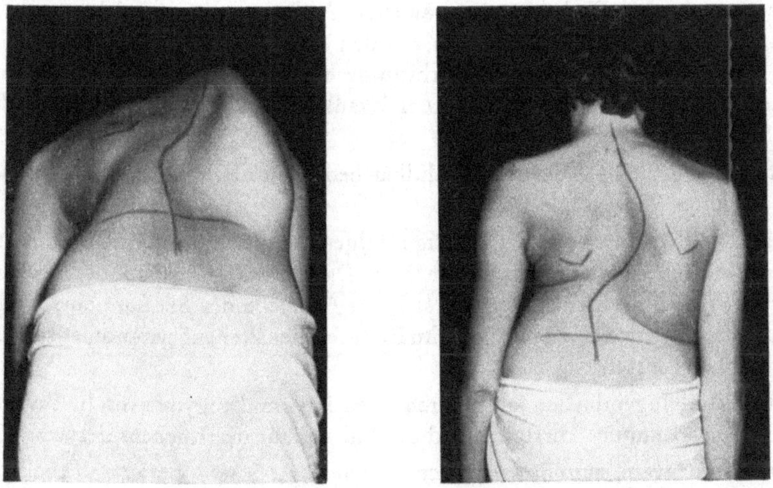

Abb. 204. Skoliose. Die Aufnahme in Beugestellung des Oberkörpers zeigt den schweren Rippenbuckel. Er ist Folge der Torsion der Wirbelsäule

a) Statische Skoliose

Ursache: Beinverkürzung. Angeborene Hypoplasien können hierfür ebenso wie entzündliche Vorgänge, Störungen der Wachstumsfugen einer unteren Gliedmaße oder Schäden durch Knochenbrüche verantwortlich sein.

Symptome: Die Skoliose neigt zur Verkürzungsseite, darüber folgt eine kompensatorische (ausgleichende) Krümmung der Wirbelsäule. Solange die Skoliose noch nicht fixiert ist, kann ein vollständiger Ausgleich durch Beseitigung der Beinverkürzung erfolgen.

b) Lähmungsskoliose (paralytische Skoliose)

Ursache: Kinderlähmungsrestzustände unter Beteiligung der langen Rückenstreck- (Errector trunci) und Bauchmuskulatur.

Symptome: Das Ausmaß der Wirbelsäulenverbiegung hängt von der Ausdehnung und dem Alter des Lähmungsbildes der Muskulatur ab. Ein schwerer Verfall der gesamten Wirbelsäulenstatik kann beobachtet werden.

Therapie: Die Behandlung richtet sich nach dem Grundleiden. Sie kann operativ sein. Meist ist in diesen Fällen die Versorgung mit einem orthopädischen Korsett angezeigt.

c) Idiopathische Skoliose

Ursache: Nicht sicher bekannt.

Symptome: Dem Erscheinungsbild nach kommen einfache und mehrfache Verbiegungen vor. Ungleiche Taillendreiecke, die Verformung des Brustkorbs mit der Betonung einer Rippenpartie (Rippenbuckel), die geringe Beweglichkeit der Wirbelsäule kennzeichnen das Krankheitsbild (Abb. 204). Der Verfall der Wirbelsäule ist bei der idiopathischen Skoliose besonders auffallend. Er endet praktisch erst dann, wenn der

Rippenbogen auf den Beckenkämmen aufsitzt. Auch hier sind es nicht kosmetische, sondern schwere funktionelle Störungen, die den Kranken zum Arzt führen. Das Röntgenbild läßt neben der Wirbelsäulenverbiegung die Drehung der Wirbelsäule und der Wirbelkörper erkennen. Im ausgeprägtem Krankheitsstadium erscheinen die Wirbelkörper keilförmig deformiert.

Frühzeitige Berufsunfähigkeit und Invalidität bedrohen die Kranken mit skoliotischer Verbiegung ihrer Wirbelsäule.

Therapie: Die Behandlung soll frühzeitig erfolgen. Mit zunehmendem Alter nimmt die Wachstumskraft der jugendlichen Patienten ab. Damit verliert die Skoliose ihre Korrekturfähigkeit. Im Erwachsenenalter läßt sich am Ausmaße der Skoliose eine Änderung nicht mehr herbeiführen. Man wird sich im Erwachsenenalter auf symptomatische Therapie beschränken müssen.

Beim Kinde und Jugendlichen kann durch intensive krankengymnastische Behandlung die Haltung des Rumpfes korrigiert und die Muskulatur des Rückens gestärkt werden.

Heute werden schwere, zum Fortschreiten neigende Skoliosen operiert. Vorbehandlung und Nachbehandlung der Skoliosen erfordern viel Zeit. Da es sich um große operative Eingriffe handelt, ist das gesamte Rüstzeug moderner Orthopädie und Anästhesie notwendig.

d) Rachitische Skoliose

Ursache: Englische Krankheit (Rachitis). Die Erkrankung beginnt sehr häufig schon im Säuglingsalter. Sie wird mit dem rachitischen Sitzbuckel der Säuglinge und Kleinkinder in Zusammenhang gebracht.

Symptome: Neben den bereits geschilderten Zeichen der Wirbelsäulenverbiegung sind häufig noch weitere Zeichen einer überstandenen Rachitis zu erkennen.

Als **weitere** Formen der Skoliosen sind die **Narbenskoliose** bei Verbrennungsnarben, Rippenfellschwarten, ausgedehnten Entfernungen von Rippen bei entzündlichen Lungenprozessen und die **Schmerzskoliose** bei Ischias zu nennen.

Therapie: Die Behandlung der rachitischen Skoliose entspricht derjenigen der idiopathischen Skoliose. Bei den übrigen Skoliosen wird soweit wie möglich (Ischiaserkrankung) die Grunderkrankung beseitigt. Die weitere Behandlung muß krankengymnastisch mit Lagerungen, Gipsliegeschalen und in vereinzelten Fällen sogar im Korsett erfolgen. Für den einzuschlagenden Weg ist das Ausmaß der Verbiegung und der Grad der Funktionsausfälle verantwortlich.

3. Wirbelsäulenfehlhaltungen

Von den **echten Fehlformen der Wirbelsäule** mit Kontrakturen, zu denen die Kyphosen und Skoliosen zählen, sind die Fehlhaltungen streng zu trennen. Während erstere zumeist durch knöcherne Veränderungen der Wirbelsäule bedingt sind, entstehen die Fehlhaltungen durch eine Schwäche der Muskulatur und des gesamten Bandapparates. Die Wirbelsäule ist in solchen Fällen locker und frei beweglich. Eine Trennung von Fehlhaltungen und Fehlformen an der Wirbelsäule ist aus prognostischen Gründen (Voraussage des Erkrankungsverlaufs) wichtig. Fehlhaltungen sind hinsichtlich bleibender Wirbelsäulenspätschäden günstiger zu beurteilen.

Ursache: Fehlhaltungen resultieren aus einem Mißverhältnis zwischen zugemuteter Leistung und vorhandener Leistungsfähigkeit des gesamten Rückens. Bei der heutigen Jugend mit einem nicht unerheblich verstärkten Längenwachstum wird dieses Mißverhältnis besonders gehäuft beobachtet. Es handelt sich zumeist um Jugendliche, die den sogenannten Accelerationstypen zuzuordnen sind.

Symptome: Torsion und Bewegungausfall eines Wirbelsäulenabschnittes können als ziemlich sichere Unterscheidungsmerkmale der Fehlform (Skoliose, Kyphose) gegenüber der Fehlhaltung gelten. Die Beurteilung eines Haltungsfehlers ist erst nach einer gewissen Entwicklungszeit und Entwicklungsreife der Wirbelsäule möglich. Wir unterscheiden je nach der Betonung der einzelnen Wirbelsäulenkrümmungen 3 Formen der Fehlhaltungen.

Hohlrunder Rücken. Als Ausdruck eines allgemeinen Haltungsverfalls bei muskelschwachen Kindern wird der hohlrunde Rücken mit einem Sitzschaden in der Schule in Zusammenhang gebracht. Hängeschultern, Hängebauch und Hohlkreuz kennzeichnen dieses Haltungsbild.

Rundrücken. Das Becken ist in diesen Fällen nicht nach vorne, sondern nach hinten gekippt. Mit dem großen Bogen der Wirbelsäule ist eine Verkürzung der Brustmuskeln verbunden.

Flacher Rücken. Hier fehlt die Ausbildung sämtlicher physiologischer Wirbelsäulenkrümmungen. Die Wirbelsäule ist gerade und gestreckt aufgerichtet.

Sämtliche Haltungsfehler sind von der Möglichkeit eines Überganges in die Fehlformen bedroht. Sie werden damit zur Gefahr ernster Wirbelsäulenschädigung.

Therapie: Die Haltungsfehler sind durch exakte Übungsbehandlung korrigierbar. Hier muß aber auch die Vorsorge einsetzen, um bei gefährdeten Kindern schwere Wirbelsäulenschäden zu vermeiden.

B. Statische Fehlformen der unteren Gliedmaßen

1. Plattfuß *3. Hallux valgus* *5. Krallenzehen*
2. Spreizfuß *4. Hallux rigidus* *6. Beinverbiegungen*

1. Plattfuß

Es handelt sich um das häufigste orthopädische Leiden. Diese Fußfehlform ist mit einer Abflachung des Längsgewölbes, einer Knickung des Rückfußes (Valgität) und einer Aufwärtsbiegung (Pronation) und Abspreizung (Abduktion) des Vorfußes verbunden.

Ursache: Neben dem angeborenen Plattfuß kennen wir als Entstehungsursache des Plattfußes ein Mißverhältnis zwischen Leistungsfähigkeit des Fußes und zugemuteter Belastung. Dies kann bei Fußschwäche (Bindegewebsschwäche-Muskelschwäche) und normaler Belastung der Fall sein. Ebenso kann ein normaler Fuß unter der vermehrten Belastung des Körpergewichtes bei Fettleibigen oder in der Schwangerschaft seine Form verlieren. Traumatische Schäden können, ebenso wie Lähmungen (Poliomyelitis) für die Entstehung eines Plattfußes verantwortlich sein.

Symptome: Wir müssen grundsätzlich zwischen dem lockeren, also ausgleichbaren und dem versteiften-kontrakten Plattfuß unterscheiden. Die Versteifung kann muskulär oder über den Kapselbandapparat (ligamentär) hervorgerufen sein. Sie ist mit Schmerzen verbunden. Der knöchern (ossär) versteifte Plattfuß stellt ein Endstadium des Plattfußes dar. Er ist trotz fehlender Gewölbe völlig schmerzfrei.

Plattfußbeschwerden äußern sich beim Stehen und Gehen: Sie betreffen Beschwerden im Längsgewölbe, am Fußrücken, am Knöchel und im Wadenbereich. Im Sinne von Fernschmerzen können sie zu Beschwerden an der Wirbelsäule Veranlassung geben. Nicht alle Plattfüße müssen Beschwerden machen. Dies gilt vor allem bei Kindern und Jugendlichen (Abb. 205).

Das Gangbild der Plattfüßigen erfolgt mit auswärts gedrehten Fußspitzen. Im späteren Alter führen die fehlbelasteten Fußgelenke immer zur deformierenden Gelenkarthrose.

Therapie: Die Behandlung richtet sich nach dem Alter der Patienten und dem Ausmaß der Deformität. Bei kindlichen lockeren Plattfüßen ist Einlagenversorgung und Übungsbehandlung angezeigt. Der kontrakte Plattfuß verlangt exakte Ruhigstellung und Bettruhe. Erst wenn die Kontrakturen gelöst sind, kann eine Einlage helfen. Manche Plattfüße, besonders bei älteren Personen, erfordern sogar operative Behandlung. Neben Eingriffen am Kapselbandapparat und Muskelverlagerungen werden Arthrodesen ausgeführt. Der Einzelbefund muß über den Behandlungsweg entscheiden.

Vorbeugende Maßnahmen bei bedrohten Personen spielen eine große Rolle bei der Therapie des Plattfußes.

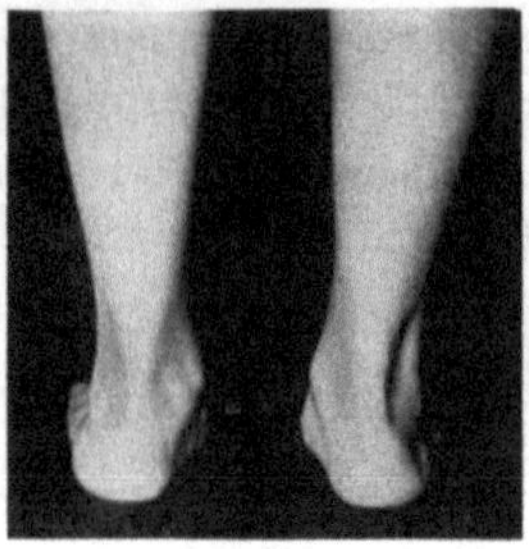

Abb. 205
Knickplattfüße bds.

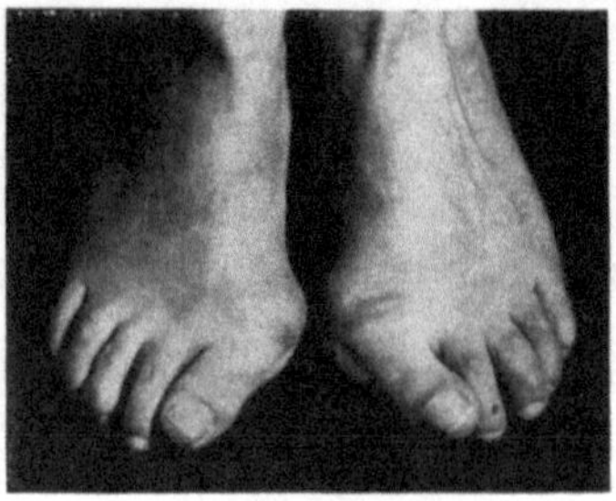

Abb. 206
Spreizfüße bds. mit Hallux valgus

2. Spreizfuß

Der Spreizfuß ist häufig Teilerscheinung eines Platt- oder Ballenhohlfußes.

Ursache: Seine Ätiologie deckt sich daher mit derjenigen dieser Fußfehlformen.

Symptome: Das Quergewölbe des Fußes ist durchgetreten. Die einzelnen Fußstrahlen weichen in Höhe der Mittelfußköpfchen weit auseinander. An den normalerweise nicht belasteten Mittelfußköpfchen II und III bilden sich an der Fußsohle erhebliche Schwielen. Diese Fußfehlform ist häufig mit großen Beschwerden verbunden. Ganz besondere Schmerzen treten bei Druck der Köpfchen auf den N. plantaris auf (Morton Disease). Mit dem Spreizfuß ist eine Verbildung der Großzehe — X-Zeh **(Hallux valgus)** und die Verformung der Zehen II bis V im Sinne von **Krallenzehen** verbunden (Abb. 206).

3. Hallux valgus

Ursache: Manchmal Keimfehler, häufiger ein Spreizfuß.

Symptome: Diese Zehendeformierung ist außer durch die X-Abweichung der Großzehe im Grundgelenk noch durch eine zum Teil extreme „Ballenbildung am Mittelfußköpfchen I" gekennzeichnet. Es handelt sich um eine Exostose (Knochenwucherung), die durch die Verrenkungsstellung der Großzehe vermehrt wird. Über der Exostose entsteht ein Schleimbeutel, die Haut darüber ist gerötet und entzündet.

4. Hallux rigidus

Ursachen: Neben einer Überbeanspruchung der Großzehengrundgelenke resultiert diese Großzehenerkrankung aus deformierenden Gelenkveränderungen (Arthrosis deformans) oder aus Störungen der Grundgelenksepiphyse (aseptische Nekrose = *Thiemann*sche Krankheit).

Symptome: Die Großzehe ist im Grundgelenk in ihrer Beweglichkeit schmerzhaft in allen Richtungen eingeschränkt. Das Abrollen des Fußes ist sehr behindert. Der Gang wird damit stark beeinträchtigt. Das Großzehenendgelenk ist zumeist zum Ausgleich überstreckt.

Therapie: Der Spreizfuß verlangt zur Hebung des Gewölbes Einlagen. Ein Reizzustand bei kontraktem Spreizfuß muß zuerst mit Ruhigstellung, unter Umständen Bettruhe behandelt werden. Hallux valgus und Hallux rigidus können operativ behandelt werden. Eine große Zahl verschiedener Eingriffe sind bekannt.

5. Krallenzehen

Ursache: Mit dem Spreizfuß und dem Verlust der Fußgewölbe ist eine Verbildung der Zehen im Sinne von Krallenzehen verbunden.

Symptome: Die Zehen stehen in Überstreckung des Grundgelenkes und Beugestellung von Mittel und Endgelenken. Über dem Mittelgelenk befindet sich eine ausgeprägte Schwiele (Clavus = Hühnerauge).

Unter erworbenen statischen Fehlformen müssen **Spitzfuß, Ballenhohlfuß, Hackenfuß** und **Hackenhohlfuß** benannt werden.

Die Symptome entsprechen den angeborenen Fehlformen. Erworben entstehen diese Fußdeformitäten durch Lähmungen (Kinderlähmung = Poliomyelitis).

6. Beinverbiegungen

X-Beine: Die Ursache dieser Fehlstatik der unteren Gliedmaßen beruht häufig in einer allgemeinen Bänderschwäche. Diese Fehlform ist daher mit dem Knickfuß (der Valgität des Fersenbeines) verknüpft. Unfallfolgen mit Frakturfehlheilungen oder bei Kindern mit Schäden an den Wachstumsfugen können ebenso wie Knochenerweichungen (Englische Krankheit) für die Beinverbiegung verantwortlich gemacht werden.

Beim weiblichen Geschlecht finden wir als sekundäres Geschlechtsmerkmal physiologisch schon eine leichte Valgität im Kniegelenk.

Eine Beinfehlstatik im allgemeinen, auch die des X-Beines, bekommt nicht nur aus kosmetischen Gründen Bedeutung. Durch ungleichmäßige und unkorrekte Belastung infolge der Beinfehlstatik muß mit vorzeitigem Verschleiß der benachbarten Gelenke (Arthrosis deformans) gerechnet werden. Ein derartiger Schaden besonders bei Doppelseitigkeit kann frühzeitig Invalidität herbeiführen.

Symptome: Bei geschlossenen Knien fällt im Stand der weite Abstand der beiden Knöchel auf. Er kann mehrere Zentimeter betragen. Kinder klagen über schnelle Ermüdung und durch Überdehnung der inneren Knieseitenbänder entwickelt sich eine Unsicherheit beim Gehen (Abb. 207).

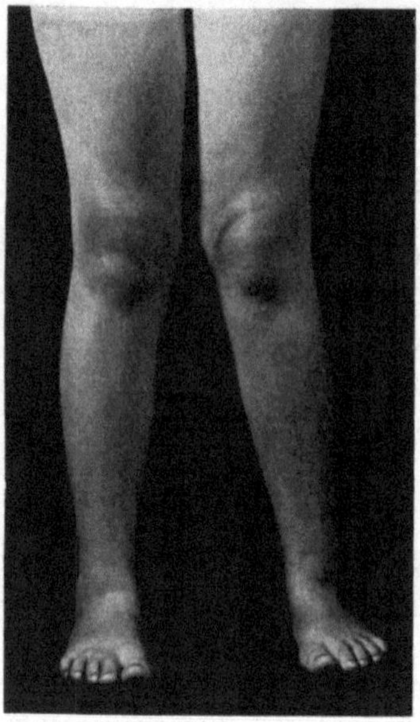

Abb. 207. Doppelseitige X-Beine

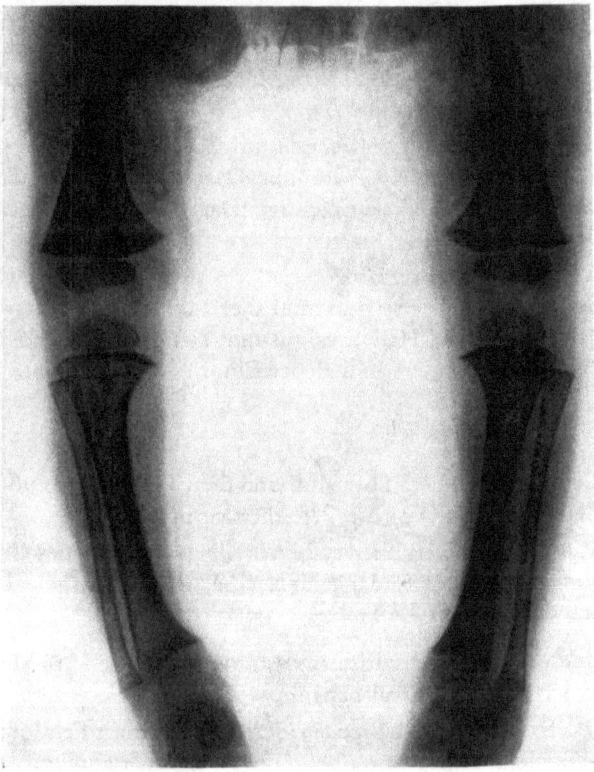

Abb. 208. ♂ 1½ Jahre. Rachitische O-Beine. Charakteristisch ist die becherförmige Gestalt der körperfernen Schienbein-Wachstumsfugen

Therapie: Die Therapie sollte frühzeitig beginnen, um das Wachstum normal zu lenken. Leichte X-Beine können mit Übungen, Schienen und Umlagerungen der Schuhe behandelt werden. Schwere X-Beine werden operativ mit Durchtrennung des Knochens (Osteotomie) korrigiert. Bei erhaltenen Wachstumsfugen kann durch operative Lenkung des Wachstums (Epiphyseodese) die Fehlstellung beseitigt werden.

O-Beine: Der Säugling besitzt physiologisch mäßige O-Beine, so daß man sich in dieser Altersstufe noch auf die Wachstums- und Korrekturkraft des Kindes verlassen kann.

Die **Ursachen** bei O-Beinen im späteren Alter können neben Unfallfolgen mit fehlgeheilten Brüchen ebenfalls in Erweichungen des Knochens (Rachitis) gesehen werden.

Wir unterscheiden zwischen **Femora vara** (Oberschenkel-O-Bein), **Genua vara** (Hauptbiegung im Kniegelenksbereich) und **Crura vara** (Unterschenkel O-Bein) (Abb. 208).

Symptome: Bei geschlossenen Knöcheln besteht ein Abstand der Oberschenkelknorren, der mehrere Zentimeter betragen kann. Auch diese Fehlstatik ist von einer ungleichen Gelenkabnützung bedroht. Ein einseitiges kindliches O-Bein, dessen Ursache nicht ohne weiteres geklärt werden kann, ist immer an das Vorliegen eines sog. **Crus varum congenitum** (angeborenes O-Bein) zu denken. Diese Fehlbildung ist außerordentlich gefährdet, da sie bei Korrekturversuchen keine Heilungsneigung zeigt und sich daraus eine sog. **angeborene Pseudarthrose** (Falschgelenk) des Unterschenkels entwickeln kann.

Therapie: Die Behandlung der nicht angeborenen O-Beine entspricht im wesentlichen den bereits beim X-Bein gemachten Ausführungen, wobei natürlich zu berücksichtigen ist, das die Verbiegung der Beintragelinie im umgekehrten Sinne wie beim X-Bein erfolgt.

Genu recurvatum: Überstreckbarkeit der Kniegelenks.

Ursache: Angeboren, Bindegewebsschwäche und Lähmungsrestzustände oder Trauma.

Symptome: Auffällige Überstreckung der Kniegelenke meist doppelseitig.

Therapie: Operative Aufrichtung des abgekippten Schienbeinplateaus.

Coxa valga: Diese statische Fehlform, bei der es sich um eine Steilstellung des Schenkelhalses handelt, wurde bereits im Kapitel der sog. angeborenen Hüftluxation mit abgehandelt. Sie kann aber auch als Folge von Lähmungszuständen zur Beobachtung gelangen.

Therapie: Reine Coxa valga-Fälle werden zur Wiederherstellung eines normalen Hüftgelenkschlusses, sofern die allgemeine Indikation es erlaubt, auf operativem Wege korrigiert.

Coxa vara: Bei dieser statischen Fehlform handelt es sich um eine Herabminderung des Schenkelhalswinkels. Während die normalen Schenkelhalswinkelwerte im Durchschnitt beim Erwachsenen bei 126 Grad liegen, können bei der Coxa vara Werte von 90 Grad und darunter beobachtet werden.
Man kann die Coxa vara nach dem Sitz der Verbiegung einteilen. Die Bedeutung der Schenkelhalsverbiegung liegt in einer schlechten Stabilität der erkrankten Hüftgelenke. Der Gang wird watschelnd.

Ursache: Neben der angeborenen Form werden solche Schenkelhalsverbiegungen nach Verletzungen (Frakturen) bei Rachitis und Zerstörungsprozessen am Schenkelhals oder Oberschenkelkopf beobachtet.
Eine besondere Form der Coxa vara muß hervorgehoben werden. Sie kommt in der Adoleszenz vor. Sie wird **Coxa vara adolescentium** bezeichnet. Diese Bezeichnung ist nicht empfehlenswert, da es sich um ein Geschehen handelt, das in Ursache und Verlauf von den übrigen Coxa vara-Formen zu unterscheiden ist. Als **Epihpyseolysis acuta und lenta** werden wir uns mit diesem Erkrankungsbild im Rahmen der aseptischen Knochennekrosen noch auseinander zu setzen haben (Abb. 209).

Symptome: Die an einer Coxa vara erkrankten Patienten haben einen auffälligen Gang. Bei einseitiger Erkrankung besteht Hüfthinken, doppelseitig resultiert ein watschelnder Gang. Das Zeichen nach Trendelenburg ist positiv. Bewegungsbeschränkung und Trochanterhochstand sind charakteristisch. Bei der einseitigen Erkrankung findet sich eine Beinverkürzung und die Verschmächtigung der Muskulatur der betroffenen Seite. Die Lendenlordose (Hohlkreuz) ist vermehrt.

Sichere Auskunft über den Schaden des Schenkelhalses gibt das Röntgenbild. Es kann so schwere Verhältnisse aufweisen, daß der Hüftkopf völlig vom Schenkelhals weggerutscht erscheint.

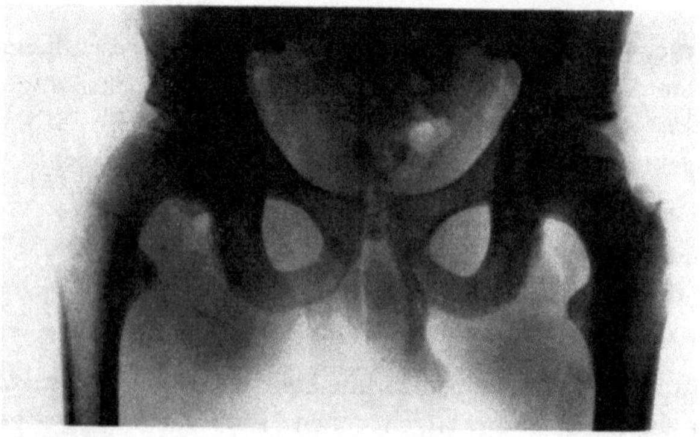

Abb. 209.
♂ 12 Jahre. Kopfkappenrutsch.
(Epiphyseolysis lenta)

Therapie: Die Behandlung sollte bei jüngeren Kranken nur operativ sein. Durch Versetzung des großen Rollhöckers (Trochanter major) oder durch Aufrichtungsosteotomie wird man am Hüftgelenk wieder normale Verhältnisse und gute Muskelspannung zu erreichen suchen.

C. Statische Fehlformen der oberen Gliedmaßen

O-Arm und X-Arm (Cubitus varus und valgus)

So wie an der unteren Gliedmaße eine Abweichung der statischen Achse im X- oder O-Sinne auf dem Boden unterschiedlicher Ätiologien gesehen werden kann, kennen wir auch an den oberen Gliedmaßen eine Achsenabweichung in entsprechenden Richtungen.

Ursache: Angeboren oder traumatisch. Auch an der oberen Gliedmaße ist eine leichte X-Stellung des Ellenbogens (Cubitus valgus) vor allem beim weiblichen Geschlecht physiologisch.

Symptome: Die Achsenabweichung fällt bei stärkeren Graden auf. Sie kann bei Mädchen eine kosmetische Rolle spielen. Für den X-Arm (Cubitus valgus) kommt dazu noch ein bedeutendes funktionelles Moment. Die Abweichung kann zu einer Überdehnung des an der Innenseite des Armes verlaufenden Ellennerven führen. Gefühlsempfindungsstörungen und motorische Ausfälle mit Reflexkontrakturen sind typische Schädigungsfolgen.

III. Entzündliche und nicht entzündliche Erkrankungen von Knochen, Gelenken und Weichteilen

A. Akute Entzündung
B. Chronische Entzündungen der Knochen und Gelenke
C. Nicht entzündliche Erkrankungen der Knochen und Gelenke
D. Aseptische Knochennekrosen
E. Erkrankungen der Muskulatur
F. Erkrankungen der Sehnen und des Gleitgewebes
G. Erkrankungen des zentralen und peripheren Nervensystems
H. Die Erkrankungen des Gefäßsystems
J. Spezielle Orthopädie nach Körperregionen

A. Akute Entzündung

Unter den Entzündungen, die sich am Knochen abspielen, ist als wichtigste die **Knochenmarkseiterung** (Osteomyelitis) hervorzuheben.

Ursache: Infektion mit Staphylokokken. Die Erreger gelangen in die Blutbahn und siedeln sich in einem Knochenabschnitt an (hämatogene Verbreitung).

Symptome: Hohes Fieber, oft septische Temperaturen. Schwellung und Schmerz machen die befallenen Gliedmaßen funktionsuntüchtig. Das Anfangsstadium im Röntgenbild zeigt deutliche Reaktionen am Periost (Knochenhaut).

Therapie: Antibiotika und Ruhigstellung. Wenn es zur Einschmelzung (Abszedierung) kommt, wird der Eiterherd operativ eröffnet.

B. Chronische Entzündung

1. Chronische Osteomyelitis
2. Knochen- und Gelenktuberkulose
3. Lues
4. Gelenkrheumatismus
5. Arthritis gonorrhoica
6. Spondylarthritis ankylopoetica

1. Chronische Osteomyelitis

Ursache: Diese Erkrankung kann sich aus der akuten hämatogenen Form der Osteomyelitis entwickeln. Sie entsteht andererseits auch durch Traumen auf direktem Wege, z. B. als Folge offener Knochenbrüche und ähnlicher Ereignisse.

Symptome: Die betroffene Gliedmaße ist muskelverschmächtigt. Sie zeigt Narben mit Fistelöffnungen. Die Narbenumgebung ist häufig durch Ekzeme verändert. Besonders gefürchtet ist die sogenannte **Säuglingsosteomyelitis.** Dieses Krankheitsbild führt vielfach zu schweren Zerstörungen der Gelenke und kann schwere Schädigungen der Wachstumsfugen verursachen (Abb. 207, 208).

Das Röntgenbild der chronischen Osteomyelitis zeigt einen stark aufgetriebenen Knochen, bei dem zum Teil die Knochenhaut ossifiziert ist (periostale Auflagerungen — Totenlade). Abgestorbene Knochenteile (Sequester) lassen sich gegen den gesunden Knochen abgrenzen. Durch mangelnden Sekretabfluß (Verhaltung) kann die chronische Osteomyelitis jeder Zeit in ein akutes Stadium übergehen. Lange Jahre bestehende Eiterungen führen durch chronischen Eiweißverlust zu einer schweren Allgemeinschädigung der inneren Organe (Amyloidose).

Therapie: Operative Behandlung mit Eiterentleerung und Entfernung der nekrotischen Knochenanteile (Sequester) ist notwendig.

Von der chronischen Osteomyelitis werden als Sonderformen der **Brodie-Abszeß,** ein lokalisierter entzündlich eitriger Prozeß der Meta- oder Epiphyse der langen Röhrenknochen und die **Osteomyelitis sclerosans** abgetrennt.

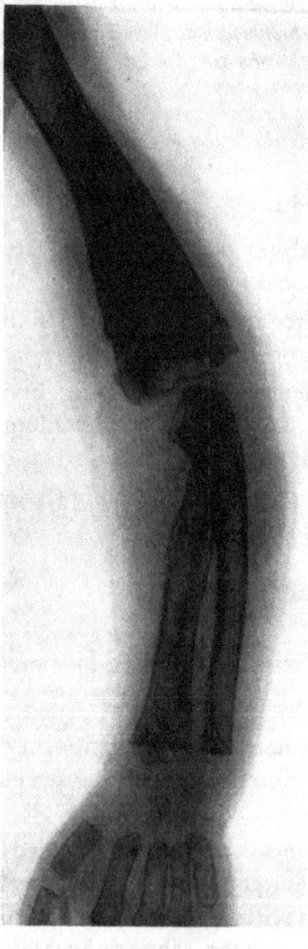

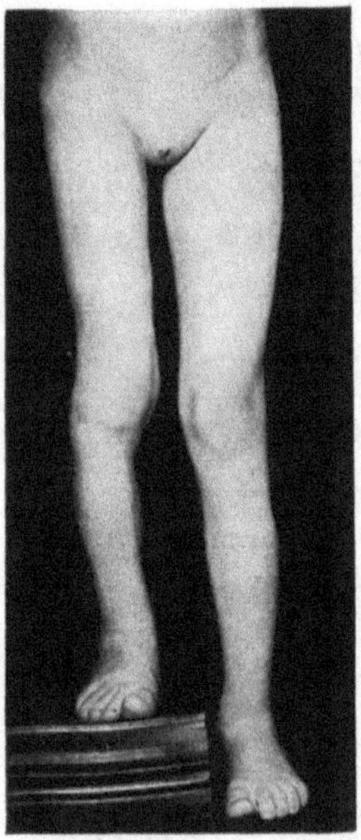

Abb. 211. Beträchtliche Beinverkürzung durch Zerstörung der Wachstumsfugen nach Osteomyelitis

Abb. 210. ♂ 2 Jahre. Röntgenbild. Osteomyelitis li. Oberarm. Der Oberarmschaft ist verbreitert. Er zeigt erhebliche periostale Auflagerungen. Die Wachstumsfugen des Oberarmes sind durch den Entzündungsprozeß weitgehend zerstört. Auch die Speiche zeigt eine Mitbeteiligung an dem Entzündungsgeschehen

2. Knochen- und Gelenktuberkulose

Allgemeines. Diese Erkrankungsformen, die zu den extrapulmonalen Tuberkulosen zählen, werden durch Tuberkelbazillen (Typ humanus oder bovinus) hervorgerufen. Mit verschwindenden Ausnahmen handelt es sich zumeist um Absiedelung eines Herdes der Lunge oder des Magendarmtraktus. In die Lunge gelangen die Erreger gewöhnlich auf dem Atemwege. In den Darm kommen sie durch die Milch tuberkulös verseuchter Kühe.

Vom Primärherd erfolgt die Weiterverbreitung der Erkrankung auf dem

a) Blutwege, b) Lymphwege.

Selten wird die Erkrankung als Impftuberkulose an den Ort des Prozesses gebracht. Die Tuberkulose ist als Allgemeinerkrankung zu betrachten. Man darf niemals das Krankheitsgeschehen alleine vom augenblicklichen Herd mit seinen Folgen beurteilen.

Die Tuberkelbazillen führen bei ihrem Eindringen in die Gewebe zur Ausbildung eines spezifischen Granulationsgewebes, das wegen des knötchenförmigen Aussehens (Tuberkel) dem ganzen Krankheitsbild der Tuberkulose den Namen gegeben hat. Dieses Granulationsgewebe, dessen Zellen charakteristisch und typisch sind, kann lokalisiert bleiben und durch Kalkinkrustation zur Ausheilung kommen. Wenn das Granulationsgewebe sich weiter ausbreitet, fällt der zentrale Anteil des Herdes einer Nekrose anheim — er verkäst. Dieser „Käse", eine krümelige Masse, wird schließlich eingeschmolzen und führt zur Hohlraumbildung (Kaverne) und zur Eiteransammlung. Im Gegensatz zu den bei Entzündungen anderer Genese vorhandenen Allgemeinreaktionen und Entzündungserscheinungen, ist der Abszeß nicht von lokaler und allgemeiner Erhöhung der Temperatur und von stürmischen Allgemeinerscheinungen begleitet. Man bezeichnet diesen Abszeß daher als **kalten Abszeß.**

Die Tuberkulose führt im Knochen zur Zerstörung und zum Absterben von Knochenteilen (Sequesterbildung). Bei Kindern und Jugendlichen liegt ihre Bedeutung auch in der Beeinflussung der Wachstumsfugen. Durch Zerstörung der Epiphysenfuge oder durch Anreiz total oder partiell kommt es zu Verkürzungen, Verlängerungen und Fehlstellungen der erkrankten Gliedmaßen.

Die Knochenerkrankung kann in das Gelenk durchbrechen (ossäre Entstehung einer Gelenktuberkulose). Ein Gelenk kann aber auch der erste Ansiedelungsort der Erreger sein. Dann entwickelt sich primär eine Infektion der Synovia (Gelenkinnenhaut) — synoviale Entstehung einer Gelenktuberkulose.

Die Erkrankung kann in seltenen Fällen synovial bleiben. Meist greift sie auf die Gelenkflächen über. Es resultiert daraus eine weitgehende Gelenkzerstörung, sehr häufig sogar mit Fehlstellungen (Subluxation und Gelenkruine). Vereinzelte Fälle einer Gelenktuberkulose führen zur spontanen Versteifung (Ankylose) des Gelenkes und kommen so zur Ausheilung.

Bei Beginn der Erkrankung eines Gelenkes entwickelt sich ein Erguß, der zunächst serös und später eitrig wird. Abgetrennte gequollene Fibrinzotten füllen oft die Gelenkhöhlen. Sie sind als **Reiskörper** bekannt.

In der Zeit vor der Entwicklung der spezifisch tuberkulösen Heilmittel (Tuberkulostatika) lag eine große Gefahr der Tuberkulose im Durchbruch des Eiters durch die Weichteile nach außen. Mit der Entstehung der tuberkulösen Fistel wurde der zusätzlichen Infektion mit anderen Erregern Tür und Tor geöffnet, und die nun nicht mehr zu beherrschende chronische Eiterung führte zu schweren Allgemeinschäden (Amyloidose) und zum Tode.

Eine weitere Komplikation stellte die Streuung, d. h. die Absiedelung der Erkrankung in andere Körperabschnitte dar.

Ursache: Infektion mit Tuberkelbazillen.

Symptome: Wir müssen bei der Knochen- und Gelenktuberkulose als **Allgemeinerkrankung** zwischen **allgemeinen Erscheinungen** und **örtlichen Symptomen** unterscheiden. Die örtlichen Symptome sind bei der Besprechung der einzelnen Lokalisationen der Erkrankung zu erörtern.

Für die Tuberkulose wird eine **Disposition** beobachtet. Trotz einer sehr weitgehenden **Durchseuchung der Bevölkerung** scheint die Erkrankung nicht zu häufig manifestiert zu werden. Sozial ungünstige Verhältnisse, körperliche und seelische Belastung fördern die Entstehung der Erkrankung beträchtlich. Mit steigendem Lebensstandard und besseren fürsorgerischen Maßnahmen ist das Ausmaß manifester Tuberkulose-Erkrankungen nach statistischen Erhebungen zurückgegangen.

Der **Beginn der Erkrankung** ist uncharakteristisch. Sie äußert sich mit einem allgemeinen Unwohlsein, mit Kopfschmerzen, leichtem subfebrilem Temperaturanstieg und Nachtschweißen. Eßlust und Appetit lassen nach, die Kranken verlieren an Gewicht.

Die **Untersuchung** ergibt eine leichte Temperaturerhöhung und Veränderungen von Blutsenkungsgeschwindigkeit und oft eine Abweichung des Blutbildes. Örtlich kommen zu diesen Befunden Schmerzen, Bewegungsbehinderung der erkrankten Gliedmaßen oder der Wirbelsäule. Stauchungen und Beklopfen des Erkrankungsbereiches sind schmerzhaft.

Die weitere sichere Diagnostik ist jedoch erst mit der Röntgenaufnahme möglich.

Der positive Ausfall der sogenannten **Tuberkulinprobe,** die **kutan, perkutan** oder **intrakutan** ausgeführt werden kann, ist praktisch nur im Kleinkindes- und Säuglingsalter als Beweis mit heranzuziehen. Sie ist im späteren Alter durch die weitgehende tuberkulöse Durchseuchung der Bevölkerung ohne wesentlichen Wert.

Die sichere Diagnose ist nur durch Nachweis von **Tuberkelbazillen in einem Exsudat oder im Eiter** möglich. Das negative Ergebnis einer solchen Untersuchung schließt aber eine Tuberkulose nicht aus.

Die Diagnostik kann außerdem noch durch die **histologische Untersuchung** tuberkuloseverdächtigen Gewebes (Probeexzision) gefördert werden.

Viele Erkrankungen, wie **unspezifische Entzündungen, aseptische Knochennekrosen, Tumoren** u. ä. müssen bei **differentialdiagnostischen** Erwägungen herangezogen werden.

Die **Prognose** der Tuberkulose ist mit der Einführung der Tuberkulostatika besser geworden.

Spezielles. Die häufigste Lokalisation der Knochen- und Gelenktuberkulose erfolgt an der Wirbelsäule — **Spondylitis tuberkulosa.** Schon vor der Entdeckung der Röntgenstrahlen war diese Erkrankung bekannt. Sie wurde sehr häufig unter der Bezeichnung *Potts*-disease oder *Pott*scher Buckel (nach dem Engländer *Pott*) in den Londoner Slums zu Ende des 18. Jahrhunderts gesehen und auch von diesem Arzt eingehend beschrieben. Außer der Buckelbildung war die *Pott*sche Krankheit noch mit Lähmungen beider Beine verbunden.

Erst die Möglichkeit der Darstellung des Skeletts durch Röntgenstrahlen ließ die Erkrankung in Form und Ablauf einwandfrei verfolgen (Abb. 212).

Leider werden auch heute noch viele Wirbelsäulentuberkulosen verhältnismäßig spät erkannt. Dies liegt an der Schwierigkeit der Frühdiagnostik im Röntgenbild.

Die Erreger siedeln sich zumeist im Wirbelkörper, weniger in den Wirbelfortsätzen an. Ein und mehrere Wirbelkörper können befallen werden. Die Erkrankung kann an mehreren Abschnitten der Wirbelsäule zugleich auftreten. Der Prozeß führt zur Destruktion der erkrankten Wirbelkörper. Unter der Belastung kommt es zum Zusammenbruch des betroffenen Wirbelsäulenabschnittes mit einer scharfwinkeligen Abknickung und **Buckelbildung** der Wirbelsäule **(Gibbus).**

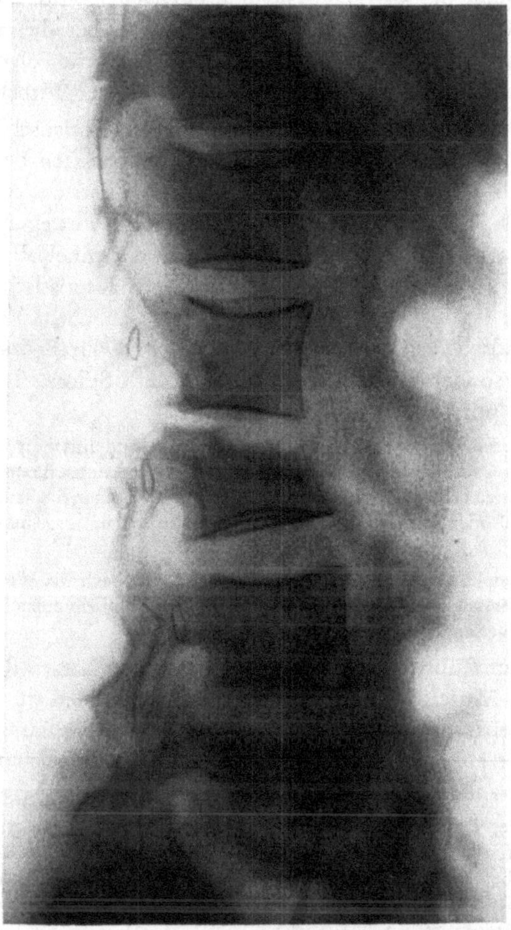

Abb. 212. ♀ 24 Jahre. Der III. L.W.K. ist durch einen Prozeß an der oberen Deckplatte zerstört. Die Bandscheibe zwischen II. u. III. L.W.K. ist verschmälert. — Spondylitis tbc. L.W.K. III

Die Einschmelzung des tuberkulösen Prozesses und Eiterbildung, läßt einen **kalten Abszeß** entstehen, der sich der Schwere nach einen Weg nach außen sucht **(Senkungsabszeß).** Der Senkungsabszeß erscheint der Loge des M. psoas folgend bei Prozessen unterhalb des Zwerchfells in der Leistenbeuge. Hier führt er zu einer Vorwölbung, die, wenn sie nicht kunstgerecht abpunktiert wird, durchbricht und eine mischinfizierte Fistel entstehen läßt. Im BWS-Bereich entwickelt sich der Abszeß paravertebral und an der HWS retropharyngeal. Hier kann die Eiteransammlung für Schluckbeschwerden Anlaß sein.

Abszeß- und Gibbusbildung sind nicht die einzigen Komplikationen der Spondylitis tuberculosa. Der entzündliche Prozeß am Wirbelkörper kann durch ein begleitendes entzündliches Ödem und durch Granulationsgewebe Druckerscheinungen auf das Rückenmark ausüben und damit Lähmungserscheinungen der Gliedmaßen auslösen **(Frühlähmung).** Wenn die korrekte Therapie eingeleitet wird und die Erkrankung zurückgeht, verschwinden die Lähmungserscheinungen bei dieser Ursache wieder. Wesentlich ernster ist die **Spätlähmung** zu bewerten. Sie ist die Folge einer Abtrennung des Rückenmarks beim Zusammenbruch eines oder mehrerer Wirbelkörper.

Symptome: Die Spondylitis tuberculosa beginnt uncharakteristisch. Sie führt außer zu den genannten Allgemeinerscheinungen zu einer schmerzhaften Bewegungseinschränkung des erkrankten Wirbelsäulenabschnittes. Charakteristisch ist die Art, wie sich an einer Spondylitis Erkrankte bücken. Ängstlich jede Bewegung der Wirbelsäule meidend, stützen sie sich mit den Händen am Oberschenkel ab und „klettern" an ihrem eigenen Bein zu Boden. Das **Röntgenbild** ist charakteristisch, wenn die Erkrankung fortgeschritten ist. Es weist Zerstörungen der Knochen, Verschmälerung und Aufhebung der Bandscheiben, den Abszeßschatten und durch das Zusammensintern der Wirbelkörper besonders im BWS-Bereich eine Art „Spinnenfigur" durch das Zusammenlaufen der Rippen zum Krankheitsherd auf.

Es gibt außer den Tuberkelbazillen andere Erreger, die eine Spondylitis hervorrufen können. Hierzu sind die **unspezifische Osteomyelitis** und eine Reihe von Infektionserkrankungen wie **M. Bang, Scharlach, Typhus** u. ä. zu zählen. Zum Teil ist ihre Abgrenzung gegen die Tuberkulose nicht einfach. Vielfach gibt der Verlauf oder Serumreaktionen und Agglutinationsuntersuchungen den richtigen Hinweis.

Zu den Tuberkulosen der kurzen spongiösen Knochen, zu denen auch die Wirbeltbc zählt, sind noch diejenige des **Fersenbeines** und der **Patella** zu rechnen. Am Fersenbein entsteht im Erkrankungsherd gerne das Bild eines Kugelsequesters.

Die **Tuberkulose der Röhrenknochen** ist selten. An den kurzen Röhrenknochen werden die **Mittelhand-Mittelfußknochen** und **Phalangen** befallen. Die im Kindesalter auftretende **Spina ventosa** (Winddorn) ist unter diesen Erkrankungen hervorzuheben. Durch Auflagerungen auf den erkrankten Knochen kommt es zu charakteristischen Auftreibungen. Die Erkrankung spricht auf Tuberkulostatika sehr gut an.

Eine besondere Form der Tuberkulose der langen Röhrenknochen stellt die von *Jüngling* beschriebene **Ostitis multiplex cystica** dar. Sie unterscheidet sich durch die fehlende Verkäsung von der übrigen Tuberkulose. Sie befällt bevorzugt Hilusdrüsen und Haut. Sie gilt als besondere Form der **Boeckhschen**[1]) **Krankheit.**

Die **Tuberkulose der platten Knochen** betrifft besonders die **Rippen** und das **Schulterblatt.** Durch die geringe Weichteildeckung führen diese Erkrankungen sehr schnell zum Fisteldurchbruch.

Gelenktuberkulose. Alle Gelenke können an Tuberkulose erkranken. Bereits im allgemeinen Teil wurde zwischen der synovialen und ossären Form der Erkrankung unterschieden.

Besonders häufig wird die Hüftgelenktuberkulose **(Coxitis tuberculosa)** beobachtet (Abb. 213).

Sie ist durch Bewegungseinschränkung, Schmerz (Ruheschmerz), Hinken und die bekannten Allgemeinerscheinungen gekennzeichnet. Ihre Abgrenzung gegen Erkrankun-

[1]) Boeckh, Dematologe in Christiania (Oslo), 1845—1917.

gen anderer Ursache, wie **Perthes, Infektarthritis und Säuglingscoxitis** ist oft schwierig. Die Erkrankung führt zur Fehlstellung und Verkürzung der betroffenen Gliedmaße. (Beugeadduktionskontraktur S. Abb. 213).

Die Kniegelenktuberkulose **(Gonitis tuberculosa)** ist durch das klinische Bild mit der spindeligen Auftreibung des Kniegelenkes (Fungus) leichter zu erkennen, als dies bei der

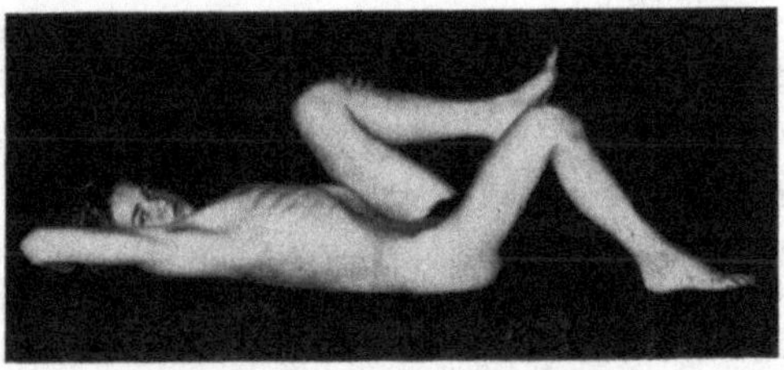

Abb. 213. Beugekontraktur nach Coxitis tuberculosa. Nach Ausgleich der Lendenlordose läßt sich erst die wirkliche Beugefehlstellung des Beines auf der erkrankten Seite darstellen

tuberkulösen Erkrankung des Hüftgelenkes der Fall ist. Die Haut ist meist blaß oder gar weiß, so daß man von einem **Tumor albus** spricht. Am Kniegelenk läßt sich am leichtesten durch Probeexcision (Gewebsentnahme) und histologische Untersuchung die Natur einer Erkrankung klären (Abb. 214).

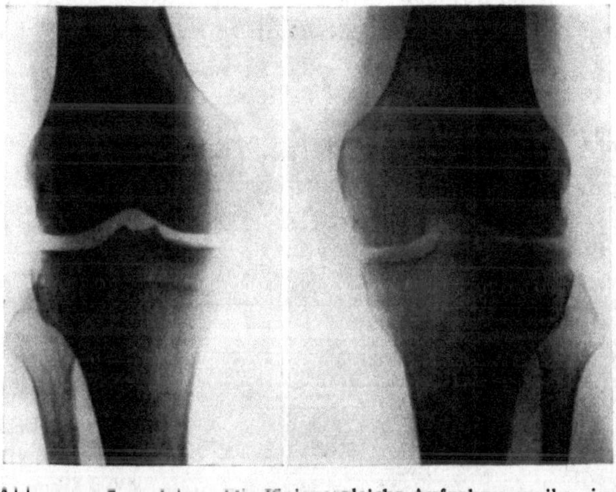

Abb. 214. ♂ 45 Jahre. Die Knievergleichs-Aufnahme ergibt eine Verschmälerung des Kniegelenkspaltes li. Die Struktur ist verwaschen. Allgemeine Kalksalzatrophie, beginnende Gonitis tuberculosa.

Die tuberkulöse Erkrankung des **Sprung-** und der **Fußgelenke** ist ebenso bekannt. Sie wird gegenüber den bisher aufgezählten Lokalisationen aber seltener gesehen.

Häufiger ist die **Handgelenktuberkulose.** Wegen der geringen Weichteildeckung neigt sie sehr zur Fistelbildung. Die **Ellenbogengelenktuberkulose** kommt ebenfalls nicht allzu selten vor. Die **Schultertuberkulose** verläuft in einer schrumpfenden nicht einschmelzenden Form. Sie trägt daher den Namen **Caries sicca.**

Bei der tuberkulösen Erkrankung der Gelenke, gleich welcher Lokalisation, ist das Schicksal des erkrankten Gelenkes vom Zeitpunkt der Erkennung der Erkrankung abhängig. Nur bei Früherkennung läßt sich eine schwere Zerstörung des Gelenkes verhindern.

Therapie: Die Behandlung erstreckt sich auf allgemeine Maßnahmen. Es gilt, die Widerstandskraft der Erkrankten zu heben. Dies gelingt mit guter Ernährung und Freiluftliegebehandlung (Heilstättenbehandlung im Hoch- und Mittelgebirge und an der See). Durch die Verwendung von Tuberkulostatika und Antibiotika (Neoteben, Conteben, I. N. H. Pas, Streptomycin, Dithrothenat u. a. Medikamenten) ist es gelungen, die Tuberkulose, auch die Knochen -und Gelenktuberkulose in ihrem Verlauf entscheidend zu beeinflussen.

Neben den allgemeinen Maßnahmen spielt in der Therapie der Knochen- und Gelenktuberkulose die Ruhigstellung des erkrankten Skelettabschnittes eine große Rolle. Sie wird mit Gipsverbänden, Gipsliegeschalen usw. durchgeführt. Sobald die Erkrankungsherde inaktiv geworden sind und die Befunde auf den Wiederaufbau des zerstörten Knochens hinweisen, wird die Versorgung mit orthopädischen Behelfen — wie Stützapparat und Stützkorsett — eingeleitet.

Die Knochen- und Gelenktuberkulose kann unter bestimmten Voraussetzungen auch operativ behandelt werden. Hierfür sind Spanplastiken an der Wirbelsäule und Versteifungsoperationen (Arthrodesen) am Gelenk vorgesehen. Man kann damit die Herde endgültig zur Ausheilung bringen. Auch die „Herdausräumungen", die neuerdings unter dem Schutze der Tuberkulostatika wieder vermehrt ausgeführt werden, ergeben gute Erfolge.

3. Lues

Auch die Lues wird am Knochensystem beobachtet. Sie kommt als **angeborene Lues** (Lues connatalis) vor und tritt als solche schon beim Kinde in Erscheinung. Bekannt sind aber auch luetische Skeletterkrankungen in späterem Alter bei der **erworbenen Lues** (Lues acquisita).

Ursache: Bei der Lues connatalis liegt eine syphilitische Erkrankung von Eltern oder Großeltern vor. Lues acquisita bedeutet venerische Infektion der betroffenen Person.

Symptome: Die Lues connatalis verläuft als Früh- und Spätsyphilis. Zu der Frühform zählt die

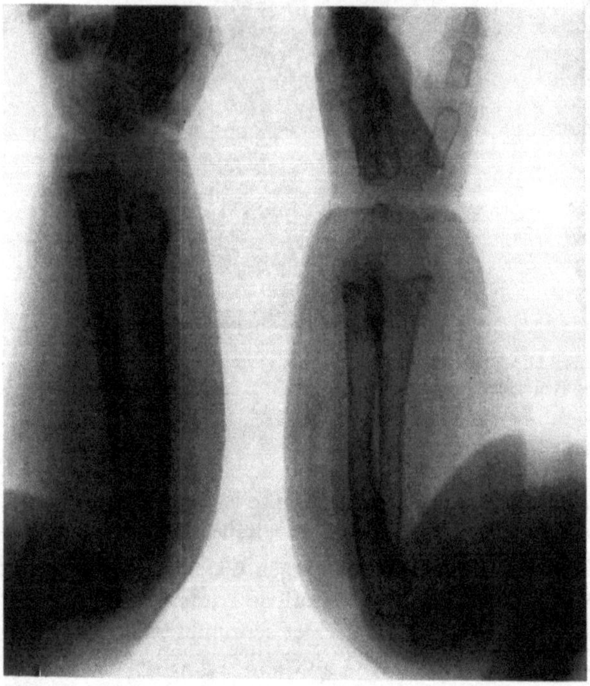

Abb. 215. ♀ 6 Monate. Veränderungen an den Unterarmknochen bds. bei angeborener Lues

Osteochondritis syphilitica mit lähmungsartigen Zuständen. Bekannt ist die Lösung der Oberarmepiphyse, ein Schaden, der als *Parrot*sche Lähmung bezeichnet wird. Ferner geht die Erkrankung in Form einer Periostitis einher (Abb. 215). Die Spätsyphilis ist durch unbestimmte Beschwerden und Veränderungen im Sinne der **Hutchinsonschen Trias** gekennzeichnet. Dazu rechnet eine Keratitis parenchymatosa, Zahnveränderungen und eine Sattelnase.

Die **Lues acquisita** äußert sich in Form der Periostitiden, Osteomyelitiden und Gummen. Aus luetischen Knochenveränderungen entwickeln sich häufig Spontanfrakturen.

Eine besondere Rolle spielen unter den luetischen Erkrankungen die tabischen Arthropathien, die im Einzelnen noch abgehandelt werden müssen.

4. Gelenkrheumatismus (Polyarthritis rheumatica)

a) Akute Polyarthritis *b) Sekundär chronische Polyarthritis* *c) Primär chronische Polyarthritis*

Wir unterscheiden bei diesem Krankheitsbild, das teils in den internistischen, teils orthopädischen Interessenkreis gehört, die akute Polyarthritis oder rheumatisches Fieber und die chronische Polyarthritis. Letztere wird wieder in primär chronische und sekundär chronische Polyarthritis unterteilt.

Ursache: Es handelt sich um eine allergisch-hyperergische Reaktion mit Veränderungen typischer Art besonders im Mesenchym. Eine Reihe von Faktoren werden angeschuldigt (Streptokokkeninfektion). Entscheidend sollen Herdbildungen im Körper (Foci) sein. Die Herde können in den Mandeln, Zähnen usw. beobachtet werden. Eine erbliche Disposition mit familiär gehäuftem Auftreten der Polyarthritis wird beobachtet. Außerdem scheint auch das Endokrinium vor allem bei der primär chronischen Polyarthritis eine nicht unwesentliche Rolle zu spielen (Klimax).

a) Akute Polyarthritis (rheumatisches Fieber)

Symptome: Hohes Fieber, Gelenkschwellungen, Schmerzen, Rötung der betroffenen Gelenke und Störung des Allgemeinbefindens kennzeichnen das Krankheitsbild. Meist ist die Erkrankung mit einer Schädigung des Herzens, besonders des Endokards, aber auch Myo- und Perikards, begleitet.

b) Sekundär chronische Polyarthritis

Bevorzugt werden die großen Körpergelenke befallen. Selbstverständlich können auch Hand- und Fingergelenke beteiligt sein. Kapselschrumpfungen und Knorpelzerstörungen führen zu Fehlstellungen und Subluxationen der Gelenke. Die Bewegungsfähigkeit ist durch Kontrakturen aufgehoben. Das Röntgenbild und der klinische Befund geben die Veränderungen zu erkennen (Abb. 216, 217).

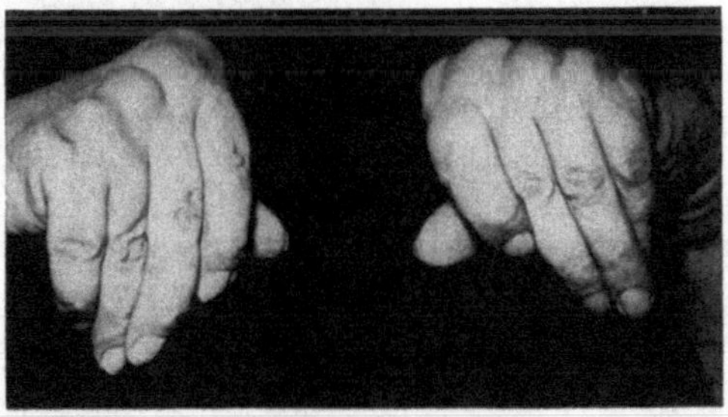

Abb. 216. Schwere sek. chronische Polyarthritis beider Hände mit der typischen Abweichung der Finger ellenwärts

Die Senkung ist erhöht. Die Erkrankung neigt zur Progredienz und verläuft in Schüben. Es werden Stadien des Erkrankungsstillstandes von ausgesprochen akuten Erscheinungen abgelöst.

Abb. 217

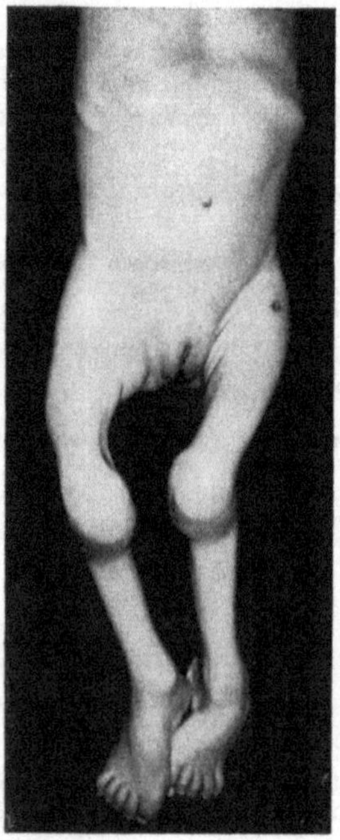

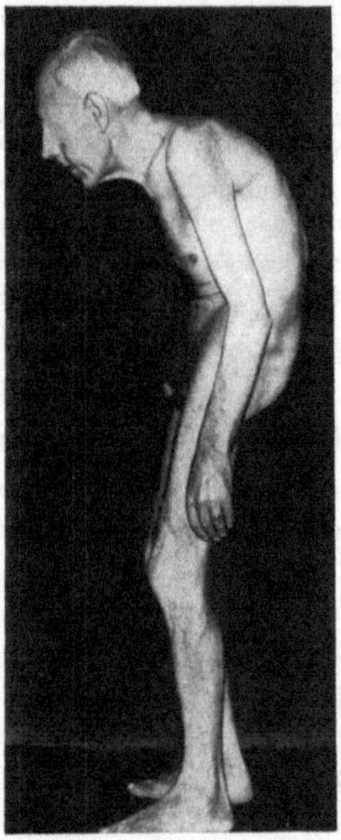

Abb. 219

Abb. 217. Schwere chronische Polyarthritis mit Fehlstellungen der Knie- und Fußgelenke bei einem 7 jährigen Mädchen

Abb. 219. M. Bechterew

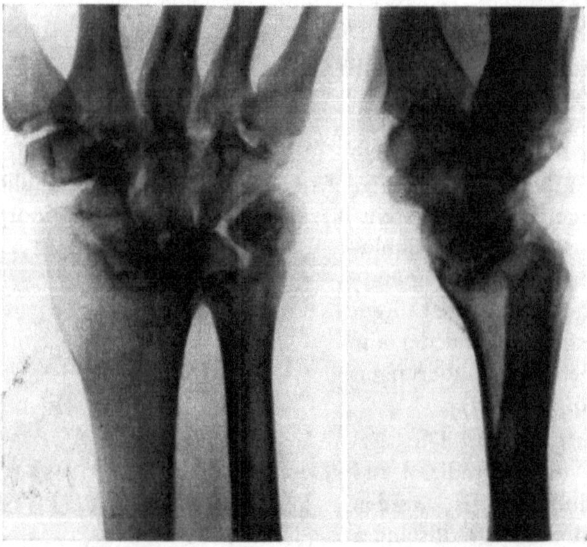

Abb. 218. ♂ 46 Jahre. Schwere prim. chron. Polyarthritis des rechten Handgelenkes. Die Handwurzel und besonders die Speichenbasis läßt erhebliche Zerstörungen des Knochens erkennen

c) Primär chronische Polyarthritis

Diese Erkrankung, deren Abhängigkeit von endokrinen Störungen vielfach hervorgehoben wird, spielt sich vornehmlich an den kleinen Körpergelenken ab. Sie tritt bei älteren Menschen auf. Bevorzugt erkranken Frauen in den Wechseljahren. Charakteristisch ist die Tatsache, daß die Erkrankung symmetrisch, wenn auch nicht zeitlich abgestimmt verläuft. Das Röntgenbild zeigt schwere Gelenkzerstörungen, zum Teil osteolytische Prozesse (Charcot Gelenke). An den Händen ist die ellenseitige Fingerabweichung (ulnare Deviation) charakteristisch. Die Krankheitsvoraussage ist ungünstig. Nach mehr oder weniger langjährigem Verlauf führen die Gelenkveränderungen zur völligen Gebrauchsunfähigkeit und Invalidität (Abb. 218).

Als besondere Form rheumatischen Geschehens ist die monarticulär auftretende **Infektarthritis** zu nennen. Häufig im Kniegelenk lokalisiert, wird sie auch in anderen Gelenken beobachtet. Typisch sind neben den Schmerzen, dem Gelenkerguß die fleckige Zeichnung der Knochenstruktur im Röntgenbild.

Auch bei der Tuberkulose wird eine allergisch hyperergische Gelenkreaktion in Form des **Rheumatismus Poncet** beobachtet. In gleicher Weise kommt auch bei der **Psoriasis** eine chronische Gelenkentzündung vor, Psoriasis = Schuppenflechte.

Therapie: Die Behandlung richtet sich nach der vorliegenden Form der Polyarthritis, sie besteht in einer Herdsanierung, Verabreichung von Antirheumatika und in Gaben von Nebennierenrindenhormonen (Cortison-Präparaten). Wärme. Bäder mit Moor- und Schwefelzusatz unterstützen die medikamentöse Behandlung. Ist es zu Gelenkkontrakturen, Deformierungen und Gelenkfehlstellungen gekommen, so sind oft Operationen (Arthrodesen, Osteotomien und ähnliche Operationsverfahren) oder orthopädische Apparate angezeigt.

5. Arthritis gonorrhoica

Als Begleiterkrankung des Trippers ist diese Entzündung eines Gelenkes (Monarthritis), die sehr akut verläuft, unter der Ära der Antibiotika wesentlich seltener zu beobachten. Sie führt zumeist zu schweren Schädigungen des betroffenen Gelenkes.

6. Spondylarthritis ankylopoetica

In den Formenkreis rheumatischer Erkrankungen werden auch Entzündungen an den kleinen Wirbelgelenken und am Bandapparat der Wirbelsäule eingeordnet. Die Erkrankung befällt vornehmlich Männer. Das Verhältnis beträgt 100 Männer zu 3 Frauen. Die Erkrankung, die in der Regel mit Entzündungen der Kreuzdarmbeinfugen und ihrer Verödung beginnt, führt zur Mitbeteiligung der kleinen Wirbelgelenke und schließlich zur Verknöcherung des Längsbandapparates an der Wirbelsäule. Das Ergebnis ist eine Totalversteifung der gesamten Wirbelsäule. 2 Formen werden unterschieden.

a) Typ Bechterew. Nur auf die Wirbelsäule beschränkt.

b) Typ Strümpell-Pierre-Marie. Hier sind außer der Wirbelsäule noch die großen Körpergelenke (Schulter, Hüfte usw.) miterkrankt.

Ursache: Neben Herdinfektionen werden erblich dispositionelle Momente und hormonelle Störungen angeschuldigt.

Symptome: Der „Frühbechterew" wird an den typischen Veränderungen der Kreuzdarmbeinfugen im Röntgenbild erkannt. Wenn die Erkrankung fortgeschritten ist, ist das klinische Bild so charakteristisch, daß die Anhiebsdiagnose gelingt (Abb. 219).

Die Wirbelsäule ist in einer großbogigen Kyphose total versteift. Die Kranken haben den Blick zu Boden gerichtet und können wegen der Versteifung nicht zum Himmel sehen. Die Atmung ist durch die Starre des gesamten Brustkorbs auf die Bauchatmung beschränkt. Bis die Totalversteifung eintritt, ist der Ablauf der Erkrankung häufig außerordentlich schmerzhaft. Das Röntgenbild ergibt bei fortgeschrittenen Fällen den Befund der sogenannten **Bambusstabwirbelsäule.**

Therapie: Antirheumatische Mittel, Herdsanierung, Krankengymnastik unter besonderer Betonung der Atemübungen werden bei der Behandlung eingesetzt. Ganz schwere Wirbelsäulenverkrümmungen können heute sogar operativ aufgerichtet (Kolummotomie) werden.

C. Nicht entzündliche Erkrankungen der Knochen und Gelenke

1. Arthrosis deformans
2. Degenerative Erkrankungen der Wirbelsäule
3. Blutergelenk
4. Neuropathische Arthropathien
5. Tumoren
6. Systemerkrankungen des Skeletts

I. Arthrosis deformans (Degenerativer Rheumatismus)

a) Die primäre Arthrosis deformans *b) Sekundäre Arthrosis deformans*

Diese Erkrankung gehört zu den degenerativen Geschehen am Gelenk. Sie verläuft chronisch und führt nach Jahren zur Zerstörung der Gelenkanteile, so daß schließlich eine schwere Gelenkfunktionsstörung resultiert.

Wir müssen grundsätzlich 2 Formen der Erkrankung unterscheiden, die auch Hinweise auf die Ursache des Geschehens geben.

a) Die primäre (genuine) Arthrosis deformans

Ursache: Hierfür sind innersekretorische Störungen verantwortlich zu machen. So wird diese Form der Erkrankung bei älteren Menschen beobachtet. Die untere Gliedmaße ist bei diesem Krankheitsgeschehen bevorzugt (Abb. 220).

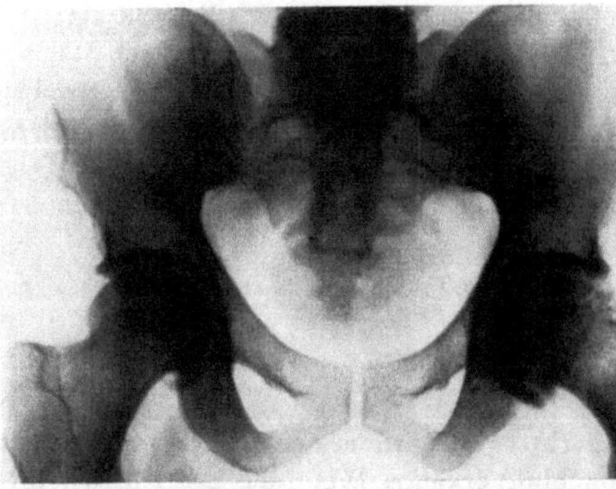

Abb. 220. ♀ 71 Jahre. Schwere Arthrosis deformans beider Hüftgelenke

b) Sekundäre Arthrosis deformans

Ursache: Gelenkdysplasien, Mikrotraumen wie z. B. die Arbeit mit Preßluftwerkzeugen, Gelenkentzündungen, Gelenkverletzungen. Änderungen der Gliedmaßenstatik und eine unphysiologische Beanspruchung von Gelenken sind Faktoren, die für die Arthrosis deformans verantwortlich gemacht werden müssen (präarthrotische Deformität nach Hackenbroch).

Die Erkrankung kann sich auf eines oder mehrere Gelenke erstrecken. Der Gelenkknorpel wird geschädigt. Er verändert seine Struktur und fasert auf. Zugrunde gehender Knorpel führt zum Auftreten von freien Körpern. Es erfolgt Gewebswucherung und Gefäßeinsprossung. Schließlich bilden sich Knochenwucherungen, die sich am Gelenkrand in Form von Randwülsten (Osteophyten) bemerkbar machen.

Symptome: Schmerzen und Steifheit in den Gelenken führen den Kranken zum Arzt. Sehr charakteristisch ist die Angabe, daß die Beschwerden nach Ruhe besonders stark sind, bis sich das erkrankte Gelenk ein wenig eingelaufen hat (Initialschmerz). Krepitierende Gelenkgeräusche stellen sich ein (trockene Gelenke). Dieser Zustand kann mit Schüben entzündlicher Reizzustände und Ergußbildung wechseln. Die Gelenkbewegung läßt langsam nach, bis bei ausgeprägten Gelenkveränderungen eine Wackel- oder Totalstreife eintritt.

Auch die Arthrosis deformans führt zu Kontrakturen und Gelenkfehlstellungen. Da sich auf dem Boden der schweren Gelenkzerstörungen Reizzustände entwickeln können mit Erhöhung der Hauttemperatur und Gelenkergüssen, wird dieses Stadium der Erkrankung oft mit Gelenkentzündungen verwechselt. Schwere Formen der deformierenden Gelenkarthrose können auch mit Unstabilität und einem Schlottern der Gelenke verbunden sein.

Das **Röntgenbild** gibt alle Stadien der Erkrankung wieder. Der Gelenkspalt ist schwer verändert. Ebenso weist die Struktur weitgehende Veränderungen auf. Zum Teil sind die Gelenkanteile sklerosiert, teilweise ergeben sie Aufhellungen in Form von Zysten.

Therapie: Mit prophylaktischen Behandlungsmethoden läßt sich die Entstehung einer Arthrosis deformans oft vermeiden oder aufhalten. Statische Beinfehlstellungen müssen korrigiert werden. Die Behandlung solcher Erkrankungszustände der Gelenke, die zur Arthrosis deformans führen, ist frühzeitig einzuleiten.

Beginnende Arthrosen werden mit feuchter Wärme, Moorpackungen, Bädern, Gelenkinjektionen und Streckzügen behandelt. Schwere Arthrosen müssen entweder mit orthopädischen Apparaten versorgt werden, oder man muß operative Wege einschlagen. Neben Gelenkversteifungen (Arthrodesen) sind in vereinzelten Fällen Gelenkplastiken möglich. In letzter Zeit wurde mit gutem Erfolg die Muskelentspannungsoperation (Hängehüfte nach Voss) angewendet.

2. Degenerative Erkrankungen der Wirbelsäule

Osteochondrose und Bandscheibenvorfall

Ursache: Das Bandscheibengewebe unterliegt im Laufe des Lebens einem Abnützungsprozeß (Degeneration). Bevorzugt und ausgeprägt sind diese Vorgänge an denjenigen Wirbelsäulenabschnitten, die einer besonderen Beanspruchung unterworfen sind. Der Knorpel der Bandscheibe verliert seine Haltbarkeit und Elastizität. Flüssigkeitsverlust bringt eine Höhenminderung der Bandscheiben herbei. Reaktionen an Bandscheiben und Wirbeln (Osteochondrose) am Bandapparat (Spondylose) und an den kleinen Wirbelgelenken (Spondylarthrose) sind die Folge.

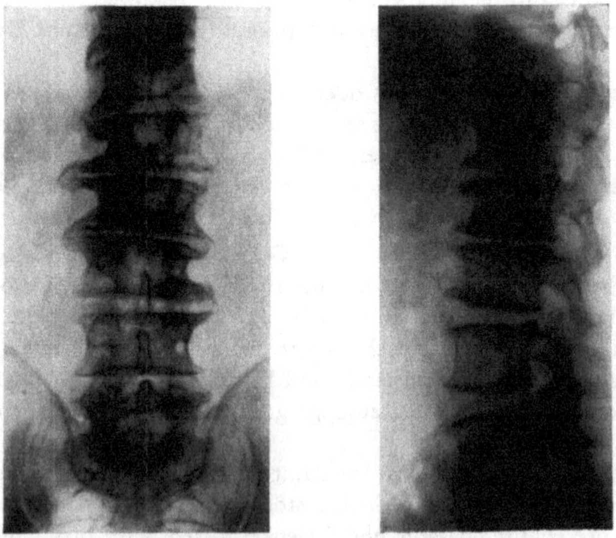

a) b)

Abb. 221a und b. ♂ 61 J. schwere Spondylose und Osteochondrose der Lendenwirbelsäule

Symptome: Diese Vorgänge an der Wirbelsäule müssen keineswegs zu irgendwelchen klinischen Erscheinungen führen. Sie werden oft erst anläßlich einer Röntgenaufnahme aus anderen Gründen zufällig entdeckt.

Klinische Symptome äußern sich in Kreuzschmerzen, Bewegungseinschränkungen der Wirbelsäule und Muskelverspannungen (Myogelosen) der langen Rücken-Streckmuskulatur.

In den stark zermürbten Bandscheiben entstehen Risse. Der im Zentrum der Bandscheiben liegende Nukleus pulposus, ein Gallertkern, wird durch Druck nach außen gepreßt. Er führt entweder zur Protrusion (Vorwölbung) oder zum Prolaps (Vorfall). Geschieht dies zum Rückenmarkskanal hin, so entstehen Druckerscheinungen an den austretenden Nervenwurzeln (Ischias und Lumbalgie im Lendenbereich und Brachialgien im Halsmark).

Außer Schmerzsensationen kann es im Bereich der geschädigten Nervenwurzeln zu Gefühlsempfindungsstörungen, ja sogar zu motorischen Lähmungen kommen.

Sehr eindrucksvoll ist neben den Befunden im Bereiche der Nervenwurzel das Bild der sog. Ischiasskoliose, einer Schiefhaltung des Rumpfes, die der Kranke zur Nervenentlastung einnimmt.

Therapie: Die Behandlung der Osteochondrose ist symptomatisch mit Wärmeanwendung in jeder Form. Ferner werden Massagen und Bäder verabreicht. Mit Lagerungen und Injektionen in die paravertebrale Muskulatur oder in den Epiduralraum können die Wurzelreizsyndrome gut beeinflußt werden. Der Bandscheibenprolaps kann im Anfangsstadium konservativ behandelt werden. Häufige Prolapsrezidive verlangen den operativen Eingriff.

3. Blutergelenk

Ursache: Hämophilie — eine Erkrankung, die zu unstillbaren Blutungen führt und hauptsächlich das männliche Geschlecht befällt. Die Erkrankung ist erblich. Sie wird rezessiv von der Mutter auf die Kinder weitergegeben. Es gibt Bluterfamilien. Die Gerinnungsfähigkeit ist bei den Erkrankten durch Hemmung der Bildung des Thrombins aus dem Prothrombin vermindert.

Symptome: Zumeist ist die Erkrankung bereits durch Blutungen an anderen Stellen bekannt (Zahnextraktion und Gelegenheitsverletzungen). Ein und mehrere Gelenke können beteiligt werden. Die geschädigten Gelenke sind stark verdickt. Durch die häufigen Blutergüsse kommt es zu einer chronischen Entzündung. Außerdem entwickeln sich Kontrakturen und die Bewegung der Gelenke wird immer schlechter. Das Röntgenbild weist schwere Veränderungen auf (Abb. 222).

Therapie: Die Prognose der Erkrankung ist nicht günstig. Die Behandlung wird auf konservative Maßnahmen ausgerichtet: Quengelverbände und Apparatversorgungen.

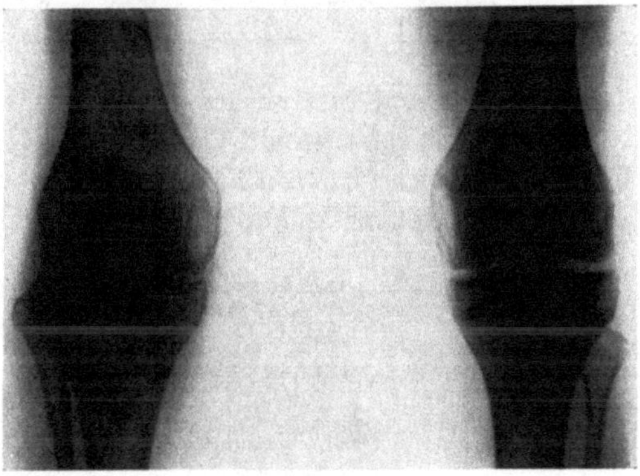

Abb. 222. ♂ 17 J. „Bluterknie" re. Kniegelenk atrophisch. Gelenkspalt gegenüber der Vergleichsseite erheblich verändert

4. Neuropathische Arthropathien

Ursache: Erkrankungen des Nervensystems mit Schädigung der Hinterstränge, z. B. Tabes oder Syringomyelie.

Symptome: Die fehlende Tiefensensibilität und eine Störung der Trophik führen zu grotesken Verunstaltungen der betroffenen Gelenke. Die erkrankten Gelenke sind mächtig aufgetrieben. Sie stehen subluxiert oder gar luxiert und besitzen kaum mehr eine korrekte Gelenkführung. Das Röntgenbild läßt schwerste Zerstörungen der Gelenkflächen erkennen. Auffällig ist die fehlende oder nur geringe Schmerzhaftigkeit — trotz der monströsen Veränderungen — der Gelenke (Abb. 223).

Therapie: In vereinzelten Fällen, die günstig gelagert sind, wird man ein solches Gelenk resezieren und mit Küntschernagel stabilisieren. Sonst muß man sich auf die Verordnung von orthopädischen Apparaten beschränken, um eine ausreichende und sichere Gehfähigkeit zu erzielen.

5. Tumoren

Grundsätzlich müssen wir zwischen **primären Knochengeschwülsten** und den **Tochtergeschwülsten (Metastasen)** im Knochensystem unterscheiden. Die letzte Gruppe geht von Tumoren anderer Lokalisation aus. Es gibt Geschwülste, die bevorzugt zur Absiedelung ins Skelett führen. Wir kennen gutartige Geschwülste, wie die **jugendlichen Knochenzysten** und **braunen Tumoren.** Sie werden

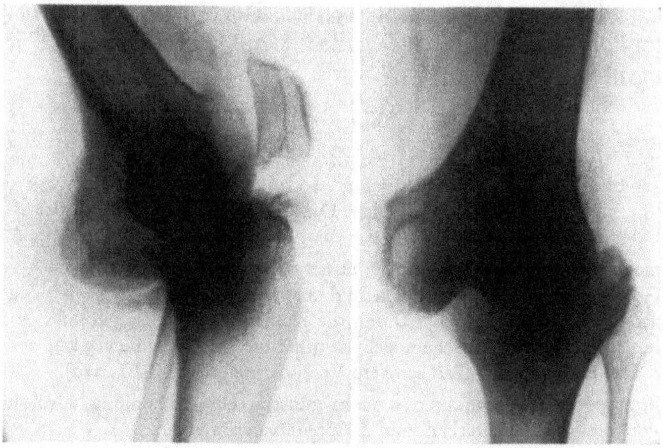

Abb. 223. ♂ 57 Jahre. Schwerer destruierender Prozeß des linken Kniegelenkes bei tabischer Arthropathie

vornehmlich in den Metaphysen der langen Röhrenknochen beobachtet (Abb. 224). Gutartig ist auch das **Osteoid-Osteom,** eine Geschwulst in der Knochenrinde besonders der Tibia aber auch von Femur, Humerus und Becken. Von vielen Autoren wird diese Erkrankung auch als chronisch entzündliches Geschehen aufgefaßt.

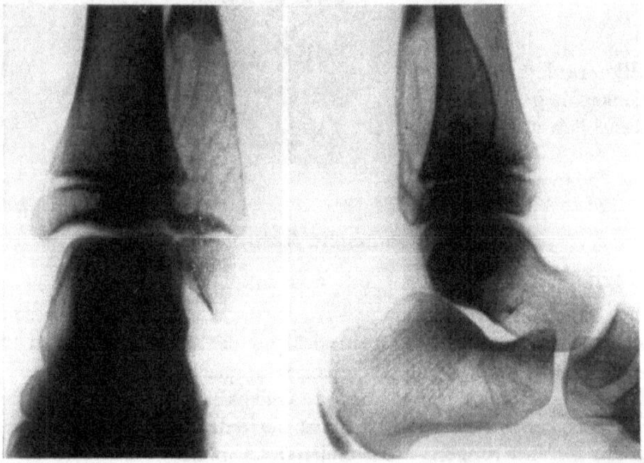

Abb. 224. ♂ 12 Jahre. Gutartige zystische Geschwulst am körperfernen Wadenbeinende

Kartilaginäre[1]**) Exostosen** und **Enchondrome** müssen unter den Geschwülsten benannt werden. Das erste Krankheitsbild ist multilokulär und tritt gerne symmetrisch auf. Man findet die Auswüchse im Bereiche der Metaphyse (Abb. 225).

Die **Enchondrome** wachsen besonders gerne in den kleinen Röhrenknochen. Sie entstehen in den Diaphysen. Ihre Farbe ist bläulich, und sie erscheinen etwas knollig.

Von den **primären bösartigen Knochen-Tumoren** sind die **Sarkome — Osteosarkom, Ewingsarkom, Chondrosarkom** — zu nennen. Die Bösartigkeit richtet sich nach der

[1]) Cartilago = Knorpel

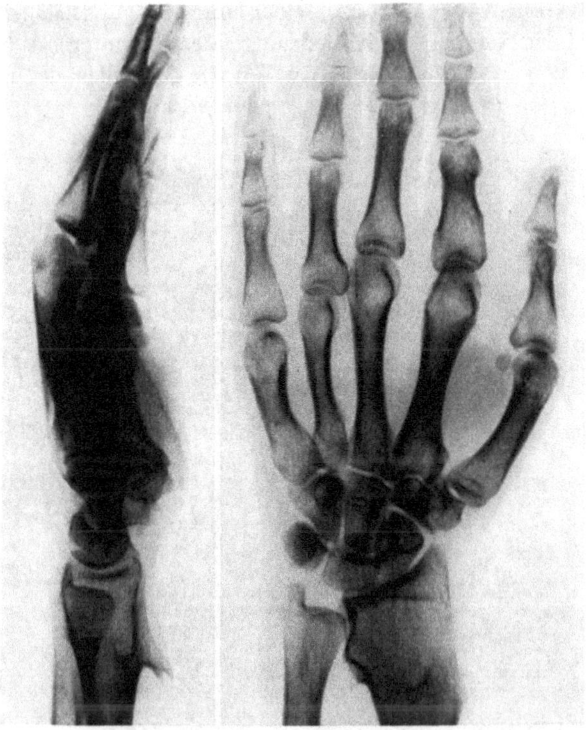

Abb. 225. ♀ 21 Jahre. Kartilaginäre Exostosen an der Speichenbasis rechts

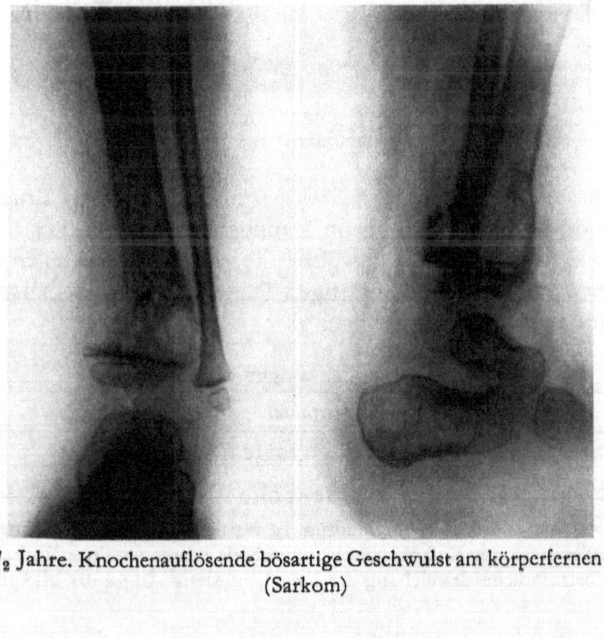

Abb. 226. ♂ $1^1/_2$ Jahre. Knochenauflösende bösartige Geschwulst am körperfernen Schienbeinende (Sarkom)

Schnelligkeit des Geschwulstwachstums, seiner Durchdringungsfähigkeit der umgebenden Gewebe und der Neigung zur Absiedelung (Metastasierung). Abhängig sind diese Faktoren wieder von der Art und Reife bzw. Unreife der Zellen, die Geschwulst bilden (Abb. 226).

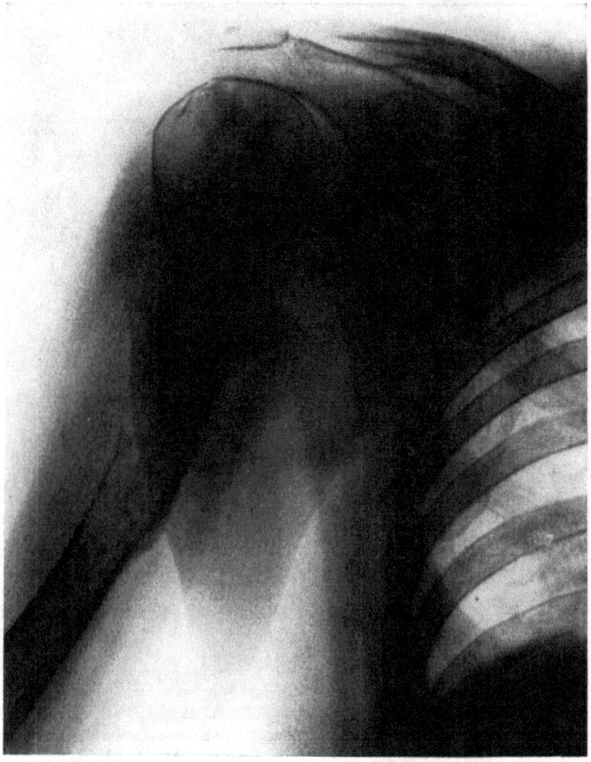

Abb. 227. ♀ 42 Jahre. Aussiedelung eines Brustdrüsenkrebses in den Oberarmschaft mit Spontanfraktur des Humerus

Sekundäre Tumoren im Skelettsystem werden häufig nach dem Brustkrebs der Frau und dem Krebs der Vorsteherdrüse beim Manne gesehen (Abb. 227).
Selbstverständlich gibt es auch Geschwülste, die von den Weichteilen ausgehen. Auch hier muß zwischen gutartigen und bösartigen Tumoren unterschieden werden (Lipome, Fibrome, Neurinome, Weichteilsarkome).

6. Systemerkrankungen des Skeletts

a) Ostitis fibrosa cystica generalisata *b) Ostitis deformans*

a) Ostitis fibrosa cystica generalisata (Recklinghausensche Krankheit)

Ursache: Eine Überfunktion der Nebenschilddrüse ist für dieses Geschehen verantwortlich.
Symptome: Veränderungen des Kalkphosphorstoffwechsels führen zu einer Entkalkung des Skeletts. Die Folge ist eine beträchtliche Erweichung des Knochensystems. Unter der alltäglich gewohnten Be-

lastung verbiegen sich die Knochen. Außer den Veränderungen der Blutchemie und dem Nachweis von Kalzium im Urin, sind die Befunde des Röntgenbildes typisch.

Therapie: Die Behandlung besteht in einer Entfernung eines Neben-Schilddrüsenadenoms.

b) Ostitis deformans (Pagetsche Krankheit)

Ursache: Bisher werden noch die verschiedensten Schädigungsmöglichkeiten angeführt. Auch konstitutionelle Momente werden für diese Erkrankung angeschuldigt.

Symptome: Es kommt zu einem Knochenumbau. Neben Stellen, an denen das neugebildete Knochengewebe keine Verkalkungsneigung zeigt (osteoides Gewebe), werden auch solche Stellen beobachtet, an denen sich Zonen einer starken Sklerosierung entwickeln.

Der Beginn der Erkrankung erfolgt jenseits des 4. Lebensjahrzehnts. Das männliche Geschlecht erkrankt bevorzugt. Die Anfangserscheinungen sind uncharakteristisch, sie werden häufig als rheumatische Schmerzen gedeutet. Später kommt es zu Klopfschmerzen, Verbiegungen von Skelettanteilen (Säbelscheidentibia) und schließlich treten Spontanfrakturen auf. Sehr charakteristisch ist oft die Vergrößerung des Kopfes. Das Röntgenbild zeigt die geschilderten pathologischen Veränderungen mit einer Verdickung einzelner Skelettabschnitte und der Vergröberung der Struktur.

Therapie: Röntgenbestrahlungen können die Erkrankung zum Stillstand bringen. Sonst wird eine symptomatische Behandlung durchgeführt.

D. Aseptische Knochennekrosen

1. Untere Gliedmaße
2. Aseptische Nekrosen im Bereiche des Hüftkopfes
3. Wirbelsäule
4. Obere Gliedmaße

Bei den aseptischen Knochennekrosen handelt es sich um Krankheitsbilder, deren Ätiologie noch nicht voll geklärt ist. Sie führen zu einem typischen Umbau des Knochengewebes, der unter Belastung schwere Skelettdeformierungen hinterlassen kann. Der Sitz der Erkrankung, die häufig nur durch das Röntgenbild gedeutet werden kann, ist typisch. Er betrifft vor allem die Epiphysen, Apophysen und kurzen Knochen.

Pathologisch anatomisch ereignet sich bei dem Krankheitsbild an der Erkrankungsstelle eine epiphysennahe Fissur. Daraus entstehen subchondrale, also unter dem Knorpel liegende Herde, die zu einer Sklerosierung führen. Einsprossende Gefäße bringen eine Auflösung des Knochens mit sich, und unter dem Druck der Beanspruchung resultiert eine Deformierung des erkrankten Knochengewebes. Der Wiederaufbau des Knochengewebes erfolgt nicht mehr in der normalen Gestalt des erkrankten Skelettabschnittes.

Der **Ablauf der Erkrankung,** gleich welcher Lokalisation, läßt sich in verschiedenen Stadien gut am Röntgenbild verfolgen. Im Anfangsstadium ist das Röntgenbild nicht verläßlich.

Ursache: Die Ursachen sind außerordentlich unterschiedlich. Viele aseptische Nekrosen sind typisch als Schäden am wachsenden Skelett. Viele treten vornehmlich beim männlichen Geschlecht auf.

Wir kennen aseptische Knochennekrosen, die nach traumatischen Schäden entstehen. Es gibt aber auch spontane Nekrosen, deren Entstehung und Ursache sehr schwer gedeutet werden kann. Zum Teil können hormonelle Störungen eine Rolle spielen. Zum Teil werden Störungen der Gefäßversorgung z. B. in Form von embolischen Prozessen verantwortlich gemacht. Auch die fehlerhafte Entwicklung der Wachstumsfugen und der Epiphysenverknöcherung werden angeschuldigt.

1. Untere Gliedmaße

Köhler I: Eine Nekrose des Kahnbeins des Fußes kommt meist bei Jungen im Alter vom 4. bis 10. Lebensjahr vor. Häufig wird die Erkrankung als Plattfußbeschwerden gedeutet. Die Erkrankung erkennt man am Röntgenbild.

Köhler II: Bevorzugt werden bei dieser Erkrankung Patientinnen vom 10. bis 18. Lebensjahr betroffen. Die Nekrose erfolgt am Köpfchen des II. oft auch des III. Mittelfußstrahles. Die Beschwerden — besonders beim abgelaufenen Köhler II — ähneln denjenigen des Spreizfußes.

Thiemannsche Erkrankung: Nekrose des Großzehengrundgelenkes, aber auch am Mittelgelenk des 2. Fingers. Auch diese Erkrankung wird bei Jugendlichen gesehen. Man hat sogar eine familiäre Häufung des Geschehens beobachtet.

Apophyseonekrosis calcanei: Es handelt sich um die Nekrose der Apophyse des Fersenbeines.

Osgood — Schlattersche Krankheit — (Apophyseonekrose der Tuberositas tibiae). Diese Erkrankung befällt bevorzugt Jugendliche im Alter von 12 bis 16 Jahren.

Ursache: Neben endokrinen Störungen werden Überbeanspruchungen durch Zug der Quadricepssehne angenommen.

Symptome: Schmerzen besonders bei Kniestreckung, Klopfschmerz in Höhe der Tuberositas tibiae und eine leichte Schwellung kennzeichnen das Krankheitsbild (Abb. 228).

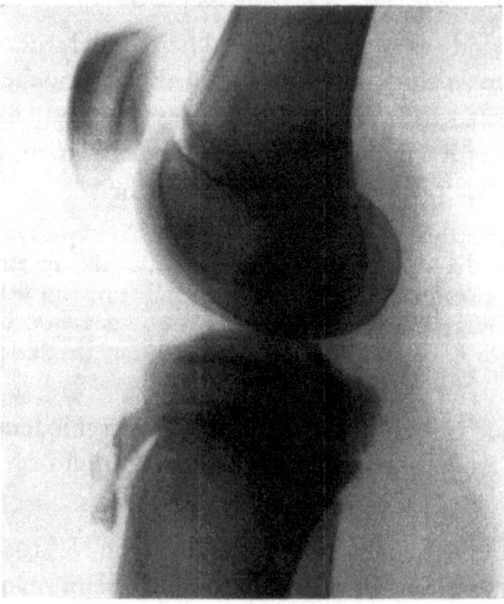

Abb. 228. ♂ 14 Jahre.
Aseptische Nekrose an der Tuberositas tibiae-M. Osgood-Schlatter

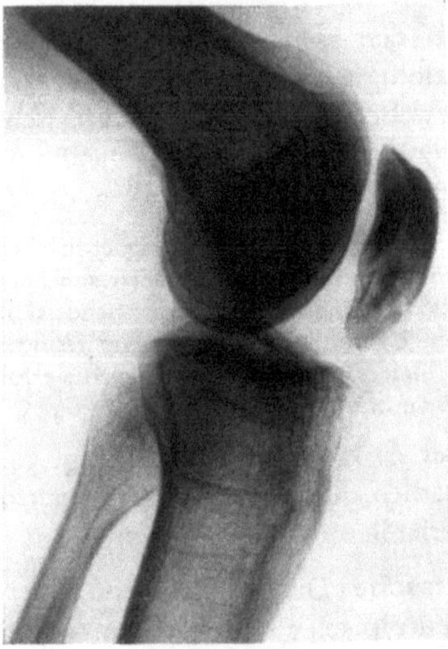

Abb. 229. ♂ 20 Jahre. Aseptische Nekrose an der Kniescheibenspitze. Osteopathia patellae juvenilis

Sinding-Larsen-Johannssonsche Krankheit (Osteopathia patellae juvenilis). Auch bei dieser aseptischen Knochennekrose handelt es sich um ein Geschehen, das sich beim wachsenden Skelett an der Spitze der Patella (Kniescheibe) abspielt. Es kommt zu einem regulären Umbauprozeß der Kniescheibenspitze, der in Ursache und Erscheinungen manche Beziehungen zur *Osgood-Schlatter*schen Krankheit aufweist (Abb. 229).

2. Aseptische Nekrosen im Bereiche des Hüftkopfes

a) Malum coxae juvenilis
b) Hüftkopfnekrose bei sog. angeborener Hüftverrenkung
c) Hüftkopfnekrose bei Schenkelhalsfraktur
d) Caissonnekrose
e) Epiplyseolysis acuta und lenta

a) Malum coxae juvenilis (Perthessche Krankheit)

Es handelt sich um ein Krankheitsbild, das sich in Form aseptisch, nekrotischer Vorgänge am Hüftkopf besonders von Jungen abspielt. Das Alter der Erkrankten beträgt 6 bis 12 Jahre. Nach unauffälligen Initialerscheinungen entwickelt sich ein Umbau im Sinne einer vermehrten Sklerosierung, anschließend daran ein scholliger Zerfall bis der Hüftkopf unter der Belastung des Alltags zusammenbricht. Der Wiederaufbau des geschädigten Hüftkopfes geschieht in der deformierten Form. Ein schwer geschädigtes Hüftgelenk bleibt zurück. Der Hüftkopf bekommt Walzenform (Coxa plana). Auch die Pfanne paßt sich der veränderten Kopfform an. Sie wird entsprechend abgeflacht. Unabhängig davon wird ein ähnlicher Prozeß im Sinne eines Pfannenperthes an der Hüftpfanne selbst gesehen.

Ursache: Neben einer angeborenen Minderwertigkeit der Hüftkopfepiphyse werden Verknöcherungsstörungen und hormonelle Störungen ätiologisch angeführt. Außerdem wurde beobachtet, daß die *Perthes*sche Krankheit gehäuft in sog. Luxationsfamilien (Familie mit sog. angeborenen Hüftluxationen) beobachtet wird.

Symptome: Schonhinken und Schmerzen, sowie Unlust zum Spielen kennzeichnen den sehr uncharakteristischen Beginn der Erkrankung. Die Untersuchung ergibt bei normalen Blutbefunden eine Einschränkung vor allem der Innenrotation und Abduktion des Hüftgelenkes. **Das Röntgenbild** kann im Anfangsstadium nicht verläßlich sein. Das erste röntgenologische Zeichen besteht in einer Verbreiterung des Gelenkspaltes der erkrankten Seite im Gegensatz zur Entzündung, die im Initialstadium zur Gelenkspaltverschmälerung führt. Im ausgeprägten Krankheitsbild sind die Röntgenaufnahmen mit Sklerosierung und Zerfall der Kopfepiphyse typisch (Abb. 230).

Das Bild des abgelaufenen Perthes im Erwachsenenalter zeigt Bewegungseinschränkung. Durch die schwere Gelenkdeformierung entwickeln sich zusätzlich Veränderungen im Sinne einer Arthrosis deformans mit beträchtlichen Beschwerden. Der *M. Perthes* stellt im Sinne Hackenbrochs ebenfalls eine präarthrotische Deformität dar. Die Arbeitsfähigkeit wird durch solche Gelenke schon frühzeitig beeinträchtigt.

Therapie: Die Behandlung muß in einer Verhütung der Kopfverformung bestehen. Bettruhe mit Gipsfixation und Streckzügen sind notwendig. Wenn der Kopfaufbau beginnt, werden entlastende Apparate verordnet. Die Erkrankung verläuft über Monate, ja sogar 1 bis 2 Jahre und erfordert von Eltern und Patient, aber auch von den Pflegern viel Geduld. Außer konservativer Behandlung werden auch Spanverpflanzungen und Bohrungen zur Beschleunigung des Erkrankungsablaufs durchgeführt.

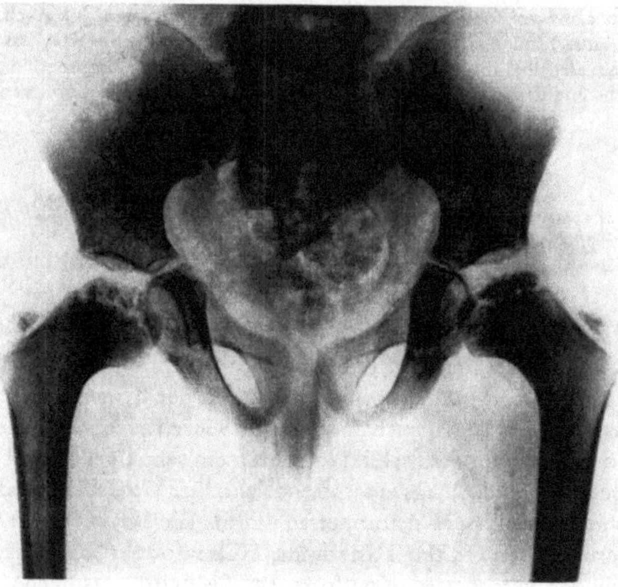

Abb. 230. ♂ 9 Jahre. Doppelseitige *Perthes*sche Erkrankung im Stadium des scholligen Zerfalls

Ist es einmal zu einer Verformung des Hüftkopfes gekommen, dann ist es sehr zweifelhaft, ob die Erhaltung eines solch geschädigten Gelenkes noch möglich ist.

b) Hüftkopfnekrose bei sog. angeborener Hüftverrenkung

Fälschlicherweise als „Luxationsperthes" angesprochen, wird diese Erkrankung oft im Rahmen der sog. angeborenen Hüftverrenkung beobachtet. Sie geht mit ähnlichen röntgenologischen Erscheinungen wie der echte Perthes einher, wird aber nach Ansicht vieler Autoren auf das Repositionstrauma und die lange Fixation in Zwangsstellung bei der Einrenkung zurückgeführt.

c) Hüftkopfnekrose bei Schenkelhalsfraktur

Hierbei dürfte es sich wohl um eine sichere Traumafolge handeln. Sie wird bei der **jugendlichen lateralen Schenkelhalsfraktur** beobachtet und ist im **Alter** beim **medialen Schenkelhalsbruch** eine gefürchtete Komplikation. Sie kann durch weitgehende Zerstörung des Hüftkopfes ein gutes Ausheilungsergebnis des Bruches zunichte machen. Die Frage, ob eine Hüftkopfnekrose nach einer Schenkelhalsfraktur entsteht oder nicht, ist bereits im Augenblick der Verletzung entschieden. Auch traumatische Hüftverrenkungen sind Ursache von Kopfnekrosen.

d) Caissonnekrose (Taucherkrankheit)

Diese aseptische Knochennekrose des Hüftkopfes und Oberarmkopfes tritt im Erwachsenenalter auf. Sie muß unter die berufsbedingten traumatischen Nekrosen eingeordnet werden. Sie entsteht durch Stickstoffembolien bei Arbeiten unter Überdruck, wie dies bei Tauchern und Caissonarbeitern (Brückenbauer) der Fall ist. Verantwortlich ist der allzu schnelle Übergang von Überdruck zu normalen atmosphärischen Verhältnissen.

e) Epiphyseolysis acuta und lenta (Coxa vara adolescentium)

Auch diese Erkrankung kann zu Recht unter die aseptischen Knochennekrosen im Bereiche des Hüftgelenkes eingeordnet werden. Sie tritt im Pubertätsalter auf und führt zu einem Umbauprozeß an der Metaphyse des Schenkelhalses, der an Festigkeit verliert. So kommt es plötzlich (akut) oder langsam schleichend (lenta) zu einem Lösungsprozeß, bei dem der Hüftkopf in der Pfanne bleibt. Der Femur mit Schenkelhalsrest gleitet nach aufwärts, so daß die normale Stellung zwischen Hüftkopf und Schenkelhals verloren geht (Coxa vara).

Die Erkrankung tritt vermehrt bei männlichen Jugendlichen auf. Es handelt sich um Patienten mit dem Bilde einer prolongierten Pubertät. Eine Störung der Geschlechtsreife führt zum längeren Offenbleiben der Wachstumsfugen. Neben Jugendlichen, die in das Bild der Dystrophia adiposogenitalis einzuordnen sind, werden auch solche von ausgesprochen Eunuchoidem Hochwuchs beobachtet.

Symptome: Nach einem an sich harmlosen Ereignis kommt es zu einer plötzlichen Gehunfähigkeit. Häufig beginnt jedoch der Kopfkappenrutsch langsam schleichend mit uncharakteristischen Beschwerden. Durch den Gleitvorgang entwickelt sich eine Beinverkürzung mit Außendrehfehlstellung und einer Bewegungseinschränkung. Beugung im Hüftgelenk ist nur bei gleichzeitiger Abduktion und Außendrehung möglich (positives Drehmannsches Zeichen). Das Röntgenbild in 2 Ebenen deckt erst den Schaden auf (s. Abb. 231a u. b).

Therapie: Im akuten Stadium wird die gerutschte Kopfepiphyse reponiert und genagelt. Bei der Epiphyseolysis lenta muß man wegen der Gefahr der Kopfnekrose mit Repositionen zurückhaltend sein und eine operative Aufrichtung des Hüftkopfes nach Ausheilung des Prozesses durchführen.

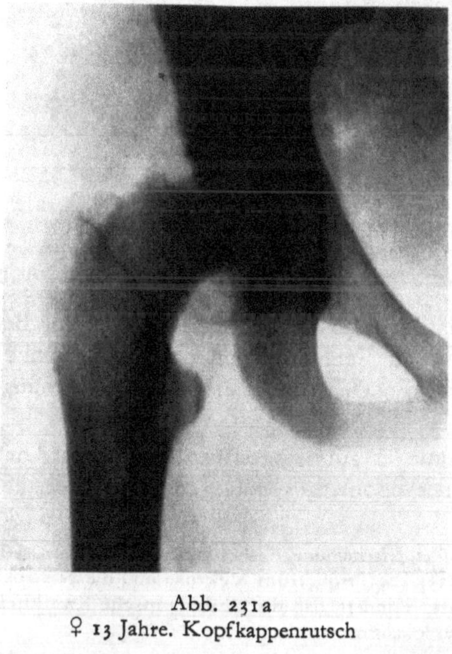

Abb. 231a
♀ 13 Jahre. Kopfkappenrutsch

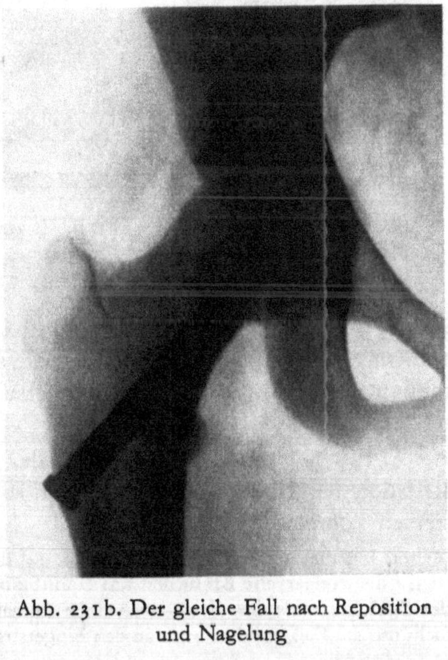

Abb. 231b. Der gleiche Fall nach Reposition und Nagelung

3. Wirbelsäule

Zu den aseptischen Nekrosen der Wirbelsäule zählt die **Scheuermannsche Krankheit** — Adoleszentenkyphose (s. d.). Außerdem wird noch ein weiteres Krankheitsbild an der Wirbelsäule zu den aseptischen Nekrosen gerechnet. Es handelt sich um die **Vertebra plana** (*Legg—Calvé*). Diese Erkrankung trifft Knaben vom 3.—5. Lebensjahr.

4. Obere Gliedmaße

Die häufigste aseptische Nekrose an der Hand betrifft das Mondbein. 1910 von *A. Köhler* beschrieben, gehört die **Mondbeinmalazie** zu den aseptischen Nekrosen, die im Erwachsenenalter auftreten. Sie befällt vorwiegend Männer im Alter von 17 bis 40 Jahren.

Ursache: Auch hier ist noch keine volle Klärung gelungen. Neben Mikrotraumen, wie es vor allem bei Preßluftarbeitern der Fall ist, werden embolische Geschehen verantwortlich gemacht. Von besonderem Interesse ist die Feststellung *Hulténs*, daß eine Kürzung der Elle gegenüber der Speiche — *Hultén*sche Minusvariante — für die Entstehung der Erkrankung eine entscheidende Rolle spielen kann.

Symptome: Unklare Handschmerzen mit Bewegungsbeschränkung und leichter Schwellung werden dann durch ein Röntgenbild als Mondbeinmalazie bestätigt. Auch hier droht die deforme Verheilung mit nachfolgender Arthrosis des Handgelenkes.

Therapie: Neben langdauernder Ruhigstellung werden eine Reihe von Operationsverfahren angegeben, bei denen versucht wird, den Prozeß aufzuhalten und den Wiederaufbau des zerfallenden Mondbeins zu beschleunigen. Zum Teil werden die zerstörten

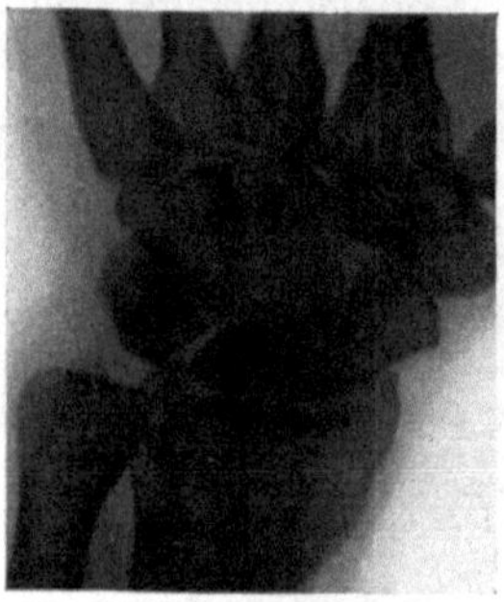

Abb. 232a. ♂ 36 Jahre. Mondbeinnekrose li.

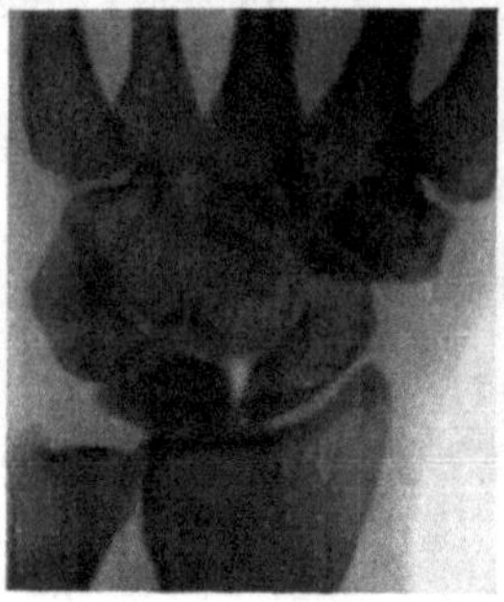

232b. Ersatz des zerfallenen Mondbeines durch eine Plexiglasendoprothese

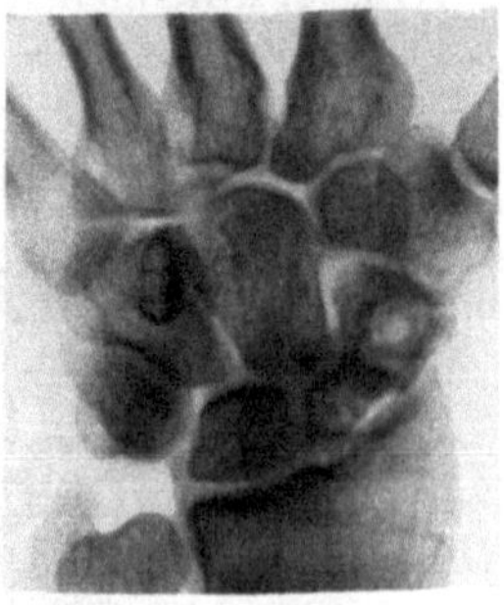

Abb. 233. ♂ 56 Jahre. Nekrose des Kahnbeines der linken Hand mit Cystenbildung

Mondbeine durch künstliche Mondbeine aus Plexiglas ersetzt (Abb. 232a u. b). Bei deformer Verheilung mit entsprechend schweren Veränderungen des Handgelenkes muß man operativ oder durch orthopädische Bandage die Handbeweglichkeit ausschalten.

Als Spätfolge nach der Mondbeinmalazie kann es zum **Carpaltunnelsyndrom** mit Irritation des Nervus Medianus oder zu einer Spontanzerreißung der Fingerbeugesehnen kommen.

Weitere Nekrosen an der Hand — zum Teil mit ähnlichen Erscheinungen, aber anderer — Lokalisation stellen die **Preisersche Krankheit am Kahnbein,** (233), die **Triquetrum Nekrose** und die **Nekrose der Speichenbasis** dar. Es sei auch noch einmal daran erinnert, daß die **Thiemannsche Krankheit** nicht nur am Fuß, sondern auch an den Fingerstrahlen lokalisiert sein kann.

Seltener und daher in Einzelheiten nicht so wichtig sind aseptisch, nekrotische Veränderungen am **Capitulum humeri** und am **Radiusköpfchen,** also im Bereiche des Ellenbogengelenkes. Erstere ist unter dem Namen **Pannersche Krankheit** bekannt. Auf das Vorkommen der Oberarmkopfnekrose wurde bereits bei der Taucherkrankheit verwiesen. Die **Osteochondritis dissecans,** ein Leiden, das zur Ausbildung von „Gelenkmäusen" (freien Gelenkkörpern) an den verschiedensten Gelenken führt, wird ebenfalls unter den aseptischen Nekrosen eingeordn t. Diese Erkrankung ist durch die freien Gelenkkörper oft Ursache von Gelenksperren und Schwellungen. Sie ist besonders häufig am Kniegelenk lokalisiert.

Im allgemeinen gilt für die Behandlung der **aseptischen Nekrosen** die Vorsorge, daß es in den Stadien, bei denen das Knochensystem durch den Umbauprozeß an Stabilität verloren hat, nicht zur Deformierung kommt. Daher sind Ruhigstellung und Entlastung oberstes Prinzip, die bei der Natur der Erkrankung natürlich sehr lange Zeit in Anspruch nehmen müssen. Welcher Weg der Therapie, ob konservativ oder operativ, einzuschlagen ist, muß vom Arzt nach dem Einzelfall entschieden werden.

E. Erkrankungen der Muskulatur

1. Myogelosen
2. Dystrophia musculorum progressiva
3. Myositis ossificans
4. Ischämische Muskelkontraktur

1. Myogelosen

Als Begleitsymptom vieler Erkrankungen, seien es Entzündungen, Haltungsfehler, Haltungsschäden, spielen die Muskelhärten — Myogelosen — eine große Rolle.

Ursache: Neben Überanstrengungen mit Anschoppung von Stoffwechselabbauprodukten lösen rheumatische Geschehen, und vor allem Kältereize, Muskelhärten aus.

Symptome: Es handelt sich um schmerzhafte tastbare Muskelverspannungen über ausgedehnte und lokalisierte Muskelgruppen.

Therapie: Neben Wärme und Bädern sprechen die Myogelosen am besten auf eine gute Muskelmassage an.

2. Dystrophia musculorum progressiva

Diese Erkrankung gehört zu einer Gruppe von Krankheitsbildern, bei denen sich eine muskuläre Dysfunktion (Fehlleistung) entwickelt. Die Ursache für die meisten der Erkrankungen ist nicht bekannt. Sie gehören zu den Grenzgebieten zwischen Neurologie und Orthopädie. Da sie neben Lähmungszuständen auch zu Kontrakturen führen, bedürfen sie häufig sehr eingehender orthopädischer Behandlung.

Die vorgenannte Erkrankung bevorzugt symmetrisch die Rumpfmuskulatur und die rumpfnahen Extremitätenmuskeln. Es kommt zu einem Verlust der kontraktilen Muskelfasern und zur Zunahme des Bindegewebes.

Therapie: Die Behandlung besteht in Übungen zur Erhaltung der verbliebenen Funktion, Kontraktur beseitigung und Apparatversorgung.

In diese Krankheitsgruppe sind noch weitere Krankheitsbilder einzuordnen, sie sollen nur benannt werden, ohne daß ein genaues Eingehen auf ihre einzelnen Symptome und die Ursachen möglich ist. Es handelt sich um die **Myatonia congenita** und die **dystrophische Myotonie,** ferner die **Myasthenia gravis pseudoparalytica.**

3. Myositis ossificans

Das Krankheitsbild führt zu einer langsam weiterschreitenden Muskelverknöcherung. Die Veränderungen werden lokalisiert, aber auch sehr ausgedehnt beobachtet.

Ursache: Unbekannt. Für das lokale Geschehen können traumatische Veränderungen verantwortlich gemacht werden.

Symptome: Die Erkrankung bringt eine zunehmende schmerzhafte Gelenkversteifung mit sich (Abb. 234).

Therapie: Röntgenbestrahlung und symptomatische Behandlung. Im Falle traumatischer Entstehung Ruhigstellung im Gipsverband.

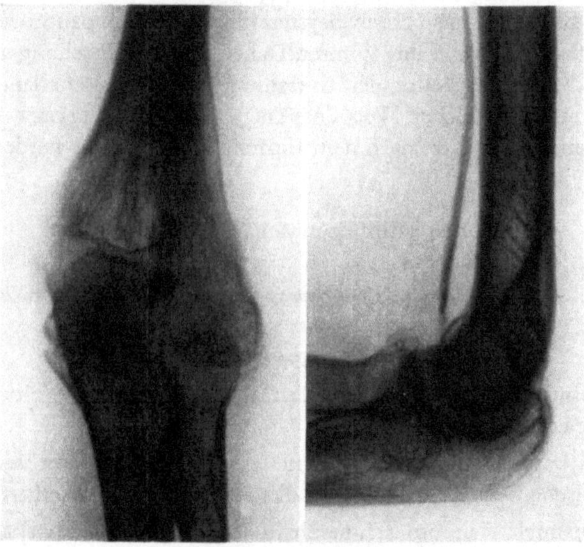

Abb. 234. ♂ 31 Jahre. Myositis ossificans im Bereiche des linken Ellenbogens

4. Ischämische Muskelkontraktur[1])

Diese Erkrankung, die auf dem Boden von Durchblutungsstörungen entsteht, betrifft nicht alleine die Muskulatur. Nerven wie auch Sehnen und vor allem die Faszien sind am krankhaften Geschehen beteiligt. Zwei Lokalisationen sind bevorzugt an der oberen Gliedmaße, der Unterarm und die Hand, am Bein Unterschenkel und Fuß. Die letzte Lokalisation ist aber seltener.

Eine Ischämie (Blutumlaufbehinderung) führt zu einer Atrophie der Muskeln, die fischfleischartig degenerieren. Die Nerven werden atrophisch, und die Fascie bekommt schwerste narbische Veränderungen.

Ursache: Besonders häufig wird dies Geschehen als **Volkmannsche Krankheit** nach der suprakondylären Humerusfraktur im Kindesalter beobachtet. Zum Teil handelt es sich um Direktschädigungen der Gefäße durch die Bruchstücke oder auch um reflektorisch-spastische Schäden am Gefäßsystem. Teilweise führt auch der mit dem Bruch einhergehende Bluterguß zur Blutumlaufbehinderung.

Symptome: Im Beginnstadium Blaufärbung der Finger oder Zehen. Die betroffene Gliedmaße wird kalt, gefühllos. Bald treten abwegige Gefühlssensationen (Parästhesien) auf. Außerdem bestehen große Schmerzen.

[1]) Ischämie = mangelnde Blutzufuhr

Die **ausgeprägte ischämische Kontraktur** zeigt eine Funktionsstörung erheblichen Ausmaßes. Die betroffene Gliedmaße ist atrophisch, muskelschwach, schlecht ernährt. Die Finger stehen in Kontrakturstellung und sind funktionsuntüchtig (Abb. 235).

Therapie: Da das Krankheitsbild eine schwere Schädigung einer Gliedmaße, z. B. einer Hand herbeiführt, muß dem Pflegepersonal das Bild der drohenden ischämischen Kontraktur bekannt und gegenwärtig sein. Nur die Öffnung des Verbandes und die sofortige

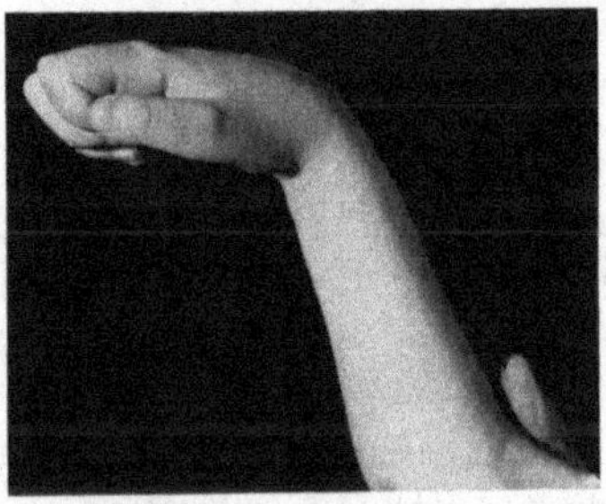

Abb. 235.
♀ 9 Jahre. Schwere ischämische Muskelkontraktur

Hinzuziehung des Arztes können oft den drohenden Schaden von der Gliedmaße abwenden. Der Arzt muß entscheiden, welche weiteren Maßnahmen zur Besserung des Blutumlaufes zu ergreifen sind.

Die ausgebildete ischämische Muskelkontraktur erfordert viel Mühe auf konservativem, oft auch operativem Wege, um eine einigermaßen befriedigende Funktion einer solch geschädigten Gliedmaße wieder herzustellen.

F. Die Erkrankungen der Sehnen und ihres Gleitgewebes

1. Sehnenscheidenentzündung *3. Paratenonitis crepitans* *5. Chronische Schleimbeutelentzündung*
2. Tendovaginitis stenosans *4. Das Ganglion*

An den Sehnen und ihren umgebenden Geweben können sich Infektionen abspielen. Wir denken weniger an die Infektion auf dem Wege bakteriell verunreinigter Verletzungen, die natürlich in nicht unerheblichem Maße Sehnen und ihr Gleitgewebe in Mitleidenschaft ziehen können.

1. Sehnenscheidenentzündung

Eindrucksvoll ist die **Sehnenscheidenentzündung** auf dem Boden chronischer Infekte. Wir unterscheiden die **rheumatische** von der **tuberkulösen** Form. Ihre Abgrenzung ist wegen des schleichenden Verlaufs häufig schwierig. Der bevorzugte Sitz der Erkrankung ist die Beugeseite des Unterarmes bis in die Hohlhand.

Ursache: Eine tuberkulöse Infektion oder aber ein fokaltoxisches Geschehen im Sinne des Rheumatismus können zur Sehnenscheidenentzündung führen.

Symptome: Entlang der Sehnen entsteht eine Schwellung, die langsam größer wird. Anfänglich ist die Schwellung flüssigkeitsgefüllt und fluktuiert. Da sie vom Handgelenkband in ein 2-kammeriges Gebilde eingeschnürt wird, spricht man von einem **Zwerchsackhygrom.** Später enthält die Anschwellung bei der Tuberkulose reiskornähnliche Fibrinzotten.

Bei der **rheumatischen Erkrankung** können die Sehnen auf das schwerste mitbeteiligt sein, so daß es sogar zum Sehnenverlust kommen kann.

Therapie: Antirheumatisch oder tuberkulostatisch. Am besten wird der gesamte Sehnenscheidensack operativ entfernt.

2. Tendovaginitis stenosans (schnellender Finger)

Ursache: Durch eine Verdickung der Sehne — z. B. bei Ausriß einzelner Sehnenbündel auf traumatischer Basis oder durch eine Einengung der Sehnenscheide — entsteht eine Behinderung der Gleitfähigkeit der Fingerbeugesehnen, meist in Höhe der Fingergrundgelenke.

Symptome: Die Fingerbeugung und Streckung ist nur unter einem Schnapp- oder Schnellphänomen, das zum Teil sehr schmerzhaft ist, möglich.

Ein ähnliches Geschehen wird an der kurzen Strecksehne des Daumens und am Daumenabspreizer gesehen (Tendovaginitis stenosans — de Quervain).

Auf der Daumenbeugeseite ist dieses Geschehen auf angeborener Basis als **Pollux flexus** bei Säuglingen und Kleinkindern oft sogar doppelseitig bekannt.

Therapie: Der Arzt wird durch operative Erweiterung der Sehnenscheiden dafür Sorge tragen, daß der Sehnengleitvorgang ungehindert vonstatten gehen kann.

3. Paratenonitis crepitans

Ein eigenes Krankheitsbild ist in der **Paratenonitis crepitans** zu erkennen. Die Erkrankung betrifft Sehnen ohne Sehnenscheiden. Sie führt zu Veränderungen des Sehnengleitgewebes. Bevorzugt sind Sehnen, die größeren Beanspruchungen ausgesetzt sind, z. B. die Daumenstrecksehne, Achillessehne und der vordere Schienbeinmuskel beim Autofahrer.

Symptome: Entlang der Sehnen, über denen die Hauttemperatur erhöht ist, spürt man bei Bewegungen ein knarrendes krepitierendes Geräusch. Bewegung ist schmerzhaft.

Therapie: Ruhigstellung, Ichthyolverbände.

4. Das Ganglion

Fälschlich als Überbein an der Hand bezeichnet, handelt es sich bei dieser kleinen Geschwulst am Hand-, Knie- oder Fußgelenk entweder um eine Aussackung einer Sehnenscheide oder der Gelenkkapsel. Die **Ursache** ist unbekannt.

Symptome: Meist stellt sie sich als eine prallelastische Geschwulst dar, die im allgemeinen keine Beschwerden macht. Ausnahmsweise kann sie einen Nerven durch ihre Lokalisation unter Druck setzen.

Therapie: Vom unblutigen Zerdrücken über Injektionsbehandlung bis zur operativen Entfernung gibt es viele Wege zu ihrer Beseitigung. Bei allen Verfahren ist die Rückfallneigung (Rezidiv) sehr groß.

5. Chronische Schleimbeutelentzündungen

Es handelt sich um wiederholte Entzündungen der Schleimbeutel, die besonders bei chronischen Traumen entstehen können. Sie führen zu Schwellungen und Gelenkbehinderungen. An der Kniescheibe ist diese Erkrankung bei Personen zu sehen, die häufiger knieen müssen („Dienstmädchenknie").

G. Erkrankungen des zentralen und peripheren Nervensystems

1. Schlaffe Lähmungen *2. Spastische Lähmungen* *3) Tabes und Syringomyelie*

Die Erkrankungen, die unter dieser Gruppe eingeordnet werden, gehören ebenfalls zu denjenigen, die in das Grenzgebiet Orthopädie, Neurologie, ja sogar Kinderheilkunde zu rechnen sind.

Wir unterscheiden nach dem Sitz des Schadens zwischen 2 großen Gruppen von Nervenschädigungen. Es handelt sich um

I. die schlaffen Lähmungen,
II. die spastischen Lähmungen.
III. Tabes und Syringomyelie

1. Schlaffe Lähmungen

1. Neben **traumatischen Schädigungen** der peripheren Nerven mit entsprechenden motorischen, sensiblen Ausfällen und Störungen der Trophik spielt die

2. **Poliomyelitis ant. acuta** (spinale Kinderlähmung oder *Heine-Medin*sche Krankheit) die bedeutendste Rolle.

Nicht nur Kinder, sondern auch in großer Zahl Erwachsene werden von dieser Erkrankung befallen. Sie zählt zu den Infektionskrankheiten (Bd. I S. 170).

Ursache: Es handelt sich um eine Virusinfektion. Die Viren dringen durch den Magen-Darmkanal oder den Nasen-Rachenraum in den Körper ein. Sie führen zu Entzündungen im Bereiche der motorischen Vorderhörner des Rückenmarks. Die motorischen Vorderhornzellen werden zerstört oder schwer geschädigt, so daß schlaffe Lähmungen entstehen.

Symptome: Eine oder mehrere Muskelgruppen können betroffen sein. Bei der Schädigung der Vorderhornzellen kann es zu irreversiblen (nicht wiederherstellbaren) oder auch reversiblen (vorübergehenden) Schäden kommen. Dies letztere ist die Folge eines entzündlichen Ödems, das sich nach Abklingen der Entzündung zurückbildet. So kommt es auch zur teilweisen Rückbildung der Lähmungserscheinungen.

Durch die Schädigung der motorischen Nervenendplatten kommt es in den erkrankten Abschnitten zur Muskelatrophie. Die Lähmung beeinflußt bei Kindern das Längenwachstum. Die erkrankte Gliedmaße bleibt häufig im Wachstum gegenüber der gesunden Seite zurück. Sie ist atrophisch und zeigt schwere Durchblutungsstörungen.

Der Verlauf der Erkrankung ist unterschiedlich. Ohne wesentliche Vorerscheinungen kann es zu plötzlichen Lähmungen — Früh- oder Morgenlähmung — kommen. Der klassische Verlauf spielt sich aber in mehreren Stadien ab:

a) Prodromalstadium,
b) paralytisches (Lähmungsstadium),
c) Reparationsstadium,
d) Endstadium.

Aus den bereits erwähnten Gründen, nämlich einer Teilschädigung der Vorderhornzellen durch das Begleitödem, muß das Bild der **Anfangslähmung** nicht als endgültig betrachtet werden. Das Lähmungsbild ändert sich. Das **Endstadium** ist mit Ablauf des 2. Jahres nach Beginn der Erkrankung erreicht. Von diesem Zeitpunkt an kann mit einer weiteren Rückbildung der Lähmungen nicht mehr gerechnet werden.

Das Lähmungsbild richtet sich nach dem Ausmaße der Infektion. Am schwersten sind jene Zustände zu beurteilen, bei denen außer den Gliedmaßen die **Atemmuskulatur** gelähmt ist.

Neben den Lähmungen entwickeln sich Gelenkfehlstellungen, Kontrakturen, Atrophien, Wachstumsstörungen u. ä. Schäden.

a) 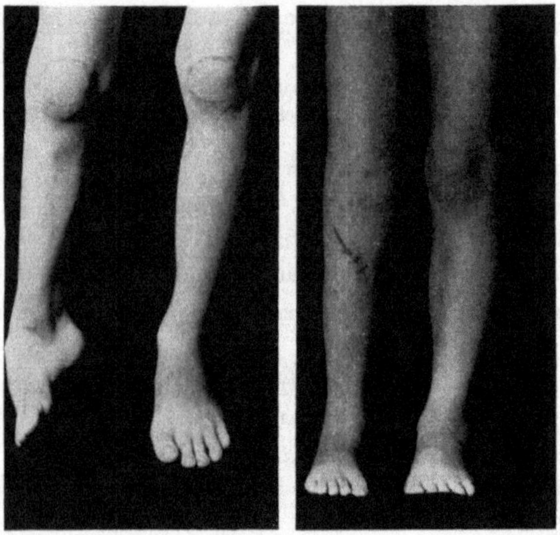 b)

Abb. 236a. Lähmungsklumpfuß re.
Abb. 236b. Der gleiche Fuß nach Rotationsosteotomie und Verpflanzung des Musc. tib. ant. nach lateral

Therapie: Die Erkrankung tritt mit **jahreszeitlichen Spitzen** im Frühjahr und Herbst auf. Sie kann durchaus epidemisch verlaufen. Man hat beobachtet, daß Anstrengungen wie Reisen, Sport u. ä. für die Entstehung der Erkrankung förderlich sind. Daher sollte man in den Zeiten erhöhter Gefährdung derartige Belastungen vorsorglich vermeiden.

Bei Ausbruch der Erkrankung richtet sich die Behandlung nach dem Lähmungsbild. Bei Lähmungen der Atemmuskulatur ist die Anwendung der **eisernen Lunge** erforderlich. Die weitere Therapie ist darauf ausgerichtet, mit warmen Packungen der erkrankten Gliedmaßen die Schmerzen zu lindern und die verbliebene Muskulatur besser zu hyperämisieren. Exakte Lagerung schon zum Beginn der Erkrankung soll Kontrakturen der Gelenke und die Überdehnung der Muskulatur verhüten.

Später muß für jeden Einzelfall entschieden werden, inwieweit durch orthopädische Apparate oder durch operative Eingriffe mit Gelenkopferungen und Muskelverpflanzungen eine funktionelle Steigerung der geschädigten Gliedmaßen möglich ist (Abb. 236a u. b). Die Impfung der Bevölkerung in den letzten Jahren hat zu einem bemerkenswerten Rückgang der Erkrankungshäufigkeit geführt.

3. Entbindungslähmung. Eine besondere Form der traumatischen Schädigung peripherer Nerven stellt die sog. Entbindungslähmung dar.

Ursache: Bei schwierigen Geburten, besonders durch künstliche Geburtshilfe, ist die Möglichkeit der Quetschung, Zerrung oder gar Zerreißung von Strängen des Plexus brachialis — (Armnervenhauptstamm) gegeben.

Symptome: Je nach dem Sitz der Schädigung unterscheiden wir eine obere Plexuslähmung (Typ Erb) und eine untere Plexuslähmung (Typ Klumpke). Während bei der *Erb*schen Lähmung die Schulter- und Oberarmmuskulatur betroffen ist, erstreckt sich die *Klumpke*sche Lähmung vorwiegend auf Unterarm und Handmuskulatur. Man muß diese Verletzungsfolgen von den **Distorsionen der Schulter** unter der Geburt und dem Bild der sog. **Parrotschen Lähmung** abgrenzen. Die *Parrot*sche Lähmung ist eine Epiphysenlösung auf dem Boden einer syphilitischen Erkrankung.

Therapie: Lagerung des verletzten Armes unter Entspannung der geschädigten Muskulatur. Dies gilt beim Säugling in seiner Ruhehaltung bei Außendrehung und Abspreizung des Armes im Schultergelenk.

2. Spastische Lähmungen

a) Spastisch infantile Zerebrallähmung — *b) Spastische Lähmungen beim Erwachsenen*

Diese Erkrankungen treten ebenfalls in den verschiedenen Altersstufen auf. Sie werden in sehr unterschiedlichen Formen beobachtet. Immer handelt es sich um Schäden, die das I. Neuron betreffen, also im Zentralnervensystem ihre Lokalisation haben. Wir können sie der Krankheitsursache nach in verschiedene Krankheitsgruppen aufgliedern.

a) Spastisch infantile Zerebrallähmung (spastische Kinderlähmung)

Die spastisch infantilen Zerebrallähmungen sind im Formenkreis wie in der Ursache außerordentlich uneinheitlich. Wir unterscheiden der Ausbreitung der Erkrankung nach

a) Hemiplegie — Halbseitenlähmung, b) Diplegie — (*Little*sche Krankheit), c) Tetraplegie — Vierfachlähmung.

Ursachen: Die Ursachen, die zu diesen Lähmungsbildern führen, sind ebenso verschieden wie die klinischen Bilder. Auch der Zeitpunkt, zu dem die Schädigung das Zentralnervensystem betrifft, ist uneinheitlich. Vom Zeitpunkt, zu dem die Schädigung eintritt, hängt zu einem entscheidenden Teil das Urteil über die Krankheitsvoraussage ab. Je früher die Schädigung das ZNS betrifft, desto unreifer ist das Gehirn, und um so umfassender muß auch der zu erwartende Schaden sein. Dies gilt neben dem Ausmaß der Lähmungsbilder für die Entwicklung des Intellektes. Schwachsinnigkeit bis Vollidiotie werden bei den spastischen Kinderlähmungen neben durchaus normaler geistiger Entwicklung gesehen.

Grundsätzlich müssen wir hinsichtlich des Zeitpunktes der Schädigung 3 Formen der Erkrankung trennen.

α) Intrauterine Schäden — Fehlerhafte Anlagen des Gehirns mit zu kleiner Entwicklung der Hirnrinde beruhen auf Keimfehlern oder Erkrankungen der Mutter während der Schwangerschaft. Die Syphilis als Geschlechtskrankheit und Infektionskrankheiten der Mutter spielen eine wesentliche Rolle. Auch die Rh-Unverträglichkeit ist als schädigender Faktor hervorzuheben.

β) Unter der Geburt — langandauernde Geburten, Geburtskomplikationen mit Blutungen oder eine Asphyxie (Atemstörung) unter der Geburt können einen Gehirnschaden herbeiführen.

γ) **Nach der Geburt** führen Entzündungen des Gehirns und der Hirnhäute zu entsprechenden Ausfällen.

Prognostisch sind die erworbenen spastischen Lähmungen nach der Geburt günstiger zu beurteilen. Sie kommen auch in der überwiegenden Zahl der Fälle in Form der spastischen Hemiplegie vor.

Symptome: Die Erkrankung ist durch Lähmungen, Spasmen und unwillkürliche Bewegungen ausgezeichnet. Bestimmte Muskelgruppen sind bevorzugt befallen. So gilt dies bei der Hemiplegie **am Arm** für die Gruppe der Armbeuger, Pronatoren und Handbeuger, **am Bein** sind es die Kniebeuger und Plantarflektoren des Fußes. Das klinische Bild der **Hemiplegie** zeigt eine typische Hand- und Armstellung und am Bein den adduzierten Oberschenkel mit Kniebeugekontrakturen und Spitzfuß. Die Armfunktion in diesen Fällen ist immer schlechter als die Beinfunktion. Die Erkrankten werden auf alle Fälle gehfähig.

Bei der **Tetra-** und **Diplegie** sind besonders an den Beinen die Spasmen der Adduktorenmuskulatur störend. Sie führen die Beine im Sinne eines „Crossing over" übereinander, so daß das Gehen in diesen Fällen schwierig, ja oft unmöglich ist.

Die Spastiker-Kinder sind gegenüber Änderungen ihrer Umgebung außerordentlich empfindlich. Sensible Reize können bereits beträchtliche Spasmen auslösen. Aber auch ihr psychisches Verhalten zeigt die große Abhängigkeit von der Umwelt. Die Kranken brauchen lange, bis sie sich an eine neue Umgebung gewöhnt haben.

Das Ausmaß der einzelnen Störungen ist bei Spastikern unterschiedlich und hängt weitgehend von dem anatomischen Sitz der Schädigung ab. Wir kennen Formen, bei denen wurmförmige Bewegungen (Athetose) oder ungewollte Zwangsbewegungen (Chorea) gegenüber der Spastik vorherrschen.

Die Spastik kann im Laufe des Lebens geringer werden. Durch Zwangshaltungen haben sich aber mittlerweile Gelenkkontrakturen eingestellt, die die normale Funktion einer Gliedmaße unmöglich machen.

Spasmen sind außerordentlich quälend. Da auch die Spasmen zum Teil die mimische Muskulatur betreffen, grimassieren Spastiker häufig. Derjenige geht jedoch fehl, der glaubt, daß dieses Grimassieren eine Aussage über den Intelligenzgrad eines Spastikers erlaubt.

Therapie: Die Behandlung der Spastiker ist außerordentlich schwierig. Aus der unterschiedlichen geistigen Leistung der einzelnen Spastiker läßt sich dies ableiten. Man wird sich häufig mit ganz bescheidenen Behandlungsergebnissen zufrieden geben müssen. Spastiker benötigen auf Grund ihrer Störungen sehr vielfältige und sorgsame Pflege. Das Pflegepersonal muß Geduld und viel Verständnis für die besondere Lage dieser Kranken aufbringen.

Durch angloamerikanische Erfahrungen angeregt, hat man auch in Deutschland mit der Zusammenfassung der Spastiker in sog. **Spastikerzentren** begonnen, um die Möglichkeiten der Behandlung auf das ergiebigste auszunützen.

Die Behandlung beim Spastiker wird auf den Einzelfall zugeschnitten. Man nützt primitive Reflexe zur Behandlung aus. Neben der Krankengymnastik mit Dehnungen, Muskel- und Intentionsübungen wird auch die Beschäftigungstherapie in den Behandlungsplan eingesetzt. Von Fall zu Fall ist zu entscheiden, ob die Verordnung eines orthopädischen

Apparates oder von Schienen zweckmäßig ist. Zurückhaltung übt der Arzt in der Anwendung operativer Behandlungsverfahren, von denen eine Reihe am Nervensystem wie an den Muskeln und sogar an Knochen und Gelenken angreifen.

b) Spastische Lähmungen beim Erwachsenen

Spastische Lähmungen im Erwachsenenalter in Form der spastischen Hemiplegie werden nach Hirnerweichungen und Blutungen beobachtet **(apoplektischer Insult).** Sie werden mit Schienen und vorsichtiger Krankengymnastik behandelt. Das Hauptproblem stellt die Grunderkrankung dar, deren Therapie internistisch ausgerichtet sein muß.

Verletzungen des Rückenmarks durch Frakturen (Brüche und Verrenkungsbrüche) oder nach Entzündungen der Wirbelsäule (s. Spondylitis) können je nach der Höhe der Läsion spastische Lähmungen im Gefolge haben.

Bei diesen Schädigungen sind neben der motorischen Funktion noch die Sensibilität und häufig die Funktion von Blase und Mastdarm gestört.

Die Erkrankungen sind bei Fortbestehen der Lähmung durch aufsteigende Harnwegsinfektionen und das Auftreten von Dekubitalgeschwüren hinsichtlich der Lebenserhaltung sehr bedroht. Früher waren tödliche Ausgänge in sehr großer Zahl zu erwarten. Heute haben sich die Chancen unter einer systematischen Behandlung der Querschnittsgelähmten sehr gebessert. Man bringt diese schwergeschädigten Menschen frühzeitig aus dem Bett. Durch Training der erhaltenen oberen Gliedmaßen läßt sich dies erreichen. Mit einfachen leichten Beinapparaten gelingt es, die Gelähmten zu einer leidlichen Fortbewegung zu bekommen. Sie werden unabhängiger von Rollstühlen, und die Gefährdung mit Druckgeschwüren (Dekubitalulzera) ist geringer. Außer der exakten Übung der Fortbewegung gelingt es mit Hilfe des sog. Blasentrainings häufig wieder eine leidliche automatische Blasenfunktion zu erzielen und so die Komplikationen von Harnwegsinfekten auf ein Mindestmaß zu begrenzen.

Bei querschnittsgelähmten Personen sind besonders große pflegerische Aufgaben zu bewältigen.

3. Tabes und Syringomyelie

Bei den vorgenannten beiden neurologischen Krankheitsbildern handelt es sich um Störungen im Bereiche des Rückenmarks, die mit Ausfall der Tiefensensibilität, trophischen Veränderungen und Gangstörungen verbunden sind.

Ursache: Tabes — Syphilis; Syringomyelie — nicht bekannt. Möglicherweise spielen erbliche Faktoren (Status dysraphicus) eine Rolle.

Symptome: Außer den bereits angeführten klinischen Erscheinungsbildern sei an die Entstehung neuropathischer Gelenkschäden erinnert (s. d.), die wohl in der Hauptsache die Notwendigkeit orthopädischer Behandlung mit sich bringen.

H. Die Erkrankungen des Gefäßsystems

1. Die Venen   2. Die Arterien

1. Venen

Am Venensystem spielen Erweiterungen im Sinne von **Krampfadern** eine wesentliche Rolle (Varizen) (Abb. 237).

Ursache: Zur angeborenen Bindegewebsschwäche kommen ungünstige Abflußverhältnisse des venösen Blutes mit Stauungen an den Beinen. Schwangerschaften fördern ebenso wie stehende Berufe und ungünstige Kleidung die Ausbildung des Krampfaderleidens, wenn die Disposition hierfür vorliegt.

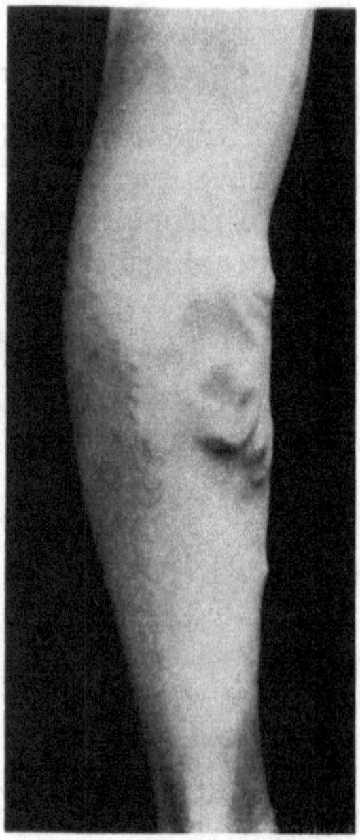

Symptome: Einseitig oder doppelseitig kommt es zur Schlängelung und Ausweitung des Venensystems. Oberflächliche Varizen werden sofort sichtbar. Auch das tiefe Venensystem kann an der gleichen Erkrankung beteiligt sein. Durch den Blutrückstau entstehen Schwellungen der Unterschenkel und Füße. Die Haut wird verändert. Es entstehen Ekzeme und Pigmentveränderungen der Haut der erkrankten Gliedmaße. Der chronische Sauerstoffmangel führt zum **Ulcus cruris** (Unterschenkelgeschwür), das mit einem harten kallösen Rand bei schlechten Granulationen nur wenig Heilungsneigung zeigt.

Die Varizen sind durch die geringe Blutzirkulation zur Abscheidung von **Gerinnseln (Thromben)** prädestiniert. Oft

Abb. 237. Ausgedehntes Krampfaderpaket am linken Unterschenkel

ist der gesamte Verlauf einer solchen Vene schmerzhaft verhärtet. Regelrechte Entzündungen mit Fieber und großen Schmerzen (Thrombophlebitis) entwickeln sich. Die Gefahr dieses Geschehens besteht in der Möglichkeit einer Lösung von Gerinnseln, die mit dem Blutstrom fortgerissen werden können.

Alle Faktoren, die die Zirkulation beeinträchtigen, sind für die Entstehung von Thrombophlebitiden förderlich. Bei operativen Eingriffen älterer Menschen stellen solche Ereignisse eine ernste Komplikation des postoperativen Verlaufes dar.

Therapie: Krampfadern werden nach Möglichkeit durch Injektionstherapie oder operativ verödet. Die Behandlung erstreckt sich auf eine Förderung der Zirkulation mit Stützverbänden und krankengymnastischen Übungen und Lagerungen. Diese Maßnahmen sind bei einem von Thrombophlebitis bedrohten Personenkreis auch als vorbeugende Therapie anzuwenden. Ferner werden heute eine Reihe Medikamente teils prophylaktisch, teils in der Behandlung verabreicht.

2. Arterien

Eine Reihe von Erkrankungen der Schlagadern (Arterien) stellen uns vor Probleme, mit orthopädischer Behandlung die Durchblutung zu bessern. Diese Erkrankungen berühren den Interessenkreis des Internisten, Chirugen und Orthopäden. Aus jedem der genannten Fachgebiete sind Beiträge zur Diagnostik und Erforschung der arteriellen Erkrankungen und zur Verbesserung der Therapie gebracht worden. Wenn es auch grundsätzlich eine große Zahl mehr oder weniger unterschiedlicher arterieller Krankheitsbilder gibt, so können wir 2 große Gruppen sicher trennen, bei denen selbstverständlich untereinander Übergänge möglich sind.

a) **Funktionelle Gefäßerkrankungen:** Hierzu zählt die *Raynaud*sche Krankheit.

b) **Organische Gefäßerkrankungen:** Darunter versteht man pathologische Schädigungen am Gefäßsystem, die zu einer Verlegung der Gefäßlichtung führen.

Ursache: Die Ursachen der arteriellen Gefäßerkrankungen sind unterschiedlich. Neben Stoffwechselstörungen wie dem Diabetes (Zuckerharnruhr) sind es vor allem die Arteriosklerose, aber auch Gifte (Nikotin) und endokrine Störungen, die zu Durchblutungsstörungen Veranlassung geben. Selbstverständlich ist der Angriffspunkt des Schadens im einzelnen uneinheitlich.

Symptome: Frühzeitig treten krampfartige Schmerzen in der Wade auf. Die Patienten klagen über schlechte Gehleistung. Sie müssen nach wenigen Schritten stehenbleiben, bis sich der krampfartige Schmerz wieder gelöst hat (intermittierendes Hinken). Der Volksmund spricht sehr treffend von der „Fensterguckerkrankheit". An den Zehen entwickeln sich schlecht heilende Nagelbettentzündungen. Die Zehen sind blaß. Bei der *Raynaud*-Krankheit gilt das gleiche für die Finger (Digitus mortuus). Da es sich bei den funktionellen Erkrankungen um einen Gefäßkrampf handelt, ist ein Rückgang der Erscheinungen zu beobachten.

Von funktionellen Gefäßerkrankungen werden mehr Frauen und von organischen Erkrankungen häufiger Männer befallen.

Unter der Wärmeanwendung und Maßnahmen zur Anregung der Durchblutung, wie Wechselbäder, verstärken sich sehr oft die Schmerzsensationen.

Die Gefahren der Durchblutungsstörung liegen in der Ausbildung von Nekrosen (Gewebszerfall). Sehr häufig gelingt es nicht mehr, diese Prozesse im Fortschreiten zu hindern. Die Amputation der Gliedmaße ist die Folge. Am Bein ist vielfach nicht mehr eine Unterschenkelabsetzung, sondern nur die Amputation des Oberschenkels ausreichend. Gefäßerkrankungen bekommen auch noch dadurch Bedeutung, daß sie sich nicht alleine an den Gefäßen der Gliedmaßen, sondern an denjenigen der inneren Organe in gleicher Weise abspielen.

Durchblutungsstörungen sind durch fehlende Pulse und durch eine Reihe von Untersuchungsmethoden, zu denen unter anderem der „*Ratschow*sche Arbeitsversuch" zählt, nachzuweisen. Auch das Röntgenbild wird mit zu Rate gezogen. Arteriosklerotische Veränderungen lassen sich an Verkalkungen auf der Leeraufnahme erkennen. Mit Kontrastmitteln gelingt es außerdem, das Gefäßsystem darzustellen (Angiographie). Sowohl über funktionelle wie organische Störungen lassen sich eine Menge Aussagen durch solche Untersuchungsmethoden machen.

Therapie: Die Behandlung richtet sich nach dem Grundleiden. Medikamentöse Therapie und physikalische Maßnahmen werden zur Erweiterung des Gefäßsystems angewendet. Auch operative Maßnahmen mit Angriff am vegetativen Nervensystem (Sympathektomie) und partieller Ersatz verschlossener (obliterierter) Gefäßabschnitte werden vorgenommen. In ganz schweren Fällen läßt sich aber leider die Amputation oft kaum umgehen.

J. Spezielle Orthopädie nach Körperregionen

1. Wirbelsäule *2. Obere Extremität* *3. Untere Extremität*

Eine Reihe orthopädischer Erkrankungen läßt sich in der bisher getroffenen Einteilung der Erkrankungen nur unter Schwierigkeiten einordnen. Sie sollen in einem eigenen Kapitel nach ihren Regionen zusammengefaßt werden. Auch hier gibt es selbstverständlich Beziehungen zu Krankheitsbildern, die bereits besprochen sind. Da aber eine jede Einteilung von Krankheitsbildern künstlich ist, lassen sich Überschneidungen nur sehr schwer vermeiden.

1. Wirbelsäule

In den vorangegangenen Kapiteln sind die verschiedensten Erkrankungen der Wirbelsäule dargestellt worden. Es fehlt noch ein Hinweis auf ein Geschehen, das sich zumeist am Übergang der Lendenwirbelsäule zum Kreuzbein abspielt. Seine Ätiologie ist bislang noch sehr umstritten. Es handelt sich um die **Spondylolisthesis (Wirbelgleiten).**

Ursache: Angeschuldigt werden, neben angeborenen Wirbelbogenspaltbildungen, eine Dysplasie, traumatische Störungen und Umbauvorgänge durch Überlastung an den Wirbelbögen. Für jede Theorie gibt es durchaus verständliche Erklärungen. Eine einheitliche Auffassung ließ sich bislang noch nicht finden.

Symptome: Dem Geschehen liegt eine Wirbelbogenspaltbildung in der sogenannten Interartikularportion (Zwischengelenkstück) der Wirbelbögen zugrunde. Die Wirbelsäule hat keinen Halt, und bei Degeneration der zugehörigen Bandscheibe ergibt sich ein Abgleiten des oben liegenden Wirbelsäulenanteiles über dem unterhalb liegenden, der bis zu Wirbelkörperbreite betragen kann. Der Vorgang geschieht langsam. Die Natur versucht durch Knochenanlagerungen den Gleitvorgang aufzuhalten. Aus dem Gleitvorgang entstehen Schmerzen, die teils im Ischiasnerven, teils im Kreuz lokalisiert sind. Ein Hohlkreuz mit Dellenbildung am Lendenwirbelsäulen-Kreuzbeinübergang sind verdächtige klinische Zeichen. Das Röntgenbild weist meist die richtige Diagnose.

Therapie: Wenn es der Allgemeinzustand und das Alter der Kranken erlauben, wird der betroffene Wirbelsäulenabschnitt operativ durch eine Spanplastik stabilisiert. In anderen Fällen ist Versorgung mit Mieder oder Korsett angezeigt.

2. Obere Extremität

a) Die habituelle (gewohnheitsmäßige) Schulterverrenkung
b) Skalenussyndrom
c) Periarthritis humero scapularis
d) Epicondylitis
e) Dupuytrensche Kontraktur
f) Sudeck-Syndrom

a) Die habituelle (gewohnheitsmäßige) Schulterverrenkung

Ursache: Auf dem Boden einer angeborenen minderwertigen Gelenkanlage, häufiger jedoch bei nicht korrekt verheiltem Bandkapselapparat nach traumatischer, also unfallbedingter Schulterverrenkung entwickelt sich die gewohnheitsmäßige Verrenkung.

Es genügen Tätigkeiten des Alltags, sogar unkontrollierte Bewegungen im Schlaf, um die Verrenkung herbeizuführen. In der Vorgeschichte der Kranken werden oft zahllose Schulterverrenkungen angegeben.

Therapie: Die Behandlung bei jungen, sporttreibenden Menschen muß immer operativ sein. Mit knöchern-muskulären Kombinationsoperationen gelingt es, das Gelenk so zu festigen, daß wieder Sportfähigkeit eintritt.

b) Skalenussyndrom

Ursache: Angeborene Anomalie am M. scalenus.

Symptome: Reizerscheinungen im Bereiche des Armplexus und Störungen der Blutzirkulation des Armes.

Therapie: Operative Beseitigung der Einengung.

c) Periarthritis humero-scapularis

Es handelt sich um den Sammelbegriff eines Erkrankungsprozesses, der sich vornehmlich in der über dem Schultergelenk liegenden Sehnenplatte abspielt. Darunter sind Degenerationen im Bereiche der Supraspinatussehne und ähnliche Veränderungen im Verlaufe der Bizepssehne einzuordnen (Abb. 238).

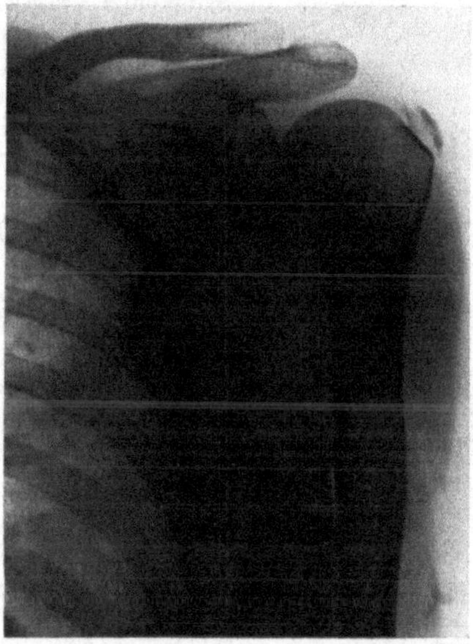

Abb. 238.
♀ 42 J. Ausriß d. Supraspinatussehne

Ursache: Degenerative Veränderungen der Halswirbelsäule. Chronische Infekte, toxische Geschehen, Unfall und Unterkühlungsschaden.

Symptome: Das betroffene Schultergelenk ist schmerzhaft teilsteif. Besonders beeinträchtigt ist die Außen- und Einwärtsdrehung des Armes in der Schulter. Häufig stehen unerträgliche Schmerzen besonders nachts im Vordergrund. Der Röntgenbefund ist trotz beträchtlicher klinischer Erscheinungen oft sehr gering. Zuweilen findet sich eine Verkalkung der Bursa subdeltoidea.

Therapie: Krankengymnastische Behandlung, Wärme, Massage. Oft muß der Arzt das Gelenk vorsichtig in Narkose mobilisieren. Gelenkinjektionen können die Schmerzen lindern.

d) Epicondylitis (Tennisellenbogen)

Ursache: Übermäßige Beanspruchung des Ursprungs der Unterarmmuskulatur — wie z. B. beim Tennisspiel oder beim Auswringen der Wäsche — wird ebenso wie ein degenerativer Prozeß an der Halswirbelsäule als Ursache für die Beschwerden angeführt.

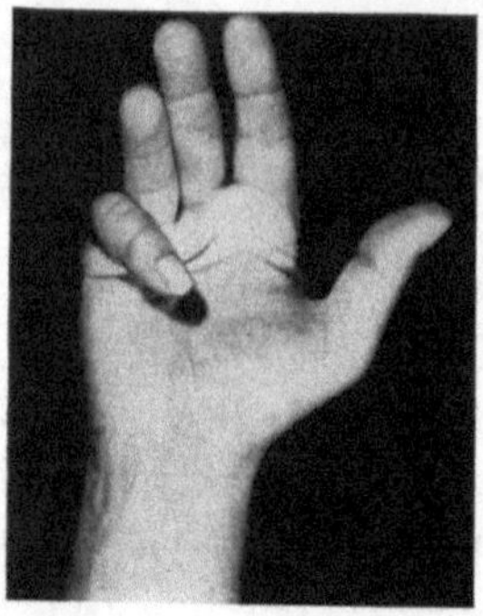

Abb. 239. *Dupuytren*sche Kontraktur des 5. Fingers

Symptome: Lokalisierter Druckschmerz am Epicondylus lateralis oder medialis.

Therapie: Injektionsbehandlung, Ruhigstellung evtl. Operation.

e) *Dupuytrensche* Kontraktur

Bei Männern, in selteneren Fällen bei Frauen wird in der Hohlhand, meist doppelseitig, eine zunehmende Verdickung der Hohlhandfaszie mit zunehmender Kontraktur der Fingerstrahlen 5 bis 3, aber auch 2 und 1 beobachtet. Die Erkrankung bevorzugt das höhere Alter.

Ursache: Unbekannt.

Symptome: Verdickung und Schrumpfung der Hohlhandfaszie mit zunehmender Fingerkontraktur (Abb. 239).

Therapie: Konservative Maßnahmen haben wenig Erfolg. Bei jungen Menschen wird die Faszie weitgehend operativ entfernt. Im Alter kann man mit einem Sichelmesser die geschrumpften Stränge in örtlicher Betäubung durchtrennen (Diszision).

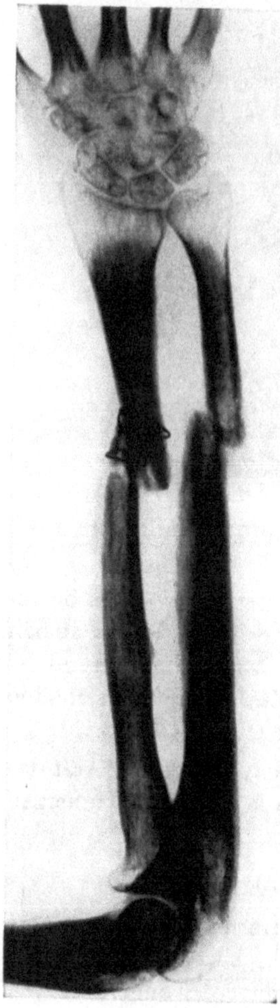

f) Sudeck-Syndrom

Bei diesem Krankheitsbild handelt es sich um ein Geschehen, bei dem es auf dem Boden vegetativer Entgleisung zu schweren Störungen der Durchblutung einer Gliedmaße kommen kann. Nicht nur die Haut, sondern auch Muskeln und Skelett sind an diesem Geschehen beteiligt. Die Erkrankung kann zu schwerer Beeinträchtigung, ja praktisch zum Verlust der Gliedmaßenfunktion führen.

Ursache: Diese Erkrankung kann sich posttraumatisch entwickeln, wenn z. B. mehrfache Einstellungsversuche an einer Fraktur vorgenommen wurden oder keine ausreichende Ruhigstellung erfolgte. Sie wird auch nach geringfügigen Unfallgeschehen und ohne Unfälle gesehen. Zum Zustandekommen des Sudecksyndroms scheinen dispositionelle, konstitutionelle Momente mit angeschuldigt werden zu können.

Symptome: Die Erkrankung läuft in 3 Stadien ab.

a) Entzündung, b) Dystrophie, c) Atrophie.

Ein Stadium kann in das andere übergehen. Die Erkrankung kann bei den beiden ersten Stadien wieder zur Ausheilung führen. Die Atrophie ist endgültig. Hier ist eine Heilung nicht mehr möglich.

Abb. 240. ♂ 28 Jahre. Schwerer Sudeck der linken Hand mit fleckiger Atrophie nach Unterarmbruch

Die Gliedmaße ist beim Sudeck anfänglich heiß und schmerzhaft. Schließlich wird die Haut kalt, glänzend und bläulich. Sie verliert die Fältelung, und das Röntgenbild ergibt fleckige Zeichnung (Abb. 240).

Im Stadium der Atrophie bestehen schwerste Kontrakturen, Kälte, blau-zyanotische Verfärbung, Atrophie und die sog. Glasknochenstruktur des Skeletts im Röntgenbild.

Therapie: Die Behandlung erfordert große Sachkenntnis, den richtigen Weg zwischen einem Zuviel und Zuwenig der Therapie zu finden. Sie erstreckt sich auf vorsichtige Übungen, Ruhigstellung und Maßnahmen sowohl physikalischer wie medikamentöser Art zur Anregung der Durchblutung.

3. Untere Extremität

a) Schnappende Hüfte *b) Die Meniskusschädigung*

a) Schnappende Hüfte

Es handelt sich um ein schnappendes Geräusch beim Gang in Höhe des großen Rollhöckers. Der Massiatsche Streifen (Tractus iliotibialis) gleitet unter einem Schnapp- oder Schnellphänomen über den großen Rollhöcker hinweg.

Therapie: Auch hier ist nur eine Operation erfolgversprechend.

b) Die Meniskusschädigung

Der Meniskus als knorpeliger Zwischenpuffer des Kniegelenkes ist mannigfaltigen Schädigungsmöglichkeiten ausgesetzt. Anatomisch sind im Kniegelenk ein Außenmeniskus und ein Innenmeniskus eingeschaltet. Letzterer ist ungleich viel häufiger von Schädigungen betroffen als der Außenmeniskus. Dies gilt vor allem bei Verletzungsfolgen.

Diese Tatsache beruht auf dem anatomischen Aufbau mit einer engen Verbindung zwischen Innenmeniskus und Knieinnenband.

Ursache: Wir kennen **angeborene Meniskusanomalien** in Form des Scheibenmeniskus. Am häufigsten tritt die Meniskusschädigung als **Traumafolge** auf. Meist kommt es durch scherende, drehende Sturzbewegungen zum Einriß eines Meniskus. Schließlich ist noch die **Meniskopathie,** die degenerative Erkrankung bekannt. Sie tritt bei älteren Menschen als Begleiterscheinung der Arthrosis deformans oder bei veralteten Kniegelenksschäden (Schlotterknie) auf. Als **Berufskrankheit** ist sie bei Bergarbeitern bekannt, sie ist die Folge der extremen Beanspruchung unter Tage. Eine besondere Form der Meniskusdegeneration stellt am Außenmeniskus das **Meniskusganglion** dar.

Symptome: In der Vorgeschichte wird entweder ein Unfallgeschehen angegeben oder es kommt mit und ohne Gelegenheitsursachen des Alltags zu plötzlichen Gelenksperren (Einklemmungen). Diese Sperren lösen sich häufig erst nach Manipulationen. Oft führen sie zu ärztlicher Behandlung.

Das Kniegelenk ist in solchen Fällen geschwollen. In einklemmungsfreien Zeiten findet sich Rotations- und Überstreckschmerz.

Therapie: Da häufige Einklemmungen zu Schädigungen des Gelenkknorpels führen, sollte man, sofern es die Allgemeinbedingungen des Patienten erlauben, den Meniskus operativ entfernen.

IV. Unfallorthopädie (Frakturen und Luxationen)

A. Frische Frakturen *B. Veraltete Frakturen* *C. Verletzungen der Haut, Nerven, Muskeln und Sehnen*

Die Aufgabe dieses Kapitels kann nicht darin gesehen werden, eine vollständige Darstellung aller Verletzungs- und Unfallmöglichkeiten mit ihren Folgen abzugeben. Zum Teil sind einige wesentliche Begriffe im Band II dieses Lehrbuches abgehandelt worden, so daß wir auf diese Ausführungen verweisen können.

Wir müssen bei der Besprechung von Unfallfolgen zwischen den **frischen Verletzungen** und den Rest- oder **Folgezuständen** solcher Verletzungen unterscheiden.

A. Frische Frakturen

1. Geburtsverletzungen *2. Kindes- und Jugendalter* *3. Erwachsenenalter*

Es empfiehlt sich eine Einteilung in Altersstufen zu treffen, da jede Altersstufe im Verletzungsgeschehen spezifische Eigentümlichkeiten besitzt. Sowohl in der Prognose wie auch in der Behandlung ergeben sich daraus nicht unerhebliche Unterschiede.

So gibt es Verletzungsmechanismen, die für bestimmte Altersstufen als charakteristisch angesprochen werden müssen, wie andererseits Verletzungsfolgen für manche Altersstufen fast spezifisch sind.

Wir erinnern unter anderem an die Geburtsschädigungen, an das Überwiegen von Sportverletzungen in der Jugend und die Schenkelhalsbrüche, die bevorzugt dem Alter vorbehalten sind.

1. Geburtsverletzungen

Bei schwierigen Geburten kann es zum Bruch eines Armes oder eines Beines des Neugeborenen kommen. Auch Lösungen von Wachstumsfugen sind möglich. Verletzungen und Knochenbrüche in diesem Alter heilen außerordentlich schnell, und nur bei schweren Schäden verbleiben für das Leben Restzustände. Durch die große Wachstumskraft vermag der kindliche Organismus in diesem Alter noch viele Schäden zu korrigieren.

2. Kindes- und Jugendalter

a) Obere Gliedmaße *b) Untere Gliedmaße*

Verletzungen in dieser Altersstufe resultieren häufig aus Schäden beim Spiel, beim Sport oder durch Verkehrsunfälle.

Verletzungen des Kindes- und Jugendalters besitzen, so lange die Wachstumsfugen noch offen sind, eine große Kraft zur Korrektur. Mit zunehmendem Alter nimmt diese Fähigkeit ab. Wegen der Wachstumsfugen mit der Gefahr ihrer Schädigung drohen andererseits eine Reihe Komplikationen. Gliedmaßenverlängerungen, Gliedmaßenverkürzungen und ein Fehlwachstum sind sehr unangenehme Begleiterscheinungen der Knochenbrüche am wachsenden Skelett.

a) Obere Gliedmaße

Die häufigsten Brüche der oberen Gliedmaße sind in dieser Altersstufe **der Oberarmkopfbruch,** die **suprakondyläre Oberarmfraktur** und die **Epiphysenlösung an der Speichenbasis.** Selbstverständlich werden auch Brüche am Oberarm- und Unterarmschaft gesehen, und ihre Vielfalt entspricht der Mannigfaltigkeit der Verletzungsmöglichkeiten.

Sehr wichtig sind Kenntnisse über den **suprakondylären Oberarmbruch.** Er ist beim Kinde und Jugendlichen sehr typisch. Seine Erkennung ist klinisch nicht schwer. In der Behandlung stellt er uns jedoch vor große Probleme. Die Einrichtung und die Fixation der Brüche ist nicht einfach. Als Komplikation droht die **ischämische Muskelkontraktur** (s. d.). Später kann es durch Störung der Wachstumsfuge zu einem Fehlwachstum kommen (Cubitus varus oder valgus oder Drehfehlstellungen). Die Überwachung der Verbände bei Kindern mit suprakondylärer Humerusfraktur kann den in der Krankenpflege tätigen nicht streng genug ans Herz gelegt werden.

Handverletzungen werden selbstverständlich in diesen Altersstufen in großer Anzahl beobachtet.

b) Untere Gliedmaße

Wenn auch selten, so wird in dieser Altersstufe der **laterale Schenkelhalsbruch** beobachtet. Er ist von der Nekrose des Hüftkopfes bedroht, worauf bereits bei den aseptischen Knochenmalazien verwiesen wurde.

Oberschenkelbrüche und **Unterschenkelbrüche** werden beim Sport u. a. beim Skilauf beobachtet. Sie kommen als Schräg-, Spiral- und Querbrüche vor. Auch die untere Gliedmaße weist die Möglichkeit der Verletzung der verschiedenen Wachstumsfugen auf.

3. Erwachsenenalter

Sehr häufige Verletzungen stellen an der **oberen Gliedmaße** die **subkapitale Humerusfraktur** (Oberarmkopfbruch) dar. Sie ist eine bevorzugte Verletzung des höheren Alters. Das gleiche gilt für den Bruch der **Speichenbasis,** beim Sturz auf den ausgestreckten Arm.

Auch die übrigen Regionen des Armes weisen typische Verletzungsgeschehen auf, die je nach der einwirkenden Gewalt entstehen. Sie sind im Erwachsenenalter zum Teil mit den Eigentümlichkeiten des Berufslebens in Zusammenhang zu bringen.

An der **unteren Gliedmaße** sind die **Schenkelhalsbrüche** im Alter hervorzuheben. Sie werden in verschiedenen Lokalisationen beobachtet, je nach Lage des Bruches im Schenkelhals (mediale, laterale und petrochantäre Fraktur). Auch der mediale Schenkelhalsbruch des Erwachsenen ist von der Hüftkopfnekrose bedroht.

Bei Motorradfahrern werden schwere **Kniegelenkbrüche** mit Y- und T-Form der Bruchlinien gesehen, und als Skibruch ist die **Spiralfraktur des Unterschenkels** mit und ohne Keilaussprengung zu erwähnen.

Am **oberen Sprunggelenk** werden einfache, doppelte und **Verrenkungsbrüche** der Knöchel gesehen. Sie sind sehr häufig die Folge von Stürzen bei Glätte (Abb. 241).

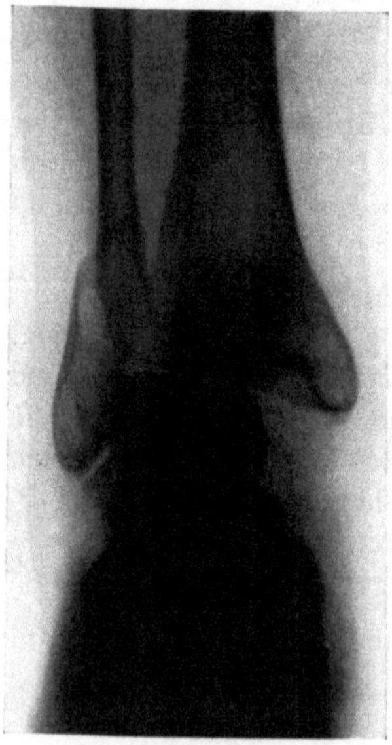

Abb. 241.
♀ 70 J. Verrenkungsbruch re. oberes Sprunggelenk

Für alle Brüche und Verrenkungen gemeinsam ist das Unfallgeschehen in der **Vorgeschichte.** Der Verletzte weist oft einen **Schockzustand** auf, der nicht immer vom Ausmaß des Unfallgeschehens alleine abhängig ist. Ferner bestehen am Orte der Verletzung **Schmerzen.** Oft imponiert eine **abnorme Stellung** der verletzten Gliedmaße und die **Unmöglichkeit, die Gliedmaße zu gebrauchen.** Selbstverständlich hängen all diese Erscheinungen davon ab, wie weit und wie schwer die Schädigung des Skeletts ist.

Neben dem klinischen Befund wird das **Röntgenbild** das Ausmaß der Verletzung ergeben.

Therapie: Welche Maßnahmen, ob konservativ oder operativ zu treffen sind, wird immer im Einzelfall der Arzt entscheiden müssen. Es gibt eine Reihe von Verletzungsfolgen, für die operative Behandlung angezeigt ist. Dazu zählen die Schenkelhalsbrüche, die im allgemeinen genagelt oder verschraubt werden und bestimmte Gelenkfrakturen Erwachsener. Weitere wichtige operative Behandlungsmethoden für Knochenbrüche sind die Drahtcerclage, die Marknagelung, der Rush pin oder die Fixation der Fragmente mit Kirschnerdrähten (Diafixation).
Im Jugend- und Kindesalter wird man sich vorwiegend konservativ verhalten. Bei konservativer Behandlung von Frakturen wird der Arzt zwischen Streckzugbehandlungen, Gipsverbänden und Lagerungen nach den Gegebenheiten des Einzelfalles wählen.

Aufgabe der Krankenpflege ist es, den Arzt bei der Überwachung der Unfallverletzten zu unterstützen und mit ihm den Verlauf zu kontrollieren. Blutumlaufstörungen, Bewegungsmangel der verletzten Gliedmaßen sind zu beachten und drohende Komplikationen rechtzeitig mit zu erkennen. Gerade hier erwächst den in der Pflege von Unfallverletzten Tätigen eine außerordentlich große Verantwortung.

Neben den **Brüchen am gesunden Skelett** muß auch auf die Möglichkeit von **Frakturen am vorgeschädigten Skelett** verwiesen werden. **Tumoren** (Geschwülste) und **Systemerkrankungen** (Osteopsathyrose) und **Atrophien** setzen die Leistungsfähigkeit des Knochensystems so sehr herab, daß geringste Tätigkeiten und Ereignisse des Alltags das Auftreten einer Fraktur **(pathologische Fraktur)** hervorzurufen vermögen. Die Behandlung kann konservativ und operativ sein.

B. Veraltete Frakturen

Als Restzustand von Knochenbrüchen, Gelenkbrüchen und Verrenkungen werden eine Reihe von Spätkomplikationen beobachtet, die orthopädische Behandlung erforderlich machen.

Gelenknahe Brüche oder Brüche unter Mitbeteiligung des Gelenkes und Verrenkungen führen zu teilweisen oder vollständigen **Versteifungen** des betroffenen Gelenkes. Krankengymnastische Übungen, Streck- und Beugezüge sowie Quengelverbände werden eingesetzt, um die Beweglichkeit wieder zu erzielen. Oft wird der Arzt sich aber auch für gelenkmobilisierende operative Maßnahmen (Arthrolyse, Arthroplastik) oder

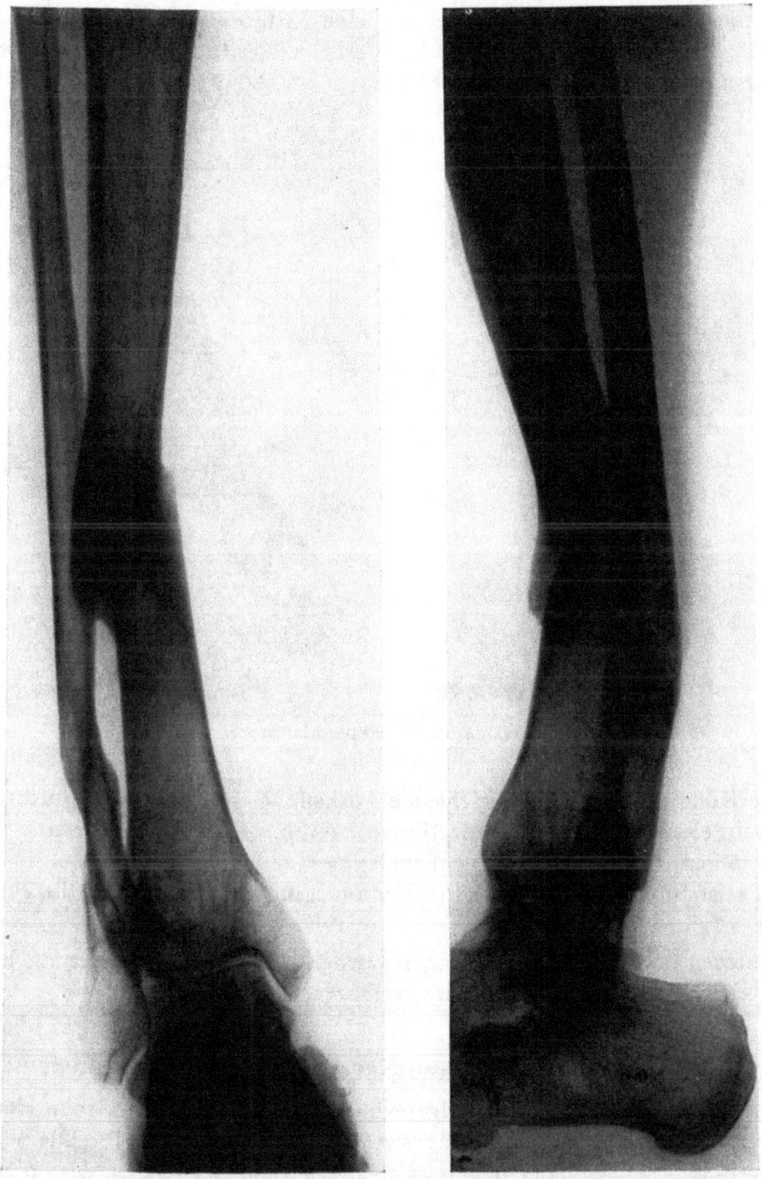

Abb 242. Unterschenkelfraktur in beiden Ebenen in Fehlstellung verheilt

völlige Versteifung (Arthrodese) zur Erzielung einer besseren Gliedmaßenfunktion entschließen müssen.

Weitere Komplikationen sind **Fehlstellungen nach Knochenbrüchen.** Sie entstehen durch Schädigungen der Wachstumsfugen im Kindes- und Jugendalter oder wenn es nicht gelingt, einen Bruch primär in korrekter Achse einzustellen. Da eine Achsenfehlstellung einer Gliedmaße zur Fehlbelastung benachbarter Gelenke führt und daher für die Gelenke bei ungleichmäßiger Belastung eine Arthrosis deformans droht, müssen, sofern es allgemeine Bedingungen beim Verletzten erlauben, solche Fehlstellungen ausgeglichen werden **(Osteotomie),** (Abb. 242).

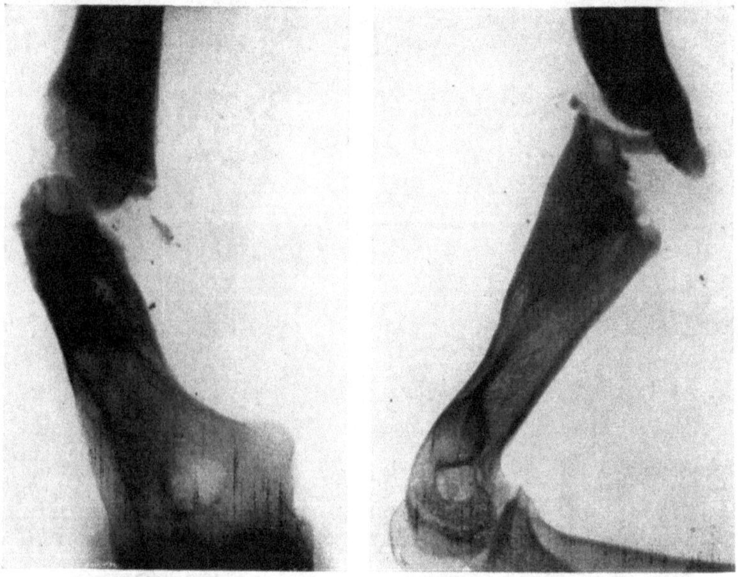

Abb. 243. Oberarmpseudarthrose

Als letzte Komplikation muß die fehlende Ausheilung — **Kallusverzögerung** — und die **Falschgelenkbildung (Pseudarthrose)** (Abb. 243), genannt werden. Solche Schäden führen zu abnormer Beweglichkeit der verletzten Gliedmaße. Eine solche Gliedmaße ist funktionsgemindert. An der unteren Gliedmaße fehlt die Belastungsfähigkeit.

Pseudarthrosen und Kallusverzögerungen werden durch Spanverpflanzungen operiert oder mit einem orthopädischen Apparat versorgt.

C. Verletzungen der Haut, Nerven, Muskeln und Sehnen

Frische Verletzungen werden im allgemeinen operativ versorgt. Große Hautdefekte müssen plastisch gedeckt werden, wofür es verschiedene Verfahren gibt. Die Behandlung von Nerven- und Sehnenverletzungen ist ebenfalls Sache des Arztes, der im Einzelfalle vor der Frage einer primären oder sekundären Versorgung steht.

Veraltete Weichteilverletzungen. Ausgedehnte Narben werden bei Störung der Gelenkbeweglichkeit oder wenn sie an belasteten Körperstellen liegen und aus diesen Gründen Beschwerden machen, operativ durch gesunde Haut ersetzt.

Funktionsstörungen durch Ausfall wichtiger Sehnen werden operativ überbrückt. Hierfür können freie **Sehnentransplantate, Sehnenverlängerungen** und **Auswechslung** weniger **wichtiger Sehnen** herangezogen werden. An der Hand mit ihrem feinen Sehnenspiel werfen Sehnenverletzungen ganz besondere Probleme auf.

Ist der Zeitpunkt einer Regenerationsmöglichkeit eines verletzten Nerven verstrichen, so steht für den Ausgleich motorischer Funktionsausfälle bei **veralteten Nervenschäden** die Möglichkeit von Ersatzoperationen zur Verfügung (Perthesplastik bei Radialisschädigung, *Bunnell*sche Ersatzoperation bei Ulnarislähmung und Steindler bei Ausfall des M. opponens u. v. a. m.).

V. Der Gipsverband

A. Obere Gliedmaße *B. Untere Gliedmaße*

Der Gipsverband stellt ein unentbehrliches Hilfsmittel jeder orthopädischen Therapie dar. Er besitzt als Starrverband einige Besonderheiten. Es ist wichtig, einige wesentliche Verbände hervorzuheben und auf technische Probleme hinzuweisen. Sie sollen demjenigen, der in der Pflege orthopädisch Kranker tätig ist, geläufig sein.

Die Einführung des Gipsverbandes in der Medizin erfolgte vor wenig mehr als 100 Jahren. Sie ist unabhängig voneinander im Jahre 1852 von dem holländischen Militärarzt *Mathijsen* und seinem russischen Kollegen *Pirogow* etwa um die gleiche Zeit in der Behandlung von Knochenbrüchen empfohlen worden. Der Gips als Material ist schon seit dem Altertum bekannt und die Möglichkeit seiner Verwendung in der Heilkunde soll den arabischen Ärzten des Mittelalters geläufig gewesen sein.

Seinen Siegeszug in Europa hat der Gipsverband erst zu dem oben angeführten Zeitpunkt angetreten. Bislang ist es noch nicht gelungen, ein Material zu finden, das durch noch günstigere Eigenschaften in der Lage wäre, den Gipsverband aus seiner beherrschenden Stellung bei den Starrverbänden zu verdrängen.

Gips ist ein Salz, das durch die Verdunstung der Meere entstanden ist und an Stellen ehemaliger Meere zusammen mit anderen Salzen abgelagert ist. Chemisch handelt es sich um ein Kalziumsulfat ($CaSO_4$). Außerdem gehören dazu noch 2 Wassermoleküle (Kristallwasser). Der Gips wird gebrannt und verliert hierdurch einen Teil seines Kristallwassers. Bei Feuchtigkeit und im Wasser eingelegt ist der gebrannte Gips sehr begierig, das abgegebene Kristallwasser wieder aufzunehmen. Es entsteht nun eine formbar plastische Masse, die jedoch durch Austrocknen wieder erhärtet und die einmal gegebene Form behält.

Bis zu Ende der zwanziger Jahre dieses Jahrhunderts wurden selbstgefertigte und gestreute Gipsbinden oder ein Fertigpräparat nach *Dr. Albert* verwendet. Erst dann gelang es, durch Zusatz eines Klebemittels einwandfreie Gipsbinden herzustellen, bei denen nicht jede Erschütterung den Gipsstaub durch die Maschen der Bindengaze hindurchfallen ließ.

Der Gipsverband erlaubt in einwandfreier Weise eine geschädigte Gliedmaße, aber auch den Rumpf zu stützen. Seine Anwendung ist zur Fixierung von Frakturen ebenso wie zur Ruhigstellung von Entzündungen indiziert. Er ist in der Orthopädie bei Korrekturen von Fehlstellungen ein unentbehrliches Hilfsmittel geworden (z. B. Klumpfußredressionen), um die erreichte Normalstellung zu fixieren und das Wachstum zu lenken.

Wenn auch **niemals** mit dem Gipsverband eine Redression oder Korrektur durchgeführt werden soll, so gibt es dennoch Möglichkeiten, **mit dem erhärteten** Gipsverband bestimmte **Korrekturen noch vorzunehmen.**

Der **Umstellgips,** der **Keilgips** und die **Quengelgipsverbände** sind derartige Verbandanordnungen.

Wir trennen ferner den **zirkulären Gipsverband** von der **Gipsschiene** und der **Liegeschale.**

Beim zirkulären Verband ist zwischen dem **ungepolsterten,** dem **halbgepolsterten** und dem **gepolsterten Verband** zu unterscheiden. Außerdem gibt es **Liegegipse** und **Gehgipsverbände.**

Zur Herstellung von Gipsverbänden ist die Bereitstellung einer Reihe von Materialien notwendig.

a) **Gipsbinden.** Heute werden allgemein Fertigbinden der verschiedensten Firmen verwendet. Sie lassen durch Einsparung von Binden bei den einzelnen Verbänden und damit ein leichteres Gewicht des Gipsverbandes die Mehrkosten gegenüber den selbstgelegten Binden ohne weiteres wettmachen. Es gibt Binden mit unterschiedlicher Festigkeit und Abbindefähigkeit.

b) **Tupfer.** Sie müssen verschieden groß sein. Sie können aus Gaze und Watte selbst gelegt werden. Filz und Schaumgummi haben sich aus Kostengründen und wegen einer weniger guten Hautverträglichkeit für den allgemeinen Gipsverband nicht so bewährt.

c) **Zellstoff.** Als Polstermaterial ziehen wir Zellstoff vor. Er läßt sich gut und modellgerecht wickeln. Man kann auch Watte verwenden. Die Fixation des Polstermaterials ist mit Papierbinden einwandfrei möglich. Mullbinden sind wegen der Schnürungsgefahr nicht geeignet.

d) **Wasser.** Für den Durchschnittsgipsverband wird zimmerwarmes Wasser verwendet. Zu kaltes Wasser verlängert den Abbindevorgang und bei allzu warmem Wasser erfolgt das Abbinden so schnell, daß unter Umständen eine Schichtung des Verbandes entsteht.

e) **Körperpuder.** Die Haut sollte vor Anlegen des Gipsverbandes gepudert, **nicht gefettet** werden. Durch Fett entstehen durch Verstopfung der Hautporen lokale Entzündungen und kleine Abszesse.

f) **Gipsmesser.** Zum Aufschneiden der Verbände.

g) **Gipsspreizer.** Zum Aufspreizen eines geöffneten Verbandes.

h) **Rabenschnabel** zum Aufbiegen der Gipsränder.

i) **Gipsschere.** Im allgemeinen wird die Gipsschere nach *Still* zum Auf- und Abschneiden der Gipse verwendet (Achtung, Schere richtig ansetzen). Wir haben schwere Verletzungen bei nicht korrekt angelegter Gipsschere beobachten müssen. Solche Verletzungen sind als Quetschvorgang anfänglich verhältnismäßig schmerzlos, so daß Kinder sich trotzdem ruhig verhalten. Größere Verbände werden gut mit der Vibrationssäge aufgeschnitten.

k) **Gipssäge.**

l) **Gehsohlen oder Gehbügel.**

m) **Schusterspäne** zur Gipsverstärkung.

n) **Gelenke und Schienen** für Spezialgipsverbände, wie es unter anderem die Quengelgipse darstellen.

o) **Holz- und Korkpflöcke** in verschiedenen Größen für die Anfertigung von Umstell- oder Keilgipsverbänden.

p) **Tintenstift.** Jeder Verband wird exakt beschriftet. Er enthält das Datum der Anlage mit Zeichnung der Schädigung und Signierung desjenigen, der den Verband anlegte.

q) **Schriftliche Aufklärung** für ambulant angelegte Gipse über die Gefahren der Gipstechnik schützen vor späteren Haftpflichtansprüchen.

Der Arzt wird nach Lage des Falles entscheiden, ob ein ungepolsteter, teil- oder vollständig gepolsteter Gipsverband anzulegen ist. Dies ist seine Aufgabe, so wie auch das Anlegen des Verbandes durch den Arzt zu erfolgen hat. Er wird immer für die korrekte Anlage des Verbandes die Verantwortung tragen und dies durch seine Unterschrift auf dem Gips bestätigen.

Wegen der Gefahr von Gelenkversteifungen läßt man einen Gips nur eine Mindestzeit, die zur Ausheilung des Schadens notwendig ist, liegen. Aus dem gleichen Grunde sind auch nur die eben notwendigen Gelenke zu fixieren. D. h. aber wiederum, daß bei Schädigungen des Knochenschaftes aber auch bei Gelenkschäden im allgemeinen die beiden benachbarten Gelenke mit ruhig zu stellen sind. Alle nicht fixierten Gelenke sind so frei zu geben, daß sie regelmäßig trotz des Verbandes beübt werden können.

Ein Gipsverband soll stabil aber nicht zu schwer sein. Daher legt man außer den zirkulären Bindentouren in den Verband längsverlaufende Gipsverstrebungen **(Longuetten)** ein. Bei sinngemäßer Verwendung der Longuetten können Gipsbinden eingespart werden (Longuetten können aus Gipsbinden selbst gelegt oder wie die Binden in verschiedener Breite fertig bezogen werden), (Abb. 244).

Die Festigkeit des Verbandes liegt nicht allein an der Zahl der verwendeten Binden. Man kommt mit einem Mindestmaß an Gipsbinden aus, wenn man dem Verband genügend Zeit zum Abbinden (Festwerden) läßt. Dieser Zeitraum beträgt 6 bis 8 Minuten. Die volle Festigkeit und Belastbarkeit wird erst nach 24 bis 48 Stunden erreicht. So lange benötigt der Gips, um sein Kristallwasser wieder voll einzulagern.

Der Gips ist gut zu verstreichen. Dies geschieht mit beiden Händen und modellierenden Bewegungen.

So lange der Gips nicht vollkommen abgebunden ist, muß man zur Vermeidung von Druckstellen darauf achten, den Gips mit der ganzen Handfläche und locker zu halten. Beim Lagern wird der Gipsverband so gestützt, daß er nicht brechen kann. Knie- und Achillessehnenabschnitte sollten mit kleinen Sandsäcken gehalten werden.

Mit **Wasserglas** und **Zelluloidanstrich** können Gipsverbände gegen Witterungseinflüsse widerstandsfähiger gemacht werden. Heute gibt es schon **Fertigbinden mit Kunststoffzusatz,** die eine größere Haltbarkeit gegenüber Durchnässung aufweisen. Dies ist bei der Anfertigung von Gipsschalen für Kleinkinder und Säuglinge sehr wichtig.

Dicke Gipsverbände lassen sich nach Durchtränkung mit Kochsalzlösung an der Öffnungsstelle leichter aufschneiden.

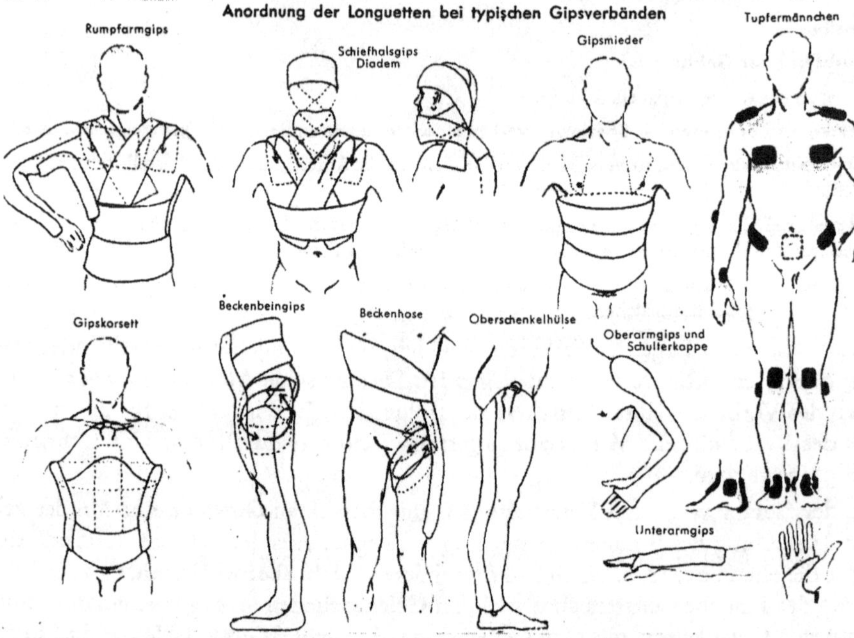

Abb. 244. Schema der typischen Longuetten bei Gipsverbänden

Ebenso kann mit einer Prise Kochsalz im Waschwasser der Gips von der Haut ohne Schwierigkeiten abgelöst werden.

1. Ungepolsterte Gipsverbände

Er kann direkt auf die Haut angelegt werden, ohne daß zuvor die Haut rasiert wird. Wir ziehen eine Lage Papierbinde oder eine Schlauchbindenlage über der Haut vor. Vorspringende Knochenabschnitte werden mit einem Tupfer geschützt. Dies gilt für die Knöchel, die Ferse, die Kniescheibe und jene Stellen, an denen Nervenstämme direkt dem Knochen aufliegen und Druckschädigungen ausgesetzt sind (Wadenbeinköpfchen).

Bei **Frakturen** wird mit dem Anlegen der Longuette begonnen. Diese wird mit einer Mullbinde befestigt. Erst wenn die Longuette erhärtet und mit einer Röntgenaufnahme die gute Bruchstellung gesichert ist, wird der Gipsverband geschlossen.

2. Gepolsterte Gipsverbände

Bei **halbgepolsterten** Verbänden werden die Partien der geringsten Weichteildeckung wie Knöchel, Knie, Schienbeinkante und Ellenbogen mit einer Lage zirkulären Zellstoffs geschützt.

Der **gepolsterte Gipsverband** besitzt einen Schutz von mehreren Lagen Zellstoff. Er wird bei Entzündungen angelegt und ist auch in den Fällen indiziert, bei denen die Durchblutung einer Gliedmaße gefährdet erscheint, andererseits die Gefahr des Abrutschens von Knochenfragmenten nicht gegeben ist. Dieser Verband ist zum Gehgips im allgemeinen ungeeignet.

3. Gipsschiene

Sie besteht in ihrem Hauptteil aus der Longuette, die auf die ungepolsterte Gliedmaße angelegt wird. Man fixiert sie mit einer Mull- oder zirkulären Gipstour, legt aber einen Gurt ein, so daß sich nach der Erhärtung der Longuette der Verband ohne Verletzungsgefahr öffnen läßt.

4. Umstell- und Keilgipse

Umstell- und Keilgipse müssen gepolstert werden. Es sind zirkuläre Verbände, die nach Erhärtung an der Korrekturstelle eingesägt werden. Die Durchtrennungsstelle wird mit kleinen Holzpflöcken gespreizt, bis die gewünschte Korrektur erreicht ist. Dann wird der Verband über den Pflöcken wieder geschlossen.

5. Quengelgipsverbände

Sie werden als gepolsterte zirkuläre Gipsverbände angelegt. Sie erhalten nach der Erhärtung Metallschienen und Gelenkführungen, so daß damit vorsichtig dosiert die Mobilisation von Gelenken vorgenommen werden kann.

Jeder Gipsverband muß immer wieder auf exakte Durchblutung und einwandfreien Sitz (Druckstellen) überprüft werden.

Die Gliedmaßen müssen warm sein, sie dürfen nicht schwellen. Der Verband soll schmerzfrei liegen. Das Gefühl in der Gliedmaße muß erhalten sein.

Die Stellung der Gliedmaße wird beim Anlegen des Gipsverbandes vom Arzt bestimmt. Sie erfolgt im allgemeinen in der sogenannten Gebrauchsstellung. Es gibt selbstverständlich besondere Belange, z. B. Entlastung der Muskulatur, bestimmte Forderungen bei Frakturrepositionen, die den Arzt zwingen von dieser allgemein gültigen Regel abzuweichen.

Wir kennen folgende wichtige Gipsverbände: Siehe Abb. 244.

A. Obere Gliedmaße

1. Rumpfarmgips *2. Oberarmgips* *3. Unterarmgips* *4. Fingergips*

1. Rumpfarmgips

Er wird bei Verletzungen und Entzündungen des Schulterbereiches, des Oberarmes und des Ellenbogengelenkes angelegt.

Stellung des Armes normalerweise: 60 Grad Abspreizung, 30 Grad Vorhalte.

Der Verband kann mit beiden Schultern oder unter Einbeziehung einer Schulter angelegt werden. Er soll an den Beckenkämmen aufsitzen und an dieser Stelle gut anmodelliert sein.

Folgende wichtige Longuetten sind anzuwenden:

Eine Longuette für den gesamten Arm bis zur gegenseitigen Schulter. 2 Schulterbänder und 2 zirkulär verlaufende Longuetten um den Rumpf.

Sofern der Handteller in den Gips nicht einbezogen ist, Handbrettchen für die Nacht nicht vergessen.

2. Oberarmgips

Entzündungen und Verletzungen im Ellenbogenbereich oder am Unterarm.

Stellung des Ellenbogengelenkes: 90 bis 100 Grad, Ellenbogenstreckung, Schreibstellung des Unterarmes. Der Verband kann mit und ohne Schulterkappe angelegt werden. Er besteht aus einer Longuette meist auf der Streckseite. Zur Ausschaltung der Unterarmdrehung wird der Handteller bis zur Hohlhandfalte einbezogen. Sämtliche Fingergelenke bleiben frei.

3. Unterarmgips

Speichenbasisbruch. Entzündungen und Verletzungen der Handwurzel.

Stellung: Leichte Dorsalflexion des Handgelenkes. Verband reicht vom Ellenbogengelenk bis zur Hohlhandfalte.

1 Longuette entweder dorsal oder volar je nachdem, von welcher Seite die Hauptfixation notwendig ist.

4. Fingergips

Zirkuläre Gipse sind immer sehr exakt auf einwandfreie Durchblutung zu kontrollieren.

Stellung: Beugung von 160 Grad in allen Gelenken. Daumenfixation in Oppositionsstellung.

B. Untere Gliedmaße

1. Beckengipse *2. Oberschenkelgipse* *3. Oberschenkelhülse* *4. Unterschenkelgips*

1. Beckengips

Entzündungen und Verletzungen der Hüft- oder Kniegelenke und im Bereiche des Oberschenkelschaftes.

a) **Spreizgips** — aus pflegerischen Gründen in mittlerer Abspreizung.

b) **Einfacher Beckengips** — Mittelstellung des Hüftgelenkes zwischen An- und Abspreizung.

c) **Beckenhose** — als Gehgips in mittlerer An- und Abspreizstellung. Gegenseitiger Beckenteil muß weit zum Brustkorb hoch gegipst werden.

d) **Lorenzgips** — Froschgips bei Hüftluxation — maximale Seithalte rechtwinklige Hüft- und Kniebeugung, maximale Abspreizung.

e) **Langestellung** maximale Abspreizung und maximale Innenrotation.

Außer 2 zirkulären Beckenlonguetten werden die Hüftgelenke mit je einer Longuette in der Leiste gefaßt und durch eine Längslonguette überbrückt. An den Beckenkämmen, am Sitzbein und an den Oberschenkelkondylen sind die Verbände gut anzumodellieren.

2. Oberschenkelgips

Verletzungen und Erkrankungen des Kniegelenkes und Unterschenkels.

Stellung: Kniegelenk 170 Grad, Streckstellung. Fuß Rechtwinkelstellung.

Der hohe Oberschenkelgips reicht vom Trochanter major (großer Rollhöcker) bis zu den Zehen. Die Zehen besitzen plantarseitig eine Zehenplatte. Sie sind auf der Fußrückenseite von der Zehengrundfalte frei.

1 Longuette auf der Beuge- bzw. Wadenseite.

3. Oberschenkelhülse

Kniebinnenschäden.

Stellung: 170 Grad Streckung im Kniegelenk.

An diesem Verband, der vom großen Rollhöcker bis zur Knöchelpartie geht, fehlt im Gegensatz zum Oberschenkelgips das Fußteil. Um Stauungen am Fuße zu vermeiden, muß vor dem Anlegen der Oberschenkelhülse zuerst der Fuß mit einem Elastoplastverband fixiert werden.

1 Longuette. Der Gips ist oberhalb der Knöchel und an der Oberschenkelkondyle gut anzumodellieren.

4. Unterschenkelgips

Schäden des oberen Sprunggelenkes und des Fußes.

Stellung: Rechtwinkelstellung des Fußes.

Der Verband reicht vom Kniegelenk bis zu den Zehen. Auf der Streckseite geht er zur Zehengrundgelenkfalte, auf der Beugeseite besitzt er eine Zehenplatte.

1 Longuette wird zumeist auf der Wadenseite angelegt.

C. Rumpf

Am Rumpf sind verschiedene Gipsverbände möglich. Wir unterscheiden das **Gipsmieder,** das von der Symphyse bis zum Rippenbogen reicht und dessen Longuetten (2 bis 3 Stück) zirkulär um den Rumpf verlaufen.

Das **Gipskorsett** reicht von der Symphyse bis zum Jugulum. Es kann auf der Rückenseite bis zu den Schulterblättern freigegeben werden.

Am Korsett können je nach Art der Erkrankung noch Arm- oder Beinteile und Schultern angegipst werden.

Der **Diademgips** bei Verletzungen und Schädigungen der Halswirbelsäule stellt einen Verband von Kopf bis Rumpf dar.

Seine Longuetten verlaufen über die Stirn, das Kinn, die Schultern und den Thorax. Sie überkreuzen sich zum Teil, um größere Stabilität zu gewährleisten.

Außer Routinegipsverbänden zwingen bestimmte Krankheitsbilder, Sondergipsverbände zu verwenden. Spezialverbände werden bei Hauttransplantationen notwendig. Umkrümmungskorsette aus Gips sind durch die operative Skoliosenbehandlung erforderlich geworden.

Die **Aufgabe des Gipsverbandes** ist die Ruhigstellung. Zugleich soll der Verband aber den nichtgeschädigten Rumpf- und Gliedmaßenabschnitten die notwendige Freiheit belassen.

Das Anlegen eines Gipsverbandes kann wegen der mit dem Starrverband verbundenen Gefahren nur unter alleiniger Verantwortung des Arztes geschehen und muß von ihm selbst vorgenommen werden.

Schwestern und Pfleger spielen in den notwendigen Handreichungen bei der Anfertigung dieser Verbände eine große Rolle. Von ihrer Sachkenntnis hängt mit ab, daß das Ziel der Behandlung, das mit dem Gipsverband erreicht werden soll, auch tatsächlich gewährleistet wird. Dies gilt neben der Anfertigung des Gipsverbandes auch für die spätere Pflege der Verbände.

Sachregister

Aktuelle Probleme des schielenden Kindes

Prof. Dr. ROLAND BRÜCKNER, Basel
Wissenswertes für Eltern, Gemeindeschwester, Fürsorgerin, Kindergärtnerin und Lehrer. Eine Orientierung des Hausarztes.
1958. 68 Seiten mit 17 Abbildungen. Broschiert DM 6,—

Jeder Kinderarzt und jede Kinderkrankenschwester kennen die Schwierigkeiten, die häufig genug entstehen, wenn ein Kind wegen eines Sehfehlers oder einer Schielstellung eine Brille oder einen Deckverband tragen soll. Hier greift dieses Buch aufklärend, beratend und helfend ein.
Deutsche Schwesternzeitung, Stuttgart

Der alte Mensch und die psychiatrische Klinik

Dr. med. A. HEDRI, Zürich
1964. 44 Seiten. Broschiert DM 4,80

Das Ziel war, das Menschliche hervorzuheben und auf Grund empirischer Tatsachen darzustellen... Alle Fragen werden mit kurzen, prägnanten, aber dessen ungeachtet typischen und betont alltäglichen Beispielen illustriert. Es soll nicht das Außergewöhnliche beschrieben werden, sondern das, womit sich der Arzt, das Pflegepersonal und die Familie immer wieder auseinandersetzen müssen.
Hospitalis, Zürich

Leitfaden für Zuckerkranke

Dr. med. GEORG R. CONSTAM, Zürich
1966. Siebente, ergänzte Auflage. 124 Seiten mit 17 Abbildungen. Leinen DM 14,80

Für kaum einen anderen Patienten gilt so zutreffend das Wort „Wissen ist Macht“ — in diesem Falle nämlich „Macht über die Krankheit“ — wie für den Zuckerkranken. Das vorliegende Buch aus der Feder des erfahrenen Diabetes-Spezialisten ist hervorragend geeignet, dem Zuckerkranken und denjenigen, die ihn zu betreuen haben, Einsicht in das Wesen seines Leidens zu vermitteln. Damit wird auch der Weg dafür bereitet, die Diätvorschriften gewissenhaft einzuhalten... Spritztechnik, allgemeine Körperpflege und Anleitung zur Unterscheidung zwischen Insulinreaktion und diabetischem Koma, wissenswert für den Kranken und nicht minder für seine Umgebung, vervollständigen das Buch.
Die Volksgesundheit, Bad Homburg

Kochbuch für Zuckerkranke

Schwester TINA EHRENHAFT, Luzern
1964. Zweite erweiterte Auflage. Mit 271 Rezepten und ausführlichen Nahrungsmitteltabellen. Vorwort von Dr. med. Georg R. Constam, Zürich. 142 Seiten. In abwaschbarem Umschlag mit Ringheftung DM 12,50

Man kann sagen, daß die Diabetes-Diät mehr oder weniger ein Steifkind der Küche ist, welchem Zustand mit diesem ausgezeichneten Kochbuch ein Ende gesetzt sein dürfte.... In keinem Diabetes-Haushalt sollte dieses Werk fehlen, und auch mancher Klinikküche täte eine „Auffrischung“ dadurch recht gut.
Die Agnes Karl-Schwester

SCHWABE & CO · VERLAG · BASEL / STUTTGART

FSC
www.fsc.org
MIX
Papier | Fördert gute Waldnutzung
FSC® C083411

Kolibri 360 GmbH
Ferdinand-Jühlke-Straße 7
99095 Erfurt, Deutschland
produktsicherheit@kolibri360.de